U0885787

国家卫生和计划生育委员会“十三五”规划教材
全国高等学校教材

供医学影像技术专业用

放射治疗技术学

Radiation Therapy Technology

主　编　林承光　翟福山

副主编　张　涛　孙　丽　郭跃信

编　委（以姓氏笔画为序）

伍建华（中山大学附属肿瘤医院）
刘　伟（北京大学人民医院）
刘红利（华中科技大学同济医学院附属协和医院）
孙　丽（江苏省肿瘤医院）
李小东（天津医科大学第二医院）
李小波（福建医科大学附属协和医院）
肖　锋（第四军医大学西京医院）
吴星娆（昆明医科大学第三附属医院）
张　涛（重庆医科大学附属第一医院）
陈　林（哈尔滨医科大学附属肿瘤医院）
林承光（中山大学附属肿瘤医院）
钟仁明（四川大学华西医院）
郭跃信（郑州大学第一附属医院）
翟福山（河北医科大学第三医院）

编写秘书　李雅宁（中山大学附属肿瘤医院）

人民卫生出版社
PEOPLE'S MEDICAL PUBLISHING HOUSE

图书在版编目（CIP）数据

放射治疗技术学 / 林承光，翟福山主编. —北京：人民卫生出版社，2016

全国高等学校医学影像技术专业第一轮规划教材

ISBN 978-7-117-22899-2

Ⅰ. ①放… Ⅱ. ①林…②翟… Ⅲ. ①放射治疗学－高等学校－教材 Ⅳ. ①R815

中国版本图书馆 CIP 数据核字（2016）第 155201 号

放射治疗技术学

主 编：林承光 翟福山
出版发行：人民卫生出版社（中继线 010-59780011）
地 址：北京市朝阳区潘家园南里 19 号
邮 编：100021
E - mail：pmph @ pmph.com
购书热线：010-59787592 010-59787584 010-65264830
印 刷：中国农业出版社印刷厂
经 销：新华书店
开 本：850×1168 1/16 印张：16
字 数：451 千字
版 次：2016 年 7 月第 1 版 2017 年 6 月第 1 版第 2 次印刷
标准书号：ISBN 978-7-117-22899-2/R · 22900
定 价：46.00 元

全国高等学校医学影像技术专业第一轮规划教材编写说明

为了推动我国医学影像技术专业的发展和学科建设，规范医学影像技术专业的教学模式，适应新时期医学影像技术专业人才的培养和医学影像技术专业高等教育的需要，根据2012年教育部最新专业目录设置，中华医学会影像技术分会、中国高等教育学会医学教育专业委员会医学影像学教育学组、人民卫生出版社共同研究决定，组织编写全国高等学校医学影像技术专业第一轮规划教材，并作为国家卫生和计划生育委员会“十三五”规划教材的重要组成部分。2015年年初，人民卫生出版社对全国80多所开设了四年制本科医学影像技术专业的高等医学院校进行了充分的调研工作，在广泛听取本专业课程设置和教材编写意见的基础上，成立了全国高等学校医学影像技术专业第一届教材评审委员会，确定了医学影像技术专业第一轮规划教材品种。在本次教材的编写过程中，涌现出一大批优秀的中青年专家、学者、教授，他们以严谨治学的科学态度和无私奉献的敬业精神，积极参与本套教材的编写工作，并紧密结合专业培养目标、高等医学教育教学改革的需要，借鉴国内外医学教育的经验和成果，努力实现将每一部教材打造成精品的追求，以达到为专业人才的培养贡献力量的目的。

本轮教材的编写特点如下：

1. 明确培养目标，实现整体优化 以本专业的培养目标为基础，实现本套教材的顶层设计，科学整合课程，实现整体优化。

2. 坚持编写原则，确保教材质量 坚持教材编写三基（基本理论，基本知识，基本技能）、五性（思想性，科学性，先进性，启发性，适用性）、三特定（特定对象，特定目标，特定限制）的原则。

3. 精练教材文字，减轻学生负担 内容的深度和广度严格控制在教学大纲要求的范畴，精练文字，压缩字数，力求更适合广大学校的教学要求，减轻学生的负担。

4. 完善配套教材，实现纸数互动 为了适应数字化和立体化教学的实际需求，本套规划教材除全部配有网络增值服务外，还同步启动编写了具有大量多媒体素材的规划数字教材，以及与理论教材配套的《学习指导与习题集》《实验教程》，形成共8部27种教材及配套教材的完整体系，以更多样化的表现形式，帮助教师和学生更好地学习医学影像技术学专业知识。

本套规划教材将于2016年7月陆续出版发行，规划数字教材将于2016年11月陆续出版发行。希望全国广大院校在使用过程中，能够多提宝贵意见，反馈使用信息，为下一轮教材的修订工作建言献策。

全国高等学校医学影像技术专业规划数字教材出版说明

为适应高等医学教育事业信息化、数字化步伐，进一步满足院校教育改革需求和新时期医学影像技术专业人才的培养以及医学影像技术专业高等教育的需要，全国高等学校医学影像技术专业第一届教材评审委员会和人民卫生出版社在充分调研论证的基础上，在全国高等学校医学影像技术专业第一轮规划教材建设同时启动首套医学影像技术专业规划数字教材建设。全套教材共 8 种，以第一轮规划教材为蓝本，借助互联网技术，依托人卫数字平台，整合富媒体资源和教学应用，打造医学影像技术专业数字教材，构建我国医学影像技术专业立体化教材体系。

本套数字教材于 2015 年 9 月 8 日召开了主编人会，会议确定在充分发挥纸质教材的优势基础上，利用新媒体手段高质量打造首套医学影像技术专业数字教材。本套数字教材秉承严谨、创新的精神，全部纸质教材编写专家均参与数字教材编写，并适当补充懂技术、热衷富媒体资源建设的专家，组成数字教材编写团队。2015 年年底，全套教材均召开了编写会，确定了数字教材的编写重点与方向，各教材主编认真把握教材规划，全体编委高度重视数字教材建设，确保数字教材编写的质量。

本套数字教材具有以下特点：

1. 坚持“三基、五性、三特定” 在坚持本科教材编写原则的基础上，发挥数字教材优势，服务于教育部培养目标和国家卫生计生委用人需求，并紧密结合医学影像技术专业教学需要与特点，借鉴国内外医学教育的经验特点，创新编写思路及表达形式，力求为学生掌握基础知识与培养临床操作能力创造条件。

2. 创新教材媒体形式 以纸质教材为基础，采用创新媒体形式，融合图片、视频、动画、音频等多种富媒体形式，使教材完成从纸质向全媒体转变。全新的数字教材支持个人电脑、平板电脑、手机等多种终端，在满足一般的阅读学习需求外，还可实现检索、测评、云笔记、班级管理等功能。

3. 内容不断优化更新 数字教材具有数字产品的优势，支持内容的更新发布和平台功能的优化升级。我们期望紧跟时代的发展，为广大读者提供更加优质的服务及用户体验。

全国高等学校医学影像技术专业规划数字教材在编写出版的过程中得到了广大医学院校专家及教师的鼎力支持，在此表示由衷的感谢！希望全国广大院校和读者在使用过程中及时反馈宝贵的使用体验及建议，并分享教学或学习中的应用情况，以便我们进一步更新完善教材内容和服务模式。

国家级医学数字教材
国家卫生和计划生育委员会“十三五”规划数字教材
全国高等学校医学影像技术专业规划数字教材

放射治疗技术学

Radiation Therapy Technology

主　　编　林承光　翟福山

副 主 编　张　涛　孙　丽　郭跃信　钟仁明

编　　委（以姓氏笔画为序）

伍建华（中山大学附属肿瘤医院）
刘　伟（北京大学人民医院）
刘红利（华中科技大学同济医学院附属协和医院）
刘莉莉（哈尔滨医科大学附属肿瘤医院）
孙　丽（江苏省肿瘤医院）
李小东（天津医科大学第二医院）
李小波（福建医科大学附属协和医院）
肖　锋（第四军医大学西京医院）
吴星娆（昆明医科大学第三附属医院）
张　涛（重庆医科大学附属第一医院）
陈　林（哈尔滨医科大学附属肿瘤医院）
林茂盛（中山大学附属肿瘤医院）
林承光（中山大学附属肿瘤医院）
罗　弋（重庆医科大学附属第一医院）
荣庆林（天津医科大学第二医院）
钟仁明（四川大学华西医院）
郭跃信（郑州大学第一附属医院）
翟福山（河北医科大学第三医院）

编写秘书　李雅宁（中山大学附属肿瘤医院）

第一届全国高等学校医学影像技术专业教材评审委员会

全国高等学校医学影像技术专业第一轮规划教材目录

规划教材目录

序号	书名	主编	副主编
1	人体影像解剖学	徐海波 张雪君	任伯绪 纪长伟
2	放射物理与辐射防护	王鹏程	牛延涛 刘东华 黄 浩 何培忠
3	医学影像设备学	石明国 韩丰谈	赵雁鸣 朱险峰 王红光
4	医学影像信息学	付海鸿 胡军武	康晓东 杨晓鹏
5	医学影像诊断学	高剑波 王 滨	余永强 张雪宁 王绍武 丁莹莹
6	医学影像成像理论	李真林 雷子乔	仇 惠 邱建峰 汪红志
7	医学影像检查技术学	余建明 曾勇明	李文美 罗来树 刘广月 李鸿鹏
8	放射治疗技术学	林承光 翟福山	张 涛 孙 丽 郭跃信

规划数字教材目录

序号	书名	主编	副主编
1	人体影像解剖学	张雪君 徐海波	任伯绪 纪长伟
2	放射物理与辐射防护	王鹏程	牛延涛 刘东华 黄 浩 何培忠
3	医学影像设备学	石明国 韩丰谈	赵雁鸣 朱险峰 王红光 国志义
4	医学影像信息学	付海鸿 胡军武	康晓东 杨晓鹏 周学军 侯庆锋
5	医学影像诊断学	王 滨 高剑波 余永强	张雪宁 王绍武 丁莹莹
6	医学影像成像理论	李真林 雷子乔	孙文阁 高云飞 彭友霖
7	医学影像检查技术学	曾勇明 余建明	李文美 罗来树 刘广月 胡鹏志
8	放射治疗技术学	林承光 翟福山	张 涛 孙 丽 郭跃信 钟仁明

学习指导与习题集目录

序号	书名	主编	副主编
1	人体影像解剖学学习指导与习题集	任伯绪 徐海波	张雪君 纪长伟
2	放射物理与辐射防护学习指导与习题集	王鹏程	牛延涛 刘东华 黄 浩 何培忠
3	医学影像设备学学习指导与习题集	韩丰谈 石明国	赵雁鸣 朱险峰 王红光
4	医学影像信息学学习指导与习题集	付海鸿 胡军武	康晓东 杨晓鹏 周学军 侯庆锋
5	医学影像诊断学学习指导与习题集	高剑波 王 滨	余永强 张雪宁 王绍武 丁莹莹
6	医学影像成像理论学习指导与习题集	李真林 雷子乔	仇 惠 邱建峰 汪红志
7	医学影像检查技术学学习指导与习题集	余建明 曾勇明	李文美 罗来树 黄小华 于 群
8	放射治疗技术学学习指导与习题集	林承光 翟福山	张 涛 孙 丽 郭跃信

实验教程

序号	书名	主编	副主编
1	医学影像设备学实验教程	石明国 韩丰谈	赵雁鸣 朱险峰 王红光 赵海涛
2	医学影像成像理论实验教程	李真林 彭友霖	汪红志 仇 惠 邱建峰
3	医学影像检查技术学实验教程	曾勇明 余建明	黄小华 徐 惠 郝 崴 周高峰

主编简介

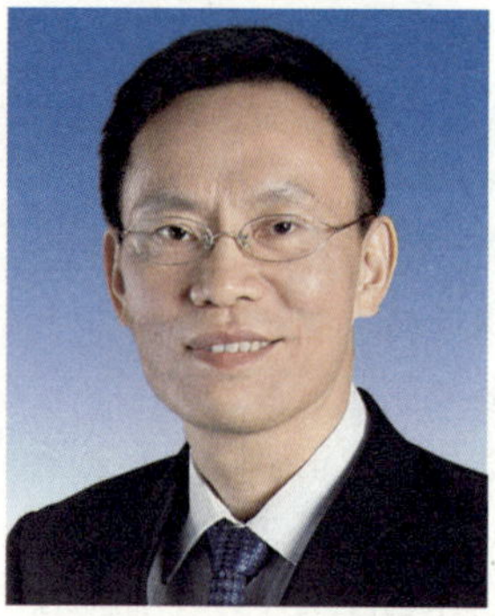

林承光

男，1963年生，广东省揭西县人，中山大学肿瘤医院主任技师、中山大学新华学院兼职教授。中华放射肿瘤学会技术学组首任组长，广东省放射肿瘤学会技术学组首任组长，国家卫生计生委人才交流服务中心卫生专业技术人才评价专家，《中华放射肿瘤学杂志》通讯编委，全国大型医疗设备上岗证考试命题专家。主要研究方向：肿瘤放射治疗实施过程的质量控制和质量保证。率先开展放疗射野的验证技术，确保放疗实施的准确性；不断改进鼻咽癌放疗的体位固定技术，率先开展个体化的体位固定方法研究，使鼻咽癌放疗的精确度有了明显的提高；率先开展鼻咽癌放疗靶区外扩安全边界的研究，为解决在杀灭肿瘤的同时如何最大限度保护正常组织这对矛盾提供了客观依据。率先将超声波技术应用于盆腔肿瘤放疗的定位，较好地解决了盆腔肿瘤放疗膀胱充盈不确定度的难题。主编《鼻咽癌放射治疗技术操作规范》，担任《实用临床放射肿瘤学》副主编。主持及参与省部级科研基金多项，获国家专利一项，发表科研论文20多篇。

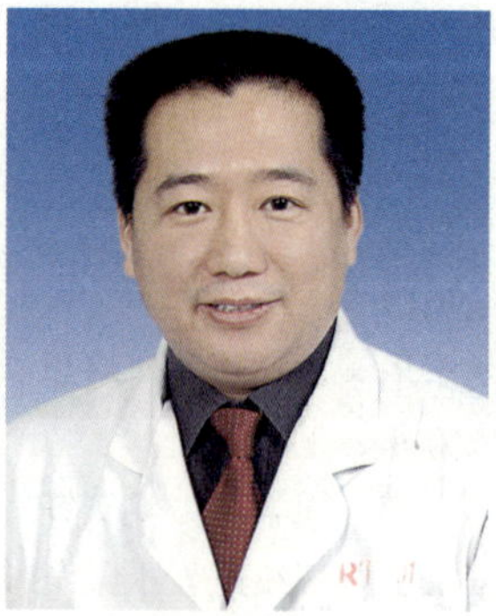

翟福山

男，1961年11月出生于河北省石家庄市，现任河北医科大学第三医院肿瘤科副主任，中华医学会放射肿瘤学分会放射物理专业学组委员，河北省医学会放射肿瘤学分会副主任委员，河北省抗癌协会放射肿瘤学分会常务委员，《中华放射肿瘤学杂志》编委。

从事教学工作30余年，曾主讲石家庄学院物电学院基础物理学课程，河北医科大学医学影像本科、影像技术本科和影像技术专科等专业放射物理学、肿瘤放射治疗学、放射防护、医学影像设备和放射治疗技术等课程。主译《肺癌图像引导放射治疗》著作一部，参编《医学影像成像理论》《放射治疗技术》《放射治疗学》《食管癌的放射治疗》《恶性肿瘤综合治疗基础与临床》等著作5部。发表《放疗网络的临床应用》、*Dosimetric Study of Coplanar and Non-Coplanar Intensity-Modulated Radiation Therapy Planning for Esophageal Carcinoma* 等文章40余篇。获河北省科学技术进步二等奖一项，河北省科学技术进步奖三等奖三项，实用新型发明专利四项。

前　言

《放射治疗技术学》是供医学影像技术等专业本科生使用的教材，本教材编写中注重学生的素质教育和能力培养，体现思想性、科学性、先进性、启发性和适应性，使学生掌握基本理论、基本知识和基本技能。教材内容注意本书的整体性和规划教材的系统性，密切结合本学科的发展特点。旨在使学生对本学科基本概念有全面和系统的了解，力求好读、好懂、好用，注重培养学生科学思维及分析和解决问题的能力，为今后临床学习和工作打下良好的基础。

《放射治疗技术学》由多家高等院校长期从事肿瘤放射治疗临床及教学工作并具有丰富实践经验的专家教授共同编写。计划授课54学时，共分八章：第一章绪论，介绍放射肿瘤学发展史和放射治疗在肿瘤治疗中的作用等内容；第二章至第八章分别介绍放射治疗设备、放射治疗计划设计及计划评估、临床放射生物学基础、肿瘤放射治疗体位固定技术、肿瘤放射治疗模拟定位技术、肿瘤放射治疗外照射技术和放射治疗的质量控制和质量保证，对放射治疗新技术、新进展作了详细介绍。由于篇幅的限制及本学科的快速发展，对于一些目前较少使用的技术本教材不再赘述。

本教材编写参考了国内外相关教科书和文献资料，并结合作者的教学和临床经验，力求做到准确、严谨和规范。尽管我们做了最大努力，但由于编者水平有限，难免有不足之处，恳请读者批评指正，在此表示衷心感谢。

感谢各位编者的通力合作，中山大学肿瘤医院放疗科齐新宇治疗师为本书做了大量细致的工作，在此一并表示诚挚的谢意。

林承光　翟福山

2016年5月

目　录

第一章 绪 论

第一节 放射肿瘤学的发展历史

放射治疗学是研究如何利用放射线治疗肿瘤的一门学科，也称为放射肿瘤学，它与外科肿瘤学、内科肿瘤学组成肿瘤治疗的三大临床学科。相对于其他学科，放射肿瘤学是一门非常年轻又快速发展的学科。经过短短100多年的发展，放射肿瘤学已经成为一个完整的学科，它包含了临床肿瘤学、肿瘤放射物理学、肿瘤放射生物学、肿瘤放射技术学等。

一、人类对射线的初步认识和应用

1895年伦琴发现X线，1896年贝克勒尔发现了铀，1898年居里夫妇从沥青中分离出镭并首次提出"放射性"的概念，1899年贝克勒尔在实验中把放射性铀放在衣袋里，引起接触性的皮肤溃疡而且经久不愈，成为人类首例近距离放射损伤。1903年高德伯格（Goldberg）首先用镭管贴近皮肤治疗皮肤癌，取得很好的效果，开创了近距离治疗的先河，此后，放射线被用于治疗各种肿瘤方面取得了一定效果。1922年在巴黎召开的国际肿瘤大会上，库塔尔（Coutard）等报告了放射治疗可以治愈晚期喉癌，从而确立了放射线在癌症治疗中的地位。由于对放射线性质认识不足，没有采取相应的防护措施，相关人员曾受到过量的照射引发不良后果，如贝克勒尔放射性皮肤溃疡，居里夫人患白血病，其他放射工作人员皮肤损伤和诱发癌症等。这些现象引起人们的高度重视，人们开始对射线的生物效应和致病机制进行深入研究，从而催生了放射生物学并促使其不断发展。

二、放射治疗的发展历程

从1895年伦琴发现X线后，经过多年的不断研究，科学家对电离辐射在肿瘤治疗中的作用有了更深的认识。1913年柯立芝（Coolidge）成功研制了X线球管，1920年生产了第一台200kV的深部X线治疗机。20世纪50年代随着核反应堆的建立，人类获取了人工放射性同位素钴-60，1953年首台钴-60治疗机在加拿大研制成功并投入使用，标志着从"kV"级向"MV"级过渡。从50年代中期到60年代加速器研制成功并陆续应用于临床，逐渐成为放射治疗的主流设备。70年代以后随着计算机技术的发展，加速器的性能不断完善，以及模拟机、CT、MRI和治疗计划系统（treatment planning system，TPS）相继问世，放射治疗进入一个崭新阶段。1968年瑞典学者莱克塞尔（Leksell）发明了γ刀，1985年美国学者拉尔森（Larsson）和意大利学者科伦坡（Colombo）发明了X刀，增加了放疗适应证，部分疾病取得了显著疗效。90年代以来，随着治疗计划系统（TPS）的发展配有多叶准直器的加速器能实施三维适形、适形调强、容积旋转调强放疗，对肿瘤给予高剂量和危及器官的保护几乎可以达到"随心所欲"的地步，治疗增益比有较大的提高。进入21世纪在传统加速器的基础上有几种特殊的加速器面世，将直线加速器的加速管安装在机械臂上可以多方向运动的射波刀（Cyber knife）对肿瘤起到"切割"作用；将加速管安装在CT机的滑环上做旋转运动，治疗床匀速进出的螺旋放疗；去掉均整块剂量率可高达24Gy/min

等类型的加速器。

在验证技术方面，从最早期的采用慢感光胶片双曝光法，到加速器自带电子射野验证设备(electronic portal imaging device，EPID)的两维验证，再到将CT球管整合到加速器的锥形束CT三维验证，以及B型超声(B超)和红外线跟踪验证，发展到目前在治疗过程中的实时剂量验证。

三、放射肿瘤学的学科组成和发展历程

每一个学科的快速发展都得益于边缘或交叉学科的贡献，放射肿瘤学也不例外。从X线和镭的发现到目前各种类型加速器应用于临床，主要得益于计算机技术的贡献，同时推动了放射物理学和放射生物学的发展。

在发现放射线的早期，人们对射线性质认识不足而缺乏防护，随意使用而致过量照射，引发皮肤溃疡和白血病等现象，在患者身上也观察到射线引起脱发和皮肤红斑，这些现象引起生物学家和医学家的重视，对射线的生物效应进行了深入研究，从而产生了放射生物学。放射敏感性、细胞周期、细胞增殖、DNA损伤修复、存活曲线、氧效应、早反应组织、晚反应组织、肿瘤控制率、正常组织损伤、放射增敏和时间剂量因子等都是放射生物学的重要发现，对放射治疗起到了指导作用。随着蛋白质组学的发展，放射生物学的研究已经从细胞水平进入到基因水平，将会更好地服务于放射肿瘤学。

随着计算机技术的快速发展，各种各样的放疗设备如雨后春笋般涌现。如何让这些设备发挥更大更好的作用，如何使肿瘤组织接受最大照射量的同时危及器官得到更好的保护，直接促进了放射物理学的发展。放射物理学是放射肿瘤学的重要组成部分，它的贡献直接推动放射肿瘤学的发展。由于治疗计划系统的完善，从早期的点剂量到目前三维空间剂量的立体分布，给临床医生提供了理想的工具。这些都有赖于物理师从放疗设备的安装、验收、临床测试、临床治疗计划的设计、治疗计划评估、剂量的验证、放射防护、设备的保养维护、日常的质量控制和质量保证各个环节的精心投入。

临床放射肿瘤治疗学则是临床医生研究肿瘤的发生、发展规律，如何利用射线杀灭肿瘤的同时保护好正常组织，如何采用综合疗法来提高疗效，依据患者的具体情况结合当前放疗设备的功能来制订最佳的治疗方案，所以临床医生在整个放射肿瘤学团队中起主导作用。

放射治疗的萌芽阶段基本上由临床医生单独完成所有事情，随着放疗技术的进步分工越来越细，发展到在治疗计划的制订过程及治疗计划的实施过程由不同的人员参与，在临床医生的主导下物理师和放射治疗师参与了大量的专业工作，特别在放疗计划的实施环节完全由放射治疗师来完成，由此催生了放射治疗技术学。

综上所述，放射肿瘤学由临床肿瘤学、放射物理学、放射生物学、放射治疗技术学构成。由临床医生、物理师、生物学家、放射治疗师组成的团队既分工又合作完成患者的放射治疗。

四、放射治疗技术学及其对放射治疗师的要求

放射治疗技术学主要研究放射治疗师如何运用放疗设备及辅助装置，与放射肿瘤医生及物理师一起对肿瘤放疗患者设计合理的放射治疗方案并实施精确的放射治疗，在杀灭肿瘤的同时尽可能地保护正常组织及器官，达到提高患者生活质量的目的。一般包括对患者的体位固定、模拟定位、治疗计划的验证和治疗实施，以及对患者的宣传教育和心理干预。

从患者进入放疗的准备阶段到治疗的实施阶段，很多个环节放射治疗师都参与其中。放射治疗师是精确定位和精确治疗计划的实施者；是放射治疗质量控制的最终执行者；是肿瘤患者的心灵安慰者；是各种治疗反应的最早观察者；是突发意外反应的第一抢救者……一般要求具备临床医学或医学影像技术专业本科学历，经过1～2年专业培训，取得卫生部门颁发的《放射人员上岗证》、环保部门颁发的《辐射安全与防护证》并考取《全国大型医疗设备上岗证》之后才

能从事放射治疗师的工作。一名优秀的放射治疗师应掌握以下几个方面的专业知识：

1. 具有一定程度的临床医学知识，能熟悉常见肿瘤的病因、临床表现、转移规律、治疗原则、一般应急情况的处理原则等。

2. 掌握放射治疗技术，对各种技术能够熟练的运用，如体位固定、模拟定位、呼吸运动管理、影像引导及治疗实施技术等。

3. 具有一定程度的影像学知识，对患者在治疗过程中的相关影像改变能进行辨别，为治疗策略的改变提供参考[如影像引导的自适应放射治疗（IGART）]。

4. 掌握一定的放射治疗物理学基础知识，了解放射治疗计划的设计、剂量计算、辐射防护及剂量测量等。

5. 熟悉常用放射治疗设备的原理、结构、性能、使用方法、常见故障的处理等。

6. 掌握一定的放射治疗生物学原理，如放射细胞杀伤模式、DNA 放射损伤效应的分子基础、正常组织及器官的剂量限制及放射治疗反应等。

7. 具有一定的网络基础，能利用放射治疗网络管理系统进行信息传递、资源共享、提高工作效率及大数据分析等。

8. 掌握一定的肿瘤心理学基础，能够对患者及家属的明显心理问题进行甄别，并提供必要的信息支持及心理干预，达到减少或降低患者心理痛苦水平，提高患者生活质量的目的。

五、放射治疗的流程及团队建设与管理

从患者确诊、制订治疗方案到治疗结束整个流程有几十个环节，调强放疗大概步骤如下：

患者被确诊为肿瘤→放射肿瘤医生会诊认为需要放疗→医生制订治疗方案→患者签署知情同意书→医生开放疗医嘱→治疗师给患者进行体位固定→CT 扫描定位→图像网络传输→医生进行靶区和危及器官勾画→设定剂量限值→物理师计划设计→计划评估→医生确认放疗计划→物理师剂量验证→计划传输到治疗机→治疗师计划复位→体位验证→医生批准治疗→治疗师实施治疗→医生对治疗计划修正→再次评估→再次验证→治疗实施→治疗结束→医生评估疗效→定期随诊复查。

不同医院放疗流程的各个环节及完成每个环节的专业人员大同小异。而早期治疗计划设计相对简单，中间少了一部分环节。

整个放疗过程主要由放射肿瘤医生、放射物理师（剂量师）、放射治疗师来完成，形成了一个既分工又合作的系统工程。在这个系统工程中放射肿瘤医生起主导作用，放射物理师起保证作用，放射治疗师起落实执行放疗计划和最后质量把关作用。由于参与的专业人员多、时间跨度大、环节多、环环相扣，不管哪一个环节出了纰漏都会影响到全局，所以它是一个系统工程，需要作为一个团队来建设和管理。值得注意的是，整个放射治疗绝对不是一个简单的流水线工作，而是放射肿瘤医生、放射物理师及放射治疗师以患者为中心的双向循环，相互之间必须建立畅通的沟通机制。对于新组建的放疗中心，在规划的时候就要将医生、物理师、治疗师三方面的专业人才一起考虑，同步培养。对于原来已经有放疗科室的医院，也要注意将医生、物理师、治疗师三部分人员作为一个团队协调同步发展，形成合力，才能对学科发展起促进作用。

（林承光）

第二节　放射治疗在肿瘤治疗中的作用和地位

放射治疗是一种利用电离辐射对疾病进行治疗的临床手段，它除了主要用于恶性肿瘤治疗外，也用于治疗一些良性肿瘤和良性疾病。放射治疗是目前临床治疗肿瘤的三大主要手段之一，它与手术一样，均属于局部治疗手段。70% 以上的肿瘤患者在病程的不同阶段需要接受放

射治疗。自高能射线广泛应用于临床以来，多数恶性肿瘤的放射治疗疗效获得显著提高。据世界卫生组织（WHO）报道，目前55%的恶性肿瘤可以治愈，其中手术、放射治疗和化学治疗的贡献分别为27%、22%和6%，这充分体现了放射治疗在恶性肿瘤治疗中的地位。

放射治疗的原则是在给予肿瘤精确剂量照射的同时，尽可能减少正常组织的损伤，这样既延长了患者的生存时间，又保证了患者的生存质量。根据放射治疗的目的不同，临床简单地分为根治性放射治疗和姑息性放射治疗。有时在姑息性放射治疗中，肿瘤退缩良好，患者一般情况显著改善，可将姑息性放射治疗改为根治性放射治疗。

一、放射治疗的作用

（一）根治性放射治疗

根治性放射治疗的目的是将恶性肿瘤细胞的数目减少至可获得永久局部肿瘤控制的水平，患者可长期生存。主要针对一些对射线敏感或中度敏感的肿瘤，如鼻咽癌、早期喉癌、子宫颈癌等。放射范围应包括已经被证实的肿瘤、可能存在肿瘤病变的亚临床播散范围。在治疗过程中或治疗结束后可能发生一些放疗相关的毒副反应，这些反应应控制在可接受范围内。

（二）姑息性放射治疗

姑息性放射治疗主要针对已有全身或局部转移，临床治愈较困难的患者，或一般状况难以耐受根治性放疗的患者，或患者肿瘤对放射线不敏感者。其目的在于缓解症状、提高患者生活质量和一定程度的控制肿瘤。姑息性放疗以不增加患者痛苦为原则，达到目的即可停止治疗，一般情况下仅给予较低剂量照射，不会产生严重的毒副反应。

（三）预防性放射治疗

预防性放射治疗主要是针对亚临床病灶的照射。所谓亚临床病灶是指一般临床检查方法不能发现的，而且显微镜下也未看到明确肿瘤的病灶，这种病灶常常位于肿瘤主体的周围或远隔部位。如小细胞肺癌的预防性全脑照射、睾丸精原细胞瘤的髂血管淋巴引流区的预防照射、鼻咽癌颈部淋巴结引流区预防性照射等。

临床常在恶性肿瘤根治性手术后，针对具有局部高危复发风险因素的患者应用预防性放射治疗，其目的在于提高局部控制率。如局部晚期直肠癌根治术后需预防性照射直肠系膜区和髂血管淋巴引流区。

（四）非恶性疾病的放射治疗

非恶性或“良性”疾病可通过射线照射成功治疗。这类疾病对患者生活质量可能产生持续影响，如引起局部疼痛或其他严重症状，且常常是其他治疗方式不可行、已失败或可导致较严重毒副反应。这类疾病主要可分为炎症性、退行性、增生性和功能性等类型，临床常见瘢痕瘤、肥厚性瘢痕、内分泌性突眼、眼眶假瘤、退行性骨关节炎、听神经瘤、翼状胬肉等。

二、放射治疗在肿瘤综合治疗中的地位

开展肿瘤治疗的初期，临床多采用手术或放射治疗等单一模式。随着对肿瘤本质认识的逐步深入，以及化疗、放疗和手术等治疗方式的不断进步，目前肿瘤治疗模式已由单一模式转变为多种治疗手段有机结合的综合治疗模式。综合治疗不是手术、放射治疗、化学治疗等手段简单、无序的组合，而是根据个体肿瘤的病理类型、侵犯范围、发展趋势，以及患者自身机体的功能状态，有计划地、合理地应用上述治疗手段。如何发挥各种治疗手段的优势，最终达到疗效的增益和互补，是每个肿瘤科医师需要认真思考的问题。如何确定放射治疗在肿瘤综合治疗中的应用，关键在于对肿瘤本质的认识，以及对肿瘤控制与正常组织保护之间关系的准确把握。

（一）放射治疗与手术

1. 术前放射治疗 术前放射治疗主要针对肿瘤局部或区域侵犯广泛，单纯手术难以彻底切

除者。其优点是照射可使肿瘤体积缩小，肿瘤分期降低，可提高手术切除率，减少手术中肿瘤细胞播散风险，以及增加手术保留器官的可能性；缺点是缺乏病理指导，延迟手术，且可能影响术后病理学检查结果和预后判断。术前放疗价值较为肯定的是局部晚期头颈部肿瘤、直肠癌、食管癌等。

2. 术中放射治疗 术中放射治疗主要针对肿瘤侵犯重要脏器或大血管，单纯手术难以彻底切除者，在手术中对肿瘤床或局部病灶进行一次性大剂量照射。其优点是可充分暴露肿瘤，直视下进行照射，靶区清楚，并可很好地保护正常组织；缺点是只能照射一次，且多采用电子线或低能X线照射，不能体现常规分割照射的放射生物学优势。术中放疗在胃癌、胰腺癌、胆管癌等肿瘤的治疗中开展较多。因需要具有防护条件的特殊手术室，而且术中放疗设备昂贵，目前国内临床上较少应用这种方式。

3. 术后放射治疗 术后放射治疗是指手术切除肿瘤后，对肿瘤床和（或）区域淋巴引流区进行放射治疗，旨在降低局部和区域复发风险。其优点在于多数情况下肿瘤已被切除，肿瘤负荷小，且有手术和病理结果指导治疗；缺点是手术影响局部血供，残存的肿瘤细胞乏氧，从而导致放射敏感性降低，且需要等待伤口愈合后才能进行放疗。对头颈部肿瘤、肺癌、食管癌、直肠癌等多种恶性肿瘤的临床研究均证实术后放疗的价值。

（二）放射治疗与化学治疗

放、化疗结合是临床治疗肿瘤中常见的综合治疗模式之一。综合应用放疗和化疗，不论对肿瘤组织还是对正常组织的影响都优于单独使用这两种方法。它的理论基础是基于放疗和化疗的空间协同作用，放射治疗主要针对原发肿瘤局部病灶及区域淋巴结，而化疗则能够杀灭远处转移病灶。随着新的化疗药物和方案的不断出现，肿瘤化疗与放疗的组合方式也逐渐多样化，由最初的辅助化疗，发展到诱导化疗、新辅助化疗、夹心化疗和同步放化疗等多种模式。

1. 序贯放化疗 诱导化疗（先化疗后放疗）、辅助化疗（先放疗后化疗）、“夹心治疗”（化疗+放疗+化疗）等不同的放、化疗综合模式统称为序贯放化综合治疗。这些模式体现了综合治疗更具有计划性。诱导化疗目的在于使肿瘤缩小，一方面肿瘤负荷减小，有利于局部控制；另一方面可能致照射野缩小，从而更好地保护正常组织。辅助化疗的目的在于针对临床分期晚、远处转移风险高的患者。在恶性淋巴瘤、小细胞肺癌等治疗中，序贯放、化疗模式取得了显著的疗效。

2. 同步放化疗 放、化疗两种治疗手段同步进行，其目的一是利用化疗药物的放疗增敏作用增加肿瘤的局部控制，以及化疗对远处亚临床转移灶的杀灭作用；二是两种方式同时进行，对局部病灶和远处转移灶均不存在治疗延迟。同步放化疗主要应用于局部晚期恶性肿瘤，如头颈部肿瘤、非小细胞肺癌、小细胞肺癌等，其疗效已被大量的临床研究所证实。但是必须注意同步放化疗的毒副反应，临床应用时应严格掌握适应人群。

（张　涛）

第三节　放射治疗基础

一、放射治疗适应证与禁忌证

肿瘤放射治疗适应证非常广泛，治疗前必须根据肿瘤的组织学来源、分化程度、放射敏感性、患者身体功能状态和放射治疗目的等因素制订个体化综合治疗方案，明确放射治疗的作用。放疗的绝对禁忌证很少，即使患者已进入晚期，临床仍常见放射治疗用于姑息减症。

（一）放射治疗适应证

1. 头颈部肿瘤 大多数头颈部肿瘤均可接受放射治疗。鼻咽癌、鼻腔NK/T淋巴瘤以放射治疗为主；早期喉癌首选放疗，手术可作为挽救性手段；早期口腔癌手术和放疗疗效相似；上颌窦癌主要采用术前放疗＋手术模式，不能手术者可单纯放疗；对于中晚期头颈部肿瘤而言，多采用放疗与手术综合治疗。

2. 呼吸系统肿瘤 局部晚期不可手术切除的非小细胞肺癌和局限期小细胞肺癌的标准治疗模式即是放、化疗综合治疗。晚期肺癌常用放疗对上腔静脉压迫、呼吸困难、疼痛、咯血等进行减症治疗。

3. 消化系统肿瘤 早期颈段食管癌放射治疗可达根治效果，中晚期食管癌以放疗为主。胃癌、肝癌、小肠癌、结肠癌、胰腺癌等均以手术为主，晚期不可手术切除者可考虑姑息性放疗。局部晚期直肠癌应用术前放疗、术后放疗可显著降低局部复发率。

4. 泌尿生殖系统肿瘤 肾癌、输尿管癌、膀胱癌以手术为主，晚期患者可考虑姑息性放疗；前列腺癌多采用内分泌治疗、放射治疗及手术的综合治疗，放疗是局限期前列腺癌的根治性治疗手段；睾丸肿瘤常应用手术＋放疗模式；早期子宫颈癌放疗与手术疗效相同，Ⅱb期及其以上子宫颈癌行根治性放疗。子宫体癌常采用手术加放射治疗，不能手术者可单纯放疗。

5. 恶性淋巴瘤 霍奇金淋巴瘤与部分非霍奇金淋巴瘤多采用放化疗综合治疗，部分预后良好的恶性淋巴瘤可选择根治性放疗。

6. 乳腺癌 早期乳腺癌保乳手术后必须行术后辅助放疗；根治性手术后根据患者局部复发风险决定是否行术后辅助放疗。局部晚期不可手术切除的乳腺癌可考虑姑息性放疗。

7. 神经系统肿瘤 髓母细胞瘤和颅内生殖细胞瘤以放疗为主；大多数脑瘤、神经母细胞瘤均要行术后放疗；垂体瘤可行放疗或术后放疗；不可手术的脑瘤目前多采用立体定向外放射治疗，可获得较长期生存。

8. 皮肤、骨及软组织肿瘤 早期皮肤癌单纯手术或放疗均可，晚期可行放疗；软组织肉瘤以手术为主，术后放疗可显著降低局部复发风险，推迟复发时间；骨肉瘤以手术为主，可行术前放疗和术后放疗；尤文肉瘤等常行放、化疗综合治疗。

（二）放射治疗禁忌证

放射治疗的禁忌证主要包括晚期肿瘤进入终末期、恶病质、空腔脏器穿孔、大出血、大量浆膜腔积液、严重消瘦贫血、急性感染、脓毒血症等。相对禁忌证包括心脏、肝、肾、脑等重要脏器功能不全。

二、放射反应与放射损伤

正常组织器官受到一定剂量的辐照后，在一定时间内会出现一定程度的放射反应，即放射治疗的毒副作用。临床上会表现出不同的症状，大部分症状在治疗结束后可逐渐消失，也有部分反应可致器官功能下降。如果正常组织器官所接受的照射剂量远超它的耐受剂量，放射反应就会变成不可逆的损伤，严重可危及生命，这就是放射损伤。

根据放射反应发生时间的不同，RTOG/EORTC（急性放射反应评分标准）将放疗开始第1天至放疗结束3个月内所发生的放射性反应定义为早期放射反应，而放疗结束3月后发生的放射性反应定义为晚期放射反应。区别早、晚期放射反应具有重要的临床意义。早期放射反应在放疗期间可被观察到，有可能对剂量或照射分割方案进行调整，以避免严重的放射性损伤发生。如果治疗结束存活的干细胞数目低于组织恢复所需水平，早期放射反应则可能演变成晚期反应。

早期放射反应多发生在更新快的组织，包括口腔黏膜、消化道黏膜和骨髓等。晚期放射反应多发生在更新很慢的组织，包括肺、肾、心脏、中枢神经系统等。临床上早期放射反应主要包括疲倦、头晕、失眠、食欲下降、恶心、呕吐和血象下降等全身反应，以及照射部位的皮肤、黏膜反应。当早期反应较重时，尤其是可能影响患者的放疗进程时，需要作必要的对症处理。

影响放射反应的因素有照射总剂量、分次剂量、照射持续的总时间、照射体积、器官的特殊性，以及器官组织结构的修复或代偿能力等。因此，在制订和评价放疗计划时，必须从以上因素综合考虑，达到肿瘤控制与正常组织损伤两者之间的平衡。

放射反应和放射损伤的区别在于：放射反应是允许的、不可避免的，对患者的组织器官功能影响不大，也不会危及患者生命；放射损伤对患者的器官功能影响较大，甚至危及生命，是需要尽量避免的。有些情况下放射反应与放射损伤也无明显界限。为控制或治愈肿瘤，可能造成一定的损伤，如果不影响患者器官功能或损伤可以补救，可考虑给予积极治疗。

三、内照射与外照射

体外远距离照射是指放射源位于体外一定距离，集中照射人体某一部位，简称外照射。外照射是目前肿瘤放射治疗最常应用的一种模式，按照放射源到治疗部位的距离不同，可将其分为固定源皮距照射（source skin distance，SSD）和等中心照射（source axis distance，SAD）。SSD 照射要求放射源到患者皮肤表面的距离为 100cm；SAD 照射要求放射源到肿瘤中心的距离为 100cm；旋转照射（ROT）是 SAD 的特例。与 SAD 照射相同，要求放射源到病灶中心距离为 100cm，不同的是用机架的旋转运动照射技术替代 SAD 照射的机架成角照射。

近距离照射是将放射源密封后直接置入被治疗的组织内或放入人体的天然腔隙内进行照射，又称内照射。近距离照射的剂量学优势在于治疗靶区内的剂量较高，而周围正常组织受照剂量较低，因此常需要与外照射结合来治疗恶性肿瘤。近距离照射治疗时间短，可以连续照射或分次照射，主要通过后装治疗机来完成。主要的照射方式包括腔内照射、组织间照射、敷贴照射和放射性粒子植入治疗。

内照射与外照射相比有以下几个基本区别：①内照射所使用的放射源多为放射性同位素；外照射现多使用可产生不同能量 X 线的各类直线加速器，既往也使用放射性同位素作为放射源，如钴 -60 远距离治疗机。②内照射放射源的活度较低，一般情况下不超过 10Ci，而且治疗距离较短，5mm～5cm。③外照射大部分能量被准直器或限束器等所屏蔽，少部分能量用于治疗肿瘤；内照射则大部分能量被组织所吸收。④内照射靶区内剂量分布不均匀，距放射源近的组织剂量高，距放射源远的组织剂量低；而外照射常采用不同能量射线和多野照射技术来获取靶区内高而均匀的剂量。

（张 涛）

第二章 放射治疗设备

第一节 X 线模拟定位机

模拟定位机是用来模拟加速器或钴 -60 治疗机治疗条件的专用 X 线成像系统。模拟定位机用于放射治疗始于 20 世纪 60 年代，在此之前肿瘤定位一直采用普通诊断 X 线机摄影成像。由于普通 X 线机摄影参数与治疗时射线源到照射部位的距离相差很大，普通 X 线机无法模拟放射治疗机的机架转动，因此以往肿瘤放射治疗的模拟定位必须在模拟定位机上完成。

一、结构与性能

放射治疗是使用放射线对病变部位实施局部照射，通常需要在患者体表标记出需要照射的区域。X 线模拟定位机实际上是一台机械参数、几何参数与放射治疗机完全相同的 X 线机，它与诊断用 X 线影像设备在影像功能上完全相同，具有透视、拍片等功能，由三大部分构成：X 线发生装置、成像系统和其他辅助装置。从结构上分主要由固定机座、旋转机架、机头、影像接收装置、治疗床、操作台等构成（图 2-1）。

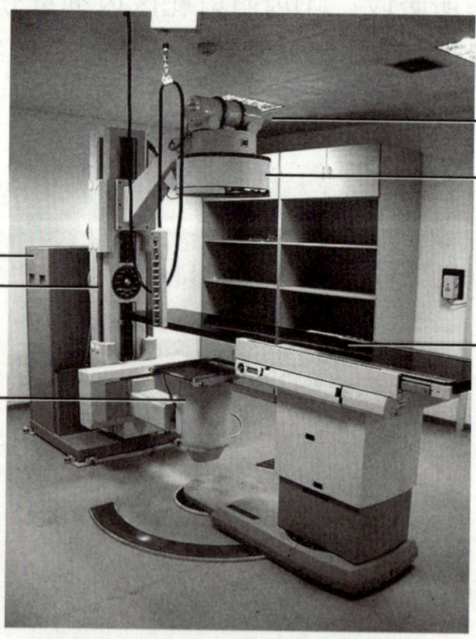

图 2-1 X 线模拟定位机的结构

X 线模拟定位机的固定机座主要起支撑作用，控制电路也安装在其中，高压发生器一般单独放置，也有的安装在机座中。机架通过轴承安装在机座上，可 360° 旋转，由于加速器源轴距（放射源到机架旋转轴的距离）为 100cm，钴 -60 治疗机源轴距一般为 80cm，所以模拟定位机的机架通常可以伸缩，以根据不同要求调整源轴距。

机架的一端为机头，X 线球管置于机头上方，球管下面是准直器，准直器由遮线器和射野"井"形界定线（井字线）组成。遮线器即通常所说的"铅门"，用来调节和限定透视或照相的范围；射野“井”形界定线由四根可以独立运动的钢丝组成，可以形成不同大小的矩形形状，由于钢丝既不透可见光也不透 X 线，所以在透视情况下模拟的治疗机照射野的形状可以同时投影在患者体表，根据该投影在患者体表画出照射野形状，它的作用是模拟治疗机照射野的位置和大小。机头内还有灯光野指示系统，可在人体表面显示各种线条的投影；光距尺用来显示源皮距；“十”字标尺线用来显示照射野尺寸和等中心位置。机头下方还有挡铅托架插槽、电子线限光筒插槽等，用以插装各种附件。机头可以旋转，范围最小不小于 ±45°。“井”形界定线只能形成矩形或正方形，但治疗区域一般都是不规则形状，数字化模拟定位机可将医生定位图像上勾画的照射野形状转换成多叶光栅形状，将照射野投射到患者体表，治疗师可在患者体表画出照射野形状。

影像接收装置在机架的另一端，一般为 14 寸以上的影像增强器，或采用数字化 X 线摄影（digital radiography，DR），图像质量更高。为了得到最佳视野，影像增强器可上下、左右、前后运动。

治疗床要求与治疗机一致，可以前后、左右、上下运动，也可绕等中心旋转，运动范围应大于等于治疗机床的运动范围。床面为平板床面，尺寸应与治疗机一致，床面上应有与治疗机一致的卡槽等，以便安装定位固定装置。床面材质最好是碳纤维材料，以便更好地透射 X 线，得到清晰的 X 线影像。

X 线模拟定位机在放射治疗过程中的主要功能是：①靶区和危及器官的界定（定位）；②确定靶区和危及器官的运动范围；③进行治疗模拟，以确定机架、机头角度，照射范围等治疗参数；④在患者体表勾画照射野形状、摆位参考标记等；⑤拍摄照射野定位片或验证片；⑥检验照射野挡铅块的形状及位置等。

二、技术参数及精确度

模拟定位机的一些主要技术参数及允许误差见表 2-1。

表 2-1　X 线模拟定位机的主要技术参数及允许误差

项目	技术参数	允许误差
固定机座及机架		
等中心高度	理论上越低越好，便于摆位 一般为 120～130cm	≤2mm
源轴距	可变（80～130cm）或固定（100cm）	≤2mm
旋转机架	旋转角度≥360°	≤0.5°
防碰撞管理和监测系统	可正常工作	
准直器（机头）		
双独立准直器系统	指示面积（1cm×1cm）～（40cm×40cm）	±2mm 或 1%
准直器旋转范围	±45°	≤0.5°
灯光野	具备	与射野重合性≤2mm
光距测量器	指示范围 80～130cm	≤2mm
图像采集系统		
影像增强器	≥14 寸	
非晶态硅平板探测成像器	成像面积≥40cm×30cm	无几何失真成像

三、使用与维护

为了延长模拟定位机使用寿命，并保证各项参数指标都在允许范围之内，在使用时必须遵从操作规程，定期认真保养维护。X 线模拟定位机的一般操作注意事项如下：

1. 开机前检查各种附件及配套设施是否完好、齐全，电源等是否正常。

2. 按规定程序开机、关机。关机前关闭铅门，将机架、机头、治疗床置零位。

3. 检查门联锁、急停开关、碰撞联锁等工作是否正常。

4. 检查激光灯、标尺灯的误差是否在允许范围之内。

5. 按规定程序预热球管，完成定位前的准备工作。

6. 如遇机器失控等紧急情况，立即按下 OFF 键或 EMERGENCY 键停止机器，通知工程人员处理。

X 线模拟定位机的维护工作一般由工程师实施，但治疗师的作用也非常重要。在日常工作中要求治疗师严格遵守操作规程，正确调节机房及操作间温度、湿度，保证设备及附件等的完好、齐全，发现各种异常情况及时通报工程人员，关机前使各部件归位，以免损坏设备。

四、质量控制与质量保证

X 线模拟定位机的检测项目、频次及标准主要遵从《GB/T 17856-1999 放射治疗模拟机 性能和试验方法》《JJG 1028-2007 放射治疗模拟定位 X 射线辐射源检定规程》《WS 76-2011 医用常规 X 射线诊断设备影像质量控制检测规范》等，主要参数、检测频次和方法如下：

（一）日检项目及方法

1. 测试急停开关、门联锁、碰撞联锁，均可正常工作。

2. **光学距离指示器（光距尺）** 机架 0°，将坐标纸贴于治疗床面，利用前指针将治疗床面置于等中心位置，拆除前指针，打开光野灯、标尺灯，标尺灯 100cm 刻度线应与十字线重合，误差应小于 ±2mm。应在源皮距 90cm、120cm 分别测试。

（二）月检项目及方法

1. **辐射野的数字指示器** 在最小、80cm、100cm 和最大源轴距处，辐射野的数字指示与沿主轴辐射野相对两边距离之间的最大偏差：不大于 20cm×20cm 的辐射野，不得超过 ±2mm；大于 20cm×20cm 的辐射野，不得超过辐射野尺寸的 ±1%。

2. **辐射野的光野指示器（井字线）** 辐射野的光野指示器必须以可见光的方式在入射面上指示辐射野，而且在源轴距等于 100cm 处，沿每一主轴，任一光野的边与对应的辐射野的边之间的最大距离为：小于或等于 20cm×20cm 的辐射野不得大于 1mm；大于 20cm×20cm 的辐射野，不得大于辐射野尺寸的 0.5%。

3. **准直器旋转角度指示** 将机架置于水平位置，旋转机头，使井字线的 X 与地面水平，此时准直器角度指示应为 0°。旋转准直器分别检查 90°、270° 读数，数字读数偏差不得大于 0.5°，机械读数偏差不应大于 1°。

4. **机架旋转角度指示** 分别将机架置于 0°、90°、270°、180°，用水平尺观察机架角度是否正确，数字读数偏差不得大于 0.5°，机械读数偏差不应大于 1°。

5. **十字线中心精度** 机架 0°，SSD＝100cm，将坐标纸贴于治疗床面，打开光野灯，将十字线与坐标纸上的一个点重合，旋转准直器，十字线在坐标纸上的轨迹为一个圆圈，此圆圈的半径应小于等于 1mm。

6. **空间分辨力** 空间分辨力又称几何分辨力或高对比度分辨力，它是指在高对比度的情况下鉴别细微结构的能力，也即显示最小体积病灶或结构的能力，用每厘米内能分辨的线对数（lp/cm）表示。可使用 TOR 18FG 模体检测，应≥14lp/cm，即可以分辨第 10 组线对。

7. **低对比分辨力** 低对比分辨力又称密度分辨力，是指从均一背景中分辨出来的特定形状面积的微小目标的能力，即反映人体组织结构的细微变化的能力。可使用 TOR 18FG 模体检测，应至少可分辨第 12 个圆圈。

8. **光野、射野一致性** 界定辐射野的光野指示器必须以可见光的方式在入射面上指示界定辐射野，在源轴距等于100cm处，界定光野中心与界定辐射束轴之间的最大距离不得大于1mm。

9. 床旋转角度指示 机架、准直器0°，将床前缘与井字线的Y重合，此时床角度应为0°，左右各旋转90°，读数应分别为270°、90°，数字读数误差应≤±0.5°，机械读数误差应≤±1°。

10. 影像测量精度 在显示屏上测量已知大小的物体，误差应≤±2mm或1%。

（三）年检项目及方法

1. 准直器旋转中心精度 机架0°，将坐标纸贴于治疗床面，安装好前指针，使得SSD=100cm，旋转准直器，前指针针尖在坐标纸上的轨迹为一个圆圈，此圆圈的半径应≤1mm。

2. 治疗床旋转等中心精度 机架0°，SSD=100cm，将坐标纸贴于治疗床面，打开光野灯，将十字线与坐标纸上的一个点重合，旋转治疗床，十字线在坐标纸上的轨迹为一个圆圈，此圆圈的半径应≤1mm。

3. 机架旋转等中心精度 在治疗床面上水平放置一针状棒，使针尖伸出床面，固定紧，在机头上装好前指针，移动治疗床，使治疗床上的针尖与前指针的针尖尽量接近，360°范围内旋转机架，观察两针尖之间的距离，变化范围应始终小于1mm。

4. 治疗床纵向和横向刚度 在床面负载135kg，床面高度差不得大于5mm，床面与水平面之间的最大夹角不得大于0.5°。

5. 治疗床垂直运动精度 床面加载情况下，垂直运动时床面最大水平偏移不得大于2mm。

第二节 CT模拟定位机

随着计算机技术和医学影像技术的发展，肿瘤的放射治疗也进入了三维时代，三维适形放射治疗（3D-intensity conformal radiation therapy，3D-CRT）及调强放射治疗（intensity modulated radiation therapy，IMRT）逐渐成为放射治疗的主流技术。进行3D-CRT治疗时，放疗医生需要全面了解肿瘤的位置、形状、大小、与周围危及器官的关系等，X线模拟定位机只能提供二维影像，绝大多数的肿瘤、淋巴结及正常器官等无法显像，远远不能满足医生对定位影像的要求。二维放疗时代对剂量的计算是以靶区内的一个点作为参考点计算剂量，以参考点的点剂量代替整个靶区的体积剂量，不能全面、准确地反映整个靶区的剂量分布。另外人体并非均匀组织，骨骼、肌肉、肺等组织对射线的阻挡和吸收完全不同，模拟定位机不能提供组织密度信息，治疗计划系统（treatment planning system，TPS）无法在二维影像上准确计算剂量分布，模拟定位机的二维影像也不能用于准确计算三维剂量分布。CT模拟定位机也就成为最常用的放射治疗定位设备。

一、结构与性能

CT模拟定位系统（CT-simulation localization system），简称CT模拟定位机，分为三大部分：CT扫描机、外置激光定位系统、模拟定位软件。

（一）CT扫描机

CT扫描机一般要求使用大孔径CT，CT孔径至少大于等于80cm。原因是：①为了得到准确的剂量分布，治疗计划系统计算剂量时要求人体外轮廓必须完整。②放疗定位往往需要用到定位装置，这些定位装置体积一般较大，一般CT的孔径不够大，放不进去，如乳腺托架等。

扫描床应为平板床面，尺寸应与治疗机床面一致，并有与治疗机相同的卡槽等，以便安装定位固定装置。床面材质最好是碳纤维材料，如果床面材质阻挡射线过多，扫描图像会产生不同程度的伪影，影响图像质量和剂量计算精度。

（二）模拟定位软件

CT模拟定位软件是CT模拟定位机必不可少的一个组成部分，其主要功能包括：勾画靶区和正常器官、确立治疗等中心、设置照射野等。与X线模拟定位机不同，CT模拟定位机不是将照射野的形状画在人体表面，而是通过体表标记点确定治疗中心点。

（三）激光定位仪

1. 激光定位仪的组成 激光灯分为气体激光灯和固体激光灯两种，气体激光灯由于体积大，激光线容易漂移等，较少用，现在使用的激光灯多为固体激光灯。固体激光器产生的激光束发射出来后，经棱镜展宽为一扇形面，我们看到的就是一条激光线。激光线宽度一般小于1mm，有红色、绿色两种。

激光定位仪一般由三个激光灯组成，均安装在CT扫描平面外侧60cm处，CT扫描机架左右各一个，屋顶上一个，每个激光灯由两条相互垂直的独立激光线组成，机架左右两个激光灯发射的两条激光线分别与地面垂直和平行，水平线可以上下移动；房顶上激光灯的两条激光线分别与CT扫描平面垂直和平行，垂直于扫描平面的激光线可以左右移动（图2-2）。

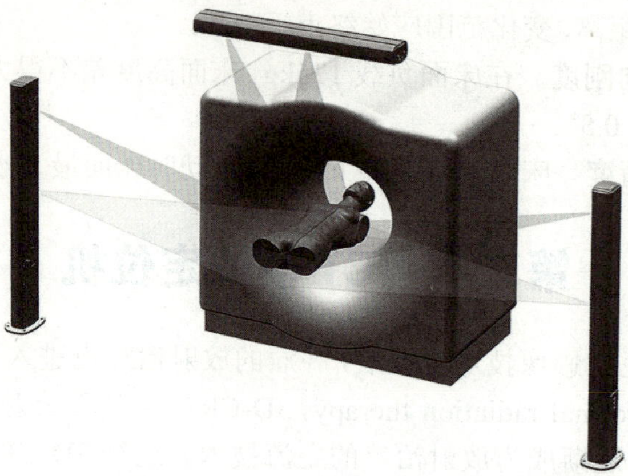

图2-2 CT模拟定位机的激光定位仪

2. 激光定位仪的作用 激光定位仪的主要作用是设置治疗等中心。三维适形放疗与二维放疗不同，医生不是将照射野的形状画在人体表面，而是在CT图像上逐层勾画出靶区和危及器官，经CT模拟软件或TPS软件重建出三维立体结构，在TPS上设计出治疗计划，进而实施放疗。定位时将患者固定好后，打开激光灯，将激光灯设置为零位，激光灯将在患者胸前及左右两侧各投射一个十字线，治疗师在患者体表激光十字线上做好标记，并放置1～2mm直径的金属标记球，日后的治疗等中心就是根据这个原始等中心计算得来的。

3. 激光定位仪的调节 激光定位仪由三组激光灯组成，实际上有六个独立的激光灯，这六个激光灯的零位需要分别调节。①左右两个和顶激光灯横断面的激光线应该重合，即三个激光灯的扇形激光面应在同一平面上，并且这一扇形面与地面垂直、与CT扫描平面平行，两平面相距60cm，该组激光灯是不可移动的；②顶激光灯矢状面激光线的零位应穿过CT扫描中心，与CT扫描平面垂直，同时与地面垂直；③两侧的两条冠状面激光线的零位应穿过CT扫描中心，与CT扫描平面垂直，同时与地面平行。通过调节激光灯的位置和倾角，使得所有激光线在等中心处汇聚在一点。

激光灯的焦距也可以调节，激光灯安装位置不同，焦点也不相同，调节激光灯焦点，使得激光线在人体表面最细为止。

二、技术参数及精确度

CT模拟定位机的技术参数和标准主要参照诊断CT的技术参数，再加上一些特殊的模拟定位参数组成。CT模拟定位机的技术参数及允许误差见表2-2。

表 2-2 CT 模拟定位机的技术参数及允许误差

项目	技术参数	允许误差
机架系统		
机架孔径	≥800mm	
机架定位装置	激光定位灯	±1mm
高压发生器	≥50kW	
扫描床系统		
纵向水平最大移动范围	≥1700mm	±1mm
扫描范围	≥1600mm	
床面定位精度	≤±0.5mm	
载重量	≥200kg	
扫描参数		
定位像方向	前后 / 后前 / 侧位	
最大扫描视野	≥500mm	
最大显示野	≥600mm	
螺旋扫描最小层厚	≤0.75mm	
最大连续扫描范围	≥150cm	
螺距	最小螺距≤0.5mm，最大螺距≥1.5mm	
图像质量		
空间分辨率	≥5lp/cm MTF0	
低密度分辨率	≤4.0mm@0.3% 20cm Catphan，剂量≤27mGy	

三、使用与维护

CT 模拟定位机在使用过程中一般的操作规程和注意事项如下：

1. 开机前检查各种附件及配套设施是否完好、齐全，电源等是否正常。
2. 检查门联锁、急停开关、碰撞联锁等工作是否正常。
3. 检查激光灯误差是否在允许范围之内。
4. 按规程开、关机。
5. 预热球管。
6. 每周至少进行两次空气校准，空气校准必须在设备热稳定状态下进行。
7. 定期检查扫描床面的水平度，如果超标及时调整。
8. 机房温度应保持在 18～24℃，保持机房整洁。
9. 如有异常情况及机器失控等紧急情况，立即切断电源通知工程人员处理。
10. 定期清洁机壳和扫描床，如有患者呕吐物需及时清理，以防渗入机架；如有渗入，立即关闭机架电源，通知工程人员处理。

在日常工作中要求治疗师严格遵守操作规程，在使用过程中发现各种异常情况应及时通报工程人员，将故障排除在萌芽状态，以免造成大的故障导致停机。

四、质量控制与质量保证

CT 模拟定位机的技术参数和标准主要参照诊断 CT 的标准，主要检测项目、频次和方法如下：

（一）日检项目及方法

1. 急停开关、出束指示灯，可正常工作。
2. 移动激光灯，误差≤±1mm。

3. 空气 CT 值，-1000±30HU。

（二）月检项目及方法

月检项目均为图像质量检测，使用标准水模体或 Catphan 504 模体检测（图 2-3）。将模体置于 CT 扫描床床头并伸出床板外，将模体调整水平，调整模体位置使激光灯对准模体中心。

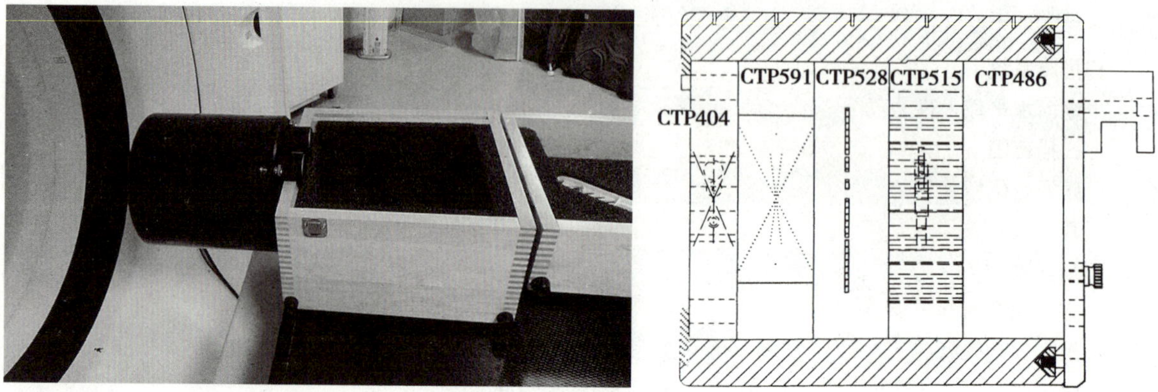

图 2-3 Catphan 504 模体

1. 空间一致性（几何失真） 几何失真≤1mm。测量模体中 CTP 404 模块内最内侧 4 个点的距离（模体最内侧的 4 个小圆点，右上为白色，其他三点为黑色），四点之间两两相距 50mm，测量出的每两点之间距离误差应≤1mm（图 2-4）。

2. 空间分辨率 可分辨线对数不少于 5lp/cm。使用头部条件扫描，选取模体中 CTP 528 模块图像，调整窗宽、窗位，使得能够分辨的线对数最多为止，目测能够分辨的线对数不应低 5lp/cm（图 2-5）。

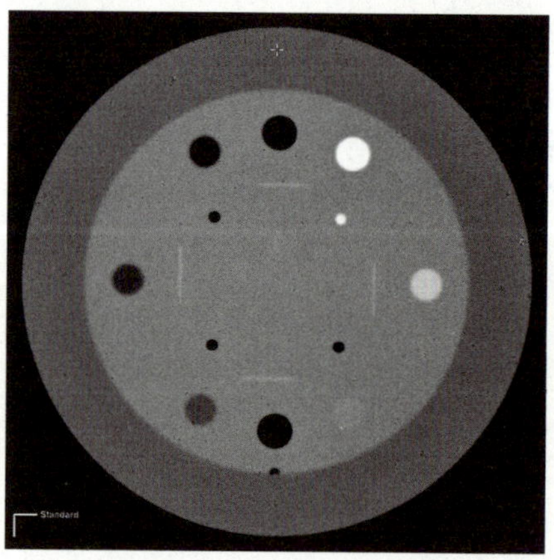

图 2-4 几何失真的测量

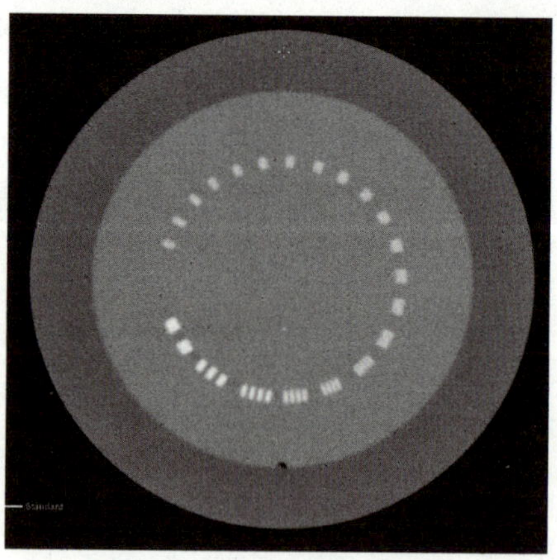

图 2-5 空间分辨率的测量

3. 对比度分辨率 对于对比度相差 1% 的一组圆圈，可分辨到直径 3mm 的圆圈。使用头部条件扫描，选取模体中 CTP 515 模块图像，调整窗宽、窗位，目测各组圆圈，要求能看到最清楚一组顺时针第 8 个圆圈（图 2-6）。

4. CT 值线性 测量值与标称值误差应≤±40HU。选取模体中 CTP 404 模块图像，使用直方图测量工具，测量特定物质 6mm×6mm 范围内的 CT 值，模体内共有 7 种物质：空气（air）、多聚甲基戊烯（PMP）、低密度聚乙烯（low density polyethylene，LDPE）、聚苯乙烯（polystyrene）、丙烯酸树脂（acrylic resin）、聚甲醛树脂（delrin）、聚四氟乙烯树脂（teflon）等，测量值与标称值误差应≤±40HU（图 2-7）。

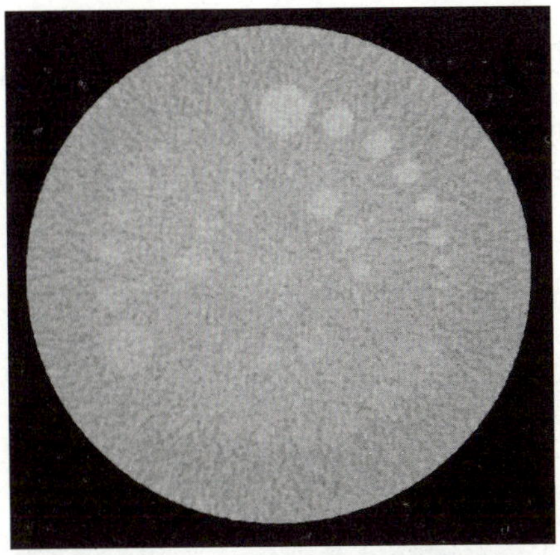

图 2-6 对比度分辨率的测量

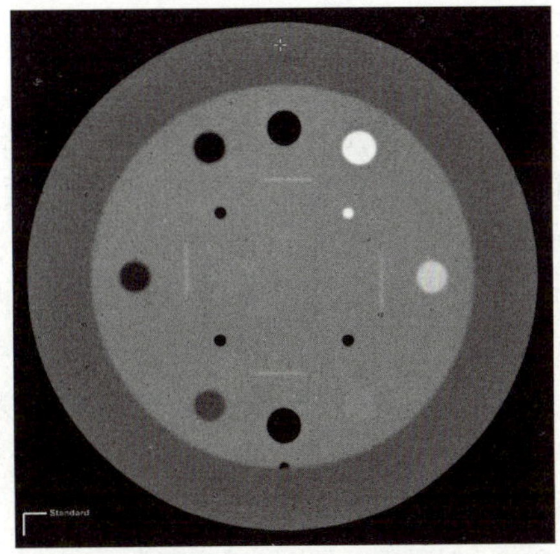

图 2-7 CT 值线性检测

5. CT 值一致性 最大差值应≤±5HU。选取模体中 CTP 486 模块图像，分别测量模块上左右和中央共 5 个区域的 CT 值，测量 2cm 直径内的 CT 平均值，测得的 5 个区域 CT 值之间的最大差值应≤±5HU（图 2-8）。

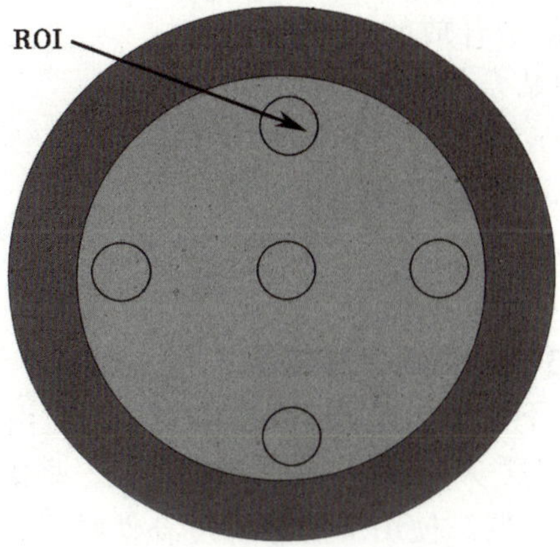

图 2-8 CT 值一致性检测

（三）年检项目和方法

图像剂量，使用带有 5 个电离室插孔的圆柱形头模或体模，将电离室分别插入模体中心及四周 4 个插孔，并将其余插孔分别用相同材料填充，使用标准剂量头部扫描模式和盆腔扫描模式分别扫描模体 5 次，测出中心点及四周 4 个点的吸收剂量，使用如下公式计算加权 CT 剂量指数（weighted CT dose index，$CTDI_w$）：

$$CTDI_w=\frac{1}{3}D_{center}+\frac{2}{3}D_{periphery}$$

式中，D_{center} 为体模中心处的 CT 剂量指数，$D_{periphery}$ 为体模四周 4 个点处的平均 CT 剂量指数。头模测量的 $CTDI_w$ 应＜50mGy，体模测量 $CTDI_w$ 应＜30mGy。

第三节 磁共振模拟定位机

CT 模拟定位机的广泛应用是因为其较之于 X 线模拟定位机有着巨大优势，但是 CT 的局限性也非常明显，X 线图像对具有不同电子密度或 X 线吸收特征的组织结构具有较好的分辨力，但对头颈部、下腹部软组织的分辨力较差。磁共振（magnetic resonance，MR）成像原理与 CT 不同，它可以获得 CT 无法达到的软组织对比度和解剖成像精度，结合 MR 扫描可以弥补在 CT 定位扫描中软组织分辨率低，病变范围显示不清晰的缺点。

一、结构与性能

磁共振模拟定位机与诊断用MR在外观上没有区别，和CT模拟定位机一样，MR模拟定位机可以理解为在诊断MR上附加了一套专用激光定位系统和专用模拟定位软件而成。MR模拟定位机可以分为三大部分：MR扫描机、外置激光定位系统、模拟定位软件。

MR模拟定位机有开放式和封闭式两种，封闭式首先扫描孔径要足够大，要求能够放进各种放疗定位装置，目前封闭式MR模拟定位机的扫描孔径为70cm。另外MR模拟定位机还要对扫描床进行改造，MR模拟定位机的扫描床为平板床面，尺寸应与治疗机一致，床面上应有与治疗机相同的卡槽等，以便安装定位固定装置。

MR模拟定位机与诊断用MR最大的区别在于扫描线圈。由于放疗定位时要用到各种定位装置，这些定位装置大多与MR线圈不匹配，扫描线圈放不进定位装置，或定位装置放不进扫描线圈，所以MR扫描线圈是特制的线圈。与诊断用MR的刚性固定线圈不同，MR模拟定位机的线圈通常是开放的、软质的，直接放置在人体表面，可以更加贴合人体表面，且不影响定位固定装置的使用（图2-9）。

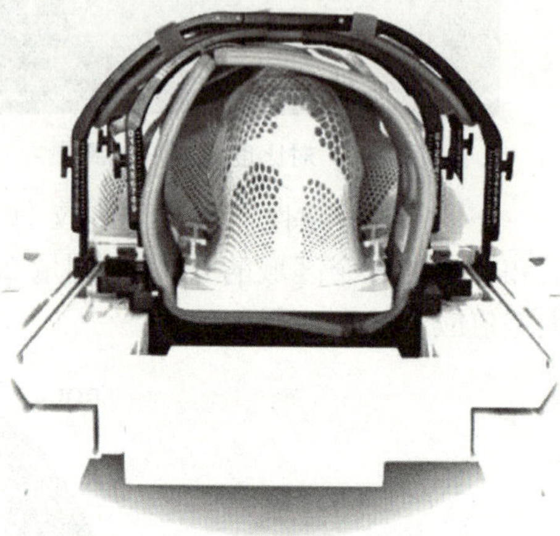

图2-9 MR模拟定位机的扫描线圈

MR模拟定位机的外置激光定位系统与CT模拟定位机类似，不过做了防磁场处理，以保证其性能不受强磁场的影响。

MR模拟定位机定位存在3个需要解决的问题。

1. 梯度失真及图像变形 不同组织具有不同的磁敏感性，由于磁敏感性差异所产生的磁场梯度，将会导致几何变形或信号丢失。除了在扫描时采取一些措施减少失真外，采用新型磁体和梯度技术可以大大减少几何失真。使用屏蔽和梯度补偿技术能够使涡流效应最小化，从而进一步减少图像的失真。对于磁场敏感性或化学偏移效应引起的几何变形和信号强度失真，可使用高梯度的大宽带序列以减少水与脂肪组织之间的化学偏移效应，从而减少失真。

2. 剂量计算 MR图像没有电子密度信息，不能直接用于剂量计算，需要给MR图像赋予电子密度。目前有3种方法：①将MR图像视为均匀密度（水）图像进行计算，主要用于颅内肿瘤，将脑组织当作均匀组织对待；②将相对于软组织密度值变化较大的区域勾画出来，分别赋予其相应的电子密度，如将骨骼勾画出来，规定其电子密度为5HU/cm^3左右（相对于水的电子密度为1.5HU/cm^3左右）等；③将CT电子密度信息通过图像配准的方法赋予MR图像上相应的点，这种方法最准确，但是需要进行CT和MR图像的配准。MR成像的优势部位主要集中在头颈部、下腹部及四肢等，这些区域的组织电子密度相差不大，对高能X线而言近似为均匀组织，用前两种方法赋予MR电子密度导致的剂量计算误差几乎可以忽略不计。

3. DRR图像的生成 由于MR的骨骼成像远不如CT，因此很难呈现DRR图像。一般采用的方法是勾画出各个组织和器官，尤其是骨骼，重建后形成DRR图像。随着计算机技术的发展，MR图像的DRR图像清晰度有了长足进步，已经基本达到了临床所需要的标准。

二、临床应用

放射治疗需要有清晰的解剖图像才能勾画出准确的靶区，在软组织识别方面，MR有CT无法比拟的优势。功能成像等新的影像技术也越来越多地应用于放射治疗，使得放疗更加精准。MR模拟定位主要应用于头颈部、腹部等电子密度比较接近的部位。

（一）MR 定位在颅内肿瘤中的应用

听神经瘤在 CT 图像上医生只能确定肿瘤的大致范围，要精确勾画出病灶难度非常大。在 MR 图像上，病灶非常清晰，医生可以精确勾画出靶区，并对其实施精确治疗。

MR 的功能成像优势也是 CT 无法比拟的，在 MR 图像中，除了可以获得解剖结构上的病变信息，还能获得功能信息，这就使得医生在准确勾画靶区的同时，有目的地避开靶区周围的要害器官和正常组织，避免重要组织和器官遭受放射损伤。

（二）MR 定位在头颈部肿瘤的应用

鼻咽部结构复杂，在 CT 图像上难以辨识，在 MR 图像上则显示得非常清晰，为医生勾画靶区提供了清晰准确的影像资料。

（三）MR 定位在下腹部肿瘤中的应用

前列腺与膀胱壁电子密度非常接近，两者的边界在 CT 图像上难以区分，而 MR 图像上前列腺和膀胱壁显示得非常清晰，使得靶区勾画更加准确，在膀胱壁、直肠壁接受相同剂量的情况下，前列腺靶区可以受到更高剂量的照射。宫颈癌的靶区识别和勾画也存在类似情况。

（四）MR 图像还能够有效抑制高密度物质在 CT 图像中的伪影

骨骼在 MR 图像中几乎不显像，所以 MR 图像对骨骼附近的组织和结构有更高的分辨力。此外，在 CT 图像中造成很大伪影的金属植入物在 MR 中完全不显像，因此 MR 定位对这部分肿瘤的识别也有一定优势。

第四节　钴 -60 治疗机

一、基 本 结 构

钴 -60 治疗机是用钴 -60 发射的 γ 射线照射肿瘤部位，以达到治疗目的的一种放疗设备。在非治疗状态，钴源被储藏在一个储源罐中，以免对患者和医护人员造成辐射损害，治疗时将钴源移出，对患者病变部位进行照射，照射达到预定剂量后，再将钴源撤回储源罐。钴 -60 治疗机一般由以下部分组成：①一个密封的钴源；②储源罐及防护机头；③可以自由开关的遮线器装置；④具有定向限束功能的准直器；⑤可以 360° 旋转的治疗机架；⑥治疗床；⑦计时器及运动控制系统；⑧辐射安全及联锁系统（图 2-10）。

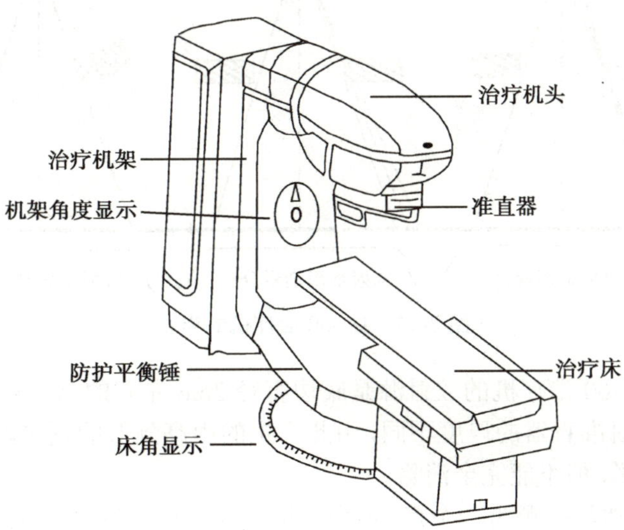

图 2-10　钴 -60 治疗机的结构

钴-60放射源是一种人工放射性同位素，它是由天然无放射性的钴-59在核反应堆中经过热中子照射轰击而成的放射性同位素。钴-60发射β射线和γ射线，半衰期为5.27年，β射线的最大能量为0.315MeV，γ射线的能量为1.17MeV和1.33MeV两种，平均能量为1.25MeV，衰变的最终产物是镍的稳定同位素镍-60。钴-60放射源为细小颗粒，封装在一个圆柱形容器内，容器底部直径一般为2cm左右，高度随装源量不同而不同。钴-60治疗机装源量一般为3000～9000Ci。

储源罐及防护机头的主要作用是储存放射源和阻挡射线，射线的泄露应低于放射线装置相关的防护标准。

遮线器装置的作用是决定治疗机在治疗状态还是非治疗状态。需要治疗时将钴源移出，遮线器打开，对患者病变部位进行照射；照射达到预定剂量后，再将钴源撤回储源罐，遮线器闭合，使治疗室内辐射强度降到安全范围以内，避免患者和工作人员受到不必要照射。遮线器一般是气动装置，也有机械驱动装置。

准直器一般设计成两级：一级准直器和二级准直器。一级准直器像一个倒置的圆锥形漏斗，装在放射源紧下方，不可运动，使得放射线从锥形漏斗向下照射，限定了钴-60治疗机的最大照射野。二级准直器可以运动，用以调节照射野的形状和大小。由于钴-60发射的是高能γ射线，通常需要数厘米厚的金属材料才能使射线衰减到安全范围之内，而机头内空间有限，所以准直器的材料一般是钨合金，以最大限度地减小准直器厚度和体积。

早期的钴-60治疗机多为立柱式机架，机架的一端安装治疗头，另一端安装一个射线阻挡装置，既可以平衡机架配重，又可以遮挡射线以减轻防护墙压力。现在的钴-60治疗机则多用滚筒式旋转机架，滚筒式旋转机架的机械稳定性优于立柱式，机架旋转的精度更高一些。

根据处方剂量计算出照射时间，钴-60治疗机出源照射，到预设时间时收回放射源。所以钴-60治疗机的计时器非常重要，它直接关系到治疗剂量的准确性。

二、钴-60治疗机的半影

半影为照射野边缘剂量随离开中心轴距离增加而急剧变化的范围，通常定义为80%～20%剂量线之间的距离。它是衡量放射治疗设备的重要指标之一，半影越小，治疗时对靶区外的不必要照射范围越少，靶区周围正常组织的损伤也就越小。钴-60治疗机的半影主要来自三个方面（图2-11）：几何半影、穿射半影和散射半影。

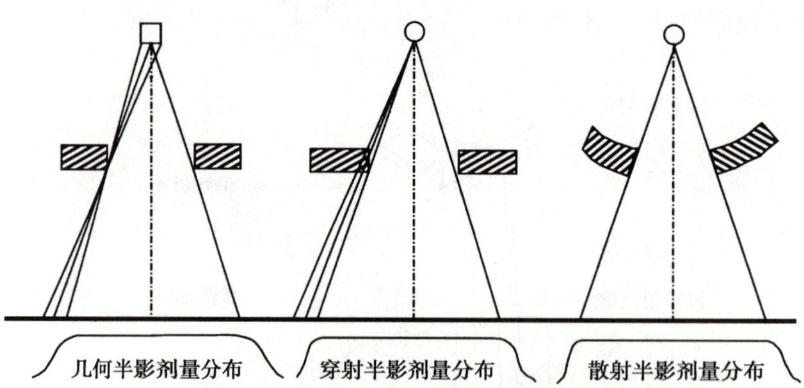

图2-11 钴-60治疗机的半影

1. 几何半影 钴-60治疗机的放射源是底边直径2cm左右的圆柱体，被准直器限束后，放射源底面不同区域穿射准直器的厚度不同，由此产生的由高到低的剂量渐变分布。可通过复合式准直器减小几何半影，但不能完全消除。

2. 穿射半影 虽然放射源为一个点，但由于准直器端面与射线束边缘不平行，使射线束穿射准直器的厚度不同，造成的照射野边缘剂量渐变式分布。使用球面聚焦式准直器，或使准直器沿弧线运动保证准直器边缘始终与射线束相切，就可以消除穿射半影。

3. 散射半影 即使用点状源和球面准直器完全消除几何半影和穿射半影，组织中的剂量分布在照射野边缘仍有渐变。照射野边缘的散射线主要来自于野内散射线，而边缘散射线的总量低于野内任意一点的散射线，所以射野边缘离射野中心越远，散射线越少。由此可知，组织中的散射半影是无法消除的。

三、临床应用特点

钴-60治疗机相对于深部X线机，具有诸多优点：①射线穿透力强；②钴-60在水中的最大剂量深度为0.5cm，表皮剂量相对较小，能够较好地保护皮肤；③骨和软组织有几乎同等的吸收剂量，能够地较好保护骨骼；④旁向散射小，可以较好地保护周边正常组织；⑤经济、可靠、结构简单、维修方便等。钴-60治疗机相对于加速器的缺点：①钴-60治疗机装源量有限，焦点剂量率较低，单次治疗时间较长，效率较低；②钴-60能量较低，治疗深部肿瘤比较困难；③钴-60治疗机存在几何半影，使照射野外的正常组织受照射范围较大；④随着钴源衰变，治疗时间越来越长，增加了患者痛苦，降低了治疗精度；⑤需要定期更换放射源，放射源的处置较为困难，花费也较大；⑥钴-60治疗机为有源设备，如果出现故障放射源不能退回储源罐，将对患者和医护人员损伤较大，故障处理也非常困难。

四、使用与维护

钴-60治疗机使用中首先强调的是安全，放射源一旦不能按计划退回储源罐，将会对患者造成很大伤害，所以在钴-60治疗机的使用过程中，安全始终应该放在第一位。

钴-60治疗机在使用中应注意以下问题：

1. 每天治疗前巡视机房及操作间，检查各种附件及配套设施是否完好、齐全，电源等是否正常，气压驱动的设备要检查空气压缩机工作是否正常。

2. 检查防护门联锁、急停开关、碰撞联锁、辐照指示、剂量监测和报警装置等安全设施是否正常。

3. 定期检查计时器。

4. 定期进行放射源校准。

5. 治疗过程中如遇意外情况放射源不能自动退回时，治疗师应立刻将放射源手动退回，放下患者，通知维修人员处理并及时记录相关治疗信息。

五、质量控制与质量保证

定期对放射源的活度进行校准是必不可少的质控项目。如果使用TPS设计治疗计划，TPS会自动对每天放射源的活度进行修正，物理师需要输入正确的放射源活度信息，并定期检测放射源的活度，必要时对其进行修正。钴-60治疗机的质量控制和质量保证参照国家标准，主要参数的检测频次和方法如下。

（一）日检

光学距离指示器（光距尺） 机架0°，将坐标纸贴于治疗床面，利用前指针将治疗床面置于等中心位置，打开光野灯、标尺灯，标尺灯的标称长度刻度线应与十字线重合，误差应小于2mm。应在不同距离分别测试。

（二）月检

1. γ射线输出剂量率 需要定期检测γ射线输出剂量率是否准确，如超标需重新进行校准。

2. 光野、射野一致性 机架0°，SSD=标称值，照射野10cm×10cm，打开光野灯，将免洗胶片置于床面，用记号笔标记照射野边缘，对胶片实施照射，胶片感光范围应与记号笔标记的范围一致，误差不得大于 3mm。

3. 辐射野大小数字指示 机架 0°，SSD = 标称值，将坐标纸贴于治疗床面，打开光野灯，将十字线与坐标纸上的一个网格重合，将照射野开至不同大小，数字指示应与坐标纸上显示的光野大小一致，误差应小于等于 2mm。

4. 机架旋转角度指示 分别将机架置于 0°、90°、270° 和 180°，用水平尺观察机架角度是否正确，数字读数偏差不得大于 0.5°，机械读数偏差不应大于 1°。

5. 准直器(机头)旋转角度指示 将机架置于水平位置，旋转机头，使 X 准直器与地面水平，此时准直器角度指示应为 0°。旋转准直器分别检查 90° 和 270° 读数，数字读数偏差不得大于 0.5°，机械读数偏差不应大于 1°。

6. 治疗床位置数字指示 治疗床位置的数字读数与实际位置偏差不应大于 2mm。

7. 光野十字线旋转中心 机架 0°，SSD = 标称值，将坐标纸贴于治疗床面，打开光野灯，将十字线与坐标纸上的一个点重合，旋转准直器，十字线在坐标纸上的轨迹为一个圆圈，此圆圈的半径应小于等于 1mm。

(三) 年检

1. γ 射线离轴曲线稳定性 定期检测钴 -60 治疗机 γ 射线离轴曲线，如果等剂量曲线图与验收时变化大于 2%，往往提示放射源的位置出现偏差，需要对其进行校准。

2. 准直器(机头)旋转中心 机架 0°，将坐标纸贴于治疗床面，安装好前指针，使得 SSD = 标称值，旋转准直器，前指针针尖在坐标纸上的轨迹为一个圆圈，此圆圈的半径应小于等于 2mm。

3. 机架旋转中心 在治疗床面上水平放置一针状棒，使针尖伸出床面，固定紧，在机头上装好前指针，移动治疗床，使治疗床上的针尖与前指针的针尖尽量接近，360° 范围内旋转机架，观察两针尖之间的距离，变化范围应始终小于 2mm。

4. 治疗床旋转中心 机架 0°，SSD = 标称值，将坐标纸贴于治疗床面，打开光野灯，将十字线与坐标纸上的一个点重合，旋转治疗床，十字线在坐标纸上的轨迹为一个圆圈，此圆圈的半径应小于等于 2mm。

钴 -60 治疗机的质量控制与质量保证非常重要，稍有疏忽将会给患者带来不可挽回的损伤。某国一个放疗中心年轻物理师对 γ 射线的衰减不甚了解，以为 γ 射线是呈直线衰减，绘制了错误的衰减表格，导致 207 名患者受到超过正常剂量 25% 的照射，给患者造成了极大伤害。

第五节 医用电子直线加速器

一、原理与结构

医用电子直线加速器是利用微波电场将电子沿直线加速，高能电子打靶产生 X 线或直接引出电子线治疗肿瘤的装置。医用电子直线加速器可分为电子加速系统、束流系统和控制系统三大部分。加速系统包括：电子枪、加速管、微波功率源、微波传输系统、脉冲调制系统、真空系统、恒温水冷系统等。束流系统包括：偏转磁铁、靶、初级准直器、均整器或散射箔、监测电离室、二级准直器等。控制系统包括：运动控制系统、治疗床及其他附属系统。医用电子直线加速器 X 线能量范围是 4～18MV，电子线能量范围是 4～25MeV。图 2-12 为医用电子直线加速器的基本结构。

(一) 电子加速系统

1. 电子枪 加速器的电子枪与 X 线球管类似，有阴极和阳极，称为两极枪。还有一种三极枪，在阴极和阳极之间插入了栅极，可以更好地控制电子发射，使得剂量率的控制更加灵活。由阴极发射的电子在阴极和阳极间脉冲负高压的作用下，经过聚束线圈聚束后进入加速管。

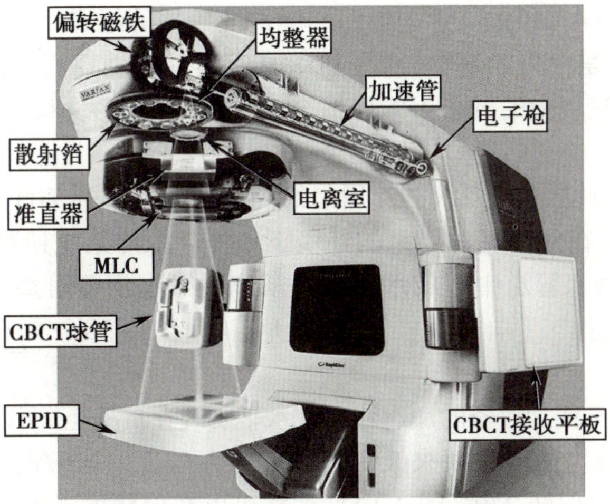

图 2-12 医用电子直线加速器结构图

2. 加速管 医用电子直线加速器的核心部分，电子在加速管内通过微波电场加速，微波电场的频率一般为2998MHz（波长λ=10cm）或2856MHz（波长λ=10.5cm）。加速管主要有两种类型：盘荷波导加速管和边耦合加速管。盘荷波导加速管是在一根圆形波导上放置中心有孔的一系列圆形膜片而成，电子处于波导管内的电场中，受电场力的作用电子开始加速向前运动，电磁波也同时向前移动（电场在各点的幅值随时间变化），使得电子一直处于加速场的作用下加速向前运动。为了使波速与电子运动速度匹配，在波导管内加上许多圆盘状光栏，通过改变光栏间的距离可以相应改变波的传播速度（相速）。这种以圆盘光栏为负荷来减慢行波相速的波导管称为盘荷波导加速管。在电子加速开始阶段由于电子速度较低，因此光栏间距较小，波的传播速度较慢，随着电子运行速度的增加，逐渐增加光栏间距，使波速与电子运行速度一同达到接近光速后，光栏间距就不再改变，这时波速也以接近于光速向前传播，这种波就称为行波。利用行波加速电子的直线加速器称为行波电子直线加速器。

边耦合加速管是由一系列相互耦合的谐振腔连接而成，利用了加速管的反射波，适当调节反射波的相位和速度，就可以产生驻波，利用驻波来加速电子的直线加速器称为驻波电子直线加速器。电子在加速腔中被加速、在耦合腔中匀速运动，由此反复直到达到预定能量。这种驻波加速管由于利用了行波的反射波，因此功率消耗比行波小，所以得到同样能量的电子，驻波加速管长度比行波加速管短，对设备制造有利。但驻波加速管工艺较复杂，成本较高。

3. 微波功率源 微波功率源提供加速管建立加速场所需的射频功率，有磁控管和速调管。磁控管是能发射高功率微波的自激振荡器，体积小，质量轻，最高脉冲功率约5MW，多用于低能电子直线加速器。速调管是一种微波功率放大器，由主振荡器和驱动系统作为低功率微波源，输出高功率微波，可达到30MW的峰值功率，工作稳定，寿命长，但对电源系统要求较高，体积庞大，不能安装在机架上，多用于中高能电子直线加速器。

4. 微波传输系统 微波传输系统主要包括隔离器、波导窗、传输波导、取样波导、输入输出耦合器、终端吸收负载、频率自动控制系统等。被磁控管或速调管放大的微波通过矩形波导管将RF功率传输到加速管，为了提高波导系统的耐压能力，一般在波导管中充满六氟化硫气体，以防高压打火，所以波导管与真空的加速管必须用陶瓷窗隔开。取样波导的作用是从波导中引出微波信号，用以指示功率、频率或作为稳定系统频率的自动频率控制系统（automatic frequency control，AFC）的信号源。

5. 脉冲调制系统 脉冲调制系统的作用是为微波功率源提供具有一定波形和频率要求的高压脉冲，脉冲宽度为几微秒，电压几十千伏。一般由高压直流电源、脉冲形成网络（pulse forming network，PFN）、自动电压控制电路、开关电路和脉冲变压器等组成。

6. 真空系统 真空系统为加速管、电子枪等真空器件提供真空，加速管之所以要保持真空是因为被加速的电子与空气中的分子不断碰撞会改变方向而损失掉。真空系统最主要的器件是真空泵。

7. 恒温水冷系统 恒温水冷系统的作用是给加速器各个产热部件降温，并保持相对恒定的温度，以使加速器各部件在一个相对稳定的环境下工作。水冷系统使用的冷却水一般是去离子水或蒸馏水，以免在冷却水管道中形成水垢或变质产生微生物等阻塞管道，为了保证冷却水的洁净，冷却水需要定期更换。

（二）束流系统

1. 偏转磁铁 电子直线加速器的加速管通常水平安装在机架上，所以必须将电子束偏转90°，使其向下垂直照射，一般用偏转磁铁来改变电子束的方向。偏转磁铁安装在加速管的末端，典型的偏转磁铁是将电子束偏转270°（图2-12），这样可以在偏转电子束的同时进行能量筛选。偏转磁铁的中心是一条细管道，电子从管道中间穿过，根据电磁铁偏转电流的不同，只有能量合适的电子束才能从管道中穿过。能量低的电子运动半径小，打在管道内壁上被损失掉；能量高的电子运动半径大，打在管道外壁上被损失掉。经偏转磁铁偏转后的电子束能量纯度在±3%左右，具有良好的能量单一性。还有一种滑雪式电子偏转方式，使电子束反复拐几个弯，最终在引出前也经过了大约270°偏转，同样达到了能量筛选的目的。另外驻波低能加速器的加速管长度只有30cm左右，可竖直装在机架上，不需要偏转磁铁，提高了束流稳定性并节省了制造成本。

2. 靶 电子束从偏转磁铁引出后，打靶产生X线或直接引出电子束进行治疗。加速器电子束打靶的方式与X线机不同，X线机的电子束打靶后反射出X线，加速器由于打靶的电子能量很高，所以电子束打靶后产生的X线是从靶的另一端穿射出来。因此加速器靶的厚度要足以完全吸收入射的高能电子，以免产生电子污染，所以加速器有几档X线就有几种不同厚度的靶，选择某档X线，对应的靶就移动到电子束下，当选择电子线治疗时，靶就从电子束下移开。靶材料一般为高原子序数物质如钨、铂金等。

3. 初级准直器 安装在靶的下方，像一个倒置的圆锥形漏斗，大小固定不变，X线或电子线从锥形漏斗向下照射，初级准直器限定了加速器的最大照射野。

4. 均整器和散射箔 X线或电子束经初级准直器限束后还不能直接用于临床治疗。对X线而言，射线束剂量呈球面分布，中心高、四周低，为了在人体上获得均匀的剂量分布，需要在射线路径上加一个均整器，使得类似于球面的剂量分布变成均匀平坦的剂量分布。均整器一般用铅制成，为锥形，不同能量X线的均整器具有不同高度。对电子线而言，从初级准直器射出的电子束为一条窄束，照射面积不够大，需要在射线路径上加一个散射箔，以扩大电子束的照射面积并得到均匀的剂量分布。散射箔通常用铅或铜等金属材料制成，其厚度选择应使绝大多数电子被散射而不产生韧致辐射，以免造成X线污染，所以针对不同能量的电子束，散射箔有几种不同的型号。各种不同型号的均整器和散射箔依次安装在一个圆盘上，选择某一能量的X线或电子线治疗，相应的均整器或散射箔就转到初级准直器下。如果是带有高剂量率模式的加速器，在选择高剂量率治疗时，就将一个空洞转到初级准直器下，实现无均整器照射。

5. 监测电离室 均整器或散射箔下方是监测电离室，监测电离室一般是由几组电离室或一个多电极电离室组成的穿射型平板电离室。多数加速器使用的是穿射型平板电离室，其大小应覆盖整个照射野。电离室的作用是监测X线或电子线束的剂量率、积分剂量和照射野的对称性。电离室一般做成密封型，以便不受外界空气温度和气压的影响，但电离室有可能发生漏电情况，其检测电路也可能发生漂移，所以要定期对其进行检测和校准，以保证加速器剂量输出的准确性、剂量积分的线性、剂量率的线性及剂量分布的对称性等符合临床要求。为了保证放射治疗的安全实施，加速器设定了一系列安全联锁，在剂量率异常升高或降低时会触发超剂量率联锁或欠剂量率联锁，在对称性超标时会触发对称性联锁等，任何一个联锁都可自动切断束流，以保证治疗安全。

6. 二级准直器 二级准直器在电离室下方，和 X 线机铅门的作用一样，用于获得需要的治疗范围和形状。二级准直器由 4 块厚度为 8cm 左右的重金属合金制成，4 块准直器可独立运动，以形成大小不同的矩形照射野。为减少 X 线束的穿射半影，准直器的内端面必须与以靶（放射源中心）为圆心的径向线一致。为了满足这一要求，二级准直器都设计成在以靶为圆心的圆弧上运动，以使得在任意大小的照射野下，准直器内沿都始终与射线束相切。二级准直器在治疗距离应可以实现 0.5cm×0.5cm 至 40cm×40cm 范围的照射野。

治疗头内还有灯光野指示系统，用来在人体表面显示照射野范围；光矩尺用来显示源皮距；十字线用来显示照射野中心；治疗头下方还可悬挂楔形板、挡铅托架、电子线限光筒等附件以实现各种不同的照射技术。

（三）控制系统

1. 运动控制系统 运动控制系统负责机架、治疗头（机头）、准直器、治疗床等的运动。机架、机头、治疗床的旋转角度，准直器、治疗床的位置信息等都是通过电位器读出的，所以需要定期校准，以保证治疗的准确。在旋转治疗时对机架旋转速度也有严格要求。

2. 治疗床 加速器的治疗床可以前后、左右、上下运动，也可绕等中心旋转。为了最大限度地透射 X 线，减小床面对剂量分布的影响，早期治疗床面多采用网格设计或塑料薄膜，现在则都是碳纤维材料。床面上有专用卡槽等，以便安装各种固定装置。

3. 其他附属系统 其他附属系统有控制台、闭路电视监视系统、对讲系统等。

二、多叶准直器

（一）原理和用途

加速器的二级准直器可以形成各种尺寸的矩形照射野，但肿瘤的形状是不规则的，为了减少对肿瘤周围正常器官的照射，必须将不需要照射的区域遮挡起来，过去是通过在照射野中放置挡铅块以形成不同形状的照射野。多叶准直器（multi-leaf collimator，MLC）可以理解为将二级准直器中相对的一组准直器竖着切成许多薄片，每一片都可以单独运动，这样就可以形成各种不同形状的照射野，这每一个薄片就称为 MLC 的一个叶片。MLC 每个叶片都可以跨越射线束中心轴运动到对侧，为照射野形状的多样性提供更多便利。

（二）结构和性能

MLC 的叶片一般由钨或钨合金制成，高 6～8cm。MLC 叶片在等中心处投影的宽度多为 2.5mm、5mm 或 10mm，由于 MLC 的安装位置是取代一组二级准直器或挂在二级准直器下方，所以叶片的物理厚度多为 1～5mm，MLC 叶片的宽度（厚度）通常是指其在等中心处投影的宽度。由于加速器照射野的宽度最大为 40cm，所以叶片厚度为 1cm 的 MLC 通常有 40 对叶片；或中间 20cm 的叶片厚 0.5cm，两边各 10cm 的叶片厚度为 1cm，这样的 MLC 叶片数目为 60 对。MLC 叶片的宽度决定了 MLC 所形成的不规则照射野与靶区形状的几何适形度，叶片宽度越薄，适形度越好；但叶片越薄，制作越困难，造价也越高。由于叶片间必然有缝隙，所以一定存在漏射，而且叶片越薄，漏射越多。

MLC 叶片的设计实际上非常复杂，首先，必须尽可能减小叶片间的漏射；其次，要保证无论叶片在什么位置，照射野边缘（叶片顶端）的半影都必须一致，以保证不同大小照射野的物理参数和特性一致；最后，每个叶片的侧面必须与射线束相切，也就是说 MLC 叶片从中心到两边的倾角都不同，越往两边叶片的倾角就越大。减小叶片间漏射通常采用凹凸槽设计，相邻叶片上分别有凹槽和凸槽，它们彼此镶嵌在一起，起到阻挡射线的作用。为了简化设计、降低制造难度，多数厂家采取台阶式设计。要保证无论叶片在什么位置，叶片顶端的半影都一致，有两种方法：①将 MLC 的端面制作成平面，沿弧线运动，使叶片端面始终与射线束相切。这种做法半影小，但实现困难、造价高、维护困难，比较少用。②叶片采用弧形端面，水平直线运动。通过模拟计算，合理设计叶片端面弧度，使得无论叶片在什么位置，弧形端面上的穿射厚度都相同，即叶片顶端的穿射半影始终相等，从而保证了不同照射野物理参数和特性的一致性。这种设计大大简化了叶片运动方式，降低了成本，但牺牲了部分物理特性，照射野半影较大。要使每个叶片的侧面都与射线束相切，叶片的断面就要做成梯形，叶片底面比顶面稍厚一些。

三、电子射野影像装置

（一）电子射野影像装置的结构和用途

电子射野影像装置（electronic portal imaging device，EPID）是加装在加速器上直接获取高能X线治疗影像的放射治疗辅助装置（图 2-12）。早期放射治疗设备无论是钴-60 治疗机还是电子直线加速器，都没有影像接收装置，看不到肿瘤位置和照射范围，不能判断治疗位置是否准确。为了解决这一问题，1958 年安德鲁斯（Andrews）设计了第一个电子射野影像装置，用于监测放射治疗的摆位是否准确。1962 年本纳（Benner）也设计了一个类似的装置用于监测高能量的X线治疗。

早期的 EPID 图像接收装置是直接借用诊断用 X 线机的影像增强器及信号处理装置，将影像增强器安装在加速器机架底部，用以接收加速器产生的 MV 级 X 线。由于早期的影像增强器体积大，严重影响摆位工作，再加上当时技术所限，并且 MV 级 X 线本身不利于骨骼、软组织等的分辨，图像质量一直较差，该装置及技术没能得到广泛应用。直到 20 世纪 80 年代，固体探测器和液体探测器的出现，大大提高了 EPID 的图像质量，90 年代随着调强放疗技术的出现，摆位验证的需求更为迫切，才促使 EPID 得到较为广泛的应用。

（二）影像接收装置的原理

EPID 由射线接收和信号处理两部分组成，依据射线接收方法的不同可以将 EPID 影像接收板分为荧光、固体探测器、液体电离室三大类，目前广泛使用的射线接收板是固体探测器接收板。非晶硅 X 线平板探测器是一种以非晶硅光电二极管阵列为核心的 X 线影像探测器。在 X 线照射下探测器的闪烁体或荧光体层将 X 线光子转换为可见光，而后由具有光电二极管作用的非晶硅阵列变为图像电信号，通过外围电路检出并进行 A/D 转换，从而获得数字化图像。由于非晶硅平板探测器具有成像速度快，空间及密度分辨率高，信噪比高，成像面积大，可直接输出数字影像等优点，从而迅速取代传统的荧光影像增强器，被广泛地应用于各种数字化 X 线成像装置中，放疗设备也不例外。目前常见的非晶硅平板探测器面积一般可达 30cm×40cm，像素最高可达 2304×3200，极大地提高了图像采集水平。

（三）EPID的临床应用

1. 位置验证 EPID 最早是作为放射治疗位置验证设备出现的，为了验证放疗过程中治疗师的摆位是否正确，需要有影像资料作为依据。使用 EPID 作位置验证时，通常将机架分别置于 0°、90°各拍摄一张 X 线片，形成正交定位片，将其与 TPS 中的 DRR 片比较，得出位置误差。如果误差超过允许范围，治疗师通过移动治疗床、重新摆位等措施予以矫正，矫正后再次拍摄位置验证片，直至误差在允许范围内为止。使用 EPID 拍摄验证片时，只需出射 2～3MU 就可得到较为清晰的图像。

2. 剂量验证 随着非晶硅平板探测器的应用，EPID 不仅可以作为位置验证工具，还能进行剂量验证，目前已广泛应用于调强放疗的剂量验证工作。由于非晶硅平板探测器具有良好的剂量响应线性，由其将射线强度转换成的电信号易于刻度，所以它实际上也是一个良好的射线接收装置。将 EPID 标定好后，用设计好的调强治疗计划在加速器上执行，将 EPID 接收到的剂量信息通过 DICOM RT 传输到相关分析软件进行分析，以验证治疗计划执行的准确性。这种目前最为常用的剂量验证方法也有一定缺陷，它是离线验证，我们并不知道患者在实际治疗中的剂量分布情况。目前已有研究利用透射线的接收，在线验证患者的实际剂量分布，它是利用 EPID 在线接收透过患者身体的透射线反推患者体内的剂量分布，达到实时验证的目的，该项技术目前还在研发中，临床应用不太多见。

3. 加速器的质控 EPID 不仅可以获得照射野位置信息，还可获得剂量信息，所以 EPID 还可用于加速器的质控工作。非晶硅 EPID 平板探测器面积一般可达 30cm×40cm，可以非常快捷地测量出照射野的平坦度和对称性，比三维水箱扫描要简便很多，比一般的二维电离室矩阵面积要大很多，测量得到的信息量也比两者大出很多。因为目前主流 EPID 的像素至少为 1152×1600，完全可以检测到亚毫米级的差别，所以它是检测 MLC 参数最理想的设备。由于 EPID 具有超高分辨率，并且为机载设备，使用方便，所以极大地方便了放射治疗的 QA、QC 工作。

四、锥形束成像装置

在患者分次治疗过程中，由于摆位误差、患者体型变化、肿瘤大小和形状变化等，治疗区域都可能发生变化；即使在单次治疗中靶区也可能因为呼吸运动等发生变化，这就使得患者实际接受的剂量分布不一定是治疗计划设计的剂量分布。由于传统的正交拍片法是二维成像，得到的信息较少，并且基本上只能分辨骨性标志，看不到解剖结构，远远不能满足临床需求，所以需要能够清晰分辨解剖结构和位置信息的三维成像装置代替二维成像系统。

（一）锥形束 CT 的原理和组成

由于 MV 级 X 线本身不利于骨骼、软组织等的分辨，MV 级 X 线片图像质量始终不及 kV 级 X 线图像，所以将 kV 级 X 线影像装置集成到加速器上，在垂直于加速器机架平面上的机架两侧分别加装一个 X 线球管和平板探测器，用以得到 X 线图像（图 2-12）。随着图像处理技术的进步，MV 级 X 线图像的清晰度也越来越高，出现了直接用加速器 MV 级 X 线成像的锥形束 CT（CBCT），因此 CBCT 的辐射源可以是 kV 级，也可以是 MV 级，接收装置大都是大面积非晶硅平板探测器。

锥形束 CT（cone beam CT，CBCT）是基于平板探测器的成像技术，其原理是利用 X 线发生器产生的锥形射线束绕患者旋转一周或半周，采集到不同角度的透视图像，在计算机中重建后获得三维图像。患者治疗前拍摄 CBCT 图像，利用相应软件，将 CBCT 图像与 TPS 中计划 CT 图像进行配准，并以配准结果为依据，调整治疗床的位置，达到减小摆位误差的目的。

（二）CBCT 的分类

根据放射线能量的不同，CBCT 可分为两种：kV 级 CBCT 和 MV 级 CBCT。kV 级 CBCT 是在加速器机架两侧分别加装一个 X 线球管和平板探测器。由于辐射源为 kV 级，所以成像质量高，密度分辨率虽然不及普通 CT，但空间分辨率较普通 CT 更高。缺点是其 CT 值无法与模体的电子密度精确匹配，所以 kV 级 CBCT 图像用作剂量计算时有较大误差和不确定性，因而它不能直接用作剂量验证。为了使 kV 级 CBCT 图像可以用作剂量计算，需要对图像进行必要的处理。

MV 级 CBCT 是利用平板探测器直接接收加速器发射的低能量（2～3MV）MV 级 X 线，重建得到 CT 图像。优点是减少了一套 X 线接收及成像装置，大大降低了成本，减少了误差形成因素；另外其图像可以直接用于剂量计算。缺点是图像分辨率、信噪比等方面明显不及 kV 级 CBCT。随着图像处理技术的进步，MV 级 CBCT 的图像质量已有很大改进。

CBCT 也可以与诊断、定位 CT 一样在扫描过程中加入时间因素，形成 4D-CBCT。

五、加速器的验收

（一）设备安全验收

加速器准直器和机头漏射检测，根据《GBZ126-2002 医用电子加速器卫生防护标准》规定：

①最大有用线束外的漏射线限制：在正常治疗距离上，垂直于有用线束中心轴并以轴为圆心，半径为2m的圆平面上漏射线不得超过有用线束中心轴吸收剂量的0.2%（最大）和0.1%（平均）；距电子轨道1m处的漏射线不得超过正常治疗距离上有用线束中心轴吸收剂量的0.5%。②最大有用线束外的中子泄漏辐射：X线标称能量大于10MV的加速器在垂直于有用线束中心轴并以轴为圆心，半径为2m的圆平面上最大有用线束外的中子泄漏辐射不得超过有用线束中心轴吸收剂量的0.05%（最大）和0.02%（平均）；距电子轨道1m处的中子泄漏辐射不得超过正常治疗距离上有用线束中心轴吸收剂量的0.05%。③感生放射性限制：X线标称能量大于10MeV的加速器，距设备表面5cm和1m处由感生放射性所造成的吸收剂量率分别不得超过0.2mGy/h和0.02mGy/h。

（二）设备性能验收

性能验收是加速器验收的核心，将直接关系到整套设备的准确度，下面列出一些主要参数的标准和检测方法。

1. 准直器（机头）旋转中心 机架0°，将坐标纸贴于治疗床面，安装好前指针，使得SSD=100cm，旋转准直器，前指针针尖在坐标纸上的轨迹为一个圆圈，此圆圈的半径应小于等于1mm。

2. 准直器（机头）旋转角度指示 将机架置于水平位置，旋转机头，使X准直器与地面水平，此时准直器角度指示应为0°。旋转准直器分别检查90°、270°读数，数字读数偏差不得大于0.5°，机械读数偏差不应大于1°。

3. 光野十字线旋转中心 机架0°，SSD=100cm，将坐标纸贴于治疗床面，打开光野灯，将十字线与坐标纸上的一个点重合，旋转准直器，十字线在坐标纸上的轨迹为一个圆圈，此圆圈的半径应小于等于1mm。

4. 光野、射野一致性 机架0°，SSD=100cm，照射野10cm×10cm，打开光野灯，将免洗胶片置于床面，用记号笔标记照射野边缘，对胶片实施照射，胶片感光范围应与记号笔标记的范围一致，误差不得大于2mm。验收时应在20cm×20cm照射野下重复上述测试。在对胶片曝光时胶片上面应覆盖一定厚度固体水使胶片处于最大剂量深度处，胶片下面放置5～10cm固体水，以减少出束量。

5. 照射野大小数字指示 机架0°，SSD=100cm，将坐标纸贴于治疗床面，打开光野灯，将十字线与坐标纸上的一个网格重合，将照射野开至不同大小，数字指示应与坐标纸上显示的光野大小一致，误差应小于等于1mm。

6. 机架旋转中心 在治疗床面上水平放置一针状棒，使针尖伸出床面，固定紧，在机头上装好前指针，移动治疗床，使治疗床上的针尖与前指针的针尖尽量接近，360°范围内旋转机架，观察两针尖之间的距离，变化范围应始终小于1mm。

7. 机架旋转角度指示 分别将机架置于0°、90°、270°和180°，用水平尺观察机架角度是否正确，数字读数偏差不得大于0.5°，机械读数偏差不应大于1°。

8. 治疗床旋转中心 机架0°，SSD=100cm，将坐标纸贴于治疗床面，打开光野灯，将十字线与坐标纸上的一个点重合，旋转治疗床，十字线在坐标纸上的轨迹为一个圆圈，此圆圈的半径应小于等于1mm。

9. 光学距离指示器（光距尺） 机架0°，将坐标纸贴于治疗床面，利用前指针将治疗床面置于等中心位置，打开光野灯、标尺灯，标尺灯100cm刻度线应与十字线重合，误差应小于±2mm。应在80cm、120cm重复上述测试。

10. 辐射中心 将免洗胶片夹在固体水中，将固体水置于治疗床面，使胶片与地面垂直、并与治疗床长轴垂直，升降床使胶片中心在等中心附近，将准直器X开至5mm，Y放开，分别在机架0°、45°、135°、270°照射，胶片上几条曝光线应交于一点，相交点形成的圆半径应小于1mm。

11. X线能量 机架0°，SSD=100cm，照射野10cm×10cm，在水箱中测量X线中心轴上的

PDD（百分深度剂量曲线）。用水下 20cm 处的 PDD 值除以水下 10cm 处的 PDD 值（D_{20}/D_{10}）衡量 X 线的能量，一般 6MV X 线 $D_{20}/D_{10}=0.58$ 左右，15MV X 线 $D_{20}/D_{10}=0.65$ 左右。记录该数值，作为日后质控的依据。

12. X 线剂量示值误差 机架 0°，SSD＝100cm，照射野 10cm×10cm，在水箱中测量，X 线剂量监测系统的指示值与相应的吸收剂量偏差应不超过 ±3%。$D_{20}/D_{10}\leqslant0.60$ 的 X 线测量深度为 5cm，>0.60 的 X 线测量深度为 10cm。

13. X 线照射野的均整度 机架 0°，SSD＝100cm，照射野 10cm×10cm，在水下 10cm 测量 X 线照射野过等中心平面的离轴曲线，即照射野横断面的剂量分布曲线。在均整区内最大剂量与最小剂量的比值不应大于 1.06。在验收时还应测量最大照射野的均整度，要求与 10cm×10cm 照射野一致。

14. X 线照射野的对称性 机架 0°，SSD＝100cm，照射野 10cm×10cm，在水下 10cm 测量 X 线照射野过等中心平面的离轴曲线，即照射野横断面的剂量分布曲线。在均整区内对称于射线束轴的任意两点吸收剂量的比值不应大于 1.03。在验收时还应测量最大照射野的对称性，要求与 10cm×10cm 照射野一致。

15. 电子线能量 机架 0°，SSD=100cm，在水箱中测量电子线中心轴上的 PDD。当 $\bar{E}_0\leqslant15$MeV 时，模体表面光野不小于 12cm×12cm；$\bar{E}_0>15$MeV 时，模体表面光野不小于 20cm×20cm。测出吸收剂率为最大剂量率 50% 的点的深度，即剂量半值水深 R_{50}^D；测出的电离量率为最大电离量率的 50% 的深度，为电离半值水深 R_{50}^J。电子线在模体表面的平均能量 $\bar{E}_0$ 由测出的 R_{50}^D 或 R_{50}^J 确定（表 2-3）。

表 2-3 R_{50}^D、R_{50}^J 与 $\bar{E}_0$ 的关系（SSD＝100cm，宽束）

$\bar{E}_0$	4	5	6	7	8	9	10	12	14	16	18	20	22	25
R_{50}^D（cm）	1.6	2.1	2.5	3.0	3.4	3.8	4.3	5.1	6.0	6.8	7.8	8.6	9.4	10.7
R_{50}^J（cm）	1.6	2.1	2.5	3.0	3.4	3.8	4.3	5.1	5.9	6.7	7.6	8.4	9.2	10.4

16. 电子线剂量示值误差 机架 0°，SSD＝100cm，照射野 10cm×10cm，在水箱中测量，剂量监测系统的指示值与相应的吸收剂量偏差应不超过 ±3%。当 $\bar{E}_0<5$ 时，应使用平行板电离室在最大剂量深度处测量；当 $5\leqslant\bar{E}_0<10$ 时，可以使用平行板电离室也可以使用指形电离室在最大剂量深度或水下 1cm 测量（取两者较大值）；当 $\bar{E}_0\geqslant10$ 时，使用指形电离室在最大剂量深度或水下 2cm 测量（取两者较大值）。

17. 电子线照射野的均整度 机架 0°，SSD＝100cm，照射野 10cm×10cm，在最大剂量深度平面上沿两个相互垂直的射野中心轴测出的离轴曲线的 90% 剂量线与照射野几何投影主轴的距离应≤1cm；沿照射野两个对角线测出的离轴曲线的 90% 剂量线与照射野几何投影对角线的距离应≤2cm。

18. 电子线照射野的对称性 机架 0°，SSD＝100cm，照射野 10cm×10cm，在最大剂量深度平面上沿两个相互垂直的射野中心轴测出的离轴曲线，在最大剂量 90% 的点向内 1cm 范围的照射野内，对称于电子束轴的任意两点的剂量的比值应≤1.05。在验收时还应测量最大限光筒的对称性，要求与 10cm×10cm 照射野一致。

六、使用前的临床数据采集及测量

加速器验收完成后、临床试用前，需要按照 TPS 要求采集一系列的临床数据，以规定的格式输入 TPS，通常包括所有能量档的输出因子、百分深度剂量（percentage depth dose，PDD）曲线、离轴比（off-axis ratio，OAR）曲线、楔形因子、挡铅因子、托盘因子、MLC 漏射因子等。采集这些数据需要用到剂量仪、三维水箱等专用设备。

（一）X线数据测量

1. 中心轴百分深度量 开放野中心轴百分深度量的测量：机架0°，SSD=100cm，在三维水箱中测量X线中心轴上的PDD曲线。不同大小照射野要分别测量，一般要求测量方野即可，也有的TPS要求测量一些矩形野，照射野面积一般从3cm×3cm开始每隔2cm测量一个，到15cm×15cm后每隔5cm测量一个直到最大照射野。测量的最大深度一般要求达到水下30cm以上，为了减小水面张力作用，测量时探头最好自下向上运动。

楔形野百分深度量测量条件同开放野的百分深度量测量，被测照射野的边长应在楔形板允许范围内与开放野测量时完全一致，直至楔形板最大允许的矩形野。

2. 离轴比 开放野离轴量的测量：机架0°，SSD=100cm，在三维水箱中测量X线中心轴上的OAR曲线。开放野的离轴量一般至少在5个深度进行测量，建议的测量深度为：百分深度量的最大剂量深度（d_{max}）、5cm、10cm、20cm和30cm。被测野的面积应与测量百分深度量时一致，数据应至少测到灯光野外5cm，数据输出步长应小于等于2.5mm。所有离轴量的测量应在同一方向，建议在下准直器方向测量。有些TPS还要求测量最大照射野对角线的OAR曲线等。

楔形野离轴量要求测量楔形方向的离轴量，测量条件、方法与开放野离轴量一致，被测楔形野的边长、深度应在楔形板允许范围内与开放野完全一致，直至楔形板最大允许的矩形野，测量时要求所有照射野楔形板方向一致。有些TPS还要求测量楔形野纵轴方向的离轴量。

3. 射野输出因子（准直器散射因子）、模体散射校正因子、总散射校正因子 总散射校正因子的测量 不同大小照射野要分别测量，照射野大小与百分深度量一致。SSD=100cm，将探头置于最大剂量深度或水下5cm测量；或将探头置于等中心处，SSD=95cm或90cm测量等。测量结果以10cm×10cm照射野的数值归一，即$F_{output}=R_{open}/R_{10\times10}$。

楔形因子的测量，测量10cm×10cm楔形野的吸收剂量，与10cm×10cm开放野比较即可：$F_{wedge}=R_{wedge10\times10}/R_{open10\times10}$。

模体散射校正因子测量较困难，一般是由总散射校正因子除以准直器散射校正因子计算得来，既要测量总散射校正因子还要测量准直器散射因子。准直器散射因子需要在空气中测量，测量的照射野与总散射校正因子相同，测量距离为100cm。测量时需给电离室附加适当厚度的平衡帽，并将不同大小照射野的测量值归一到10cm×10cm的照射野。为了减小平衡帽的体积，平衡帽的材质一般选用铜，以便测量面积较小的照射野。

4. 挡块透射因子 挡铅块的厚度一般要求能够遮挡住射线的95%～98%，科室使用的挡铅块具体可以遮挡住百分之几射线需要具体测量，而且对于同一个挡铅块每个不同的能量也要分别测量。挡块透射因子即经过挡块遮挡后，测量点的吸收剂量与开放野该点的吸收剂量之比：$F_{transmission}=R_{tray+block}/R_{tray}$。为了避免制作太大的铅块，照射野面积一般取3cm×3cm即可，测量开放野吸收剂量时也应插上挡铅托盘。

5. 托盘因子 挡铅块通常是放置在一块有机玻璃上，这块有机玻璃就叫挡铅托盘，托盘悬挂在机头下方，可以拆卸。挡铅托盘遮挡掉的射线百分数称为托盘因子：$F_{tray}=R_{open}/R_{tray}$。

6. MLC透射因子 MLC透射因子的测量方法各厂家差异较大，最简单的方法与测量挡块因子相同，将MLC闭合时的吸收剂量与开野吸收剂量比较即可。有些厂家则要求测量由MLC形成的不同照射野的离轴曲线，类似于开放野离轴量的测量。还有的厂家要求测量厂家设定的MLC照射野的离轴曲线。

（二）电子线数据测量

1. 电子线的百分深度量 电子线的百分深度量通常只需在一个较大的限光筒下测量即可，一般选用20cm×20cm较为多见。测量点间隔最好为1mm，至少测量到电子线射程后5cm以上深度。

2. 电子线虚源位置 测量电子线的虚源位置，最简便的方法是采用测量空气中两点的剂量并利用距离平方反比法推算虚源位置。使用ICRU 35号报告中的方法更为准确。

3. 电子线的离轴比 测量方法与X线类似，分别在不同深度测量不同大小照射野的离轴比曲线。

4. 输出因子 电子线的输出因子测量与X线类似，不同大小的照射野要分别测量。6cm×6cm的限光筒需要制作3cm×3cm、4cm×4cm、6cm×6cm的挡铅块，10cm×10cm的限光筒需要制作3cm×3cm、4cm×4cm、6cm×6cm、8cm×8cm、10cm×10cm的挡铅块，直到最大限光筒，至少需要制作几十块挡铅块。测量深度一般为SSD=100cm，探头位于10cm×10cm照射野的最大剂量深度处。注意：对电离测量数据，在确定输出因子前需要将电离量转换为剂量，而不是简单用电离量的比值。

七、临床应用特点

医用电子直线加速器是当今最主要、也是应用最广泛的放疗设备。多数加速器具有两种射线：X线和电子线；并且都有多个能量档、剂量率档可供选择。

（一）高能X线的临床应用特点

高能X线是目前放疗使用最广泛的放射线，绝大部分的放射治疗都是由高能X线完成。相较于过去的深部X线机和钴-60治疗机，高能X线的优点是：①射线穿透力强，临床中最常使用的6MV X线在皮下的最大剂量深度为1.5cm，10cm深度还有67%左右的剂量；②表皮剂量较小，通常只有20%～30%，对皮肤保护非常有利；③旁向散射更小，可以较好地保护周边正常组织等。高能X线穿透力强是优点也是缺点，其在人体内的衰减呈指数下降，如果使用单个照射野或两野对穿照射会对照射路径上的正常器官造成较大损伤。所以以前肿瘤控制剂量高于正常组织耐受剂量的肿瘤无法放疗，随着科技的发展，MLC的应用，三维适形放疗技术出现，从多个方向的多野聚焦式照射在很大程度上弥补了这一不足，大大拓展了放疗适应证。随着调强放疗技术的出现，甚至实现了凹形剂量分布，使得许多包绕着正常器官的肿瘤也可以进行放射治疗，在肿瘤受到足量照射的同时，周围正常器官也受到了很好的保护。

（二）电子线的临床应用特点

电子线与X线相比，有其自身特点：①电子线易于散射，所以表面剂量较高，并随着能量的增加而增加，一般在75%～80%及以上；②随着深度的增加，百分深度剂量很快达到最大点，然后形成高剂量“坪区”，有利于单野治疗；③随着限光筒到患者皮肤表面距离的增加，照射野剂量分布均匀性迅速变差，半影迅速增大；④有确切的射程，射程后几乎没有辐射；⑤组织不均匀性对剂量分布影响较大。正是因为这些特点，决定了电子线更适合治疗比较表浅的肿瘤，在浅部肿瘤受到较高剂量照射的同时肿瘤后面的正常组织剂量极低，而且实现技术简单，治疗费用低廉。电子线也有明显的缺点，在治疗时必须使用限光筒，而且剂量分布受限光筒位置影响较大，所以在颈部、肩部等体廓变化较大的区域不好实施，需要借助于组织填充物或用X线治疗。电子线常用于乳腺癌根治术后的胸壁放疗、瘢痕疙瘩等浅表部位和肿瘤的治疗。

八、使用和维护

医用电子直线加速器是最复杂的放疗设备之一，可以实现的放疗技术也最多，正确的使用和维护不但能够延长其寿命，而且可以充分发挥其效能。

（一）加速器的晨检

1. 确认加速器控制器、MLC、机载影像设备计算机工作正常。
2. 确认水冷机、空压机工作正常，循环水水位正常。
3. 巡视治疗室，确认加速器主机正常，将机架转至0°。
4. 确认内循环水水位、水温、水压及SF_6气压等正常。

5. 检查激光灯是否正常。
6. 初始化 MLC。
7. 查看故障记录，了解前一天设备运行状况。
8. 预热结束后，按预定程序出束晨检。

（二）加速器一般的操作规程及注意事项

1. 打开加速器控制器显示器，确认无异常情况后打开加速器主机。
2. 依次打开机载影像设备、MLC、闭路电视监视系统及其他辅助设备电源。
3. 执行设备晨检程序，晨检完成后开始正常治疗。
4. 每天第一次使用机载影像系统前需按规程预热球管。
5. 治疗时确保球管、平板接收器等机载影像设备处于收回位置，以免发生碰撞。
6. 安放托盘、限光筒、楔形板和铅块等附件时，应小心谨慎，避免掉落。
7. 旋转机架前，应核实治疗床位置及周围情况，避免设备与患者、治疗床或其他物品发生碰撞。
8. 意外停电等紧急情况时，应尽快放下患者、记录相关治疗信息，并向相关人员报告。
9. 全天治疗结束后，将机架、机头旋转至要求的位置；将治疗床降至规定位置。

九、质量控制与质量保证

加速器各项参数的准确性直接关系到整个治疗的成败，任何一个参数的偏差都可能给患者造成不可弥补的损失：要么肿瘤剂量偏小造成肿瘤未控、复发；要么周围正常器官超量照射，造成不必要的放射损伤。

（一）加速器的质量控制与质量保证

加速器的质量控制与质量保证，主要遵照国家相关标准及参照国外相关机构的标准实施。相关标准主要有：《GB/T 19046-2013 医用电子加速器验收试验和周期检验规程》《GB 15213-1994 医用电子加速器性能和试验方法》《JJG 589-2008 医用电子加速器辐射源》、国际原子能机构（IAEA）的 277 号报告及美国医学物理学家协会（AAPM）的 TG 142 号报告等。表 2-4 是一些常用的检测项目、频次及标准，其中检测项目综合了多个国内外标准，允许误差以国家标准为主，国标没有的以 AAPM 的为主。国标一般要求较低，在实际使用中建议以 AAPM 的标准进行质控，具体检测方法见加速器的验收和数据采集及测量。

表 2-4 加速器常用的检测项目、频次及标准

检测项目	允许误差
日检	
防护门联锁及防碰功能	功能正常
视听监视系统	功能正常
辐射监测系统	功能正常
辐射指示灯	功能正常
激光灯	1mm
光学距离指示器指示偏差	1mm
辐射野数字指示	照射野 5～20cm：3mm 或 1.5% 照射野＞20cm：5mm 或 1.5%
X 线、电子线输出稳定性	3%
月检	
X 线、电子线离轴曲线稳定性	深度等剂量曲线图与验收时变化≤1%
光野射野一致性	照射野 5cm×5cm～20cm×20cm：±2mm 或 1% 照射野＞20cm×20cm：±3mm 或 1%

续表

检测项目	允许误差
机架角度数字指示	±0.5°
准直器角度数字指示	±0.5°
十字线旋转等中心	1mm
床运动数字指示	IMRT：±2mm；SRS/SBRT：±1mm
床旋转数字指示	±0.5°
床面的垂直运动精度	135kg 负载重心通过等中心，升降床 20cm 时，床面最大水平位移≤±2mm
年检	
X 线平坦度偏差	照射野 5cm×5cm～30cm×30cm：106% 照射野＞30cm×30cm：110%
X 线射野对称性偏差	103%
电子线平坦度偏差	①标准测试深度处，80% 等剂量线与几何辐射野投影边的距离应不大于 15mm；②沿主轴方向 90% 等剂量线与几何野投影边的距离应不大于 10mm；③沿角平分线方向上 90% 等剂量线与几何野投影边的距离应不大于 20mm
电子线对称性偏差	90% 等剂量线内推 1cm 处的均整区域内：105%
SRS 旋转模式	MU 设定值与传输值偏差≤1.0MU 或 2% 机架角度与传输值偏差≤1.0° 或 2%
X 线输出校准	±1%
电子线输出校准	±1%
X 线射线质（D_{20}/D_{10}）	±3% 或 ±3mm
电子线射线质（R_{50}）	±3% 或 ±2mm
X 线剂量率输出线性	±2%（较基准值）
不同剂量率时 X 线输出稳定性	±1%
不同机架角时 X 线输出稳定性	±2%
不同机架角时电子线输出稳定性	±3%
X 线、电子线剂量输出线性	±2%
准直器旋转等中心	IMRT：±2mm；SRS/SBRT：±1mm
机架旋转等中心	±1mm
床旋转等中心	±2mm
射野等中心和机械等中心一致性	IMRT：±2mm；SRS/SBRT：±1mm

（二）MLC 的质量控制和质量保证

MLC 主要指标的检测方法如下：

1. MLC 叶片位置精度检测 最大允许误差 1mm。检测方法：机架 0°，准直器 0°，SSD=100cm，调用 MLC 照射野，检测 MLC 形成的灯光野与计划照射野边界的误差。

2. 叶片运动精度检测（栅栏测试） 最大允许误差 1mm。检测方法：设计一组 MLC 照射野，每个照射野长度 Y=40cm，宽度 X=1mm，每个照射野为一条窄缝，窄缝每隔 1cm 或 2cm 一个。机架 0°，准直器 0°，SSD=100cm，测量每条窄缝的位置和宽度，与计划值误差应小于 1mm。用胶片或 EPID 检测。

3. MLC 照射野中心检测 最大允许误差 1mm。检测方法：与检测准直器中心类似，机架 0°，SSD=100cm，准直器开至足够大，设置 MLC 照射野为闭合，打开光野灯，此时 MLC 形成的窄缝应通过加速器射野等中心。分别将准直器置于 0°、45°、90°、315° 和 270° 出束，曝光在一张胶片上，各照射野应相交于一点，相交形成的圆的直径应小于 1mm。

4. MLC叶片受重力的影响 最大允许误差1mm。检测方法：分别在90°、180°和270°三个不同机架角度上进行栅栏测试（第2项检测），与第2项的结果比较，误差应小于1mm。用胶片或EPID检测。

5. MLC叶片运动速度及其受重力影响的检测 如果是动态MLC，还需做MLC叶片运动速度及其受重力影响的检测，即将准直器设置为$X=4cm$，$Y=10cm$，MLC以0.5cm的窄缝在加速器出束的同时从左至右连续运动，分别在0°、90°、180°和270°四个不同机架角度上实施测量，以验证重力对MLC叶片位置及加速器剂量系统的影响。剂量分布误差应小于等于3%。

（三）EPID的质量控制和质量保证

作为一套质量保证设备，EPID自身的质量保证更为重要，主要参照美国AAPM TG 142号报告等进行质控（表2-5）。

表2-5 EPID的检测项目、频次及标准

项目	最大允许误差
日检	
影像中心与治疗中心误差	≤1mm
影像配准误差	≤1mm
治疗床运动误差	≤1mm
月检	
影像大小	≤2mm
空间分辨率	≥14lp/cm
对比度分辨率	1% 5mm
均匀性	基准值
噪声	基准值
年检	
剂量检测准确性	基准值

影像质量的检测方法与模拟定位机相同，参见模拟定位机的质量控制。另外，对比度分辨率的检测还可以使用Las Vegas phantom模体，要求15MV X线可以看到ABCD，6MV X线可以看到E（图2-13）。

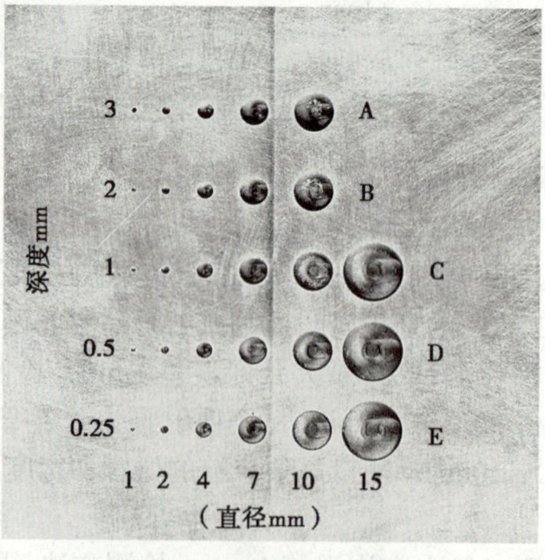

图2-13 使用Las Vegas phantom模体检测对比度分辨率

（四）CBCT的质量保证

CBCT的质量控制主要是参照AAPM TG 142号报告，CBCT机械部分的质控与EPID相同，

影像方面的质控项目及方法与普通诊断CT大同小异，标准也可参照《GB 17589-2011 X射线计算机断层摄影装置质量保证检测规范》。日常主要质控项目和方法见表2-6。

表2-6 AAPM TG 142号报告CBCT质控项目及标准

项目	应用类型及允许误差	
	非SRS/SBRT技术	SRS/SBRT技术
日检		
碰撞联锁	有效	有效
影像系统和治疗系统坐标一致性	≤2mm	≤1mm
摆位、复位准确性	≤2mm	≤1mm
月检		
几何失真	≤2mm	≤1mm
空间分辨率	基准值	基准值
对比度分辨率	基准值	基准值
CT值稳定性	基准值	基准值
CT值一致性和噪声	基准值	基准值
年检		
图像剂量	基准值	基准值

CBCT质控项目及方法：图像质量验证模体使用Catphan 504模体。

1. 日检项目及方法

（1）碰撞联锁：用手轻轻碰触影像探测器、球管、EPID的外壳等，确认设备碰撞联锁工作正常。

（2）影像系统和治疗系统坐标一致性及摆位、复位准确性：无SRS/SBRT时≤2mm，有SRS/SBRT时≤1mm（图2-14）。

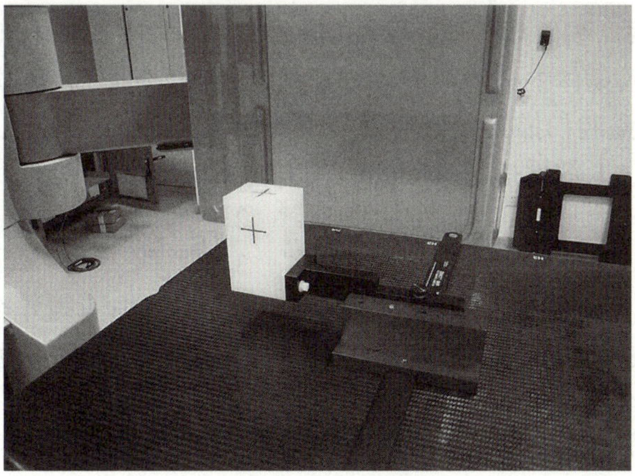

图2-14 影像系统和治疗系统坐标一致性及摆位、复位准确性检测

将专用验证模体首先扫描一套CT图像备用，将模体固定在治疗床上，使模体表面的十字线与激光线重合。旋转机架，用加速器射野十字线分别核对模体侧十字线和顶十字线，应与激光线的位置重合。对模体进行扫描，得到一套CBCT图像，使用加速器图像配准软件将其与之前扫描的CT图像配准，两者位置误差应在允许范围之内。将模体人为移动一定位置，重复上述测量，记录软件计算出的治疗床所需的偏移量与已知偏移量之差，其差值应在允许范围之内。使用CBCT软件根据测量结果将治疗床自动移动到软件确定的等中心位置。进入治疗室观察激光

灯十字线与模体表面十字线是否重合，误差应在规定范围之内。将机架旋转至任一角度，分别拍摄kV级图像和MV级图像各一张，使用影像软件在kV级和MV级图像中分别验证金属球中心是否与等中心重合，误差应在允许范围之内。

2. 月检项目及方法 月检项目均为图像质量检测，检测方法与CT模拟定位机相同，可参见CT模拟定位机的质控方法。使用Catphan 504模体，将模体置于治疗床床头，注意避免床板等遮挡模体，将模体调整水平，调整模体位置使激光灯对准模体中心。分别使用标准剂量头部扫描模式（standard-dose head）和盆腔扫描模式（pelvis）扫描。扫描层厚2.5mm，分辨率384×384，扫描直径：头部24cm、盆腔30cm。

（1）几何失真：无SRS/SBRT时≤2mm，有SRS/SBRT时≤1mm。测量模体中CTP 404模块内最内侧4个点的距离（模体最内侧的4个小圆点，右上为白色，其他三点为黑色），四点之间两两相距50mm，测量出的每两点之间距离误差应在允许范围之内。

（2）空间分辨率：选取模体中CTP 528模块图像，调整窗宽、窗位，使得能够分辨的线对数最多为止，目测能够分辨的线对数不应低于出厂验收值。瓦里安标准剂量头部扫描模式的线对数不少于6lp/cm，盆腔扫描模式的线对数不少于4lp/cm。

（3）对比度分辨率：该测试应使用盆腔扫描模式（pelvis），选取模体中CTP 515模块图像，调整窗宽、窗位，目测能分辨的最小对比度和目标尺寸为低对比度分辨率检测值。瓦里安的标准为1.0%对比度可以分辨15mm圆圈即可（最清楚一排顺时针第5个圆圈），实际上一般可分辨最小至4mm的圆圈。

（4）CT值稳定性检测：选取模体中CTP 404模块图像，使用直方图测量工具，测量特定物质6mm×6mm范围内的CT值，模体内共有7种物质：空气（air）、多聚甲基戊烯（PMP）、低密度聚乙烯（low density polyethylene，LDPE）、聚苯乙烯（polystyrene）、丙烯酸树脂（acrylic resin）、聚甲醛树脂（delrin）、聚四氟乙烯树脂（teflon）等，测量值与标称值误差应≤±40HU。

（5）CT值一致性和噪声检测：选取模体中CTP 486模块图像，用20×20像素点的方框（ROI），分别测量模块上、下、左、右和中央共5个区域的CT值，测得的5个区域的CT值之间的最大差值应≤±40HU。

3. 年检项目和方法 图像剂量（imaging dose），使用带有5个电离室插孔的圆柱形头模或体模，将电离室分别插入模体中心及四周4个插孔，并将其余插孔分别用相同材料填充，使用标准剂量头部扫描模式和盆腔扫描模式分别扫描模体5次，测出中心点及四周4个点的吸收剂量，使用如下公式计算加权CT剂量指数（weighted CT dose index，$CTDI_w$）：

$$CTDI_w = \frac{1}{3}D_{center} + \frac{2}{3}D_{periphery}$$

式中，D_{center}为体模中心处的CT剂量指数；$D_{periphery}$为体模四周4个点处的平均CT剂量指数。按照我国《GB 17589-2011 X射线计算机断层摄影装置质量保证检测规范》的标准，头模测量的$CTDI_w$应＜50mGy，体模测量$CTDI_w$应＜30mGy。

（肖 锋）

第六节 X线立体定向放射治疗系统

一、射波刀治疗系统基本原理

X线立体定向放射治疗系统（射波刀治疗系统）是由John R. Adler教授于1987年研发出的一种无需立体定位框架的全身肿瘤立体定向放射治疗技术。该系统将6MV能量的小型直线加速器安装在机器人治疗臂上，可以在一个预置的工作空间里进行不同平面多方位投照，结合实时的影像监控、追踪技术系统对治疗过程中的肿瘤运动进行实时的修正及追踪，更加方便避开正常组织器官，对运动肿瘤靶区进行精准的追踪照射治疗，它具有更高的精确性和灵活性。

（一）射波刀治疗系统的构成

射波刀治疗系统（图 2-15）主要由治疗系统、治疗床、射野准直器、实时影像引导系统和靶区追踪系统构成。

1. 治疗系统 射波刀系统是小型直线加速器安装在机器人治疗臂上的治疗系统，直线加速器是采用小型化的 X 波段加速管，不同于传统的 S 波段加速器，较小，质量仅有 300kg，输出能量为 6MV 的 X 线，采用无均整器技术（flattening filter free，FFF），采用双通道剂量监测系统（主电离室和次电离室）。在等中心 80cm 处，剂量率可达到 10Gy/min。机器臂系统有 6 个活动关节，由计算机自动控制，把小型直线加速器准确地运送到指定的安全空间位置上进行多方位非共面治疗，可自由选择多达数百条射线束进行治疗。在直线加速器机头上带有确保患者安全的接触检测传感器，可触发急停系统所有的运动。

2. 治疗床 标准平板治疗床具备 5 个自由度，包括升降、左右、头脚方向平移、左右倾斜及前后倾斜运动，能为用户远程提供灵活的定位操作功能，最大承重 159kg。而机器人治疗床主要由机械臂、平板床、可调座椅及控制系统组成，具有 6 个自由度运动，最大承重 227kg。

3. 射野准直器 系统提供 12 个圆形固定准直器，尺寸为 5mm、7.5mm、10mm、12.5mm、15mm、20mm、25mm、30mm、35mm、40mm、50mm 和 60mm（在 SAD 800mm，等中心平面处尺寸），通过手动或自动方式（Xchange® 准直器自动更换系统，图 2-16）进行限光筒自动更换，产生不同的射野尺寸。对于不同的限光筒，控制臂的运动路径不同。当然，加速器在任何一个位置时也可以通过可变孔径准直器（Iris 可变准直器系统，图 2-17）快速变换射束大小，从而提供多达 12 个射束孔径尺寸，射束特性基本上等同于固定的圆形限光筒，以达到按照治疗计划实施射束照射的目的。

4. 实时影像引导系统 系统使用 kV 级 X 线成像系统来提供治疗中的靶区位置，成像系统包含 2 个安装在天花板上的 X 线球管和相对应的 2 个内嵌安装在地面上的影像探测器，探测器的像素数量为 1024 × 1024，面积约为 41cm × 41cm。两个 X 线球管的位置保证产生相互正交的射束。实时影像进行数字化重建处理并和患者定位 CT 影像（数字化重建平片，DRR）做匹配。此技术可以测定分次治疗间的靶区位移，并且可以通过治疗机机械臂在治疗执行中自动完成位移补偿，补偿只限于不超过 ±25mm 的平移运动。

5. 靶区追踪系统 射波刀根据临床应用部位不同、靶区特点不同，而分门别类设计多种不同的专用追踪系统。靶区追踪系统主要有以下 6 种：呼吸追踪系统、自适应成像系统、标记点追踪系统、脊柱追踪系统、肺部追踪系统和六维颅骨追踪系统。

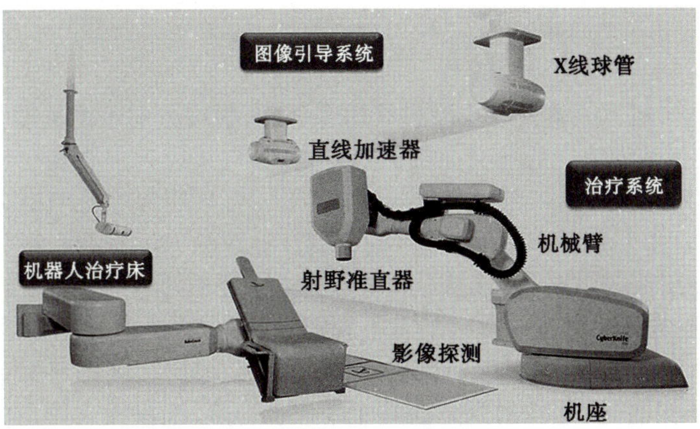

图 2-15 射波刀治疗系统

呼吸追踪系统能够使由于呼吸引起运动的靶区得到连续、同步治疗。系统实时监测患者的呼吸模式，并创建呼吸模式与靶区内多个点在一次呼吸中的位置的校正模型。通过X线实时成像确定靶区的位置，对内部标记进行可视化。同时，通过外部标记（基于LED、光学追踪标记）对呼吸模式进行实时追踪和监视，从而达到精确治疗。

自适应成像系统是一个基于时间的运动跟踪技术，用于补偿靶区分次内的非周期运动，是专门针对前列腺放疗中遇到的运动补偿而设计的。

标记点追踪系统可以用于软组织或脊柱的追踪，适用范围非常广泛，可以用于颅骨外的所有部位的靶区追踪。

脊柱追踪系统不需要植入标记物，就能够在颈椎、胸椎、腰椎、骶椎区域进行骨骼结构追踪，对患者进行精确定位和实施照射。脊骨追踪系统通过分级网格进行2D-3D配准，评估每个网格点的局部位移，对六自由度机械臂提供六维校正，机械臂使用校正后的数据自动将射线束照射到移动后的靶区位置。

肺部追踪系统不使用标记点，而是利用图像中病变与背景的强度差异而直接追踪图像可见的肺部肿瘤。肺部追踪系统和脊柱追踪系统联合使用，追踪病变的平移运动。利用脊柱追踪系统里的脊柱分割功能完成患者位置配准，治疗时，肺部追踪系统跟踪图像可见的肺部肿瘤的平移运动。

六维颅骨追踪功能可以直接、非侵入式地追踪颅内病变。利用DRR图像和实时图像间的强度、亮度梯度来识别和跟踪刚性颅骨解剖结构，从而完成靶区追踪和运动补偿，而不需要使用刚性头部支架。

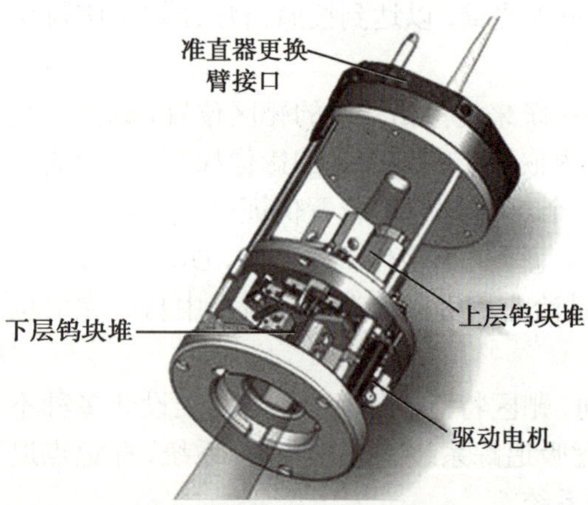

图 2-16 Xchange® 准直器自动更换系统

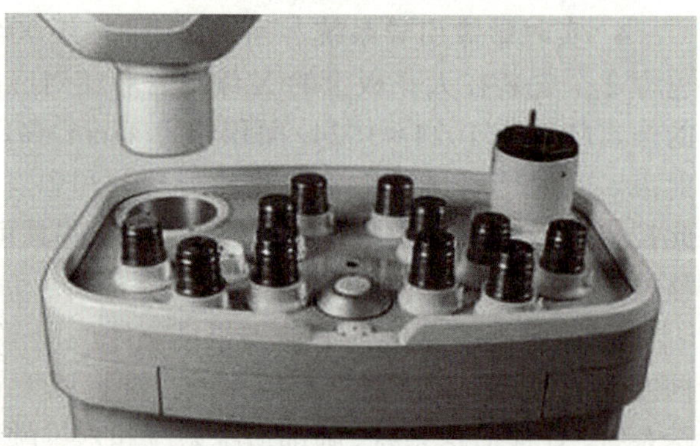

图 2-17 Iris 可变准直器系统

（二）射波刀系统治疗方式及原理

射波刀采用了六轴机器手臂驱动小型直线加速器，其射线方向可由机器臂控制，机器臂有较高的灵活度，实现类似球面方向的非共面聚焦照射方式，可采用等中心及非等中心的照射方式。

1. 等中心照射方式 当临床靶区形状相对规则时，可采用等中心照射方式，一般以靶区几何中心为等中心。计划设计时可以根据靶区的位置及追踪的方法选择合适的射野，射波刀的射野成球面聚焦方式至射束等中心，其剂量分布特点为类似圆形的等剂量线及较陡峭的剂量跌落。

2. 非等中心照射方式 当临床靶区形状不规则时，等中心照射的剂量适形度无法满足临床需要，这时可采用非等中心照射方式。计划设计时系统会根据靶区的目标剂量分布选择射野，与等中心照射方式不同的是，这些射野方向并非聚焦至一点，而是没有固定的聚焦点，所以其等剂量线并非类似同心圆分布，而是与靶区的形状相似，以达到靶区剂量高度适形的目的。

二、X线立体定向放射治疗系统临床应用特点

射波刀（cyber knife）系统是现代肿瘤精准放疗的一种先进模式，整合了实时影像引导系统、高精确性机器人追踪系统及产生射线的轻型电子直线加速器。美国食品药品监督管理局（FDA）批准射波刀系统应用于全身多种疾病的治疗（图 2-18），而且多项研究结果证明了该系统治疗的可行性和安全有效性。在临床实践中，与其他的 X 线立体定向放射治疗技术、伽马刀及直线加速器的调强技术相比较，射波刀有以下优势：

1. 更高的治疗精确 在实时影像引导下，治疗前、治疗中验证肿瘤位置，保证肿瘤靶区治疗精确性，并可根据不同解剖部位的特殊结构，选取不同的追踪方式，进一步实现肿瘤更高的治疗精度。

2. 无痛无创 与头部伽马刀比较无需安装头部固定架，减少了手术风险及手术并发症的发生，避免了患者在治疗过程中及治疗后的疼痛及不适；同时克服了伽马刀治疗小于 3cm 的肿瘤，该系统可用来治疗一些直径达 5cm 的肿瘤。

3. 治疗疗程短 由于其治疗的精确性，可以提高每次照射的分割剂量，缩短照射时间，一般常见肿瘤仅需 1～5 次的照射。

4. 毒副作用小 射波刀治疗精度的提高，可以更加有效并最大限度地保护肿瘤周围正常组织。

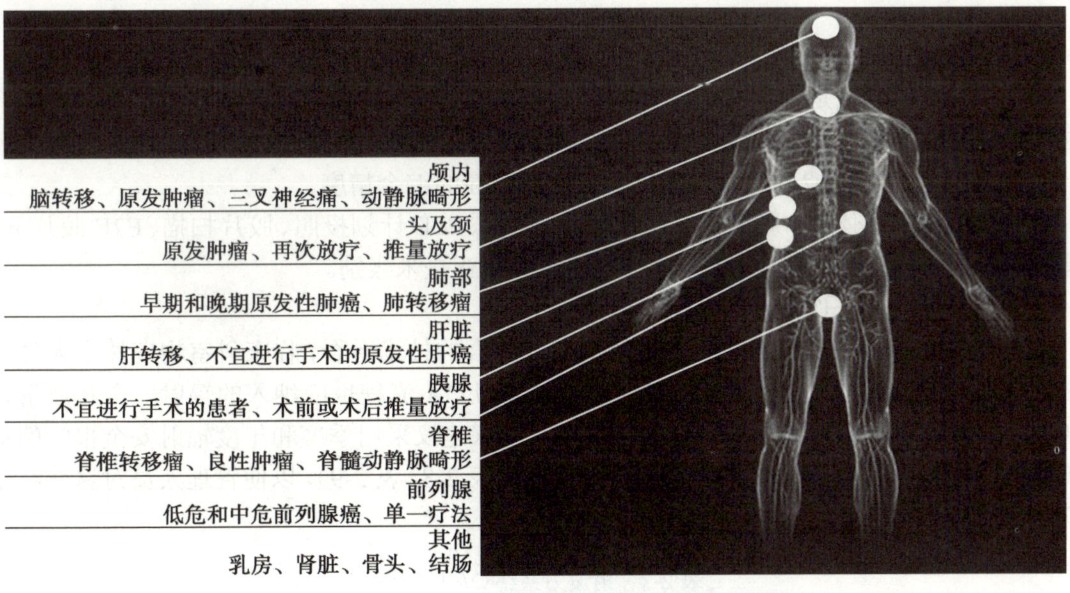

图 2-18　射波刀治疗系统的临床应用范围示意图

三、射波刀治疗系统的质量保证

射波刀治疗系统在治疗过程中采用各种追踪技术及实时影像引导技术，在确保治疗精度与重复性的条件下，对病灶进行分次大剂量照射，因而治疗系统的质量保证与质量控制显得更加重要。由于其亚毫米级的治疗精度，除了常规的机器质量保证外，射波刀还必须进行一些特定的质量保证，如自动质量保证（automatic quality assurance，AQA）测试和端到端（end to end，E2E）测试，这些测试由厂家提供使用说明及特定软件。

（一）自动质量保证（AQA）测试

自动质量保证（AQA）测试是一种定向可重复性测试，为检查射波刀系统中心精度的一种方

法。测试将两张特定大小的免洗胶片放入AQA模体(图2-19)中执行,用金标追踪方法,并在垂直和水平方向对模体进行一定剂量的照射,根据胶片分析结果,可以确定和分析射波刀的靶区定位和成像系统稳定性。整个测试过程包括模体影像获取,AQA计划设计,计划实施投照,胶片扫描,AQA分析软件分析测试结果,结果记录。AQA一般推荐为日检项目,误差一般不超过1mm。

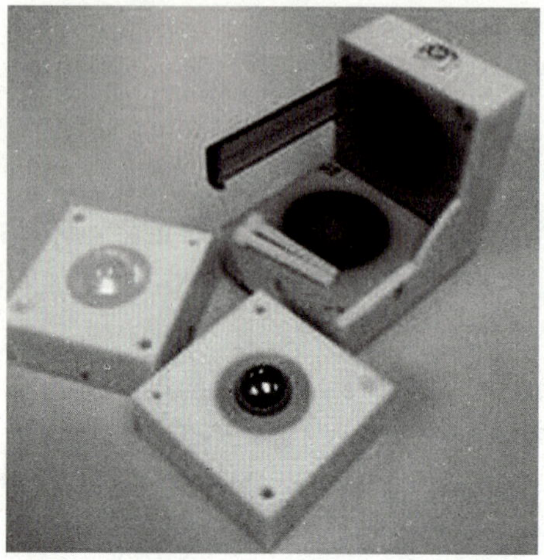

图2-19 射波刀治疗系统的AQA模体

(二)端到端(E2E)测试

端到端(E2E)测试是一项打靶测试,旨在验证射波刀系统在治疗计划和治疗执行的所有过程内几何打靶精度验证。此测试集成了CT(计算机断层扫描)数据获取、治疗计划、机械手臂定位、影像处理、加速器功能及射束投照靶区定位准确性的综合精度。

测试过程包括模体CT影像获取、E2E计划设计、E2E计划投照、胶片扫描、E2E胶片分析、结果记录。端到端测试推荐为月检项目,误差一般为亚毫米级别。

(三)射波刀系统日常的QA项目与周期

射波刀系统由于其多个复杂的子系统组成及综合的技术融合,临床科室物理技术人员对设备的日常质量保证显得尤为重要,制定合理的射波刀QA流程也应纳入的辐射安全和质量管理计划中。北美物理师协会AAPM TG 135报告及厂家建议采用季度和年度辐射安全报告的形式呈现每日、每月、每季度和每年的测试结果(表2-7,表2-8,表2-9),以便管理人员对这些结果进行监督和质量控制。

表2-7 射波刀系统QA日检表

检测项目	允许误差
日检	
安全联锁(防护门、紧急移动开关、钥匙)	功能正常
视听监视系统	功能正常
准直器防碰撞指示灯	功能正常
加速器预热:6000MU(开放式电离室);3000MU(封闭式电离室)	NA
加速器剂量输出	2%
二级准直器检查	功能正常
射野激光与地面标志偏差	1mm
AQA测试	1mm(跟初始值比较)

表 2-8 射波刀系统 QA 月检表

检查项目	允许误差
安全联锁	功能正常
能量稳定性	2%
射野对称性	3
射野形状	2%
加速器剂量输出	2%
影像系统	中心 2pixel 或 1mm
影像探测器质量	
CT QA	参考 AAPM TG 66
射野激光灯与射束中心轴一致性	0.5mm
射野激光灯与计划等中心一致性	每一节点检查
E2E	<0.95mm 或者动态<1.5mm
非等中心 QA 或 DQA	DTA 2mm/2%; DTA 3mm/3%
动态观察定位、治疗等异常情况	没有信号改变

表 2-9 射波刀系统 QA 年检表

检查项目	误差范围
紧急电源按钮	功能正常
加速器剂量校准	1%
至少检查 3 个准直器(包括最大及最小)的射野数据(包括 TPR、PDD、OCR、输出因子)	用户决定
常用射野最小 MU 线性检查	1%
影像系统	AAPM 14 号和 74 号
影像探测器质量	与之前基准数据比较
CT QA	参考 AAPM TG 66
数据安全与确认	功能正常
厂家参与下进行二级路径校准	每个节点 0.5mm，均方根 0.3mm
检查光标志的噪声水平	0.2mm
20° 以上相移动态 E2E 测试；分析半影	用户决定
月检 QA	汇总
日检 QA	汇总

（李小波）

第七节 螺旋断层放射治疗系统

一、螺旋断层放射治疗系统基本原理

螺旋断层放射治疗系统（TOMO）不同于直线加速器，是将 6MV 的直线加速器安装在孔径为 85cm 的 CT 滑环机架上，治疗时机头随机架绕患者进行 360° 旋转形成扇形束照射，同时治疗床缓慢跟进，实施全身调强治疗，连续螺旋断层照射消除了层与层相连处可能产生的冷、热点问

题。螺旋断层放射治疗可以产生几万个子野，计划设计时就有更多的调制能力，从而取得了更高的肿瘤剂量适形度，降低正常组织并发症风险。

螺旋断层放射治疗系统是专门设计进行调强放疗的设备，它的最大特点是：取消了传统加速器均整器的设计，增加了MLC的漏射防护功能和采用窄扇形束照射等方面的功能。

机头内有64片多叶准直器安装在初级准直器的下方，每个叶片高10cm，在等中心的投影宽度为0.625cm。准直器的叶片只有“开”和“闭”2种位置状态，当叶片处于“闭合”状态，该单元不允许射线穿过，叶片处于“开放”状态时，该照射野单元允许射线穿过，通过开关时间来调制子野强度。气动马达驱动叶片进出形成扇形束，叶片一次开闭的时间约为20ms，叶片开、闭时间很短，不会因为叶片运动而产生散射，叶片凹凸状结构使叶片漏射率非常低，叶片间漏射率低于0.5%，叶片中漏射率低于0.3%。散射少和漏射率低，能够更好地保护正常组织。螺旋照射和MLC共同决定了射野宽度和剂量分布的适形度，可以精细调制照射剂量。螺旋断层放射治疗系统的治疗步骤包括体位固定、CT模拟定位、靶区和周围重要器官的勾画、治疗计划设计、治疗计划验证和实施放射治疗。

二、螺旋断层放射治疗系统结构组成

螺旋断层放疗系统一般包括计划工作站、优化服务器、数据库服务器和照射执行系统等组成（图2-20）。其中照射执行系统主要由直线加速器、次级准直器、MLC、探测器及射野挡铅等硬件组成。图2-21是螺旋断层放疗系统主机外形图，图2-22显示了环形机架内部的主要部件。旋转机架是系统的主要部件，外形和普通CT基本一样，但在其内部，以结构精巧的6MV直线加速器替代普通CT的X线球管，该直线加速器具有两种工作状态，成像状态时能量为3.5MV和治疗状态时能量为6MV。直线加速器采用水冷系统降温。此外在机架内还有产生微波振荡的磁控管、CT探测器、高压电源和滑环驱动机构等部件。

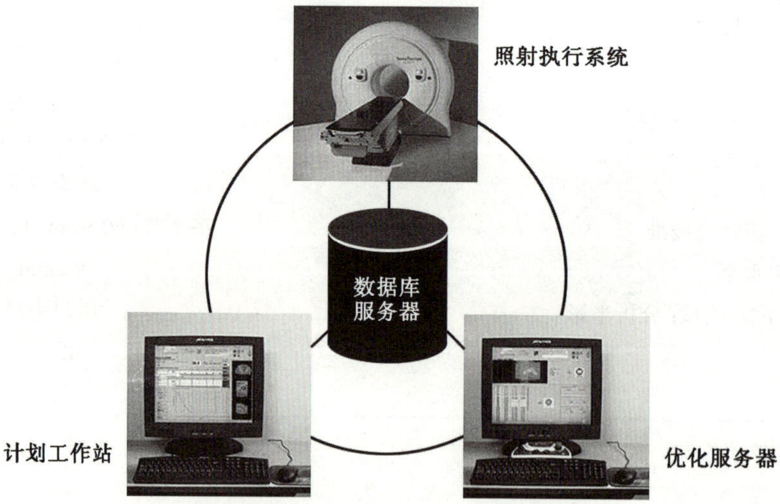

图2-20 螺旋断层放射治疗系统组成

患者治疗床：为碳纤维平板床面，用于支持和移动患者，当机架旋转时可以使患者按照特定的速度进床，设计最大承重为200kg。

激光定位系统：包括固定激光灯定位系统，用来表示机架等中心的空间坐标系；还有可移动激光灯定位系统，其基准坐标与固定激光灯定位系统重合，用于确定患者在床上的初始定位，在断层图像匹配后也可实现修正患者位置。

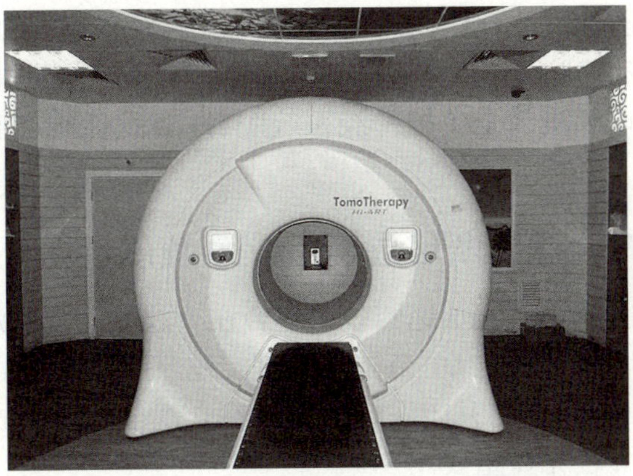

图 2-21 螺旋断层放射治疗系统外形

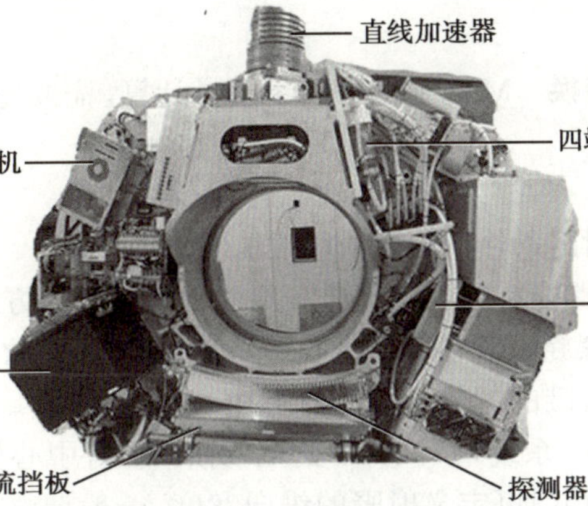

图 2-22 螺旋断层放射治疗系统内部结构

操作台工作站：位于控制室内，操作人员可控制和监视机器工作情况和患者治疗情况，在紧急情况下可立即关闭机器。

计划系统工作站：用于治疗 CT 图像的采集和组织定义、评估及保存优化治疗计划。共享数据库服务器包括各个系统所使用的患者和机器数据。

三、螺旋断层放射治疗系统临床应用特点

1. 较高的剂量适形度 螺旋断层放射治疗系统采用直线加速器与 CT 扫描联合的设计理念，把 6MV 直线加速器安装在 CT 滑环机架上，窄扇形束射线可以绕患者做 360° 连续旋转照射。机架旋转的同时移动治疗床，照射野射线围绕患者产生了一个螺旋形照射。治疗过程中机架按照特定的恒速旋转，每旋转一圈有 51 个方向的调制射野。连续的螺旋照射方式解决了层与层衔接处的剂量不均匀问题。该系统可以选择任何角度对患者进行照射，更多的子野角度意味着在设计治疗计划时有更多的调制能力，从而治疗精度也就更高，肿瘤剂量适形度更高，正常组织并发症的风险更低。

2. 较好的影像引导放疗系统 螺旋断层放射治疗系统 MVCT 具有图像质量高，扫描剂量低（1.0～3.0cGy），CT 值和电子密度之间呈线性关系的特点，不仅可以利用患者治疗前的 MVCT 影像进行影像引导摆位，校正患者的摆位误差并可以检测放疗过程中由于肿瘤、危及器官或体重减轻引起的解剖位置和结构的变化，并且通过剂量重建步骤，照射的实际剂量投影到患者的 CT 图像上，推算出肿瘤实际吸收的射线能量，用来评估和调整分次治疗的计划是否需要调整及如何调整。

3. 较广的临床适应证 螺旋断层放射治疗系统由于有数目巨大的调制射野，用于临床有较广的适应证，不仅可用于治疗脑、头颈、胸、腹部、盆腔和脊髓等部位肿瘤，还能完全满足SBRT的治疗，用于至今临床难以解决的全中枢神经系统照射、多发性转移瘤照射及全淋巴结照射等特殊治疗。

四、螺旋断层放射治疗系统质量保证

TOMO是将螺旋CT技术与直线加速器技术整合在一起的调强放疗系统。与常规加速器不同，TOMO的出束方式为切片式，在360°范围内角度实施照射，照射过程中，机架旋转、床运动、加速器脉冲和多叶准直器（MLC）的开闭保持同步。建立规范的调强放疗质量保证（QA）体系，保证调强放疗的安全性可靠性尤显重要。

TOMO治疗检测内容及方法：

1. 图像噪声

2. 图像均匀性

3. CT值-电子密度的转换 MVCT图像用于剂量计算，需要先获取MVCT值与物理密度之间的标准曲线。

4. 空间分辨率

5. 静态剂量校准（静态射野条件下的剂量校准）。

6. 旋转模式输出剂量 螺旋断层放疗机通常不以静态射线的方式实施治疗，而是以围绕着患者呈螺旋状治疗的模式。螺旋照射条件下吸收量与TOMO计划软件中计算值相比较，根据机器的剂量输出也可做出剂量校准的调整。一般要求在±2%以内。

7. 射野束流数据 TOMO系统采用6MV的X线束，在等中心处射线被调制成宽40cm的扇形束。沿Y轴方向移动的钨门可定义射野的纵向宽度，一般调整为1cm、2.5cm和5cm三种射野宽度，且无均整器。

（1）输出剂量：使用静态或螺旋程序监测其输出剂量。

（2）百分深度剂量：设备验收测试建模的百分深度剂量与测量的百分深度剂量应保持在2%/1mm的范围内。

（3）射线能量的稳定性：通过在等效水膜体中测量TMR（组织最大比）曲线或者同时测量两个深度处的剂量率予以确定。

（4）射野横向截面剂量分布：因TOMO系统无均整器，MV级射线横向截面剂量成锥形分布且剂量成向前分布。射野边缘的强度约下降至中心轴强度的50%。

（5）射野纵向截面剂量分布。

8. 机械几何的校准测试 Y轴方向上钨门与射线源间对齐校准。检测Y轴方向上钨门与射线源间的相对位置，从而确保射线源始终保持在调制射野中心。

9. Y轴方向上钨门的偏移量及射野中心检测 Y轴方向上钨门中心与机架旋转平面架一致性校准。

10. 治疗射野中心一致性测试

11. MLC几何一致性测试

12. 机架/治疗床稳定性及同步性测试

（1）机架角度一致性。

（2）床速的均匀性。

（3）进床/旋转同步性。

（4）床位置稳定性。

（5）床刚性：床下沉幅度小于5mm。

第八节 立体定向伽马射线治疗系统

1951年Leksell教授提出了立体定向放射外科的设想，经过1968年第一台γ刀装置、1975年第二台γ刀装置在瑞典Karolinska研究所临床试用，形成现在的第三代用201个钴-60源聚束照射的γ刀装置。我国在1994年研制成功第一台具有完全知识产权的旋转式头部γ刀装置，有30个钴-60源，通过旋转聚焦方式实现剂量聚焦照射。

一、立体定向伽马射线治疗系统原理

立体定向伽马射线放射治疗系统（又称γ刀）是一种融合现代计算机技术、立体定向技术和放射治疗技术于一体的治疗性设备，它将钴-60发出的伽马射线经几何聚焦后集中于病灶，一次性、致死性地损毁靶点内的组织，并且剂量锐减，边缘如刀割一样，周围正常组织受量极小，形似手术达到的效果，因此又称为“γ刀”。

头部γ刀有静态式γ刀（图2-23）和旋转式γ刀（图2-24），静态式γ刀是将多个钴-60源安装在一个球形头盔内，放射线经准直器后聚焦于颅内的某一点。第一代头部γ刀采用立体定向的原理，在影像指引下标记病人颅内靶点的坐标位置，将179个钴-60放射源以不同角度排列成半球形，经过准直器使窄条射线束精确地从不同方向对靶点集中照射，在靶区形成直径3～5mm的焦点。第二代头部γ刀，是将钴-60放射源改为201个，经过不同准直器可获得射野处4mm、8mm、14mm、18mm的焦点。第三代头部γ刀，使用了CT定位的立体框架，并配备电子计算机进行图像分析，设计更为合理先进，使得放射剂量计算、方案选择等免除了人工计算，使治疗更加精确、安全、可靠。旋转式γ刀采用旋转聚焦的原理，装载30个可旋转照射的钴-60放射源围绕靶区中心做锥面旋转聚焦运动，单位体积内受照剂量减少，同时减少了辐射半影，提高了靶区边缘剂量梯度。

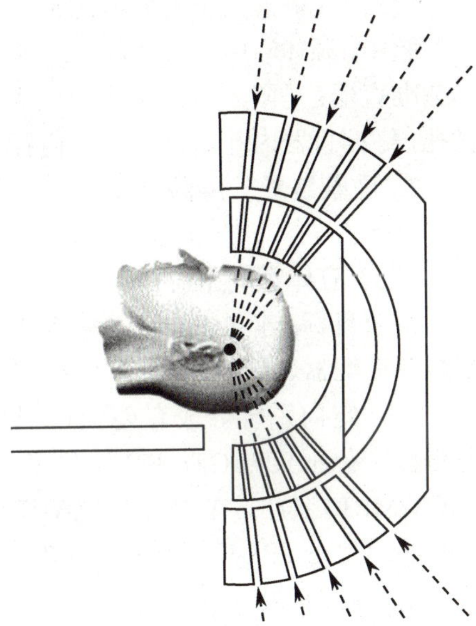

图2-23 静态式伽马刀原理图

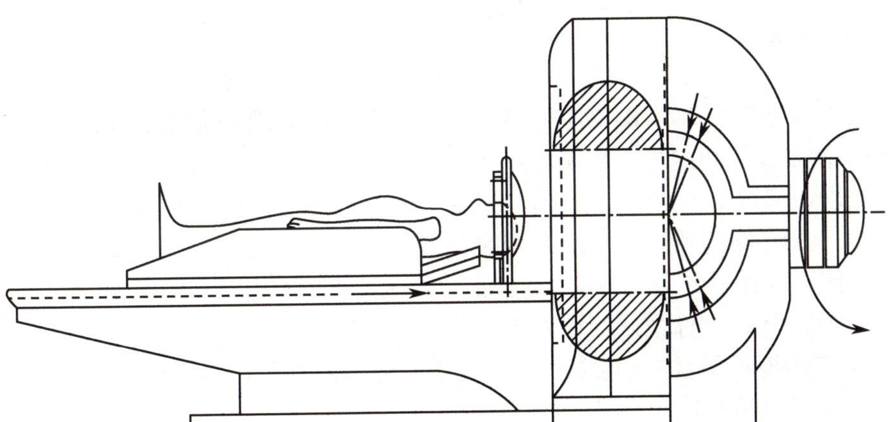

图2-24 旋转式伽马刀原理图

γ刀治疗过程包括定位、制订治疗计划和实施治疗等主要步骤。治疗前先用立体定位系统对病灶进行定位，即通过CT/MRI对病灶进行扫描，以显示病灶和坐标各点的相对位置；将获得的有关病灶和坐标参数图像输入到治疗计划系统，重建出体表、病灶和周围重要器官的三维图像，物理师根据医生给予的处方剂量制订治疗计划，计算出治疗所需的靶点数、靶点坐标及每个靶点使用的准直器型号和照射时间；在接收到治疗计划系统的有关数据后，电气控制系统通过治疗床将患者送到预定的治疗位置，打开预选的相应准直器进行定量照射治疗，全部靶点治疗完成后，关闭屏蔽系统，准直器自动回到安全状态，最后将治疗床退出治疗区。

二、立体定向伽马射线治疗系统基本结构

立体定向伽马射线治疗系统的基本结构大体相同，旋转式立体定向伽马射线治疗系统主要由放射外科系统、立体定向系统、治疗计划系统和控制系统等组成。

（一）放射外科系统

放射外科系统由射线源装置和屏蔽装置组成。

1. 射线源装置

放射源：静态式γ刀放射源是一个铸铁的球冠壳，将钴-60源按一定经纬度安装在预准直器的源腔中，源体沿中轴行360°水平旋转，使γ射线向焦点聚集。

准直器：是限制射线束方向及束径大小的装置，分成预准直器和终准直器，预准直器内孔为直孔，终准直器内孔是锥形孔且内径大小不一，治疗时，根据靶体积的大小进行选择。

2. 屏蔽装置 屏蔽装置主要包括屏蔽半球、屏蔽门、屏蔽棒和屏蔽地基等，以确保辐射防护安全。

（二）立体定向系统

主要目标：建立三维坐标系，以确定器官的空间位置。立体定向系统由立体定位框架、MRI/CT图框及适配器、定位支架和治疗床组成。

立体定向系统分成有创型（头钉）和无创型（面罩）两种，具有三维坐标定位功能，适配器是立体定位框架与CT/MRI定位床相吻合的附件。MRI/CT图框由特殊材料制成三维刻线，进行CT/MRI定位时，立体定位框架通过适配器与CT/MRI图框相配合，得到带有定位标志点CT/MRI图像，在TPS中通过标定CT/MRI上的定位标志点，用来确定肿瘤的位置坐标、大小和形状。治疗时，借助立体定向系统以实现对靶点的聚焦照射。

定位支架：是带有万向调定器的支撑装置，治疗时可实现支撑立体定位框架和定位作用。

治疗床：由固定床身和移动床组成，定位支架连接于移动床上，治疗时将患者送入放射源装置内，使预选靶点与射线焦点重合，治疗完毕后退出患者。

（三）治疗计划系统

治疗计划系统是立体定向γ射线治疗系统的重要组成部分，是一套集图像处理和剂量规划的计算机系统，可以进行CT/MRI图像的输入、三维图像的处理和文件的输出等。主要功能体现在图像处理、计划设计和治疗方案输出。

1. 图像处理 通过DICOM标准接口可以输入带有坐标标记点的CT/MRI图像，可重建出患者体表轮廓、病变和重要器官及组织结构的三维立体图像。

2. 计划设计 设计射野入射方向、选择准直器大小和剂量权重及焦点位置等治疗参数，进行剂量计算和剂量评估，制订最佳治疗方案。

3. 治疗方案输出 治疗方案可以按照所要求的格式输出到立体定向γ射线治疗系统，以进行病人的治疗并可以进行打印。

（四）控制系统

控制系统主要包括：智能控制系统、声像监视对讲系统。

1. 智能控制系统 可以读取患者治疗数据，监控机器各部分工作状态，有错误报警、紧急状态报警等功能。

2. 声像监视对讲系统 主要是闭路电视监视系统和对讲系统，用于监控治疗过程中的患者状态及和患者间的交流，保证患者治疗安全及紧急情况的及时发现和处理。

三、立体定向伽马射线治疗系统临床应用特点

立体定向伽马射线治疗系统采用小野照射，当射野逐渐变小时，由于射线束的准直，单个小野的离轴剂量分布逐渐接近高斯分布形状，具有以下特点：①剂量分布集中；②靶区周边剂量变化梯度较大；③靶区内及靶区附近的剂量分布不均匀；④靶周边的正常组织剂量很小。这种剂量分布就要求有较好的靶区定位精度和摆位精度，如果采用单次大剂量γ射线照射，必须采用刚性的有创固定，来保证治疗时靶位置和靶体积的精确确定。

立体定向伽马射线治疗系统采用单次大剂量或高分次剂量治疗模式，有别于常规的放疗技术，这种剂量治疗分割模式具有较高的生物效应，大量的研究结果表明可以提高肿瘤的局部控制率。

立体定向伽马射线治疗系统发明的初衷是主要用于治疗部位较深的、手术风险较大的和术后并发症严重的功能性神经疾病，如顽固性疼痛、三叉神经痛、帕金森病及癫痫等。用于治疗动静脉畸形始于20世纪70年代，现已成为某些脑静脉畸形的首选治疗方案，对于颅内海绵状血管瘤，因为血运丰富及周围重要血管关系密切，是较好的临床适应证。近年来，颅内肿瘤的治疗已成为立体定向伽马射线治疗系统治疗适应证的第一位，如听神经瘤、脑膜瘤、垂体瘤、颅咽管瘤、脑转移瘤、脑胶质瘤、脊索瘤等。

四、立体定向伽马射线治疗系统质量保证

立体定向伽马射线放射治疗系统是融合现代计算机技术、立体定向技术和外科技术于一体的治疗设备，它将钴-60发出的γ射线经几何聚焦，集中照射于靶区，靶区外剂量快速跌落，治疗照射范围与正常组织界限非常明显，达到“刀”样的效果，因为其特殊的剂量学分布特点，为保证γ刀治疗的准确性和安全性，必须做好机器的质量保证，检测内容主要包括以下几点。

1. 焦点剂量率 将专用模体安装在定位支架上，插入电离室，使其有效测量部位的几何中心与模体中心重合，读取并计算出焦点处相应于水中的吸收剂量率，不确定度$<5\%$，应在装源和换源后或每月进行。

2. 照射野尺寸与标称值最大偏差 准直器直径小于6mm，照射野测量尺寸与标称尺寸的偏差小于1mm；准直器直径大于6mm小于10mm，照射野与标称尺寸的偏差小于1.5mm；对于准直器大于或等于10mm小于20mm，照射野尺寸与标称尺寸的偏差应小于2mm；直径大于或等于20mm准直器，照射野与标称尺寸的偏差应小于2.5mm。

3. 照射野半影宽度 准直器小于等于10mm的照射野，照射野剂量梯度半影应小于6mm；准直器大于10mm小于20mm照射野，剂量梯度半影应小于8mm；对于准直器大于等于20mm照射野剂量梯度半影应小于10mm。

4. 机械中心与照射野中心的距离 偏差应≤ 0.5mm。

5. 焦点计划剂量与实测剂量的相对偏关偏差 治疗计划计算的吸收剂量值与实测吸收剂量值误差应小于$\pm 5\%$。

6. 每月检测内容 每月检测内容包括参考定位点，等中心处剂量率输出稳定性；机械等中心精度检测；治疗床变形检测；坐标轴精度检测等。每半年检测剂量计算误差，CT或MRI线性检测；定位框架坐标精度检测；定位图像质量检测等。每年应对各种操作控制开关的可靠性检测、报警检测和自动摆位系统的开机检测、泄漏污染检测。

第九节 质子和重粒子治疗设备

一、质子和重粒子设备工作原理

目前放射治疗已成为治疗癌症的重要手段，光子束放疗设备是目前放疗领域的主流设备，但光子束的剂量指数衰减缺陷，在杀死癌细胞的同时，周围健康组织也受到不同程度的伤害。质子和重粒子束与光子射线不同，它们都是带电粒子。具有一定能量的质子或重粒子，射线穿过物质时有“确定的射程”，而且在射程末端处的能量损失最大，即出现所谓的 Bragg 峰（bragg peak）（图 2-25）。利用质子或重粒子能量集中损失于射程末端的特性，在肿瘤治疗时，可以通过调节它们的能量使质子和重粒子射程末端落在指定的肿瘤部位，达到对肿瘤的最大杀伤，而在肿瘤前方的正常组织，受到的损伤较小，至于肿瘤后方的正常组织，因为质子和重粒子能量损失集中在肿瘤部位而不受影响。

线性能量传递（linear energy transfer，LET）是指各类电离辐射作用于生物物质时，以产生电离和激发的形式传递能量，LET 是单位长度上的能量转换。按照 LET 值，可大致将不同辐射分为两类，一类称为低 LET 射线，包括 X 线、γ 射线和 β 射线，LET 值通常小于 10keV/μm；另一类为高 LET 射线，包括快中子和重粒子，LET 值一般大于 100keV/μm。相对生物学效应（relative biological effectiveness，RBE）是指某一特定的射线引起某一特定生物效应所需剂量与所观察的辐射引起同样生物效应所需剂量的比值。质子治疗物理特点显著，剂量分布好、旁散射少、穿透性强，局部剂量高。重粒子束（如碳离子）为高 LET 射线，具有较高的 BRE（图 2-26），有更大的杀伤乏氧细胞的能力，且能有效地杀灭肿瘤干细胞。

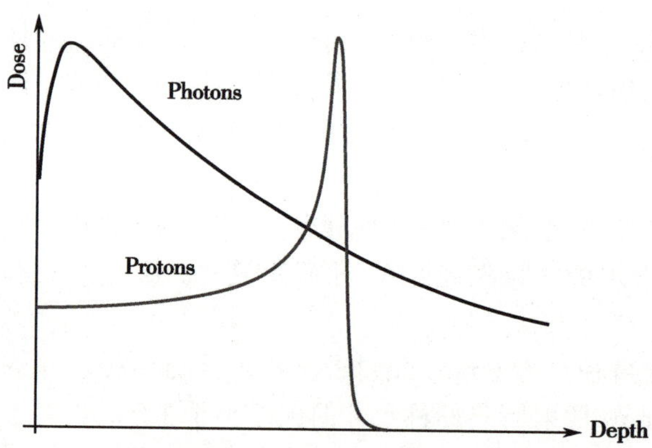

图 2-25 光子束与质子束 PPD 比较

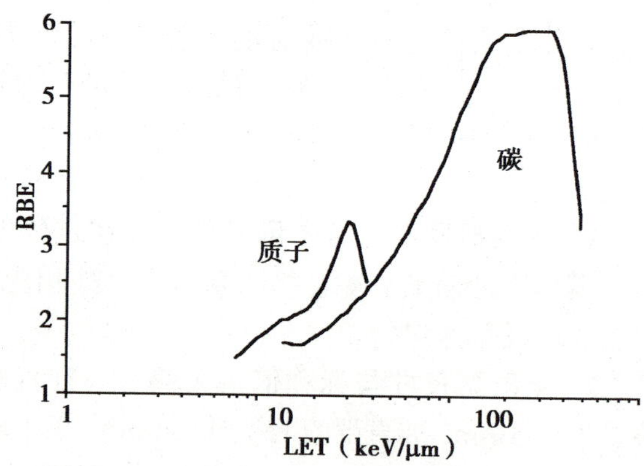

图 2-26 RBE 与 LET 关系

二、质子放射治疗系统基本结构

质子放射治疗系统主要由以下几个部分组成：

1. 质子加速器 质子加速器是产生质子束的主体设备，能量在 70～230MeV，以适应治疗不同深度的肿瘤。

2. 质子能量选择与输运系统 质子治疗时要根据肿瘤本身深度和厚度选择不同能量的质子，而加速器引出的质子流在回旋加速器时其输出能量为 230MeV 固定值，因此在加速器与治疗头之间有能量选择系统，由降能器石墨层及磁铁和测量元件所组成。当质子通过石墨层时，石墨厚度越大则降低的能量越大，用不同厚度就可以得到不同的降能。当加速器引出的 230MeV 固定能量进入能量选择系统，通过调节降能器的不同厚度，就可以在输出端得到从 70MeV 到

230MeV 连续可调的不同能量质子流送入到治疗头。一般质子治疗中心有 2～4 个转动与固定的治疗头，为了将加速器的质子流送到相应不同位置的治疗头入口，要求质子保质保量地进行传输，传输束流的系统称为束流输运系统。它主要由二极偏转磁铁、四极聚焦磁铁、微调磁铁、真空管道与各种束流测量探头组成。

3. 旋转机架 旋转机架是将治疗头和由偏转和聚焦磁铁组成的束流输运系统沿旋转机架水平轴转动 ±180°，并且要求等中心点的位置误差小于 1mm。

4. 治疗头 为将加速器引出的质子束流扩宽，覆盖所有肿瘤横径，需要束流配送系统；为将质子束流 Bragg 峰扩展，使能照射到肿瘤的整个靶区，需要束流能量调制器。

5. 患者定位系统 每一个治疗室中，不论是旋转治疗头使用的治疗床，还是固定治疗头使用的座椅，都要配置一套患者精密定位系统，定位精度小于 0.5mm，以保证质子束精确地照射到肿瘤灶，患者定位系统的定位精度决定了治疗精度。

6. 剂量验证系统 为确保在治疗时质子治疗剂量达到规定要求值，必须有一套剂量验证系统进行治疗剂量的实际测量与验证。

7. 治疗计划系统 质子治疗需要专用于质子治疗的应用软件，医生根据患者临床信息，制订治疗方案，并确定所有的治疗参数和设备运行参数。主要功能有：三维剂量计算、三维彩色立体图像显示、治疗计划、专用补偿器与准直器的要求等。

8. 控制系统 控制系统的主要功能是将质子治疗系统中各个独立工作的特定功能设备相互连接在一起，通过专用应用软件按治疗要求统一协调。治疗控制系统包括加速器、输运控制分系统、配送分控制系统及治疗室分控制系统、治疗计划分控制系统、剂量测量与刻度测控分系统和治疗数据库等。

三、质子束临床应用特点

质子独特的物理学特点是能量较大、侧向散射小，质子束进入人体组织后，在一定深度形成 Bragg 峰；通过调节能量，扩展峰的宽度，可以使高量区正好位于不同深度和大小的肿瘤。质子治疗的方式有以下几种：

1. 质子放射手术 质子放射手术也被称作质子外科手术，特点是治疗一次或者几次，将高剂量集中于较小的肿瘤靶区内，使肿瘤病灶完全破坏。主要适用于颅内良性小肿瘤、功能性神经疾病和动静脉畸形。

2. 质子适形调强放疗 质子适形调强放疗能够使高剂量区剂量分布在三维方向上和靶区形状一致，主要根据 CT 和 MRI 确定靶区体积大小、形状及与周围正常组织在三维空间相对位置关系，利用转台、治疗头、多级散射轮、准直器、适形挡块及治疗床运动来实现适形调强。对于束径较小的单能质束，它的 Bragg 峰很窄，不能用于适形放疗。为此我们要增宽 Bragg 峰，即进行束的扩展。在肿瘤深度方向，利用一系列散射器和准直器构成的系统在 X、Y 方向上适形，使扩展束能覆盖整个肿瘤，达到横向扩展的目的。按肿瘤的厚度增加束的能量分散范围。调强技术是使靶区内及表面的剂量处处相等，就必须能对射野内各点的输出剂量率或强度按要求的方式进行调整，称为质子调强治疗。

3. 质子扫描 质子扫描是将从加速器引出的笔形束通过偏转磁铁实现扫描。适形调强放疗是通过散射方法将束流扩展使束流均匀，而质子扫描是将从加速器引出的铅笔束，通过偏转磁铁实现扫描。线扫描是利用 X 和 Y 方向两块二极偏转磁铁扫描，点扫描是利用一块脉冲磁铁和一块扫描磁块，配合床的机械运动实现质子的三维治疗。

重粒子束具有 Bragg 峰放射物理学特性，又具有高 LET 射线的高 RBE 特性，它可使肿瘤 DNA 分子双链断裂而无法修复或再生，对肿瘤细胞形成致命性损伤。对放射抗拒的肿瘤细胞、乏氧肿瘤细胞同样具有很好的治疗效果。

重粒子束治疗肿瘤的主要适应证是：①局部晚期、分化高、增殖慢的肿瘤，或是对低 LET 射线放疗抗拒的难治性肿瘤；②外科手术困难的肿瘤；③不能手术的老年患者或脏器功能衰退的患者；④生长发育期的青少年患者；⑤邻近重要组织器官的肿瘤；⑥常规放疗复发、无效或需要二程放疗者。

四、质子加速器治疗系统质量保证

基于 AAPM 40 号报告，质子加速器 QA 程序分成日检、周检、月检和年检。主要内容包括剂量和束流传输方面、机器方面和安全方面等。

剂量和束流传输方面检查内容主要有：特定操作条件下质子束输出剂量校准，随机架角度变换 Bragg 峰的宽度和平坦度、对称性检测，调制器、射程调节器或能量选择系统检查，虚源位置及机器 MU 线性等。

机器方面主要内容有：定位激光灯，测距尺，光野射野一致性，照射野指示器，十字线中线位置，机架等中心点误差，准直器、机架和治疗床轴等中心同心度，机架 / 准直器角度指示器，X 线影像设备束流轴和等中心校准及影像质量检查等。

安全方面的主要内容有：门联锁、患者视听监测器、所有运动系统的紧急关闭按钮及治疗区域放射监测器等。

（郭跃信）

第十节　近距离后装治疗机

近距离治疗（brachytherapy）是放射治疗的主要手段之一，迄今已经有 100 余年的历史。近距离治疗与外照射（tele therapy）相比，近距离治疗是将体积小且封装的放射源，通过输源管道（catheter）或施源器（applicator）将放射源送到肿瘤内或贴近肿瘤部位，对肿瘤在一定时间内实施照射；或将放射源植入肿瘤部位，在放射源完全衰变的整个活性期内（永久性植入）实施连续照射；前者称为近距离后装治疗（afterloading brachytherapy），后者称为放射性粒子植入（seed implantation）。后装技术（afterloading techniques）是预先在病人需要治疗的部位正确地放置施源器（radiation sources applicator），然后采用自动或手动控制，将储源罐（store container）内放射源输入施源器内实施治疗的技术。随着放射源、后装机和治疗计划系统的发展，近距离照射治疗范围已发展到全身各部位，如宫颈癌、鼻咽癌、食管癌、支气管癌、直肠癌和膀胱癌等。

一、近距离后装治疗机基本结构

（一）主机及治疗系统

近距离后装治疗机主要由专用控制微机系统、步进电机、放射源、储源灌、真假源传输系统、治疗通道、治疗通道分度头、紧急回源装置和计时器等组成（图 2-27）。储源罐是储存后装治疗放射源的容器。

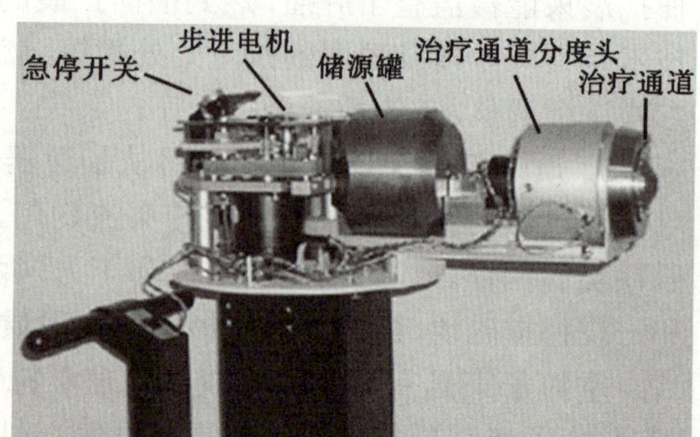

图 2-27　后装机结构示意图

（二）放射源

近距离后装治疗放射源必须满足：①在组织间有足够的穿透力；②易于放射防护；③半衰期不宜过长；④易制成微型源。在临床中用于后装治疗的放射源有铯 -137（^{137}Cs）、钴 -60（^{60}Co）、铱 -192（^{192}Ir）等（表 2-10）。铯 -137 源有多种形状，如针状、管状和丸状。铱 -192 源为丝状（6～10Ci，物理尺寸直径 1.1mm×7.5mm，活性部分尺寸直径 1.1mm×3.5mm)(图 2-28)，活性芯为铱 - 铂合金，外壳是 0.1mm 厚的铂材料，铱 -192 源也有籽粒状，外有双层不锈钢壳，制成串形尼龙丝带状，标准活度为 370GBq(10Ci)。钴 -60 后装治疗源为丸状，标准活度为 18.5GBq(0.5Ci)。一般近距离放射源制成密封式放射源，为了足以屏蔽放射源辐射的 α 射线和 β 射线，以及防止放射性材料的泄漏，通常放射源都有双层密封壳。

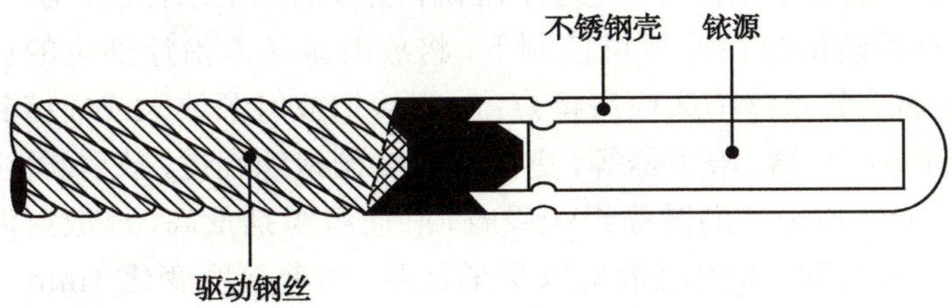

图 2-28 铱 -192 放射源结构图

表 2-10 近距离治疗使用的放射性同位素特点

同位素	光子平均能量 /MeV	半衰期	HVL 铅 /mm	Γ_{AKR}/[Rm^2/(h•GBq)]
钴 -60	1.25	5.26 年	11	309
铯 -137	0.66	33 年	6.5	77.3
金 -198	0.41	2.7 天	2.5	56.3
铱 -192	0.38	73.8 天	3	111
碘 -125	0.028	60 天	0.02	35.8
钯 -103	0.021	17 天	0.01	35

(三) 施源器

施源器是预先放入人体腔、管道或组织间，供放射源驻留或运动，并实施治疗的特殊容器。有插植针、施源管或具有其他特殊形状的施源器，如妇科施源器、鼻咽施源器、直肠施源器、乳房施源器、食道施源器、肺施源器及不同长度的组织间插植针等。

(四) 治疗计划系统

治疗计划系统可以接受正侧位及正交、变角 X 线影像，或 CT、MRI 图像，利用三维重建功能，显示解剖结构，自动进行放射源衰减修正，根据放射源驻留位置、病灶大小及治疗参数进行剂量优化计算，显示剂量分布，设计最佳的治疗计划，打印图文计划报告及数据文件。

(五) 操作系统

操作系统是治疗计划系统运行的载体，可以接受治疗计划指令信息、从而控制后装机将放射源通过输源管道送到指定的驻留位置，并根据治疗计划设计的驻留时间实施治疗，使治疗剂量分布达到计划设计要求。

二、技术参数

后装治疗机控制系统，必须能准确地控制照射条件，应有放射源启动、传输、驻留及返回工作储源罐的源位，还要显示治疗日期、通道、照射总时间及倒计数时间的显示。实施治疗期间，当发生停电或意外中断照射时，放射源必须能自动返回储源罐。必须同时显示和记录已照射的时间和剂量，保存所有治疗历史和资料，恢复供电后可继续完成未治疗部分。当自动回源装置功能失效时，必须有强制回源措施进行应急处理。能够检测放射源每次进出，显示放射源由工作储源罐内输出和返回储存位置的状态。放射源在每个驻留点，应有两个独立的计时器核实治疗时间，控制照射时间计时误差必须小于 1%，放射源有足够的驻留时间。放射源传输到施源器内驻留位置的偏差小于 ± 1mm。放射源最大治疗长度应满足临床要求，放射源步进长度应有 2.5mm、5.0mm、10mm 等步长，输源精度 ± 1mm。

三、临床应用特点

（一）近距离后装治疗特点

早期近距离照射一般是手工操作，定位不准确，照射剂量难以控制，对工作人员的放射防护也比较困难。近距离后装治疗在计算机控制下，将放射源送入治疗部位的施源器内实施照射。与外照射相比，近距离后装治疗临床应用特点：①直接把放射源放入或插植到肿瘤组织内，没有外照射那样需经过许多准直器、限束器等，更没有过多的组织经过，放射源到治疗部位的距离非常近，绝大部分辐射能量被患者的肿瘤组织吸收，肿瘤组织剂量高，离放射源近的组织剂量高，可最大限度地杀灭肿瘤细胞；②深度剂量以毫米计算，随着深度变化 1mm，深度剂量就可以有较大幅度的下降，治疗靶区局部的剂量高，随距离增大剂量陡然下降，距放射源一定距离的正常组织及敏感器官则受照剂量较低；③照射范围剂量不均匀；④照射时间短；⑤可以连续照射或分次照射；⑥由于放射源很小，且可以由医师根据肿瘤的不同情况实施单源照射和多源照射，可以根据具体情况通过计算机优化出治疗方案，使肿瘤部位得到高剂量照射；⑦放置放射源和剂量计算比较复杂，直接贴近放射源处剂量异常高。近距离治疗先将导管或施源器放置于即将受照射的部位，之后拍定位片或扫描 CT 图像定位，经过治疗计划计算剂量分布，再启动放射源传动装置将放射源自动运送到导管或施源器内，进行照射，治疗结束后，放射源自动回到储源罐中，计算机控制、治疗计划设计、放射源微型化使近距离治疗更加安全、可靠和易于防护。

（二）近距离后装治疗照射方式

1. 腔内照射 腔内照射的特点是利用人体的自身天然体腔和管道（如子宫腔、阴道、鼻咽腔、气管及直肠等）放置施源器，根据肿瘤部位、腔道大小选择合适的施源器，计算出放射源驻留点，驻留时间长短和剂量，实施照射，如宫颈癌、鼻咽癌、食管癌、主支气管肺癌等肿瘤可行腔内照射。

2. 组织间插植照射 组织间插植照射是指预先将空心插植针植入靶区瘤体后，再导入步进源进行照射，其剂量分布直接受针管阵列的影响。若使用模板规则布阵可获得较均匀的剂量分布，用于乳腺癌、软组织肉瘤等插植治疗；亦可采用徒手操作，非规则布阵，用于舌癌、口底癌等解剖结构较复杂，无法使用模板的部位。

3. 手术中置管术后照射 手术中置管术后照射主要用于受限要害器官，手术切缘不净，亚临床灶范围不清的情况。这时可在瘤床范围预埋数根塑管，术后导入步进源做补充照射。用于脑肿瘤、胰腺癌、胆管癌及膀胱癌等手术，有利于提高肿瘤控制率、减少复发及便于分次多程照射。实施过程中需要做好瘤床金属标记，理顺软塑管排布次序和走向，避免扭曲、折损和交错，使用有硬芯的塑料管（catheter），这是保证术后顺利施治的前提。

4. 敷贴治疗 将放射源用施源器按一定规律放置在体表病灶上，达到治疗表浅病变目的。需根据不同部位不同情况制作模板，恰到好处地固定在病灶上面。利用治疗计划系统进行剂量分布优化，实施近距离照射，为降低靶区剂量变化梯度，需避免直接将塑管贴敷在皮肤表面，可用组织等效材料、蜡块或凡士林纱布隔开。另外，切忌用于深层（≥1cm）肿瘤的治疗，因为梯度落差可能导致肿瘤在达到控制剂量之前，皮肤剂量已经远远超出其耐受水平，而产生严重的皮肤损伤。

四、质量控制与质量保证

（一）后装治疗机的检测验收

检测新安装或检修修后的后装治疗机，正式投入使用前，必须进行检测，需要重点检测以下内容：

1. 泄漏辐射检测 距离储源罐表面5cm处任何位置及距离储源罐表面100cm处任一点的泄漏辐射剂量。

2. 控制系统检测 后装治疗机控制台的源位指示、声光报警、剂量监测、监视器、对讲机和计时器运行功能的检测。

3. 放射源参考点剂量测量。

4. 放射源传输系统检测 检测放射源在施源器内的运动状态（驻留、步进与振荡）及返回储源罐的功能，由于施源器在临床中反复使用，需要清洗和消毒，定期检查或用放射胶片给予评估。对妇科所用的施用器，需要作整体结构测试，包括固定用螺丝等，保证放射源运输通畅。

5. 放射源传输时间检测 检测放射源从储源罐至施源器内预定位置传输时间。

6. 计时器检测 检测后装治疗机控制计时器的误差，后装机一般配备一道或多道计时系统，控制源的到位和照射时间，应每月一次对计时系统进行校验。

7. 检测施源器、治疗床等设备的表面污染情况。

8. 检测放射源在施源器内驻留位置是否存在偏差。

（二）放射源管理

1. 放射源校准 新源出厂时应标明半衰期、几何尺寸、导丝长度等，并附有标定证书。放射源的机械特性、活度和泄漏必须定期检测，放射源检测证书上应标明源表面污染情况，并定期检测，包括储源罐的污染检测。对长半衰期放射源，在长期使用过程中，要建立定期校准其强度随时间变化的方法，用预先校准的衰变值和测量值比较。

2. 源在储源罐内的位置 当后装机处于“关闭”位时，源应回到储源罐的中心位置，源在储源罐的位置和重复性必须定期检查。放射源应回到屏蔽体内，屏蔽体外泄漏剂量应低于放射防护当量限值，应至少每年两次检查储源罐周围的防护情况，并记录在册。

3. 源到位精度和重复性检测 源在施源器中的到位精度可达±1mm，驻留时间控制可达1/1000秒，应至少每月一次用假源检查驱动机构控制源到达施源器的到位精度及其重复性，这种检查应包括所有可能使用的条件。如果操作中出现故障，放射源能自动退回到安全位置。

4. 放射源的更新 更换新放射源后，应进行放射源活度的校正。如使用井型电离室定期测量铯-137、钴-60、铱-192放射源。放射源衰变校正铱-192放射源每次照射前一次；钴-60放射源每月一次，铯-137放射源每半年一次。

（三）放射源控制与传输

1. 后装机的控制系统，应该保证准确地控制照射条件，显示放射源启动、传输、驻留及返回工作储源罐的源位及治疗日期、通道、照射总时间及倒计数时间显示。

2. 后装机安全联锁及报警装置工作正常。

3. 实施治疗期间，当发生停电、卡源或意外中断照射时，放射源自动返回储源罐。同时显示和记录已照射的时间和剂量，直到下一次照射开始，同时发出声光报警信号。当自动回源装置功能失效时，采用手动回源措施进行应急处理。

4. 控制照射时间的计时误差必须小于1%。

5. 连接施源器各通道与施源器的放射源传输管道及施源器应保持平滑，以保证放射源传输畅通无阻。连接施源器与放射源传输管道时，接头衔接要严密、牢固，防止放射源冲出或脱落。

6. 放射源传输到施源器内驻留位置的偏差不得大于±1mm。

第十一节 放射治疗局域网络系统

放射治疗过程涉及多种影像设备及治疗设备保障，还包括患者治疗预约登记、制作模具、模拟定位、靶区勾画、计划设计、计划评估、剂量验证、治疗及随访等多个环节，需要医师、物理师、工程师、治疗师等不同专业人员共同完成，有大量的数字、文本和图像信息，如CT、MRI、PET等影像学资料及治疗计划中的治疗数据、定位图像、验证图像等，这些都需要保存、归类及查询。在保存、归类及查询资料时，通过手工输入难免发生差错。随着计算机技术的飞速发展，放射治疗局域网得到了广泛的应用，放射治疗局域网络系统可以提供电子病历、设备链接、图像处理与存储，实现对设备、人员的有效管理及监控，实现工作流程的优化管理，其功能广泛兼容。放疗网络系统的使用不仅提高了工作效率，同时也减少了许多差错的产生，数字化网络系统已成为放射治疗不可缺少的组成部分。

一、放射治疗局域网络配置

放射治疗局域网络需要的硬件设备包括：路由器（routers）、交换机（switches）、服务器（servers）、服务器网卡、工作站网卡等。还涉及影像设备、治疗设备、治疗计划工作站、医生工作站、剂量验证工作站、对于患者治疗位置验证的电子射野影像系统（EPID）和kV级锥形束CT（CBCT）工作站及患者信息管理工作站（图2-29）。治疗计划系统为提高计算速度及资源共享，可以采用云计算模式（cloud computing based service model）。云计算可提供便捷的、按需的网络访问，共享所有的配置计算资源（包括网络、服务器、存储和应用软件等），构建服务平台，整合计算资源，提供高效可靠快速服务，使云使用者自由地使用资源和信息。改变单机和单一软件系统独立运行的模式。放射治疗局域网络可以与医院PACS（picture archiving and communication system）系统和HIS（hospital information systems）系统结合，并可以进行多中心的远程医疗和远程医疗质量控制。

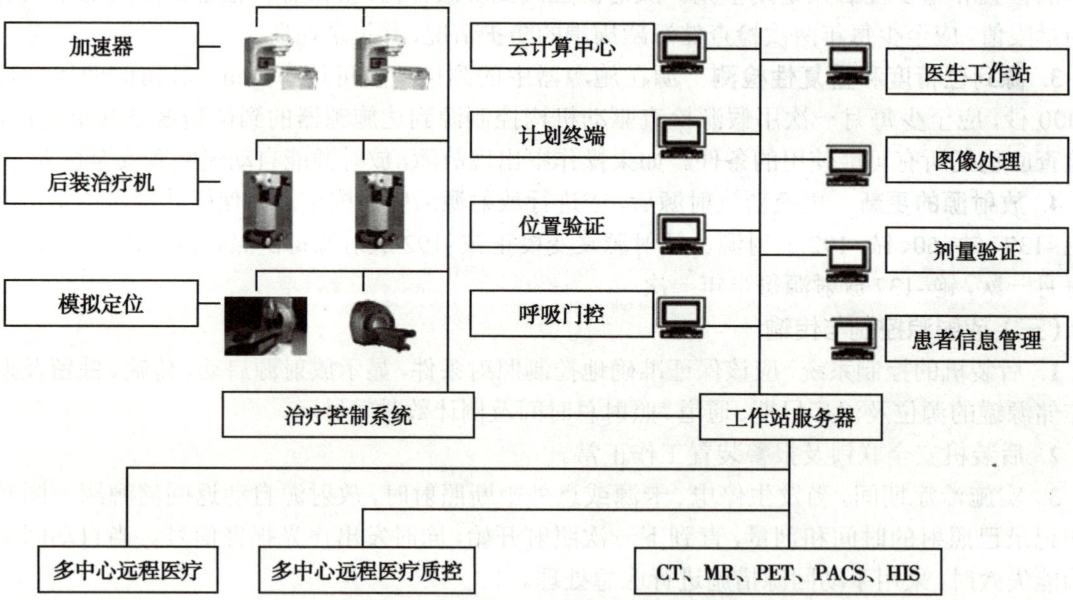

图2-29 放射治疗设备网络示意图

放射治疗局域网络与医院网络之间采用路由器进行隔离，放射治疗局域网络拥有独立的子网，采用TCP/IP通信协议，主要设备应分配静态IP地址，其他设备可以使用动态主机配置协议进行地址分配。操作系统一般采用MS Windows操作系统Win NT，Windows提供了点对点模式和域模式，通常采用域模式。允许不同厂家的软件安装在运行其客户程序的工作站上，为了患者数据库的安全，拒绝未经授权访问，进入患者数据库要受到严格限制，由于应用程序具有访问数据库的功能，因此，每个程序都必须有合法口令才能登录使用，应用程序的安装和维护只有在授权管理员权限下才能进行。

二、放射治疗局域网络文件格式及传输

放射治疗局域网络中（图 2-30），影像设备、治疗计划系统和治疗设备与服务器之间的信息传输和管理非常重要。不同的影像设备、不同的治疗计划系统及不同的治疗设备文件格式可能不同，常用的格式为 DICOM3.0（Digital Imaging and Communications in Medicine）和 DICOM RT（DICOM in Radiotherapy），DICOM RT 是针对放射治疗对 DICOM 进行的扩充，对 DICOM 接口的支持是放射影像和放射治疗设备的标准配置。DCIOM RT 标准包含 RT 结构集（RT structure set）、RT 计划（RT plan）、RT 剂量（RT dose）、RT 图像（RT image）、RT 体外照射治疗记录（beam treatment record）、RT 近距离治疗记录（brachytherapy treatment record）和 RT 放射治疗综合记录（treatment summary record）七个 DICOM RT 对象。文件传输主要内容包括患者定位数据、患者治疗数据；治疗数据包括照射野大小、射野方向、多叶光栅、治疗床位置、照射剂量等，通常采用 DICOM 或 DICOM RT 文件格式传输保存。

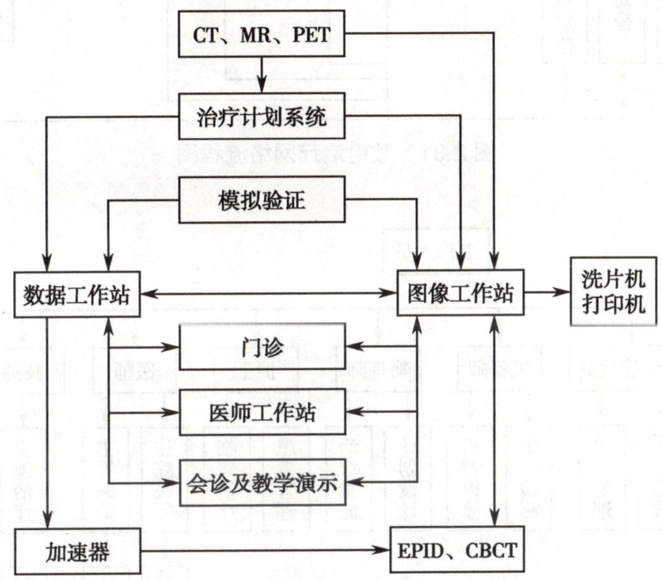

图 2-30 放射治疗局域网络示意图

三、放射治疗局域网络功能

（一）放射治疗网络流程

放射治疗流程包括：①通过各种设备获取患者影像资料，以便确定肿瘤在体内的位置和范围、正常组织和器官位置；②治疗计划设计，根据肿瘤和正常器官的相对位置确定射线的入射方向、照射范围，随后进行剂量计算和计划设计；③治疗前验证，包括位置验证和剂量验证；④治疗实施，治疗并在治疗中获取并保存治疗数据（图 2-31）。

（二）工作人员权限及分工

放射治疗局域网内录入了放射治疗相关工作人员的基本情况，分为系统管理员、工程师、物理师、护士、医师和技师（图 2-32），按各类人员的工作范围，设定不同的使用权限。整个网络分为系统管理、医疗数据和图像数据三部分，按工作人员的分工不同分别赋予不同权限，分别为查看、修改和确认三个级别。系统管理员负责整个网络的设置、维护及故障处理，为最高级别。工程师负责机器的参数设置、调整和维修；物理师负责治疗计划设计、照射野验证、剂量验证，物理师和工程师无处方权。护士负责患者注册登记和临床治疗，无处方权。医师分为住院医师和主管医师，住院医师负责患者的注册登录及患者资料的修改，无处方权；主管医师负责处方剂量

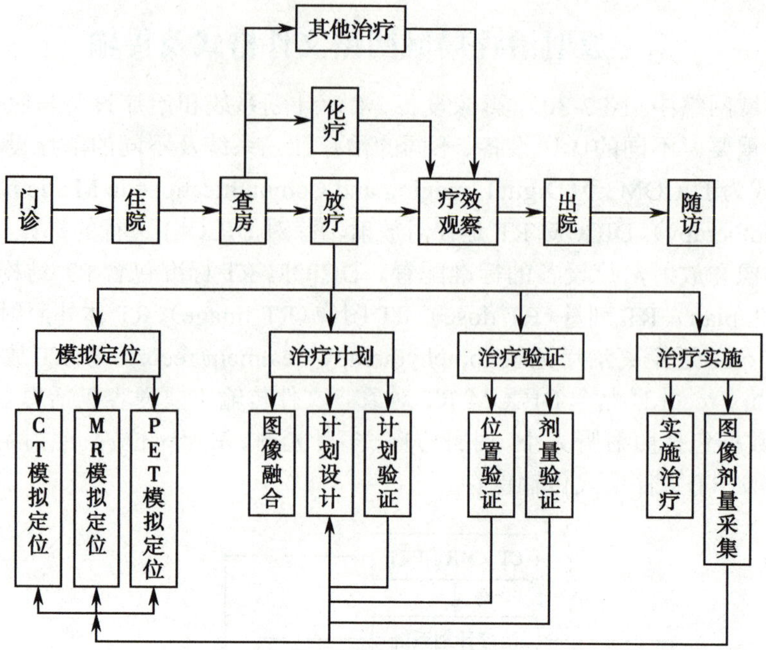

图 2-31 放射治疗网络流程图

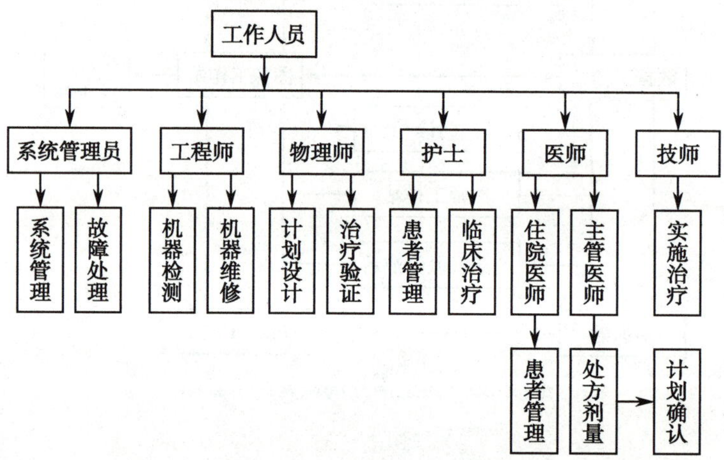

图 2-32 工作人员网络权限分工

设定和计划确认，主管医师对治疗计划确认后治疗师方可进行治疗，对首次接受治疗的患者需主管医师确认。技师只可对医师确认的治疗方案实施治疗，核对照射野及治疗参数，对处方剂量无修改权限。

（三）患者资料管理

对放射治疗患者实行网络化管理，有详细的记录资料，包括患者姓名、首诊时间、病变部位、病理类型、年龄、性别、主管医师、治疗方案的设计、照射技术、治疗机和射线种类、射线能量、源皮距、治疗深度、照射野大小、多叶光栅形状和叶片位置、机架角度、准直器角度、治疗床角度、楔形板角度、组织补偿厚度、电子线限光筒大小、总剂量、单次剂量、治疗次数及患者接受治疗的时间和剂量等，还包括患者接受其他治疗的情况，如手术、化疗、热疗及腔内治疗等（图 2-33）。

放射治疗局域网络系统可将模拟定位图像、CT、MRI 图像、实时影像图像、治疗计划三维重建的射野图像及患者复查的各类图像，通过网络系统上传到患者电子病历档案内，随时通过网络电脑终端进行调用。影像信息的传输有两种方法：一是从影像设备（CT、MRI、DR、CR、DSA

等）通过网络输入（采集）接口将数字化图像直接传输并存储到图像工作站；二是通过光盘等介质传输图像信息。管理、存储图像数据的方法有短期存储和长期存储，以快速检索患者的图像文件。放射治疗局域网络具有图像处理功能，可对各种图像（CT、MRI、模拟定位图像、治疗计划图像和实时影像图像等）进行对比度调节、图像拉伸、放大、锐化、黑白反转、测量等处理；可同时显示两套或两套以上不同图像，以便对其进行对比分析；利用治疗机实时影像系统获得 EPID 或 CBCT 验证图像与定位或计划的时二维或三维图像进行融合比对，验证照射野的准确性；还可将治疗前、中、后的 CT、MRI 等图像与治疗后复查的图像进行对比分析，进行随访观察疗效。

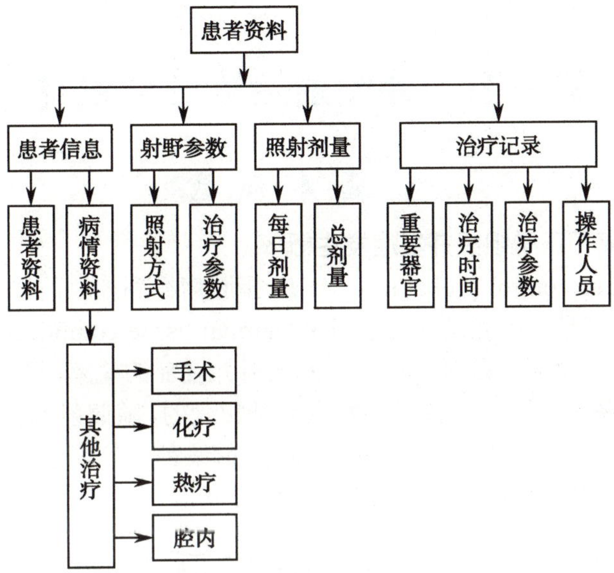

图 2-33 患者资料网络管理

（四）放射治疗质量控制

放射治疗局域网络系统可对放射治疗设备进行机械和剂量检测，并保存治疗设备运行记录，存有治疗机的所有机械参数及允许误差限值，可自动对模拟机或 TPS 设计出的治疗计划的参数进行检测，逐项提示超出范围的参数，直到修改正确后，计划方可执行，对治疗实时预警提示，可设定每一患者的治疗总剂量、治疗次数或重要器官的限制剂量，当照射次数或剂量达到预定值后，计算机会给出提示，同时限制治疗机调入该患者的治疗计划，停止治疗，明确区分已经结束或停止的照射野，从患者治疗开始到治疗结束及随访时间等均实时预警提示，保证治疗的安全性。应用放射治疗局域网络系统可提高质量和安全、提高效率、改善治疗结果、分析临床疗效及多中心数据共享。

（翟福山）

第三章 放射治疗计划设计及计划评估

第一节　外照射治疗计划设计

一、基本概念

（一）肿瘤控制概率和正常组织并发症发生概率

肿瘤控制概率（tumor control probability，TCP）指肿瘤得到控制的概率，是肿瘤所受照射剂量和肿瘤体积的函数。正常组织并发症发生概率（normal tissue complication probability，NTCP）指正常组织经照射一定剂量后一段时间内发生的放射并发症的概率，同样也是所受照射剂量和体积的函数，肿瘤控制率与正常组织并发症发生率是相关的，随照射剂量的增加而变化，呈"S"形曲线，两条曲线的斜率、相互间的位置随肿瘤类型、射线种类等因素不同而不同（图 3-1）。选择一个好的治疗方案，可使肿瘤控制率最高而并发症最低。

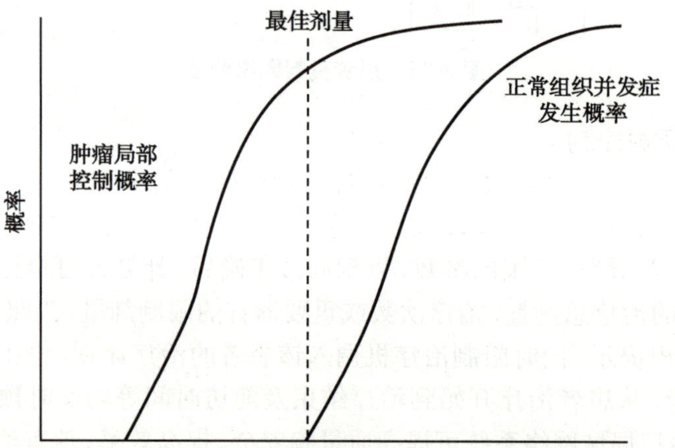

图 3-1　肿瘤控制概率和正常组织并发症发生概率与照射剂量的关系

（二）肿瘤致死剂量

肿瘤致死剂量定义为肿瘤控制率达到 95% 时所需要的剂量，即表示为 TCD_{95}。不同类型、不同病理分级、不同期别、病变体积大小不同的肿瘤，其致死剂量亦不相同。肿瘤致死剂量越高用放射线治愈越困难。

（三）正常组织耐受剂量

正常组织耐受剂量分为临床可接受的最小器官损伤剂量（表示为 $TD_{5/5}$）和最大器官损伤剂量（表示为 $TD_{50/5}$）。$TD_{5/5}$ 是指使用标准治疗条件治疗的肿瘤患者中，治疗 5 年后，因放射治疗造成严重损伤的患者不超过 5% 时的照射剂量。$TD_{50/5}$ 是指使用标准治疗条件治疗的患者中，治疗 5 年后，因放射治疗造成严重损伤的患者不超过 50% 时的照射剂量。最佳的肿瘤照射剂量 $D_T \leqslant TD_{5/5}$。

（四）治疗比

治疗比（therapeutic ratio，TR）是正常组织的耐受剂量与肿瘤致死剂量之比。例如，精原细胞瘤的致死剂量为 35Gy，而照射野内肠管的耐受剂量为 50Gy，治疗比 >1；当治疗比 $\geqslant 1$ 时，肿瘤才有可能被治愈。当治疗比 <1 时，放射治疗治愈肿瘤的可能性很小，但可以通过精心设计治疗计划，改善肿瘤周围正常组织的受照剂量，以期达到更好的治疗效果。

（五）治疗计划中基本概念

靶区是指放射治疗将要照射的部位。根据国际辐射单位与测量委员会 ICRU 29 号、50 号、62 号和 83 号报告规定统一定义如下（图 3-2）：

1. 大体肿瘤体积（gross tumor volume，GTV） 大体肿瘤体积指通过临床体检、影像学检查、病理检查显示的恶性肿瘤的位置和肿瘤范围，包括：①原发肿瘤区（GTV-P）；②区域淋巴结转移肿瘤区（GTV-N）；③远处转移肿瘤区（GTV-M）。如果肿瘤已被切除则认为没有 GTV。

2. 临床靶体积（clinical target volume，CTV） 临床靶体积指包括 GTV、肿瘤周围亚临床灶和可能浸润的区域。亚临床灶分为两种情况，邻近 GTV 的亚临床浸润区域和与 GTV 有一定距离的亚临床浸润区域，因此有些情况下有一个以上的 CTV。由于这两种情况 CTV 的复发危险程度不一致，需要照射的剂量也可能不同。

3. 计划靶体积（planning target volume，PTV） 计划靶体积指为确保 CTV 能得到既定的处方剂量，考虑到各种不确定因素，在 CTV 基础上外放一定范围所包括的体积。不确定因素包括机器误差、摆位误差、分次治疗间误差及由器官生理运动引起的误差等。

器官生理运动是指呼吸运动、膀胱及直肠充盈状态、吞咽、心脏跳动及小肠蠕动等状况，为了区分人体器官生理运动引起的误差还是其他误差，ICRU 62 报告将因器官生理运动而需要外放的边界称为内边界（internal margin，IM），IM 可能是不对称地围绕在 CTV 周围。在 CTV 基础上外放内边界包括的范围成为内靶体积（internal target volume，ITV）；因摆位误差、机器误差、多次治疗间的误差等而需要外放的边界称为摆位边界（setup margin，SM）。针对 GTV 提升剂量时，在 GTV 基础上考虑器官生理运动而外放的边界称为内大体肿瘤体积（internal gross tumor volume，IGTV）。

PTV 的设定一般是在 CTV 周围根据位置误差均匀或不均匀外放一个区域（margin），治疗计划是根据 PTV 的大小和形状，选择合适的剂量分布来设计的。

4. 治疗体积（treatment volume，TV） 治疗体积指根据治疗目的选定的等剂量面所包绕的体积，TV＝PTV 时最好，但临床应用中，通常 TV 均大于 PTV。

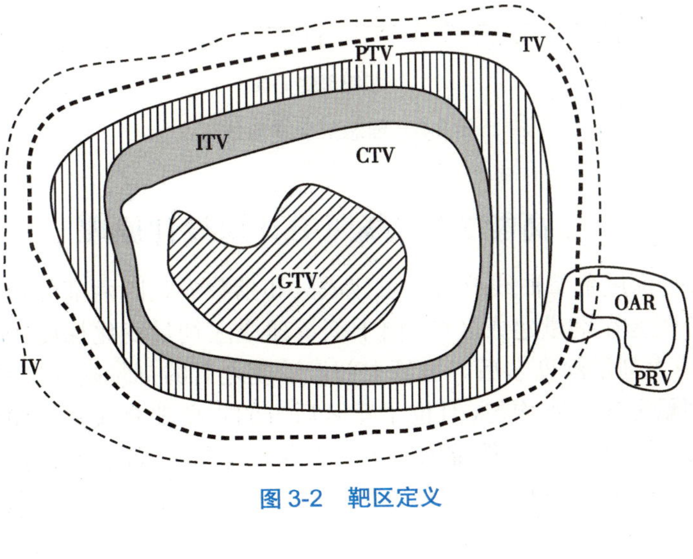

图 3-2 靶区定义

5. 照射区域(irradiated volume，IV) 照射区域指在一定照射技术和射野安排下，50% 等剂量线所包括的范围。此区域位于治疗区外但仍处于射野之内。

6. 危及器官(organ at risk，OR) 危及器官指靶区内或靶区附近有可能因照射而损伤的正常器官。这些器官或组织会对治疗计划和处方剂量产生影响。

7. 计划危及器官体积(planning organs at risk volume，PRV) 考虑到器官生理运动、摆位误差、机器误差等，在危及器官基础上外放一定边界所包括的体积称为计划危及器官体积。临床应用中 PTV 与 PRV 之间有可能重叠。

二、临床剂量学原则

根据临床要求，一个好的放射治疗计划应满足以下要求(图 3-3)：

1. 肿瘤剂量要准确 放射治疗同手术治疗一样，是一个局部治疗手段，因此肿瘤治疗要准确，照射野要对准肿瘤组织，同时给予足够准确的照射剂量，以使肿瘤组织受到最大的杀伤。

2. 治疗的肿瘤区域内剂量分布要均匀 剂量梯度变化不能超过 ±5%。在考虑提升 GTV 剂量及生物效应等因素时(如立体定向放射治疗和调强放射治疗)，不一定要求肿瘤治疗区内剂量分布非常均匀。

3. 照射野设计 照射野设计应尽量提高肿瘤治疗区域内剂量，降低周围正常组织受量，PTV 边界具有高的剂量梯度。

4. 保护肿瘤周围重要器官少受照射 肿瘤周围重要器官的受量不允许超过其耐受剂量，如食管癌治疗时对脊髓的屏蔽保护，使其不超过耐受剂量。

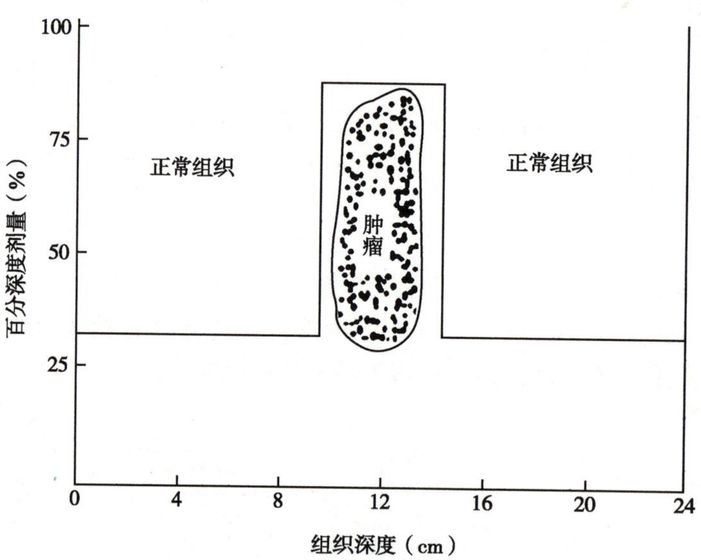

图 3-3 理想剂量学曲线

三、高能 X(γ)线照射计划设计原理

高能 X(γ)线百分深度剂量曲线分为剂量建成区和指数吸收区两部分(图 3-4)，当单一射野照射某一靶区时，若靶区在剂量建成区域，由于剂量建成区剂量变化梯度较大，剂量不易确定，所以应将肿瘤置于最大剂量深度之后。但最大剂量深度之后的剂量随深度呈指数递减，靶区范围较大时，靶区内剂量分布很不均匀，且位于靶区后方的重要器官及正常组织受照射剂量亦很高，因此不符合临床剂量学原则，一般临床应用中不主张使用单野高能 X(γ)线照射。

对位于体中心或稍偏中心部位肿瘤，使用两野同轴对穿照射，两野剂量比可选择 1∶1 或 1∶2

或 3∶2 等，为避免两侧正常组织受照剂量高于靶区剂量，应使每个射野在体内中心处的百分深度剂量不少于 70%。多数肿瘤位于体内一定深度，使用对穿野会引起正常组织受照剂量较高，使用多个照射野可得到满意的治疗方案。最常用的三野照射，三野可等角或不等角照射，如治疗食管癌采用三野照射，既可获得较理想的靶区剂量分布，又能避免正常组织及重要器官的过量照射。大多数肿瘤放射治疗需要使用多个照射野（3～7 个）才能获得满意的剂量分布。

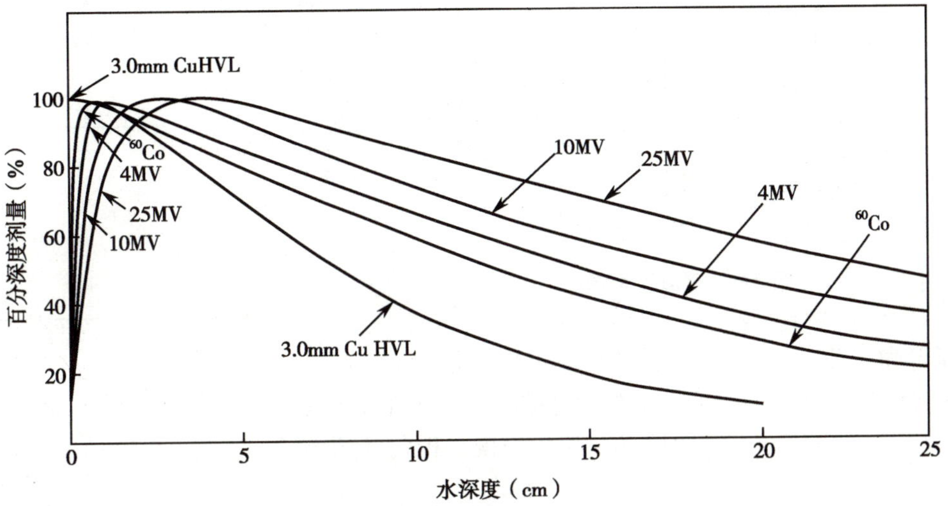

图 3-4　高能 X（γ）线百分深度剂量曲线

四、射线束修整

根据临床需求不同，往往需要对射线束在空间和人体内剂量分布进行人为修整，常用的射线束修整方法有射野挡块、多叶准直器、组织补偿物和楔形板等。

（一）射野挡块

临床治疗中，不仅需要方形射野和矩形射野，还经常需要将规则射野变成不规则射野，以使射野形状与靶区形状的投影一致，或是为了保护射野内某一重要组织或器官，这种不规则射野是通过在方形射野或矩形射野基础上加射野挡块实现的，可有效保护重要器官和正常组织。射野挡块制作是首先用热丝切割泡沫塑料，再浇铸低熔点铅加工成不规则射野挡块。

（二）多叶准直器

应用加速器内置多叶准直器（multi-leaf collimator，MLC）可以省去费时费工的射野挡块的制作，根据临床需要，可以快速确定 MLC 每个叶片的坐标位置形成不规则射野，叶片厚度越薄射野拟合效果越好。

（三）组织补偿物

1．等效组织填充物（bolus）　人体外轮廓的不规则导致组织内剂量分布的畸变或靶区剂量不均匀，为此可在皮肤表面及组织欠缺的位置填入组织等效物，达到改善剂量分布、提高皮肤剂量的作用。组织等效物包括蜡块、硅胶等。

2．缺额组织补偿板　尽管等效组织填充物可以改善剂量分布，但破坏了皮肤保护效应，缺额组织补偿板是在等效组织填充物基础上将其长度和宽度按比例缩小，放置在加速器附件架上，以模拟远离人体体表时对组织散射份额的减少。

3．剂量补偿板（dose compensator）　缺额补偿板仅对人体轮廓进行补偿，即假设人体为均质组织，在考虑人体非均质组织的影响时，补偿计算就复杂得多，随着计算机技术的发展，这个问题可以迎刃而解。剂量补偿板的意义是从被动的补偿转为人为意图调整射线束强度。

(四) 楔形板

楔形板就是一块楔形金属块，其本身构造的楔形板角为 δ 角（图 3-5），此角对临床应用意义不大，只是在制作楔形板时考虑，与射线能量和制作楔形板所用的材料有关，一般常用铅或铜制成。其作用是可以改变射线剂量分布，对剂量起着修正的作用，使剂量曲线倾斜，另外身体曲面不平时，可用不同角度的楔形板校正，起到组织补偿作用，如乳腺癌切线照射、食管癌颈部照射等都可以使用楔形板替代等效组织填充物，使得照射靶区得到较均匀的剂量分布。

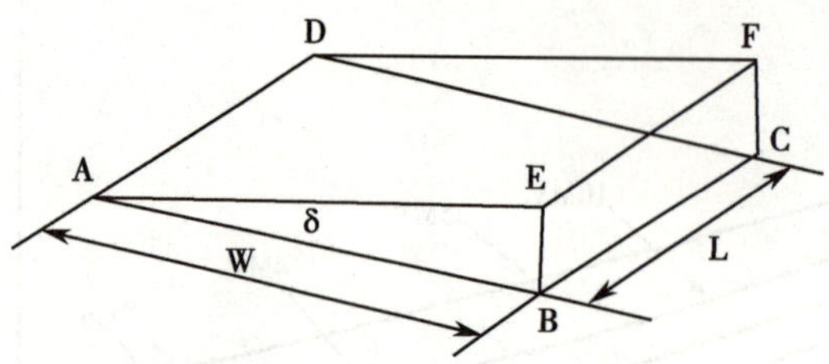

图 3-5 楔形板示意图

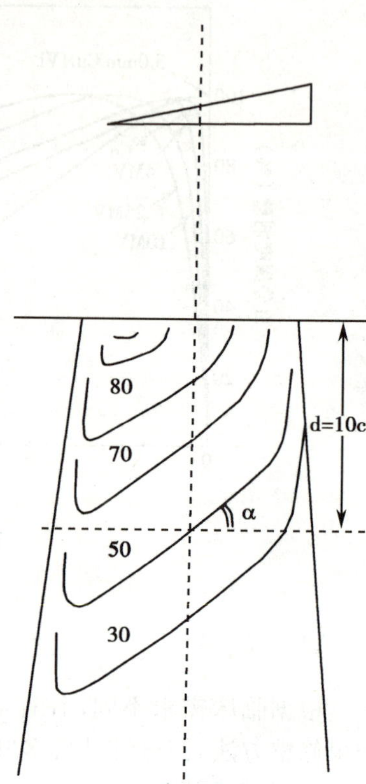

图 3-6 楔形角示意图

1. 楔形角 楔形角是表示当射线通过楔形板后，等剂量曲线改变倾斜的角度，即射野中心轴特定深度处，等剂量曲线与中心轴之间夹角的余角称为楔形角，该角与楔形板角 δ 角不同（图 3-6）。

2. 楔形因子（F_W） 楔形因子定义：射野中心轴上深度 d 处有楔形板和无楔形板时的吸收剂量之比，即 $F_W=\dfrac{D_{dW}}{D_d}$。

楔形因子一般通过测量方法获得，测量深度是随所使用射线的能量不同而不同，钴 -60γ 射线取 $d=5$cm，对高能 X 线取 $d=10$cm。使用楔形板时，百分深度剂量定义为：体模中楔形照射中心轴上某一深度处吸收剂量 D_{dW} 与参考点处吸收剂量之比。

两楔形野交角照射时，楔形板应厚端相邻，两野交角 θ，应选楔形角 α 为：

$$\alpha=90°-\frac{\theta}{2}$$

3. 楔形板的类型 楔形板分为三类，一是常用的 15°、30°、45° 和 60° 标准固定楔形角的物理楔形板。二是动态楔形板，是利用独立准直器逐次移动到不同位置且停留不同时间来调节射野内射线强度形成楔形板的效果。三是一楔多用，在机头里安装一个 60° 楔形板，在每次照射剂量中，用 60° 楔形板照射一定剂量后，自动收回楔形板，再用无楔形板照射，将有楔形板与无楔形板按一定比例照射，便可合成小于 60° 楔形板以内的任何角度的楔形角，这样就不局限在 15°、30°、45° 和 60° 四种楔形板。

五、计划设计

(一) 射野设计

1. 获取患者治疗部位解剖图像资料 通常应用 CT 或 MR 扫描图像确定患者治疗部位的解剖资料，如外轮廓、靶区、重要组织和器官轮廓，图像应包括上下最远射野边界外至少 2cm 的层面，以提供足够的散射体积供剂量计算。重要组织和器官应具有完整的解剖结构，以便用剂量体积评估。按 CT 值对所有组织器官进行相应的组织密度校正。

2. 射线束参数选择 按剂量学原则选择合适的放射源、射线能量、射野方向、楔形板、射野挡块及组织补偿物等。射野方向应选择各射野入口靠近肿瘤，使体内穿射路径最短，入口应尽量分散以减少剂量叠加的区域，射野叠加时相邻野需要加适当楔形板，可使用共面或非共面射野，并调节射野剂量权重，射野应尽量避开重要器官，减少正常组织受量。

3. 应用 MLC 适形靶区 为使治疗区的形状与靶区形状一致，必须从三维方向上进行剂量分布控制。三维适形放射治疗（3D-intensity conformal radiation therapy，3D-CRT）是指在照射方向上，照射野的形状必须与靶区的形状一致，而且使靶区内及表面剂量处处相等。调强放射治疗（intensity modulated radiation therapy，IMRT）是指射野内诸点的输出剂量能按要求的方式进行调整。为实现三维方向上控制靶区剂量分布，通过射束方向观（beam eye view，BEV）应用 MLC 确定射野形状和大小，BEV 是指模拟医生或计划设计者站在放射源位置，沿射野中心轴方向观看射野与患者治疗部位间的关系。

（二）剂量计算模式

1. 一维剂量计算模式 早期剂量计算是把人体看成均匀体，必要时考虑骨、肺等不同组织密度修正，利用水箱中测量有限点的剂量数据，手工计算点剂量或中心轴上某些点的剂量，不能计算剂量分布和精度差，效率低。

2. 二维剂量计算模式 二维剂量计算采用肿瘤中心层面（2D），以及肿瘤上界和下界层面，考虑肺、骨、软组织、空腔等不同组织密度校正进行射野剂量计算。由于各断层解剖结构不一样，肿瘤形状不规则，如食管、脊髓等弯曲组织，这种以单一或几个平面为代表的计算结果，与实际剂量分布有 5%～20% 偏差。

3. 三维剂量计算模式 三维剂量计算采用若干层 CT 或 MRI 断层连续扫描图像信息，进行三维图像重建，三维图像重建质量取决于 CT 图像质量、扫描层厚及层间距。利用三维重建空间内，在直角坐标系、极坐标系或扇形线坐标系中用网格矩阵进行逐点剂量计算，并使网格矩阵剂量计算与患者体内解剖矩阵一致，从而获得患者三维空间内剂量分布。

（三）剂量计算

剂量计算是在确定射束计算方法和患者模型基础上，进行准确快速的剂量计算。需要有治疗机射线源、射线能量、射线几何参数、准直器、多叶光栅、挡块等参数，计算出治疗机 MU 值或照射时间及患者体内剂量分布。

1. 几何近似法 在规则射野内放置挡块遮挡一部分射线，在一维模式中计算射线剂量，一般依据中心轴百分深度剂量或离轴剂量，只能简单计算射野中心轴上的点剂量或者简单的离轴剂量。对不规则射野采用几何近似法，就是找到一个等效的矩形野来近似不规则射野，按矩形野中心轴剂量计算。

2. Clarkson 方法 Clarkson 计算方法（图 3-7）原理是将组织内任意一点的吸收剂量分解为原射线（零野照射）和周围组织对该点贡献的散射线两部分分别计算，把照射野分割成各个扇形区，对每个扇形区的散射线剂量加权平均后再叠加到原射线剂量上。用于复杂的不规则射野内点剂量计算。

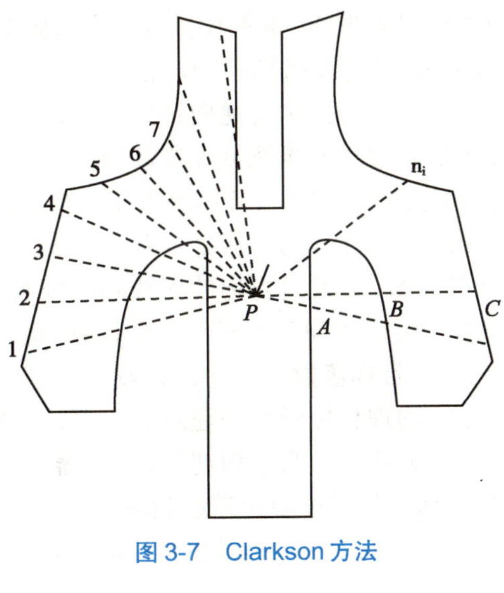

图 3-7 Clarkson 方法

3. 笔形束计算法 笔形束计算法认为大照射野是由小照射野集合而成，小照射野由更细的笔形束组成，笔形束是一束很细的束流，把很细的束流产生的剂量分布叠加而成小照射野及大照射野，对不规则射野边界的剂量分布可以计算得更精确。

4. 蒙特卡罗方法（Monte Carlo method，MC） 物理学中把粒子与物质相互作用的全过程称为粒子输运过程，蒙特卡罗方法是用统计学随机抽样技术模拟大量的单个光子的径迹和与物质间的相互作用，包括：①模拟加速器X线靶产生的X线及一级准直器和均整器产生的散射线组成的原射线能谱及离轴分布；②模拟原射线和散射线在介质中的输运过程；③模拟射线与物质相互作用后产生的次级电子的输运和能量沉积过程。MC方法具有较高的计算精度。

（四）剂量计算数学模型

用数学语言描述射线剂量计算称为剂量计算数学模型，常用的有经验模型、纯理论计算模型、实测数据计算模型和物理原理与测量数据结合计算模型。

1. 经验模型 在放疗发展初期，基本上依赖于医生的放射治疗经验公式来进行射线剂量计算。通过拍摄正交的X线片得到人体解剖结构轮廓图，将人体看成是均匀水模体，所以只能简单计算射野中心轴上的点剂量或者简单的离轴剂量。

2. 纯理论计算模型 依据基本物理原理，用数学参数描述射线剂量计算，如笔形束计算法及蒙特卡罗法等。

3. 实测数据计算模型 利用某种条件下实测数据，凭借医生的治疗经验，考虑患者具体情况对测量数据修正，进行剂量计算。由于人体差异和肿瘤形态不同，实测数据的使用具有其局限性，需要对测量数据进行内插、外推计算剂量，需要设计者能对测量数据做正确的处理和分析，如果改变治疗条件需要重新测量新数据，这是早期放射治疗常用的方法。

4. 物理原理与测量数据结合计算模型 首先依据物理原理，结合部分测量数据建立剂量计算模型，再与实测剂量数据对比，得到剂量计算模型所需要的各种参数，再根据测量结果验证剂量计算模型的计算结果，从而完成剂量计算数学模型的建立。

放射治疗剂量计算模型的发展与计算机的发展密不可分，经历了手工计算、计算机计算、网络云计算等不同的阶段。

（五）治疗计划优化设计

1. 正向计划设计 治疗计划设计是设计者依据自己的经验选择射线种类、射线能量、射野剂量权重等物理参数，计算患者体内剂量分布，根据剂量学四原则对计划进行修改和评估，得到所需要的剂量分布，最后确定治疗方案。正向计划依赖物理师和医生的经验，需要反复调试。

这种“人工选择”设计计划的方法称为“正向计划设计”，治疗方案的好坏很大程度上取决于计划设计者的经验，正向设计计划往往是“可接受”的方案，特别是对于射野数目较多、靶区形状复杂、靶区剂量要求特殊时，人工设计会遇到很多困难，即便是找到一个可接受的方案，也不能肯定是否是最优的计划方案。

2. 逆向计划设计 治疗计划设计就是寻找最好的布野方式，包括射线源、射线能量、射野方向、射野形状、剂量权重及每个射野的强度分布等，目的是使肿瘤得到临床要求的剂量分布，最大可能地控制肿瘤，同时正常组织的放射损伤最小。根据治疗临床要求的剂量分布反推设计一个治疗方案，称为逆向计划设计。正向计划设计与逆向计划设计基本区别在于，前者是先选择射线种类、射线能量等参数，计算出患者体内剂量分布，根据剂量学四原则，观察剂量分布是否满足治疗要求，反复调整射线参数，最后确定治疗方案；后者是根据预期的靶区和靶区周围的三维剂量分布，优化确定出为达到此预取目标所需要的射野入射方向、射线能量、每个射野的形状等参数，以及射野内的射线强度分布。逆向计划只需医生给出计划目标，计划过程由计算机依据一定的剂量计算模型优化计算，最终获得符合预期目标的治疗计划。

3. 目标函数 逆向计划设计中，临床预期目标称为目标函数，有物理目标函数和生物目标函数，物理目标函数是通过限定或规定靶区和危及器官中应达到的物理剂量分布，如靶区最大剂量、最低剂量及平均剂量、危及器官最大限制剂量、体积剂量等，遵从临床剂量学原则。生物目标函数是通过限定应达到临床要求的治疗结果，如肿瘤控制概率和正常组织并发症发生概率等。生物目标函数是描述治疗后患者控制概率和生存质量的量化指标，是治疗的最高原则。

六、高能电子线照射计划设计

高能电子线照射与高能X(γ)线不同，由于高能电子线百分深度剂量曲线分为4个部分：剂量建成区、高剂量坪区、剂量跌落区和X线污染区，高能电子线的剂量建成效应不明显，表面剂量一般在75%～80%及以上，并随能量的增加而增加(图3-8)；随深度增加，百分深度剂量很快达到最大点；然后形成高剂量坪区；从这些特点可以看出，如果高能电子线能量选择合适，肿瘤后缘深度($d_{后}$)在85%剂量线深度，单野照射可获得比较满意的剂量分布，电子线能量可以近似为$E=3\times d_{后}+(2～3)$MeV。由于电子线剂量学特点，可对靶区后侧的正常组织加以保护，随着电子线能量的增加，皮肤剂量和X线污染增加，即电子线的优越性逐渐丧失，故临床常用的电子线能量不能太高，一般为4～25MeV。

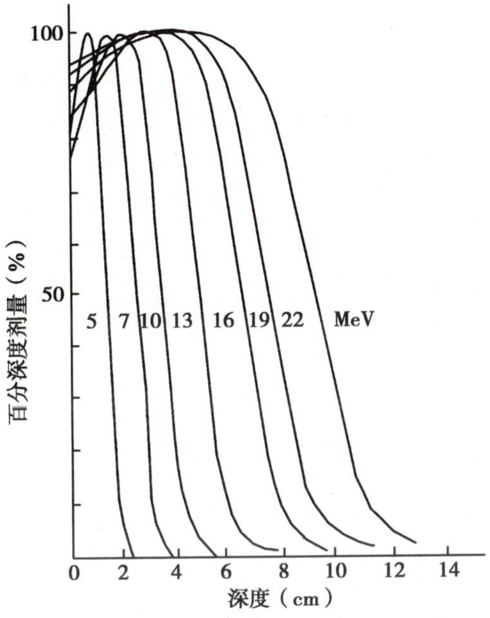

图3-8 不同能量电子线百分深度剂量

第二节 外照射治疗计划评估

外照射治疗计划评估包括剂量学指标、物理学指标和生物学指标，用于医生和物理师选择与判断治疗计划的优劣。

一、剂量学指标

(一) 靶区剂量评估

1. 靶区剂量 靶区剂量指根治肿瘤的致死剂量或靶区需要的治疗剂量，即处方剂量。

2. 靶区最大剂量(或接近靶区最大剂量D_{max}) 靶区内最大剂量区域大于或等于2cm^{2}时，临床上才认为有意义，通常以接近靶区最大剂量$D_{2\%}$来描述。

3. 靶区最小剂量(或接近靶区最小剂量D_{min}) 靶区内最小剂量对面积不作具体规定，通常以靶区98%体积接受的剂量$D_{98\%}$为最小剂量，最小剂量应不低于处方剂量。

4. 靶区平均剂量(D_{mean}) 靶区平均剂量不是最大和最小靶区剂量的算术平均值，而是靶区内被均匀分割的剂量矩阵的剂量平均值。

5. 靶区中位剂量(D_{med}) 靶区中位剂量是靶区内被均匀分割的剂量矩阵的剂量中间值。

6. 剂量冷点　靶区内低于处方剂量的区域，应该避免靶区内出现剂量冷点。

（二）危及器官或组织剂量限制

1. 剂量热点　靶区以外正常组织接受超过100%靶区剂量的区域。靶区外正常组织或器官应避免出现剂量热点，即靶区外避免出现高于靶区剂量的区域。

2. 组织最大剂量　串形器官或组织如食管、脊髓等需要评估最大剂量 D_{max} 及 $D_{2\%}$，或评估接受接近最大剂量1cc体积剂量，如脊髓报告 D_{1cc}，评估 $D_{2\%}$ 时要求完整勾画器官。

3. 组织平均剂量　并形器官或组织如肺、肝等需要评估平均剂量 D_{mean} 和 V_D（接受一定限制剂量的体积）。

4. 正常组织或器官体积剂量　对于肺、肝等正常组织或器官有时需要评估体积剂量 V_D 如 V_5、V_{10}、V_{20}、V_{30}、V_{50} 等，表示该器官或组织接受5Gy、10Gy、20Gy、30Gy、50Gy的体积。

（三）照射剂量的显示

1. 二维剂量分布显示　二维剂量分布是在患者横断面及重建的冠状面和矢状面的解剖结构图上，把二维的剂量分布叠加在一起，用等剂量曲线来表示各器官或组织的受照剂量。评估平面剂量分布就是要检查每个层面内规定的等剂量线是否包括靶区，剂量分布是否均匀，剂量冷点和热点位置及体积，还有重要器官的受照射剂量等情况。

2. 三维等剂量图显示　三维等剂量图是将三维等剂量线叠加在靶区和解剖结构立体图上，观察等剂量分布与靶区和各器官组织在三维空间上相互关系。

二、物理参数指标

（一）剂量体积直方图

分析剂量分布，除了靶区内最大剂量、最小剂量及平均剂量外，体积概念同样是一个重要的评估手段，对于靶区有 $D_{95\%}$（即95%靶区体积得到的照射剂量）、$V_{95\%}$（受到95%处方剂量线包绕的靶区体积），对于肺组织有 V_{20}（肺组织受到20Gy以上照射剂量的体积或其占总体积的百分比）。

剂量-体积直方图（dose-volume histogram，DVH）简单明了地显示了靶区或正常组织中剂量与体积的关系（图3-9），横坐标为照射剂量，纵坐标为绝对体积值或体积百分数。常用的积分DVH（cumulative DVH）是指在剂量计算的体积范围内，接受大于某剂量值的体积相加结果，或指定的某个器官或靶区具有某剂量值的体积与该器官或靶区总体积之比，根据DVH图可以评估治疗计划。

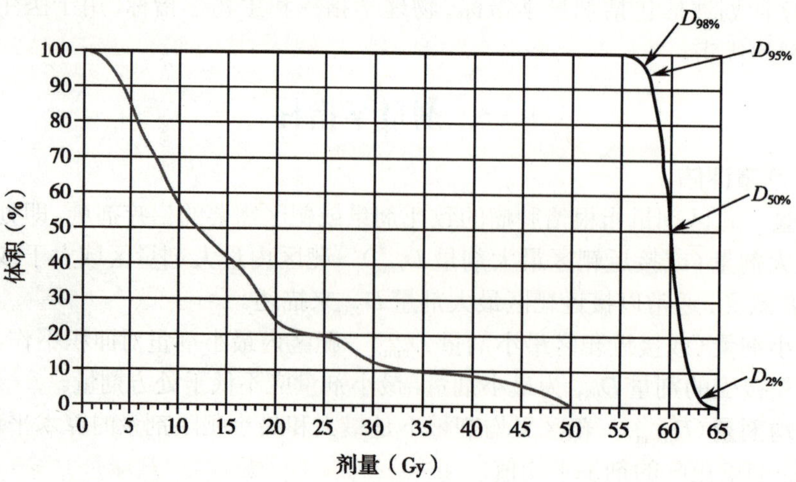

图3-9　剂量体积直方图

（二）适形度指数

适形度指数（conformal index，CI）是反映处方剂量包绕的体积 V_R 形状和大小与肿瘤靶区 V_T 的符合程度，理想的计划是 V_R 和 V_T 完全一致，CI 值为 1，现实中受照射技术的限制，很难可能达到两者完全一致，一般 3D-CRT 技术可以获得 $CI>0.5$，IMRT 技术可以获得更高 CI 值。

$$CI=\frac{V_{R-T}}{V_T}\times\frac{V_{R-T}}{V_R}$$

式中，V_{R-T} 为处方剂量包绕的靶区体积；V_T 为靶区体积；V_R 为处方剂量包绕的体积。

（三）均匀性指数

均匀性指数（homogeneity index，HI）是指靶区内剂量分布的均匀性，该指数越接近 0，说明靶区内剂量越均匀，剂量分布越合理。

$$HI=\frac{(D_{2\%}-D_{98\%})}{D_{50\%}}$$

三、生物学指标

肿瘤放射治疗的基本原则是提高肿瘤控制概率的同时尽量降低正常组织的损伤概率，与此相对应的常用生物学指标是正常组织并发症概率（NTCP）和肿瘤控制概率（TCP）。因此，常用的生物学模型包括 NTCP、TCP 等模型。

（一）TCP 和 NTCP

以生物学指标评估治疗计划，是基于吸收剂量和照射体积对物理剂量分布的补充，与放射治疗目的相关，更具有临床意义，一个好的治疗方案应使肿瘤得到最大可能的治愈（高 TCP）和使正常组织并发症最小（低 NTCP）。TCP 模型与肿瘤体积、肿瘤内克隆源性细胞密度、单次剂量、单次剂量照射后细胞存活数及照射次数等因素相关。NTCP 是建立在剂量 - 体积关系上的数学模型，可以通过调整模型参数，计算不同正常器官在接受一定照射剂量后出现放疗并发症的概率，从而对放疗毒性反应进行预测，也可据此对不同的治疗方案进行生物效应的量化对比。TCP 是基于细胞杀伤的统计原理，假定只有所有克隆源性肿瘤细胞被杀死，肿瘤才能被完全控制，NTCP 基于类似原理，只有足够的正常细胞被杀死，才能出现正常组织的损伤。

（二）等效均匀剂量和有效体积

上述计算 NTCP 的模型中均假设整个器官或组织，或部分器官或组织受到单一剂量的照射，但实际上整个器官或组织，或部分器官或组织总是受到不均匀剂量的照射。等效均匀剂量（equivalent uniform dose，EUD）是指器官或组织的部分体积 V 受到均匀剂量 D 的照射造成的器官或组织的损伤，相当于整个器官或组织 $V_{100\%}$ 受到均匀剂量 EUD 照射造成的损伤，即

$$NTCP(V,D)=NTCP(V_{100\%},EUD)$$

有效体积（effective volume，EV）是指当器官或组织的部分体积 V 受到均匀剂量 D 照射造成的器官或组织的损伤，相当于器官或组织的一部分体积 EV 受到最大剂量 D_{max} 照射造成的损伤：

$$NTCP(V,D)=NTVP(EV,D_{max})$$

（翟福山）

第三节 治疗计划系统

治疗计划系统（treatment planning system，TPS）用于放射治疗的射束和剂量分布设计，放射治疗从简单的普通放射治疗，发展到三维适形调强放射治疗，治疗计划设计也从单纯的手工计算到二维平面计算、三维适形、逆向调强计划设计。用计算机计算二维剂量分布，减轻了手工计算工作量，提高了计算精度，可显示平面剂量分布。从二维发展到三维剂量计算，增加了三维图

像重建功能、剂量体积直方图、逆向计算及预测肿瘤控制概率和正常组织并发症发生概率生物学效应等功能。

一、治疗计划系统硬件配置

治疗计划系统是工作站级计算机，要求具有较高的运算速度、较大的存储容量、高分辨率图像显示等指标。TPS 可与其他设备联网，如与 CT、MR 等模拟定位设备联网，获取患者的图像资料，与加速器等治疗设备联网完成治疗数据传输、实施治疗及验证等。彩色打印机打印治疗计划参数、文字及图形报告，具有大容量的资料存储设备以便存储患者全部文字和图像资料。

二、治疗计划系统软件功能

治疗计划系统通常包括有计算机操作系统，数据管理及临床应用等模块。

（一）放射治疗设备数据模块

1. 放射治疗机机械数据 放射治疗机机械数据包括设备名称、射线类型和能量、治疗设备机架和准直器机械运动数据、治疗床的机械运动数据、楔形板数据、挡块数据、MLC 几何数据等。

2. 放射治疗机剂量数据 不同的剂量计算模型所需要的治疗设备剂量参数不同，通常需要开野的剂量数据如百分深度剂量数据、离轴剂量分布及散射数据、楔形野剂量数据、MLC 射野及挡块射野剂量数据等。

（二）患者数据模块

患者数据模块包括患者的临床基本资料如年龄、性别、病种、病变部位、病理等，还需要患者的模拟定位图像，如 CT、MR、PET 图像等。

（三）图像处理及图像显示模块

1. 患者图像进行处理 对每幅患者图像勾画外轮廓、肿瘤轮廓、危及器官轮廓等，并对各组织器官密度校正。

2. 患者 CT 图像三维重建 依据 CT 断层图像，重建显示冠状面、矢状面、三维立体轮廓、三维立体实体及三维立体旋转显示和任意切面显示等。显示 BEV、REV（room eye view）、DRR（digitally reconstructed radiograph）视图等，应用 BEV 观察射野与靶区、重要器官及正常组织的相互关系。利用 REV 显示患者和治疗设备相对空间位置关系，可提示治疗设备是否与患者发生碰撞。DRR 是利用 CT 断层图像用数学方法重建 X 线图像，用于模拟计划的实施和治疗前患者体位验证。

（四）图像融合功能

临床影像学检查有 CT、MR、放射性核素影像、超声图像等，按成像模式可分为两类，即解剖成像和功能成像，前者主要描述人体形态信息，如 X 线成像、CT 成像；而功能成像主要是描述人体内物质代谢功能动态变化信息，如单光子发射断层成像（SPECT）、正电子发射断层成像（PET）。图像融合是充分利用不同模式、不同时间的图像，获得互补信息，使临床诊断和治疗更加准确完善。图像融合方式分为不同模式图像融合和相同模式图像融合，不同模式图像融合称为交互融合（或称为多模融合），是指融合的两幅图像来源于不同的成像原理的图像，如 CT 与 MR，CT 与 PET 图像利用不同模式图像在靶区显示方面的优势，更精确地确定靶区。相同模式的图像融合（或称单模融合）是指待融合的两幅图像是由同一设备不同时间获取的图像，如患者在治疗过程中肿瘤缩小、水肿区变化、患者体重减轻等因素导致患者的肿瘤大小及肿瘤和正常组织位置关系发生改变，因此在治疗期间重新对患者进行 CT 扫描，重新进行治疗计划设计，两次 CT 的图像融合可以得到重新设计计划需要的信息，方便计划设计。

（五）剂量计算模块

1. 剂量计算模块是治疗计划系统的核心，调用各模块中的数据，依据剂量计算数学模型进行剂量计算，剂量计算模块通常分为外照射和近距离照射。外照射剂量计算模块又分为X线和电子束计算模块，各有不同的剂量计算模型，可以独立计算，也可以相互混合进行剂量计算。近距离剂量计算分为腔内、插植、植入等不同治疗方式的剂量计算，各自有不同的剂量计算数学模型。

2. 在横断面、冠状面、矢状面及三维立体图像上显示等剂量分布，用于评估组织内任意点、线、面的照射剂量。TPS可计算靶区和危及器官剂量体积，以DVH方式显示，评估治疗计划的优劣，并且可以进行不同计划的比较。

（六）治疗计划输出模块

治疗计划确认后，打印治疗报告，并通过网络传输到治疗设备，以备实施治疗，同时需要将治疗数据通过网络传输到治疗设备。治疗计划输出内容包括治疗参数控制文件、多叶准直器控制文件、治疗单、基于CT解剖图像的等剂量线分布图、DVH图等治疗计划资料。

三、治疗计划系统质量控制

随着计算机技术、放射物理技术和医学影像技术的发展，治疗计划系统运算模型更完善，运算速度更快、更精确，治疗计划系统的质量控制和质量保证内容也在不断演变中，为了保证治疗计划系统正常运行，必须建立完整的质量保证和质量控制体系。

（一）验收

治疗计划系统安装完毕后，验收包括三部分，硬件、系统软件和计划设计软件。检查硬件设备的型号、数量，是否能够正常工作，输入输出及屏幕显示是否正确。是否是系统规格中所要求的版本或升级版，外围设备驱动程序是否完整等。计划设计软件功能是否齐全，且能正常工作，输入标准数据和特殊数据进行计划设计的验证。

（二）治疗机数据采集

治疗计划系统验收后需要配置治疗机的各种机械结构参数，以便TPS能够模拟可能的机械运动和限制，精确描述加速器机架、治疗床、准直器的旋转情况及运动限制，几何参数包括等中心、准直器、限光筒等，机架、准直器、多叶准直器、治疗床等运动位置和限位。对于IMRT照射，TPS需要模拟MLC准直器位置和运动速率。TPS还需要提供与补偿器（compensator）的衰减因子相关的物理数据。TPS还需要限光筒末端到标称SSD的距离及电子限光筒外形尺寸等信息。TPS还需要配置与射束剂量相关的参数包括开野和楔形野的百分深度剂量、离轴剂量、输出因子、楔形因子、托盘因子和其他附件因子等，以及与MLC相关数据包括叶片穿透、相邻叶片间的穿透及当相对叶片合拢时的端面穿透。这些参数的准确性，将直接影响治疗计划结果。

（三）输入图像测试

测试需要输入到计划系统的图像质量，如CT图像和MR图像均匀度、几何失真度、几何尺寸和空间位置的精确度、CT值的准确性等。

（四）剂量算法测试

设计一组测试例或标准测试包，利用治疗计划系统计算测试剂量及剂量分布，特别是体表入射面剂量建成区和出射面剂量跌落区，高剂量梯度区的测试，在治疗机上执行测试例并记录测量结果，将测量结果与计算结果进行比较分析，判断剂量计算的准确性。

（五）计划输出

检测治疗计划在传输过程中数据是否丢失，数据打印的准确性测试。

（六）常规质量保证

定期的TPS质量测试是放射治疗安全实施的重要环节。TPS验收并经过临床测试以后，应建立定期的质量保证程序，来验证TPS的计算结果。保证系统性能始终保持在验收水平，定期与验收时测试结果比较，如果有偏差，找出原因，使系统恢复到验收状态，测试不仅验证物理数据，如百分深度剂量、离轴剂量、挡块射野的效果、平方反比定律、衰减和半衰期等，还需要测试输入输出设备空间位置精确度，CT、MR 图像质量等。

（翟福山）

第四节 治疗计划剂量验证

三维适形放射治疗（3D-CRT）及常规放射治疗计划简单，其照射野内的剂量计算分布比较可靠，只要对直线加速器及其附属放射治疗设备做日常的质量保证足以保证放射治疗物理剂量的准确性。然而三维调强放射治疗（IMRT）或容积调强（VMAT）计划中每个射野的执行是一个复杂的过程，为了保证治疗的有效性及准确性，实施调强计划必须有完善的质量控制与质量保证，其中涉及多叶准直器的位置精度、直线加速器的输出剂量率稳定性、准确性及其机械精度等。如果剂量验证没有严格把控，很有可能存在较大误差。本节着重介绍调强放射治疗计划的剂量验证。

剂量验证分为绝对剂量的验证和相对剂量分布的验证，包括点剂量验证、二维平面剂量验证、三维剂量验证及第三方独立计算软件。不同的剂量测量方法需要相应的仪器设备，这些仪器设备的测量精度决定了剂量测量的结果，所以这些测量工具应依据相应规程定期进行校准标定。

一、点剂量验证

圆柱形（指形）电离室在剂量线性、能量响应及重复性等方面具有很好稳定性等优点，所以在剂量验证过程中，用指形电离室对感兴趣点作绝对剂量的验证。但是必须根据国家标准进行校准后才能进行测量。目前临床剂量验证常用的指形电离室有 3 种灵敏体积，分别是 0.6cc、0.125cc 和 0.015cc。0.6cc 电离室是放射治疗中最常用的一种，加速器绝对剂量的标定都使用这种电离室。

调强计划照射野内或射野边缘，剂量分布可能是不均匀的，在做感兴趣点绝对剂量验证时，物理师应选取剂量变化相对平缓的区域，因为在剂量分布陡峭之处，0.6cc 收集体积的电离室长度超过 2cm、体积大，此时感兴趣点测量结果显然不能代表某一点的剂量，而是一个小区域的平均剂量；所以应考虑电离室的体积效应造成的验证误差，通常采用在水模体或等效水模体 CT 图像中勾画出电离室的有效测量体积并计算其平均剂量，与电离室的测量结果进行绝对剂量的验证。当照射野位于同一方向时，电离室摆位时同时要考虑电离室的有效测量点（位于电离室前方 2/3 半径处）。使用 0.015cc 的电离室在体积上是非常符合照射野内点剂量验证，可认为是点剂量的测量，但是有效收集体积太小，收集到的电荷量很少，以至于漏电流及静电计电子线路的噪声可能对测量结果产生较大的影响；另外，由于体积小，中心电极大多采用铁类的高原子序数材料，这类材料容易使电离室对低能散射光子产生过度反应，导致测量结果存在一定的误差。

应用 0.125cc 的电离室有效灵敏体积收集的电荷量适中，漏电流及静电计电子线路的噪声相对测量的结果影响较小，其测量结果也受到广大业内人士的认可，可作为照射野绝对剂量验证的标准电离室。

IMRT 绝对点剂量的测量方法如下：在 CT 模拟定位机下扫描体积为 30cm × 30cm × 30cm 的等效固体水模体，将带有相应电离室（如 0.125cc 电离室）适配孔的等效固体水放置中间层面，IAEA 277 号报告中要求测量模体横向及纵向尺寸至少等于照射野外放 5cm 的边界，这样才能保证剂量测量点有足够的侧向散射和反向散射体积。在等效固体水模体的 CT 图像中应逐层勾画出电离室的有效测量体积（图 3-10），将 IMRT 的计划移植于该模体中进行剂量计算，取该计算体积的平均剂量与相同条件下电离室测量的结果进行绝对剂量的对比，两者误差应小于 5%。同时注意在测量时应该避免治疗床对吸收剂量的影响。

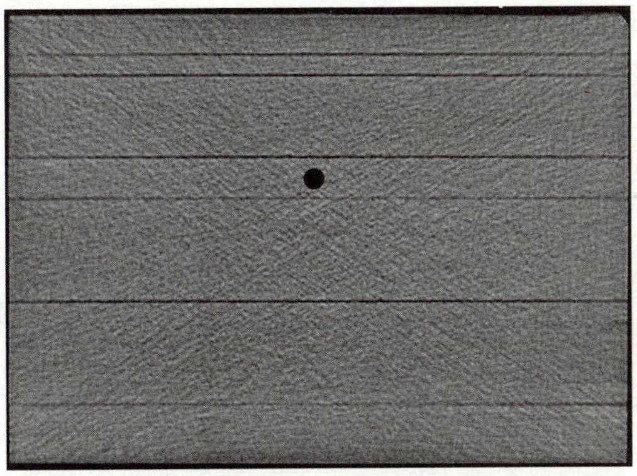

图 3-10 等效固体水模体的 CT 图像
（中间为电离室的有效测量靶区）

总之，调强放射治疗剂量验证时，很小的位置偏差可能对剂量有较大的影响，在剂量梯度变化较大处，1mm 的位置偏差导致的剂量变化可达到 5% 以上。

二、二维剂量验证

放射治疗计划剂量在感兴趣平面或参考平面（冠状面、横断面及矢状面）的剂量分布的验证，弥补了只对一个点或几个点做绝对剂量验证的不足。目前用于测量调强放射治疗计划平面剂量分布的二维平面剂量检测工具如下：

（一）胶片剂量测量

胶片剂量测量属于连续测量，具有极高的空间分辨率。最常用的新一代胶片为免洗放射性铬胶片，具有以下特点：胶片经辐照后不需要化学处理可以直接显色，对可见光不敏感，并可在日常室内光线下操作，无需冲洗胶片，免去了暗室操作和显影定影等过程造成的误差，可放在水中进行剂量测量；可以裁剪任意大小尺寸进行测量，近似组织等效及较高的能量响应，主要用于相对剂量的测量。放射性铬胶片剂量验证系统由三部分构成：放射性铬胶片、彩色平板扫描仪及胶片剂量分析软件。

首先要对胶片进行剂量刻度并建立胶片剂量响应曲线，将免洗放射性铬胶片切割成为 10cm × 10cm 大小的小胶片，共 7 张并按顺序编号。将胶片水平居中放置于等效固体水模体中（图 3-11），胶片中心与射野中心一致，能量为 6MV，SSD 为 100cm，深度为 5cm 处，SSD（源到固体水表面距离）为 10cm，照射野大小为 10cm × 10cm，分别给 0MU、30MU、50MU、100MU、

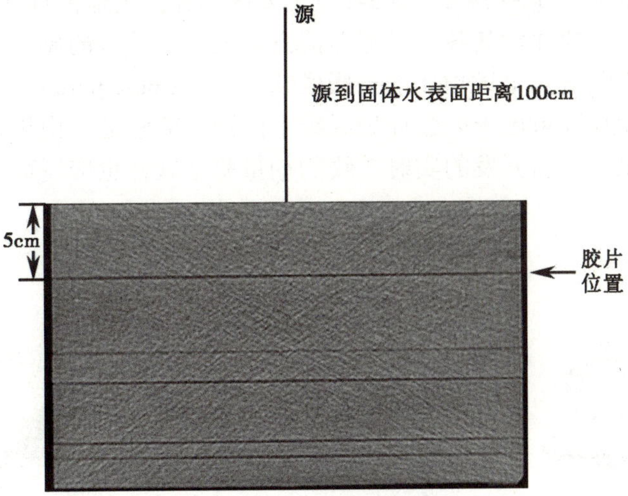

图 3-11 胶片剂量刻度示意图

200MU、300MU 及 400MU 的机器跳数，按顺序依次照射。利用胶片分析软件把曝光后的放射性铬胶片进行扫描分析，并输入对应的剂量，形成胶片剂量响应曲线（图 3-12）。

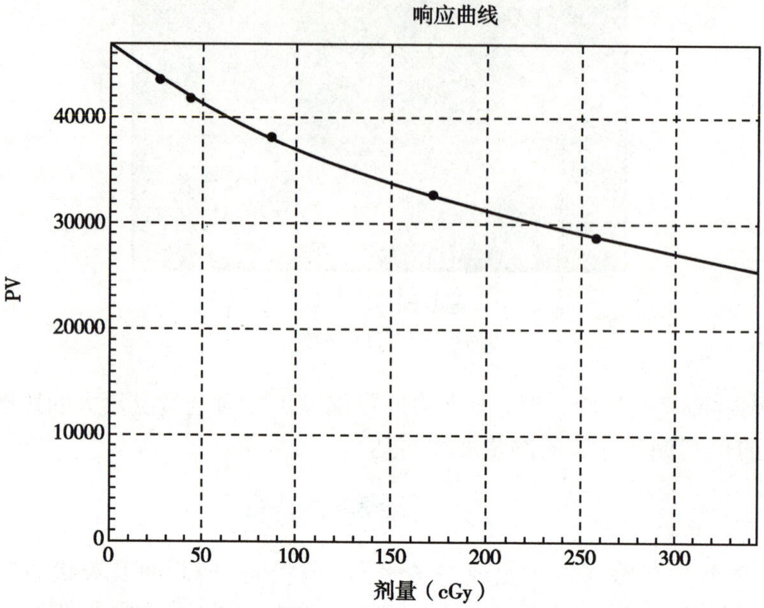

图 3-12 胶片剂量响应曲线

把刻度后的免洗放射性铬胶片置于模体（图 3-11）中，它可以测量指定横断面的剂量分布，可以测量单个照射野，也可以测量计划的全部照射野，但是辐射照射后需要经过一定的时间（建议照射后 2 小时以上）才能达到稳定的显色。用特定的扫描仪在红绿蓝三色模式下将胶片扫描到计算机中，经软件处理后得到相应的等剂量分布并进行 Gamma 指数及 DTA 分析比较。

（二）二维平面阵列式探测器

二维平面阵列式探测器是基于二极管或电离室探测器组成的二维阵列，每个探测器的位置是固定的，有限分布的探测器数量导致其空间分辨率低，而且明显差于胶片测量。二维平面阵列式探测器经过剂量校准后，放射治疗计划剂量验证在照射后可立即得到测量结果，有助于及时判断误差的来源及误差的范围。临床上 IMRT 及 VMAT 技术大量开展，需花费大量的时间去做计划剂量的验证，由于二维平面阵列式探测器的便利性及高效性，节约了大量验证时间，现已被广泛应用于临床调强放射治疗的质量保证。

商用的二维平面阵列式探测器（图 3-13）主要区别在探测器的性质、数量、间距及最大的测量面积，在测量时特别要注意其各自探测器前方建成区等效水的厚度，以免测量深度不同造成的剂量误差。其中加速器机载的电子射野影像装置（electronic portal imaging device，EPID）亦属于二维平面阵列探测器，可用于调强计划二维平面剂量的验证。由于是加速器机载的，更加缩短了验证时间，甚至一些新开发的实时在线的剂量验证软件也应运而生，为实施精确放射治疗

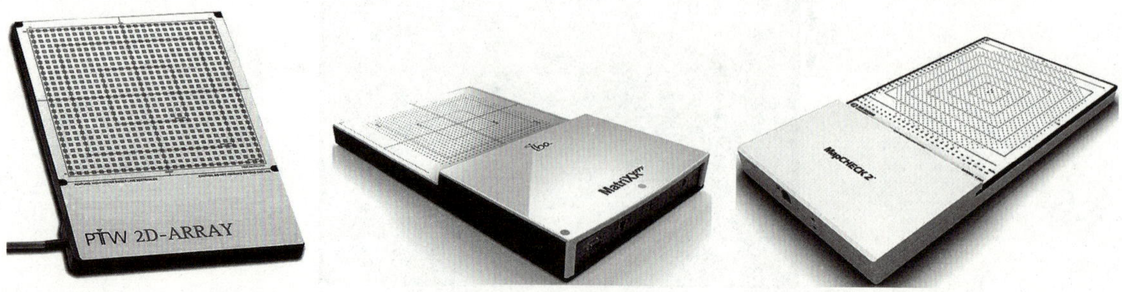

图 3-13 二维矩阵探测器

提供了更加可靠的剂量保证。二维电离室探测器的优点在于校准方便，可以进行实时测量，几乎没有时间延迟，并可以直接作为绝对值的测量。

三、三维剂量验证

目前IMRT和VMAT在临床上得到广泛应用，特别是VMAT计划在设计和执行过程中具有很多动态变化的参数，增加了计划实施的不确定性。因此，需要对VMAT技术的QA工作提出更高的要求。二维平面阵列探测器是所有射束叠加在某一特定层面的剂量分布，无法获得三维空间上剂量分布的信息，这是它的局限性。商用的三维矩阵探测器（图3-14）制作采用的工艺不同，主要有分布在圆筒壁上的探测器、垂直交叉的平板探测器及旋转平板探测器等方式，可以在三维方向上进行调强放射治疗的剂量测量。其中机载的EPID及悬挂加速器机头的二维探测器与加速器同步旋转运动，可实时采集患者治疗过程中影像信息，根据影像信息与剂量的关系，来计算患者体内特定平面实时的剂量分布，为精确的放射治疗提供实时剂量验证方法。

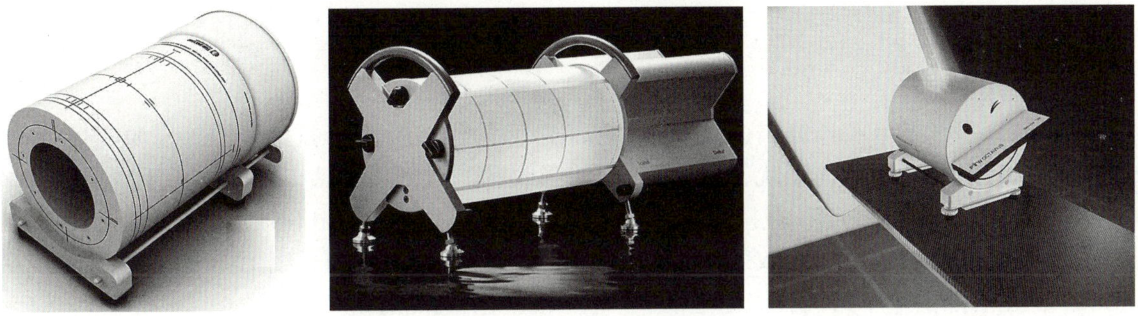

图3-14 三维矩阵探测器

四、基于软件的剂量验证方法

调强剂量验证不仅要花费大量时间，还需要验证设备，因而有些医学物理学家认为可以通过计算的方法加以验证，一种简单的独立计算软件可以输入调强计划的多叶准直器文件等一系列条件，独立计算一些点的剂量，然后和计划系统的计算结果比较以确定计划系统计算的正确性，如果两者符合，则计划系统有较大误差的可能性就大大降低。

蒙特卡罗方法是放射治疗剂量计算方法中最精确的，和实际测量基本一致，由于计算时间太长而不能大量应用于实际临床工作，但是在调强计划验证方面可以用来对系统做测试以发现存在的严重问题。

五、相对剂量分布的评估分析

临床上为了保证IMRT或VMAT计划输出剂量的准确性，必须对三维治疗计划系统输出的剂量进行剂量学的验证，但是用什么方法来分析验证剂量的准确性，这也是一个值得研究的课题。目前最常用的是Gamma指数分析方法。

1. 剂量偏差分析（dose deviation） 体模中某点剂量测量值与该点计算的剂量值的偏差，为剂量偏差。在剂量相对平缓的区域，即使剂量差别不大，等剂量线距离也可能很远，所以剂量偏差分析适用于剂量梯度平缓区。

2. 等剂量距离偏差分析（distance to agreement，DTA） 等剂量距离偏差分析是指某一点上剂量测量值与计算的剂量值偏差超出指定的误差范围时，考虑以该点半径为r（指定的误差距离）的球内寻找满足误差范围内的测量点。对在高剂量梯度区域，因为微小的位置偏差可以导致较大的绝对剂量的误差，DTA适用于剂量梯度陡峭区。

3. Gamma指数分析方法 综合考虑剂量偏差与DTA分析方法，对剂量陡峭的区域及平滑区域均加以综合考虑，可定量、快速比较两种剂量分布的整体偏差情况，Gamma 指数标准包含两部分，一是剂量误差不超过误差范围（2% 或 3%），二是等剂量线偏差距离不超过误差范围（2mm 或 3mm），只要有一项符合要求，即认为是符合要求的。Gamma 指数分析方法就是把这个误差控制标准用数学形式表示出来，全面反映测量和计算之间的差别。

（李小波）

第五节 近距离后装治疗计划设计

近距离后装治疗是通过施源器把密封放射源送到肿瘤中或肿瘤附近，放射源体积很小，利用计算机控制点源在体腔内按照一定的时间间隔步进位移，可以得到治疗所需要的剂量分布，对病变区域进行放射治疗。应用线状源按照一定的排列规则植入体内，同样可以得到满足治疗需要的剂量分布。近距离后装治疗使用特定的剂量学系统计算治疗时间和治疗剂量。

一、近距离后装治疗剂量计算

（一）有效活度

放射源周围剂量分布计算，在考虑到与距离平方成反比定律的同时，还应考虑源的自吸收，源内的多次散射和源的几何形状、放射源封套的吸收和滤过效应等诸多因素。由于放射源封装材料的滤过吸收和散射效应，直接测量放射源的活度比较困难，常用有效活度来表示放射源的强度。有效活度定义为近距离放射源在空气中沿着过放射源中点的垂线上参考距离处（通常为 1m）处，产生的照射量率与同种未滤过的放射性核素产生的照射量率相同。

（二）点源照射剂量率

近距离放射源可认为是各向同性的点源，点源周围某一点处照射剂量率与其距源的距离平方成反比。

$$\dot{X}=\frac{A\times\Gamma_X}{r^2}$$

式中，Γ_X 为放射性核素的照射量率常数，放射性活度（1Bq）的点辐射源在距离 1m 远处所造成的照射量率 Γ[$Rm^2/(h\cdot Bq)$]；A 为放射性活度（Bq），r 为某一点距离源的距离。

（三）点源比释动能率

空气中距放射源距离为 r 的 P 点空气比释动能率为 $K_{air}(r)$。

$$K_{air}(r)=\frac{A\times\Gamma_{AKR}}{r^2}$$

式中，Γ_{AKR} 为特定放射源的空气比释动能率常数[$\mu Gy/(m^2\cdot GBq\cdot h)$]。

（四）基于空气比释动能的线源剂量计算

近距离后装微型柱状放射源附近，应按线状源进行剂量计算，可以把线状源看成连续的点状源，空间一点 P 的剂量是由每个点源对 P 点剂量贡献之和，即组成线状源的无数个点源在 P 点形成的剂量积分（图 3-15）。长度为 L 的线状源，总活度为 A，相距为 r 处 P 点的比释动能率为

$$K_{air}(r)=\int_{a}^{a+L}\frac{A\times\Gamma_{AKR}}{L\times r^2}\times e^{-u\times\frac{t}{\cos\theta}}\times dx=\frac{A\Gamma_{AKR}}{Lh}\times\int_{\theta_1}^{\theta_2}e^{-u\times\frac{t}{\cos\theta}}\times d\theta$$

（五）近距离后装治疗剂量率

近距离后装治疗处方剂量参考点或参考面的剂量率分为：①高剂量率 >12Gy/h，高剂量率后装治疗时间短，可在几分钟至十几分钟内完成一次治疗；②中剂量率 2～12Gy/h；③低剂量率 <2Gy/h。

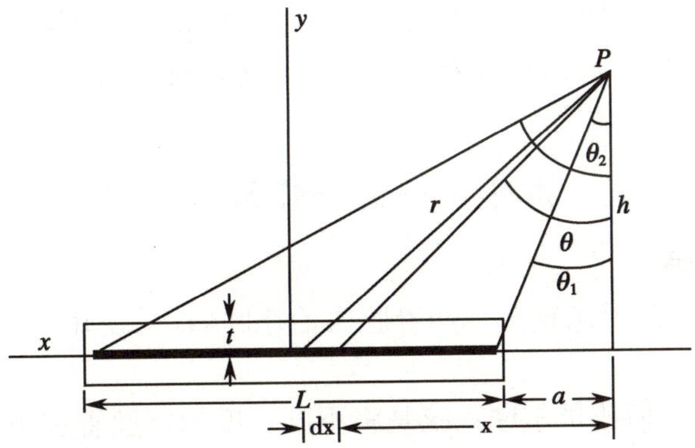

图 3-15 线辐射源剂量计算示意图

二、近距离后装计划设计

近距离后装治疗一般分三步：第一，将带有定位标记（假源）的施源器按一定规则送入或插入治疗区域，拍摄 X 线定位片或 CT、MRI 扫描；第二，重建出施源器或假源的几何位置，并根据临床要求，设计治疗计划；第三，根据治疗计划，通过假源试模拟运行正常后，运行放射源实施治疗。

（一）模拟定位

准确计算剂量分布的前提是准确地确定放射源位置。近距离后装治疗模拟定位，首先选用合适的施源器，通过腔道或组织间植入的方法将施源器放入或紧贴病变部位，再将定位所需的金属标志串（俗称假源，间距 10mm）送入施源器内，然后获取模拟定位图像，通常有两种方法：

1. 在模拟机或 X 线机或 C 形臂下拍摄两张不同角度的 X 线定位片，拍片方法有正交法、等中心法、交角法等。正交法是拍摄正侧位片各一张，两片线束中心轴线垂直通过等中心，类似拍正侧位诊断片，但要求两片严格垂直。等中心法用于回旋式模拟定位机或旋转式 X 线诊断机，先确定焦点到中心点的垂直距离，然后左右旋转相同角度，拍摄两张 X 线定位片。交角法类似于等中心法，但拍摄左右两定位片的角度不相等，焦点至等中心的距离也可不同。

2. 应用 CT 或 MRI 扫描获取断层图像，根据肿瘤位置确定扫描范围，将扫描图像传输至计划系统。

（二）施源器空间位置重建

利用计划系统软件，给出相关参数后（焦点到中心的距离、中心到 X 线片的距离、对称角度、所用管道数、步数及起始终止点），将 X 线定位图像或 CT、MRI 断层图像信息输入计划系统内，完成施源器和假源空间重建，计划系统可在不同平面内显示施源器和假源的位置。

（三）治疗计划优化

施源器和假源空间位置重建完成后，设置好的剂量参考点与参考剂量，如食管、气管癌剂量参考点设在距源轴 10mm 处，直肠癌、阴道癌设在黏膜下，参考点剂量多为每次 5～10Gy，每周 1～2 次，照射剂量为 20～30Gy，总剂量根据病情及外照射剂量综合考虑。计划优化处理是指通过计算机进行复杂的数学运算，将距离放射源相同或不同距离的参考点达到相同的剂量，这需要设计放射源在各驻留点驻留不同的治疗时间来完成。优化是巧妙调整放射源的驻留位置和相对的驻留时间，以得到预期的结果。目前应用的优化方法是解析方法，通过求解系列方程式得到解决方案，还有随机寻优技术，以达到临床目标的要求。

（四）剂量分布显示

两维平面剂量分布，包含或接近多数放射源中心的中心平面或任意平面的剂量分布，显示靶体积和放射源的位置。三维剂量计算提供靶体积的适形度和正常组织的接受剂量，可显示等剂量面及剂量体积直方图（DVH）。剂量分布三维显示的最主要优点是，可实现在三维任意方向观察覆盖靶区剂量。检查不同平面的剂量分布图，如果剂量分布欠佳，可再行调整，通过增减某些驻留点的时间或重新优化，直到满意为止。治疗计划完成、确认后，则可操作控制系统，按制订的计划进行治疗。

三、近距离后装治疗剂量学定义

（一）腔内治疗剂量学

腔内近距离治疗是把放射源置于自然管腔内治疗肿瘤，广泛用于宫颈、宫体和阴道肿瘤的治疗。

1. 斯德哥尔摩系统 斯德哥尔摩系统是将不同长度的宫腔管和不同宽度的阴道容器包绕宫颈，使用较高强度的源，60～80mgRa（毫克镭当量），每次治疗27～30小时间隔3周，治疗2～3次，称为大剂量、短时间分次治疗。

2. 巴黎系统 使用3个独立的球形容器，中间容器对准宫颈口，两侧容器贴在阴道穹窿，所有源总强度为40～70mgRa，总治疗时间为6～8天，低强度源、低剂量率，长治疗时间连续治疗。

3. 曼彻斯特系统 使用中等强度的放射源，阴道容器为卵形容器，系统设置了A点和B点作为剂量参考点（图3-16），A点位于宫颈口上方2cm，宫腔轴线旁开2cm的位置；B点位于过A点横截面并距宫腔轴线旁5cm的位置，临床上相当于闭孔淋巴结区域，代表盆腔淋巴结接受的照射剂量。

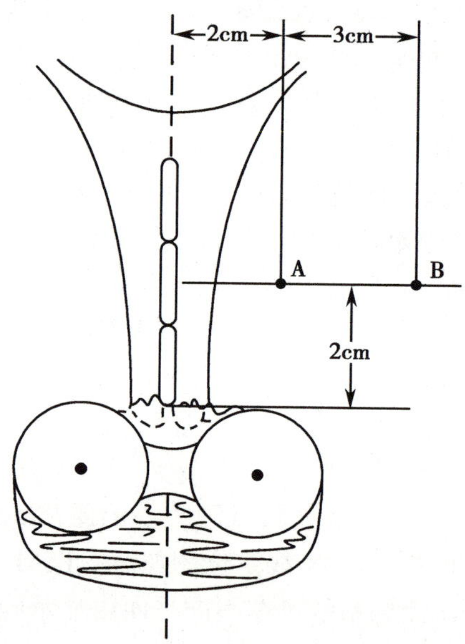

图3-16 妇科近距离治疗曼彻斯特系统示意图

近距离放射治疗与外照射不同，剂量分布均匀性差，在靶区获得处方剂量照射的同时，必须保护重要的相邻器官，避免出现严重并发症。宫颈癌腔内放射治疗最常发生的并发症，是直肠和膀胱局部受到高剂量照射。为使得这些敏感器官接受的剂量尽可能少，施源器相对于直肠和膀胱的位置就特别重要。宫颈癌后装治疗时常需使用填塞棉纱隔离的方法，减少直肠及膀胱敏感器官受量。同时，由于近距离治疗选用射线能量低，需保证放射源固定准确，保证靶区获得较高的治疗剂量。

（二）组织间插植剂量系统

组织间插植治疗是根据靶区的形状和范围，用钢针或施源器，将一定规格的放射源，按特定的排列法则，直接插植到肿瘤部位，在肿瘤区域产生高剂量照射。

1. 坤贝系统（Quimber） 坤贝系统是将相等线性活度的密封源按一定规则均匀分布在一个

平面上，源间距 1cm，构成一个面治疗施源器，多个这样的面作插植治疗，得到立体施源器。均匀分布的放射源使治疗体积中心剂量要高于周边剂量，产生非均匀的剂量分布。

2. 曼彻斯特系统（或称 Paterson-Parker 系统） 曼彻斯特剂量学系统的目标是使得治疗体积接受均匀剂量（±10% 处方剂量）。将相等线活度的密封源，基于靶体积的大小，按一定规则不均匀地分布在一个平面内，构成平面施源器，由于放射源的分布是不均匀的，获得平面中心附近组织受量与边缘组织受量接近，不均匀度小于 10%，多个这样的平面施源器，构成均匀的立体施源器。

3. 巴黎系统 巴黎系统是使用线源且相互平行，所有放射源的中心必须位于同一平面（中心平面），所有线源的强度（活度）需均匀和等值，相邻放射源的间距必须相等，在垂直于线源的平面内各源可呈直线、等边三角形或正方形排布。

（三）步进源剂量学系统

近距离后装机是采用一个微型放射源，由微机控制，以步进驻留方式模拟线源照射，该系统基于巴黎系统布源规则，根据靶体积的形状大小确定放射源的排列方式和间距，剂量计算采用对每一步进驻留位停留时间优化处理的剂量学系统，通常是等间距步长，优化停留时间，满足临床剂量分布要求。

（四）ICRU 推荐近距离治疗剂量学系统

ICRU 38 号报告对腔内近距离治疗推荐剂量学参数包括：治疗技术（放射源、施源器）、时间剂量模式、参考体积、参考点剂量（膀胱、直肠、淋巴引流区、盆壁）等。如果进行了外照射治疗，近距离治疗总参考等剂量不包括外照射的贡献。

ICRU 58 号报告对组织间插植治疗，推荐的剂量学参数包括：临床靶体积、放射源、植入技术和治疗时间、处方点 / 面、处方剂量、中心平面的参考剂量、平均中心剂量和周边剂量、高 / 低剂量区和均匀性和剂量 - 体积直方图（DVH）。最小剂量在肿瘤控制中很重要，因此需要记录周边剂量及高剂量区（大于 150% 处方剂量区域）和低剂量区（小于 90% 周边剂量区域）。

第六节 放射性粒子植入计划设计

一、放射性粒子组织间近距离治疗特点

放射性粒子植入也称为粒子组织间插植，属于近距离治疗范畴，粒子植入多为立体定向组织间插植，是经导管或植入将放射性同位素碘 -125（^{125}I）针植入到人体组织内部，对肿瘤组织进行相对永久性的放射治疗，达到治疗肿瘤的目的。碘 -125 半衰期为 59.6 天，衰变时释放出 5keV 的 X 线和 35.5keV 的 γ 射线，辐射距离短。碘 -125 源采用钛合金封闭式（图 3-17），制成 0.8mm×4.5mm 的圆柱体粒子状放射源。植入患者体内作持续定向放射，似手术切除病灶一样达到控制肿瘤的目的。植入有三种方式：模板植入、术中植入、B 超或 CT 引导下植入。

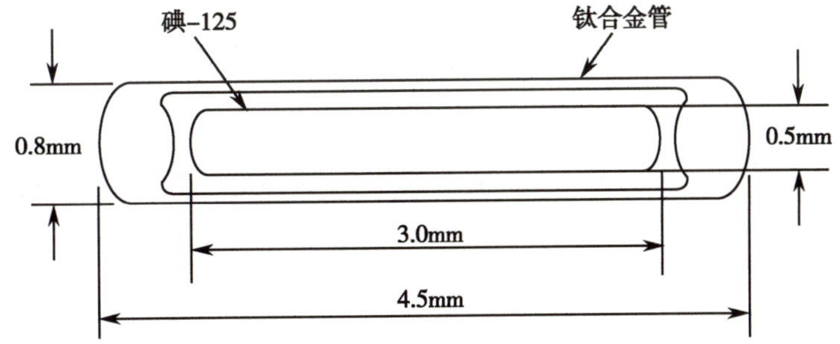

图 3-17 碘 -125 粒子源结构图

和外照射相比：①粒子源活度小，通常是 0.4～1mCi；治疗距离短（5～50mm），易于防护；②无需特殊防护，大部分能量能被肿瘤组织吸收；③治疗靶点局部剂量高，粒子源植入肿瘤组织直接照射，局部照射剂量远比正常组织高得多；④持续性照射远比反复照射好，生物效应明显提高；⑤高度适形，降低了晚反应组织损伤的发生率；⑥由于在不均匀剂量率下照射，靶区剂量分布均匀性较差，必须慎重划分处方剂量归一点。放射性粒子植入治疗适用于前列腺癌、鼻咽癌、胰腺癌、肺癌、乳腺癌和肝癌等实体肿瘤，已经成为一种成熟的治疗技术。

二、放射性粒子组织间近距离治疗剂量计算

近距离插植治疗放射源剂量计算方法，放射源周围一点 $P(r,\theta)$ 的剂量率（图 3-18）为

$$\dot{D}(r,\theta)=S_K\times\Lambda\times\frac{G_L(r,\theta)}{G_L(r_0,\theta_0)}\times g_L(r)\times F(r,\theta)$$

式中，S_K 为源的空气比释动能强度；Λ 为剂量率常数；$G(r,\theta)$ 为几何因子；$F(r,\theta)$ 为各向异性函数；$G(r)$ 为径向剂量函数。

由于相同核素不同的物理结构，式中参数也不相同，放射源的相关参数需要经过测量或利用蒙特卡罗方法计算得到。

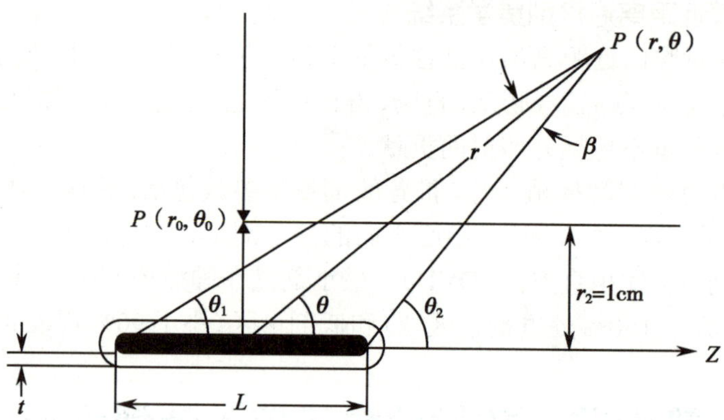

图 3-18 碘 -125 粒子源剂量计算示意图

近距离插植，经过 t 时间后累积剂量 D_c 应为

$$D_c=D_0\times\left(1.44\times T_{\frac{1}{2}}\right)\times\left(1-e^{\frac{-0.693\times t}{T_{\frac{1}{2}}}}\right)$$

式中，D_0 为初始剂量率；$T_{1/2}$ 为半衰期；$1.44T_{1/2}$ 为该核素的平均寿命。

永久插植接受的总剂量应是放射源完全衰变后的辐射剂量，即 $t \gg T_{1/2}$，则

$$D_c=D_0\times\left(1.44\times T_{\frac{1}{2}}\right)$$

三、放射性粒子近距离治疗基本设备

（一）植入设备及防护用品

定位装置有模板、头架、体架等，植入装置有植入器、植入针、机械手等，防护用品有铅眼镜、铅围脖、铅衣等。植入器配有粒子储存仓，通过植入针推送将粒子植入体内。植入针设计内有针芯，外有套管，针芯略长于套管，确保粒子能够推出。植入针末端根据植入器种类，设计成不同类型，主要是便于连接，治疗时保证不脱落。植入针套管设计有刻度，方便使用。针的长度有长针和短针两种，长针适于体内深部肿瘤治疗，短针适于人体浅表肿瘤治疗。

（二）治疗计划系统（TPS）

三维 TPS 是根据肿瘤病灶大小、形状、瘤灶周围重要器官和组织范围等情况，以及放射源的表面活度、处方剂量等参数，计算出肿瘤区和其周围组织的空间剂量分布，粒子分布图和绘出等剂量曲线，应用三维治疗计划可以精确重建肿瘤的三维形态，准确设计植入粒子的位置、数量、活度及施入路径，满足靶区剂量的具体化，个体化的优化设计要求，以指导医师作合理的植入。粒子植入计划设计包括植入前计划设计、植入术中计划优化和植入术后计划评估。计划系统软件包括操作系统、算法模型、图像显示、治疗计划四个方面，算法模型为三维数学模型，如蒙特卡罗、笔束、卷积等充分考虑散射线影响等；图像显示可进行立体显示，以及 BEV、DRR 等；DVH 评估为任意斜切面和空间剂量分布评估。应用 B 超和 CT 影像引导粒子植入，改变了原始的凭经验对肿瘤局部组织进行盲目穿刺的概念，使粒子植入治疗位置更加精确，靶区剂量分布更加理想，疗效更加明显。

四、放射性粒子近距离治疗基本术式

（一）术前准备

术前准备包括患者术前的常规检查准备。

（二）植入术前计划

植入术前对患者病变部位进行 CT 扫描，层厚 3～5mm，或获取超声图像，将图像传送到计划系统进行术前计划，首先勾画靶区及邻近重要器官和正常组织，选择植入导针数、导针位置、粒子数及位置、粒子种类及单个粒子活度，计算预期靶区剂量，包括肿瘤及正常组织的剂量分布。处方剂量应包绕整个靶体积，同时周围正常组织和敏感器官的剂量应在可接受的水平，控制靶体积内剂量不均匀程度，设计植入方式要简单，植入前计划应在 1 周内完成，以避免时间过长，靶体积发生变化。

（三）粒子植入

1. 按外科手术要求，术前禁食，清肠备皮，使用镇静剂、麻醉等，常规局部皮肤消毒，消毒好粒子及粒子装载器备用。

2. 在超声和 CT 等引导下进行粒子植入，根据术前或实时计划的剂量分布要求，进行粒子植入操作（图 3-19）。

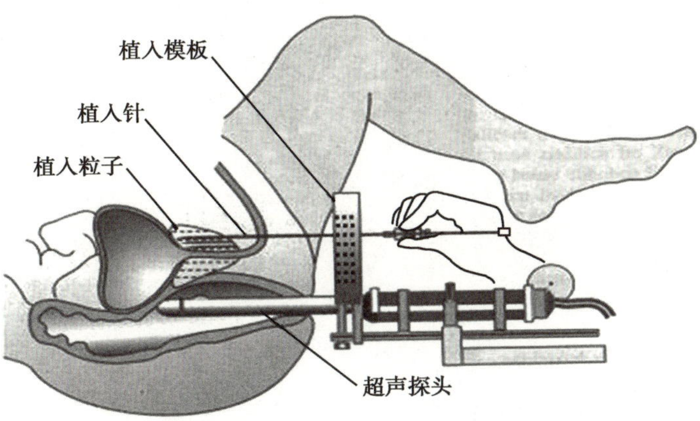

图 3-19　碘 -125 粒子植入示意图

3. 应用模板将粒子植入导针插植完成，缩短粒子植入时间，减少粒子植入时靶区结构和位置的改变，尽量减少 CT 扫描次数，减少术者受照剂量。

4. 验证植入针的位置，推注粒子。

（四）植入中计划

粒子植入过程中需要实时治疗计划剂量优化，因为治疗中患者体位很难完全保持与植入前计划一致，植入前的麻醉，可能会引起局部肌肉的收缩，植入针的插入等因素均会导致肿瘤靶体积的相对改变，因此不能盲目植入，应使用适当的影像引导设备优化剂量。要求：①正确勾画实际肿瘤靶区；②计算植入针数及粒子数；③计算靶区照射剂量；④调整粒子位置，纠正不均匀度，保护靶区相邻的重要器官。

（五）植入术后工作

粒子植入术后取出植入针体，并消毒包扎局部创面。检查手术台面，检测工作环境。

（六）植入术后计划验证和质量评估

粒子治疗后由于人体活动和器官的相对运动，需要通过平片和（或）CT 扫描来验证粒子植入质量，分析植入后的粒子空间分布是否与植入前的治疗计划相吻合，剂量分布是否有变异和植入的粒子是否发生移位。这一点粒子植入治疗与外照射不同。

1. 粒子植入术后，要尽快拍摄靶区正、侧位 X 线片，进行粒子和剂量重建，确认植入的粒子数目，粒子植入术后可以即刻验证，植入 30 天后可再行 CT 检查。

2. 依据 CT 检查的影像资料，对植入的每颗粒子定位，用 TPS 计算三维空间剂量分布，对靶区体积及相邻正常组织剂量评价，必要时做补充治疗。

3. **评估参数及评估方法** 植入到体内的每一颗粒子源周围剂量梯度是不一样的，源表面的剂量最高，离开放射源剂量将迅速减少，梯度落差将逐步减缓，因此，在治疗范围内，剂量不可能均匀。根据粒子植入的数量及位置，依据等剂量曲线，最主要的是 90%、95%、100%、150% 处方剂量线评估靶体积和重要器官的剂量分布；计算靶区适形度指数，根据 DVH 图评估 D_{100}、D_{95}、D_{90} 和 D_{80} 及 V_{200}、V_{150}、V_{100}、V_{80} 和 V_{50} 等参数。根据质量评估结果，必要时确定是否补充其他治疗。

放射性粒子植入治疗是一个复杂的治疗技术，要有必要的防护设备，应进行放射性粒子校准，粒子源的包装、消毒、装载操作时应在 >0.025mm 的铅屏蔽后进行，操作时避免粒子源破损，应进行环境污染监测，提前制订周密的植入计划，严格操作规程，所有步骤应以减少操作人员和周围人群的射线照射为准，缩短在环境中的暴露时间，减少操作时间，建立完善的操作流程和技术规范等质量保证体系。

（翟福山）

第四章 临床放射生物学基础

第一节 电离辐射对细胞的作用

一、细胞结构与细胞周期

哺乳动物细胞通过有丝分裂繁殖和传代，一个细胞分裂，会产生两个携带与母细胞完全相同染色体的子细胞。细胞周期指由细胞分裂结束到下一次细胞分裂结束所经历的过程，所需时间称为细胞周期时间。一个完整的细胞周期包括分裂间期和分裂期两个阶段。分裂间期为分裂期进行物质准备，包括 DNA 分子的复制和有关蛋白质的合成，占据了细胞周期的大部分时间。细胞增殖必须依次经过以下时期：① DNA 合成前期（G_1 期），指从有丝分裂完成到 DNA 复制之前的间隙时间，主要是进行 RNA 的复制、染色体蛋白质和 DNA 解旋酶的合成；② DNA 合成期（S 期），指 DNA 复制的时期；③ DNA 合成后期（G_2 期），指 DNA 复制完成到有丝分裂开始之前的一段时间，主要进行与细胞分裂期相关酶的合成；④有丝分裂期（M 期），细胞分裂开始到结束。

不同细胞周期时相对于电离辐射的敏感性是不同的，Sinclair 用中国仓鼠细胞离体培养实验证明，M 期细胞对于照射很敏感，较小剂量即可致细胞死亡或染色体畸变。在间期细胞中，G_2 对放射线最敏感，其敏感性与 M 期细胞相似；其次是 G_1 期；S 期细胞相对不敏感。若 S 期较长，早 S 期较晚 S 期敏感。这种放射敏感性变化的主要特征可概括为有丝分裂期细胞或接近有丝分裂期的细胞是放射最敏感的细胞。

二、细胞放射损伤与修复

（一）细胞的放射损伤

电离辐射的生物效应主要是通过直接作用或间接作用造成 DNA 损伤，从而引起一系列包括细胞死亡、突变和致癌等放射生物学事件发生。直接作用是指任何射线被生物物质吸收时，直接和细胞关键的靶原子起作用，靶原子被电离或激发从而启动一系列的事件导致生物改变。高线性能量传递（linear energy transfer，LET）射线的生物学效应即是直接作用占显著地位，如快中子和碳离子。间接作用是指射线在细胞内并不直接与关键靶起作用，而是和另一个原子或分子相互作用产生自由基，自由基扩散一定距离到达关键的靶并造成损伤。由于细胞中约 80% 为水分，低 LET 射线的生物效应在很大程度上是通过水电离产生的间接作用而形成。据研究统计，X 线对哺乳动物细胞 DNA 的损伤，约 2/3 是由羟自由基所致。

细胞群受到照射后，部分细胞会发生死亡，部分细胞仅发生损伤。一般将电离辐射引起的细胞损伤分为三种类型，即亚致死损伤（sublethal damage，SLD），潜在致死损伤（potential lethal damage，PLD）和致死损伤（lethal damage，LD）。

亚致死损伤是指受照射后经过一段时间能够完全被细胞修复的损伤，在正常情况下几小时之内即可修复。如果在未修复时再给予另一次亚致死性损伤，可形成致死性损伤。亚致死损伤对细胞死亡影响不大，但其修复会增加细胞存活率。

潜在致死损伤是指正常状态下应当在照射后死亡的细胞，若照射后改变环境条件出现又可存活的现象；若得不到适宜的环境和条件则将转化为不可逆性损伤，使细胞最终死亡。致死损伤指受照射后细胞完全丧失了分裂繁殖能力，是一种不可修复的、不可逆的损伤。

（二）细胞放射损伤的修复

DNA 是放射线对细胞作用最关键的物质，但是照射在 DNA 水平所致损伤的数量远比最终导致的细胞死亡量大。有研究表明，临床上所用的照射剂量会造成大量的 DNA 损伤，但其中大部分被细胞成功地修复。DNA 损伤后修复至少有以下两种途径：基因重组和碱基切割修复，基因重组分为同源性和非同源性两种，脊椎动物系统的 DNA 损伤修复以非同源性基因重组起主要作用。

1. 亚致死损伤修复 亚致死损伤修复是指假如将某一既定单次照射剂量分成间隔一定时间的两次时所观察到的存活细胞增加的现象。不同类型组织细胞修复亚致死性损伤的速度不一样，一般为 30 分钟到数小时。以小肠上皮细胞为例，照射后 3 小时即能完成损伤后的修复；而脊髓在照射开始后大约 24 小时才能完成亚致死性损伤修复。目前尚不完全清楚所有组织亚致死损伤的修复速率。

2. 潜在致死损伤修复 潜在致死损伤修复是指照射后改变细胞的环境条件，因潜在致死损伤修复而影响既定剂量照射后细胞存活比的现象。一般情况下这种损伤可导致细胞死亡，如果照射后环境条件改变则会出现细胞存活增加，这被认为是潜在致死损伤修复的结果。例如，照射后把细胞放在平衡盐而不是完全培养基中培养几小时，潜在致死损伤会被修复。

三、细胞存活曲线

在离体培养细胞实验体系中，细胞群受到照射后，一个存活细胞可分裂繁殖成一个细胞群体，称为克隆（clone）。这种具有“克隆”能力的原始存活细胞，称为克隆源性细胞。细胞存活曲线（cell survival curves）是通过测量接受不同剂量照射后，有增殖能力的细胞在体内、外形成克隆的能力，根据其存活率的变化所绘制的剂量 - 效应曲线。

细胞存活曲线主要用于研究以下几个放射生物学问题：①研究各种细胞生物效应与照射剂量的定量关系；②比较各种因素对放射敏感性的影响；③观察有氧和乏氧情况下细胞放射敏感性的变化；④比较不同放射分割方案的放射生物学效应；⑤观察各种类型放射增敏剂的效用；⑥比较不同 LET 射线的生物学效应；⑦研究细胞的各种放射损伤。

研究细胞存活曲线，首先需要明确细胞存活和死亡的概念。对于细胞存活和死亡的概念，不同学科的定义是不同的。放射治疗的目的是抑制肿瘤继续生长，阻止肿瘤细胞繁殖传代。因此，临床放射生物学规定细胞死亡是指任何能够引起细胞永久性无限增殖能力丢失的过程，这一定义是针对正处于增殖状态的细胞而言的。对于那些不再增殖的、已分化的细胞，如神经细胞、肌肉细胞等，只要其特殊功能丧失即是死亡。

细胞死亡有两种形式表达：增殖性细胞死亡和间期性细胞死亡。增殖性死亡是指细胞受到电离辐射后，在一段时间内仍保持完整形态，甚至可在完成几个细胞分裂周期后再死亡。增殖性细胞死亡是最常见的细胞死亡形式，增殖性死亡与放射剂量呈指数性关系。间期性细胞死亡与细胞周期无关，一般发生于电离辐射后数小时，伴发一系列生化和形态学改变，如染色体浓缩、细胞分解、凋亡小体形成，以及最终被邻近细胞或巨噬细胞吞噬。间期性死亡在 1.5～5Gy 照射剂量范围内较敏感。

细胞存活曲线受多种因素影响，如不同的物种、不同的组织等。目前，已建立了几种数学模型以更好地拟合哺乳动物细胞的存活曲线，以下简要介绍临床研究中最常用的数学模型。

（一）指数存活曲线

对于致密电离辐射（如中子、α 粒子等）照射后的哺乳动物细胞的存活曲线，在半对数坐标系上是一条直线，其特点是只有一个生物学参数，即 D_0 值，通常称为平均致死剂量。它的定义是平均每靶击中一次所给予的剂量。

存活分数（SF）与照射剂量（*D*）之间的关系以下式表示：

$$SF = e^{-\alpha D}\text{（单靶单击模型）}$$

式中，*e* 是自然对数的底，近似等于 2.718；α 是与射线的质和细胞敏感性有关的常数。这个曲线用单靶单击数学模型拟合而成，表明细胞存活率随照射剂量的增加呈指数下降，也称指数失活。当细胞受到剂量 D_0 照射后，$\alpha D_0 = 1$，这时 SF = 0.37。也就是说并不是所有细胞都受到打击，实际上只有 63% 的靶细胞受到致死性打击，而有 37% 的细胞幸免，如图 4-1 所示。

（二）非指数存活曲线

对于稀疏电离辐射（X 线、γ 射线等）照射后，细胞存活曲线在低剂量段在半对数坐标上有一个有限的初斜率（存活分数是照射剂量的指数函数）；在稍高剂量段（肩区）出现弯曲，弯曲部分跨度是几个 Gy。在高剂量段存活曲线又趋于直线（存活分数又变成照射剂量的指数函数）。解释这个现象的最常用的数学模型即是多靶单击模型和线性二次模型。

1. 多靶单击模型 其数学表达式为

$$SF = 1 - (1 - e^{-KD})^N$$

假设一个细胞内有 *N* 个相同的靶，只有当所有的靶都失活，细胞才会死亡，而每个靶的失活只需要一次被放射线击中。在这个模型中，存活曲线由以下参数描述：①初始斜率 D_1：由单一事件的细胞杀灭所致。D_1 指在存活曲线初始部分将细胞存活分数从 1.0 降到 0.37 所需的剂量，反映的是细胞在低剂量区的放射敏感性。②终斜率 D_0：由多次事件的细胞杀灭所致。D_0 指存活曲线的直线部分，将细胞存活分数从 0.1 降到 0.037 所需的剂量。③准阈剂量 D_q：它的定义是将存活曲线的直线部分向上延伸与通过存活分数为 1.0 的剂量轴相交处的剂量。准阈剂量意味着小于这个剂量将没有放射生物效应，但在射线作用中不存在无效应的剂量，因此称为准阈剂量。它表明了细胞亚致死性损伤修复能力的大小，D_q 值小则细胞修复能力弱，很小的剂量即可使其进入指数性杀灭。④外推数 *N*：代表存活曲线肩区宽度大小的参数。

D_q、D_0、*N* 三个参数中，任意两个参数便可在一定程度上反映细胞的放射敏感性。三者之间的关系可用下面公式表示：

$$\log_e N = D_q / D_0$$

单靶单击、多靶单击模型细胞存活曲线如图 4-1 所示。

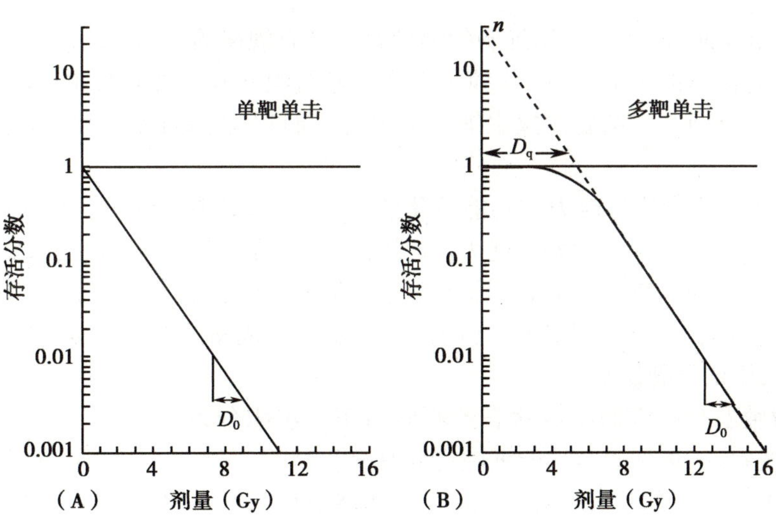

图 4-1 单靶单击（A）和多靶单击（B）细胞存活

2. 线性二次模型 线性二次模型是根据所谓双重辐射作用理论所提出的模型，假设射线杀灭细胞由两部分组成，一部分与照射剂量成比例，另一部分与照射剂量的平方成比例。因此，细胞存活曲线的表达式为

$$S=e^{-\alpha D-\beta D^2}$$

线性二次模型细胞存活曲线如图 4-2 所示。

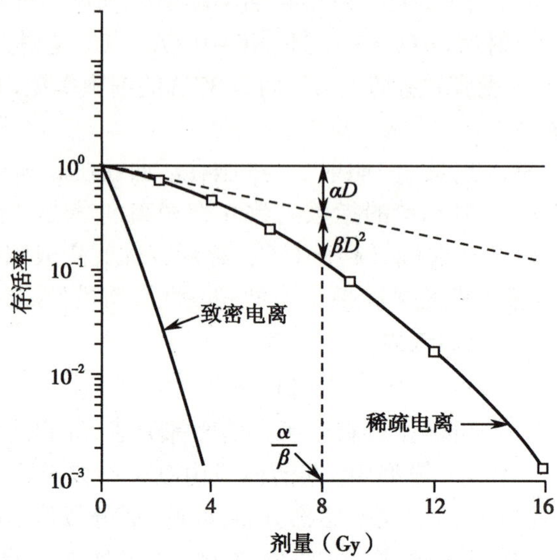

图 4-2 线性二次模型细胞存活曲线

S 是照射剂量为 D 时的细胞存活率，α 和 β 是常数。当 $D=\alpha/\beta$ 时，照射剂量与细胞杀灭成比例的部分和照射剂量平方成比例的部分相等，即线性和二次细胞杀灭的贡献相等的剂量等于 α/β 的值。系数 α 代表斜率，决定的是低剂量照射条件下的损伤程度；系数 β 代表其放射生物学效应的超线性部分，它的贡献随照射剂量的增加而加大。

第二节 电离辐射对正常组织和器官的作用

一、正常组织的结构组分

相对于肿瘤组织而言，正常组织细胞的增殖是高度有规律的，正常情况下，机体细胞的出生与死亡之间存在着微妙的平衡关系，这种关系维持着组织结构和细胞数量，这是机体自我调节机制作用的结果。但当某一细胞群发生细胞丢失时，通过自我调节作用将加快增殖，迅速补充缺损以达到平衡。

正常组织由具有不同增殖能力和功能分化的细胞组成，这些不同分化层次的细胞主要有以下 3 种：①干细胞：具有无限自我繁殖能力，正常情况下大部分干细胞都处于 G_0 期，受到刺激后可进入细胞周期。②分化或功能细胞：这些细胞通常没有分裂能力，最后因衰老而死亡。③扩增细胞：是处于干细胞和功能分化细胞之间的一个由正在成熟的细胞组成的中间层次，可快速增殖，但只具有有限的分裂次数。

根据细胞增殖及功能细胞组成状态的不同将正常组织分为两类：一类是结构等级制约组织，其特点是干细胞、扩增细胞与功能细胞之间具有清楚的、可识别的界限；另一类是灵活组织，在这种组织中，细胞层次间没有明显界限，功能和增殖细胞可来源于相同的细胞。增殖和功能层次细胞的组成状态对正常组织放射反应的结局非常重要。放射反应的最终表现取决于干细胞

的耗竭程度，而放射反应发展的过程、程度及严重性取决于干细胞中前体细胞的分化速度、方式及干细胞增殖速度。

二、早期和晚期放射反应

正常组织器官受到一定剂量的辐照后，在一定时间内会出现一定程度的放射反应，临床上会表现出不同的症状，即放射治疗的毒副作用。根据放射反应发生时间不同，RTOG/EORTC 将放疗开始第一天至放疗结束 3 个月内所发生的放射性反应定义为早期放射反应，而放疗结束 3 个月后发生的放射性反应定义为晚期放射反应。早期放射反应多发生在更新快的组织，包括口腔黏膜、消化道黏膜和骨髓等。晚期放射反应多发生在更新很慢的组织，包括肺、肾、心脏、中枢神经系统等。

临床根据正常组织的不同生物学特性和对照射的不同反应性，将正常组织分为早反应组织和晚反应组织。早反应组织的特点是细胞更新很快，照射以后损伤很快便会表现出来，这类组织损伤之后通过活跃增殖来使组织损伤得到恢复。晚反应组织中细胞群体的更新很慢，细胞更新周期达数周甚至一年，或更长时间也不进行自我更新，因此损伤很晚才表现出来。一般来说，肿瘤组织对射线的反应与早反应组织类似。

放射生物学实验及临床研究结果显示，早反应组织和晚反应组织对分次剂量和总治疗时间的反应是不同的。晚反应组织对分次剂量的变化比早反应组织更敏感，增加分次剂量，晚反应组织损伤加重，而早反应组织损伤加重并不明显。早反应组织对总治疗时间变化较晚反应组织更敏感，晚反应组织在放射治疗期间一般不发生代偿性增殖，缩短总治疗时间一般不会加重晚反应组织的损伤，但会使早反应组织来不及代偿增殖以修复损伤。因此，在临床放射治疗中，增加分割剂量时应注意晚反应组织的耐受性；而为保证肿瘤控制缩短总治疗时间时，应考虑严重急性放射反应的发生。

值得注意的是，有些组织同时存在早期反应和晚期反应的机制，因此可以在临床中看到同一器官发生不同类型的损伤。如皮肤，典型的早期反应表现为红斑、干性脱皮、湿性脱皮等，而晚期反应则表现为纤维化、萎缩和毛细血管扩张。

三、正常组织放射敏感性与耐受量

（一）正常组织放射敏感性

放射敏感性是指一切照射条件完全一致时，机体器官或组织对照射反应的强弱或速度快慢情况。如果反应强、速度快，其敏感性就高，反之则低。从细胞放射生物学角度来看，放射敏感性定义为造成一次击中所需的照射剂量越小，放射敏感性越高。

临床实践中，常根据放射敏感性的不同将正常组织或器官大致分为四大类：①放射高度敏感组织：照射剂量为 10～20Gy 时，受照组织或器官功能就会受到影响，主要包括生殖腺（卵巢、睾丸）、发育中的乳腺、生长中的骨与软骨、骨髓等。②放射中度敏感组织：照射剂量为 20～45Gy 时，基本不会发生严重并发症，主要包括胃、小肠、结肠、肾、肺、肝、甲状腺、垂体、生长中的肌肉及淋巴结等。③放射低度敏感组织：照射剂量为 50～70Gy 时，很少发生严重并发症，主要包括皮肤、口腔黏膜、食管、直肠、唾液腺、胰腺、膀胱、成熟的骨与软骨、中枢神经系统、脊髓、眼、耳及肾上腺等。④放射不敏感组织：受照剂量为 75Gy 以上时，组织或器官基本不会发生严重并发症。这类组织主要包括输尿管、子宫、成人乳腺、肌肉、关节软骨、周围神经及胆道等。

（二）正常组织放射耐受量

放射耐受量是指产生临床可接受综合征的放射治疗剂量。这个定义包括有关放射生物学的客观指标及主观指标，它受到多种因素的影响，如非标准条件的照射方式、年龄、伴发的全身性疾病、二程放疗及其他治疗手段等，临床医师记录和评价标准不一致也会带来影响。

由于存在个体差异和统计学波动的影响，耐受剂量只能代表一种概率。任何受照射组织产生 5%、50% 或 95% 给定并发症的剂量统计，都有相当大的统计学方面的不确定性。而对于如脊髓、中枢神经系统中的重要功能部位而言，即使是 5% 的可能性也是不能接受的。对耐受剂量概念的意义不明确的另一个原因是早、晚期反应之间的区别，两者之间不平行且结局完全不同。肾和膀胱照射后的放射反应就能说明这一点。50～60Gy 照射中或几周后即可出现急性膀胱炎的症状，但缓解后不会有任何后遗效应；而全肾相同剂量受到照射后，早期无明显放射反应，晚期则会出现肾功能丧失。因此，临床中放疗计划设计时需注意避免严重的晚期反应发生。

放疗计划设计中应考虑正常组织耐受量时常用的指标，即最小耐受剂量（$TD_{5/5}$）和最大耐受剂量（$TD_{50/5}$）。$TD_{5/5}$ 是指在标准治疗条件下，照射后 5 年内严重放射发生率不超过 5% 所对应的放射剂量。$TD_{50/5}$ 是指在标准治疗条件下，照射后 5 年内严重放射并发症发生率不超过 50% 所对应的照射剂量。定义中的标准治疗条件是指应用能量为 1～6MeV 的射线，每天 1 次，连续治疗 5 天，休息 2 天，10Gy/ 周。

四、正常组织的体积效应

一般来说，临床放射治疗中正常组织所能耐受的照射总剂量取决于照射野内体积大小，除此外，还与组织固有的放射敏感性和可再生细胞的数目及构成方式有关。van der Kogel 认为，在考虑正常组织受照体积对耐受量的影响时，必须区别认识结构性组织耐受和功能性耐受两个概念。结构性组织耐受取决于细胞的放射敏感性和在限定体积内使成熟细胞群保持在临界水平以上的干细胞活力。功能性耐受取决于作为一个整体器官是否能行使功能。

1988 年，Withers 等首次引进了基于功能性亚单位（functional subunits，FSU）的组织放射耐受性概念。FSU 是由单一的存活克隆源性细胞再增殖而来的最大的组织体积。与电路中的成分排列一样，FSU 分为并联结构和串联结构。在并联结构中，FSU 单独行使其功能，少量 FSU 损伤不会引起器官的功能障碍，只有当存活的 FSU 数目太少不能维持该脏器的生理功能时，才表现出放射损伤的临床症状。对于这类器官存在着一个照射的阈值体积，小于这个体积就不会出现功能性损伤；超过这个阈值体积后，随着照射剂量的增加功能性损伤加重。这类主要以并联结构存在的器官包括肺、肾、肝、腮腺等。在串联结构的器官中，器官功能取决于 FSU 的功能，只要其中一个 FSU 损伤便可因连锁反应导致整个器官的功能障碍，从而引起临床症状。在这些器官中，并发症的发生风险取决于器官中最大剂量（即“热点”）的大小，与整个器官中的剂量分布关系不大，也没有一个阈值体积。这类主要以串联结构存在的器官包括脊髓、小肠、食管等。

虽然人体内并不存在纯粹的并联器官和串联器官，但基于这些并联或串联结构组织的体积效应模式是很有用的，可解释临床上一些矛盾的现象，如肝、肾、肺受到照射后，即使有一半以上的组织损伤，可以无明显的功能障碍；而小体积脊髓受照也可能出现截瘫。

许多脏器如大脑，既不是并联结构也不是串联结构，可用中间型器官来描述。临床上大脑的放射耐受性更多地依赖于受照部位而不是受照体积有多大，因为特定的部位从事着特定的功能，即便是很小区域的照射也会导致其控制区域特定功能的永久性丧失。

照射肿瘤的剂量是取决于正常组织的耐受量和肿瘤控制剂量的平衡，而主要考虑正常组织耐受量。因此，放疗计划设计时需要着重关注发生正常组织并发症发生概率（normal tissue complication probability，NTCP）。NTCP 影响因素很多，如放射总剂量、单次剂量和照射体积等。既往有 Lyman 模型拟探讨放射治疗的剂量 - 体积效应关系，但这个模型只适用于接受均匀剂量分次照射的体积，而这在实际工作中是不存在的。随着三维适形放疗的快速发展，一种联系整体（整个器官）和局部（部分体积）损伤的剂量 - 体积直方图（dose-volume histogram，DVH）被证实是进行评估和比较治疗计划的很有用的工具。但是 DVH 中没有空间剂量分布信息，不能用来说明局部组织损伤与总的发病率之间的关系；DVH 不能区分一个器官中功能性和解剖性结构的差异。因此，在临床上应用 DVH 评估和选择治疗计划时应对其局限性有充分认识，它不能精确预测临床放疗的后果。

人体正常组织、器官体积与放射耐受量关系见表 4-1。

表 4-1 体积与正常组织耐受量（单位：Gy）

器官	$TD_{5/5}$ 体积			$TD_{50/5}$ 体积			损伤
	1/3	2/3	3/3	1/3	2/3	3/3	
肾	50	30*	23	—	40*	28	肾炎
膀胱	N/A	80	65	N/A	85	80	挛缩
骨							
股骨头	—	—	52	—	—	65	坏死
颞颌关节下颌骨	65	60	60	77	72	72	关节功能显著受限
肋骨	50	—	—	65	—	—	病理性骨折
皮肤	$10cm^2$	$30cm^2$	$100cm^2$	$10cm^2$	$30cm^2$	$100cm^2$	毛细血管扩张，坏死溃疡
	70	60	55	—	—	70	
脑	60	50	45	75	65	45	坏死、梗死
脑干	60	53	50	—	—	65	坏死、梗死
视神经	不考虑部分体积		50	—	—	65	失明
视交叉	不考虑部分体积		50	不考虑部分体积		65	失明
脊髓	5cm	10cm	20cm	5cm	10cm	20cm	脊髓坏死
	50	50	47	70	70	—	
马尾神经根	不考虑部分体积		60	不考虑部分体积		75	显著神经功能损伤
骶丛神经根	62	61	60	77	76	75	显著神经功能损伤
晶体	不考虑部分体积		10	—	—	18	白内障
视网膜	不考虑部分体积		45	—	—	65	失明
外耳 / 中耳	30	30	30*	40	40	40*	急性浆液性炎
腮腺△	—	32*	32*	—	46*	46*	口干
喉	79*	70*	70*	90*	80*	80*	软骨坏死
肺	45	30	17.5	65	40	24.5	肺炎
心脏	60	45	40	70	55	50	心包炎
食管	60	58	55	72	67	65	狭窄或穿孔
胃	60	55	50	70	67	65	溃疡穿孔
小肠	50		40*	60		55	梗阻穿孔或瘘道
结肠	55		45	65		55	梗阻穿孔或溃疡瘘道
直肠	$100cm^3$ 不考虑部分体积		60	$100cm^3$ 不考虑部分体积		80	严重直肠炎、坏死、瘘道或僵硬
肝	50	35	30	55	45	40	肝衰竭

注：* 为小于 50% 体积不会有显著改变；△为 $TD_{100/5}=50$

第三节 电离辐射对肿瘤的作用

一、肿瘤的增殖动力学

恶性肿瘤的发展与肿瘤细胞的增殖能力有密切关系，肿瘤的增殖状况决定了肿瘤生长的进程和其程度。肿瘤增殖动力学的研究可客观评价不同因素对肿瘤细胞增殖活性的影响，为肿瘤放射治疗方案的研究和设计提供依据。

（一）肿瘤的细胞动力学层次

根据 GG Steel 观点，可把恶性肿瘤细胞的动力学特征分为 4 个动力学层次：第一层次是由活跃分裂细胞组成，此类细胞是产生新生肿瘤细胞的根源。第二层次是指静止期细胞，静止期细胞常处于细胞 G_0 期，有潜在的克隆源性，可重新进入细胞周期并不断繁殖。第三层次由不再具备分裂增殖能力的分化终末细胞组成，此类细胞已失去无限增殖能力。第四层次是由死亡及正在死亡的细胞组成，在肿瘤中占有不同体积的比例。

以上肿瘤实质细胞类别各群并非一成不变的，各类型细胞间的转化是持续发生的，肿瘤内不断有细胞从一个类型向另一个转移，不同层次间的细胞转化共同决定了肿瘤的发展进程。G_0 期细胞进入活跃分裂期，可导致肿瘤细胞增多，体积增大；相反，活跃分裂的细胞也可以进入静止期甚至死亡，从而导致肿瘤细胞丢失，减缓肿瘤增长的进程。

（二）肿瘤的生长速度

肿瘤的生长速度是肿瘤发展进程中的重要决定因素。对肿瘤生长速度的描述有以下几个参数。

1. 肿瘤体积倍增时间 肿瘤体积倍增时间（tumor volume doubling time，T_d）是描述肿瘤生长速度的重要参数，受细胞周期时间、生长比例和细胞丢失率这三个因素的影响。细胞周期时间越短，生长比越高，细胞丢失率越低，则肿瘤体积倍增时间就越短，肿瘤生长速度越快。

2. 潜在倍增时间 潜在倍增时间（potential doubling time，T_{pot}）是描述肿瘤生长速度的理论参数。定义为在没有细胞丢失的理想状态下，肿瘤细胞增加 1 倍所需的时间，即由细胞周期时间和生长比例决定。细胞周期时间越短，生长比越高，则潜在倍增时间越短。

3. 细胞丢失因子 细胞丢失因子（cell loss factor）反映了肿瘤细胞丢失的情况。实验表明：当肿瘤体积增大时，细胞丢失因子逐渐增加，生长比例下降，平均细胞周期时间延长，导致生长速度下降。

$$\text{细胞丢失因子} = 1 - T_{pot}/T_d$$

（三）肿瘤的指数性和非指数性生长

理论上，肿瘤的指数性生长是肿瘤体积在相等的时间间隔内以一个恒定的比例增加。一个细胞通过分裂会产生 2 个细胞，然后是 4 个、8 个、16 个，这就是指数生长。实际上，肿瘤生长过程中会出现细胞周期时间的延长，细胞丢失率的增加和细胞的去周期化，这三个因素中任何组合都会导致肿瘤的非指数性生长。

二、肿瘤控制概率与剂量关系

（一）肿瘤控制概率的临床特征

随着放射剂量的增加和肿瘤克隆源性细胞存活率的降低，肿瘤得到控制的可能性也增加。肿瘤是否得到控制的关键在于能否消灭最后一个存活的克隆源细胞，对于要永久性控制肿瘤而言，只要有一个克隆源细胞存活，就可能导致治疗失败。因此，肿瘤控制概率（tumor cure probability，TCP）的定义是指在肿瘤中存活克隆源性细胞为 0 的概率。临床上常用 $TCD_{95\%}$ 指标，即是达到 95% 的肿瘤控制概率所需要的放射剂量。

放射治疗恶性肿瘤是否成功，除了与照射剂量密切相关外，还与肿瘤的病理类型、内在放射敏感性、临床分期、放疗剂量分布、放疗方案等多因素有关。有些肿瘤有很高的放射可治愈性，如精原细胞瘤、恶性淋巴瘤；而有些肿瘤应用放射治疗则难以控制，如多数的软组织肉瘤、骨肉瘤等。既往临床总结出的不同类型肿瘤 95% 肿瘤控制概率的处方剂量差异非常大，从精原细胞瘤的 35Gy 到黑色素瘤的 80Gy；而且在评价同种类型肿瘤 50% 肿瘤控制概率的处方剂量时也发现差异显著。如 1995 年，Okunieff 总结发现乳腺癌的 TCD_{50} 为 21.4～90.3Gy，宫颈癌的 TCD_{50}

为24.3～64.4Gy，分析可能与肿瘤的大小相关。因此，临床目前尚不能将这些差别精确量化到临床实用水平。

（二）放射治疗中的剂量-效应关系

临床放射治疗中，既定物理吸收剂量与放射生物效应及影响因素之间的关系是关注的要点，这是一个很宽的剂量范围，在这个剂量范围内特定类型放射反应的发生风险或严重程度随照射剂量的增加而增加。有多种数学函数被设计用于描述剂量-效应关系，最常用的是泊松剂量-效应模型和逻辑剂量-效应模型。

既往放射生物学研究中，电离辐射的剂量-效应曲线呈“S”形。剂量趋于0，辐射效应的发生率也趋于0，随着照射剂量的增加，其辐射效应迅速增大，当照射剂量达到一定数值后，即使剂量增加其辐射效应仅略微增高。

如图3-1所示，正常组织和肿瘤组织均有这样一个“S”形的剂量-效应曲线。对于肿瘤而言，当致死效应达到80%～90%的照射剂量时，虽可以控制肿瘤，但该剂量常常已超过正常组织的耐受量。因此，只有了解正常组织和肿瘤组织对放射线反应的不同，深入理解并充分利用这些差异，将肿瘤组织和正常组织的两条“S”形剂量-效应曲线分离得越远越好，从而到达放射治疗的最终目的——在正常组织能够耐受的条件下，最大限度地杀灭肿瘤细胞。

第四节　分次放射治疗的基础及临床应用

一、分次放射治疗的生物学基础

人们在早期临床实践中发现如果将一次照射的剂量分次给予，正常组织的放射反应会有所减轻。经过多年的实验和临床研究证明，分次放射治疗是有效的基本放射治疗方法。为了达到最佳治疗效果，制订放疗方案时需将照射时间、剂量和分次数进行优化组合，这就要求必须掌握影响分次放射治疗的生物学基础。临床放射生物学中的“4R”理论是理解肿瘤放疗反应，尤其是分次放疗反应的重要环节，也是不同放疗分割方式进行剂量计算和评估的生物学基础。“4R”是指细胞放射损伤修复、细胞周期时相的再分布、氧效应及乏氧细胞再氧合和再群体化。

（一）细胞放射损伤修复

细胞放射损伤修复（repair of radiation damage）主要包括亚致死损伤修复和潜在致死损伤修复两种形式。正常组织有较强的修复能力，肿瘤细胞因为其基因突变或基因组不稳定性及遗传物质分裂不对称性，参与损伤修复的组分功能不完善，因而修复能力下降。

1. 亚致死损伤修复　亚致死损伤修复是指假如将某一既定单次照射剂量分成间隔一定时间的两次时所观察到的存活细胞增加的现象。中国仓鼠细胞受2分次X线照射后的细胞存活实验特异说明了分次照射时细胞所存在的亚致死损伤修复现象（图4-3）。

图4-3显示了用培养的仓鼠细胞得到的分次照射实验资料。单次照射15.58Gy的存活分数约为0.005，如果把这个剂量分成相等的2次，其间间隔30分钟，细胞的存活分数要比单次照射明显高一些，随着间隔时间的延长，细胞存活分数会继续增高，而在2小时左右达到平台，这时所对应的细胞存活分数为0.02，大约为单次照射细胞存活分数的4倍。此后如果进一步增加分次剂量的间隔时间其细胞存活分数并不继续增高。

亚致死损伤的修复受许多因素影响，主要影响因素有：①放射线的性质：X线等低LET射线照射后细胞有亚致死损伤和亚致死损伤修复；中子等高LET射线照射后细胞没有亚致死损伤，也没有亚致死损伤修复。②细胞的氧合状态：处于慢性乏氧环境的细胞比氧合状态好的细胞对亚致死损伤的修复能力差。③细胞群的增殖状态：未增殖的细胞几乎没有亚致死损伤修复。

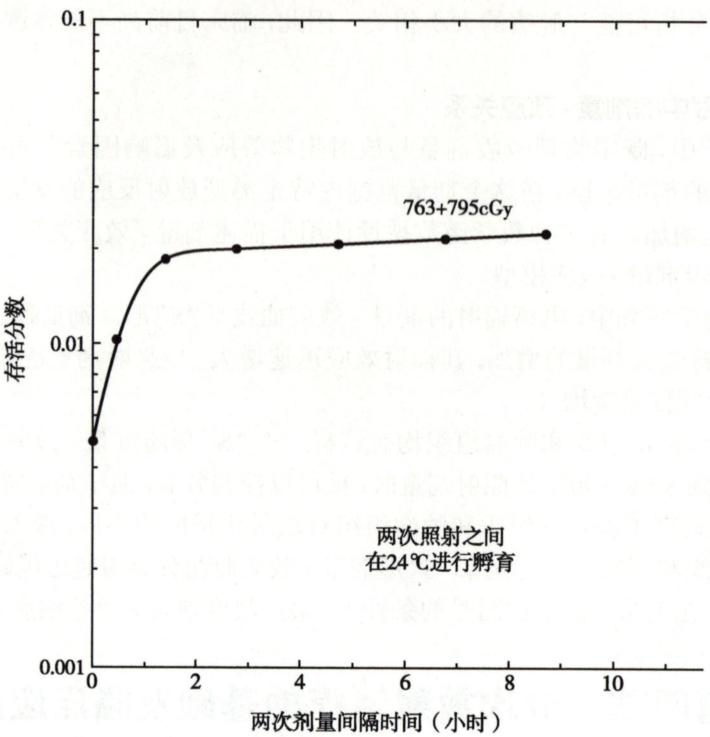

图 4-3 中国仓鼠细胞受 2 分次 X 线照射后的细胞存活

在实际工作中，常应用亚致死损伤半修复时间（$T_{1/2}$: 50% 细胞损伤修复所需时间）来表达细胞亚致死性损伤修复过程中量的变化。目前尚不完全清楚所有组织亚致死损伤的修复速率，一般为 30 分钟到数小时。临床应用分次放疗的基础之一正是利用正常组织与肿瘤组织在照射间隔完成亚致死损伤修复的差异。

2. 潜在致死损伤修复 潜在致死损伤修复指照射以后改变细胞的环境条件，因潜在致死损伤修复而影响既定剂量照射后细胞存活比的现象。一般情况下，潜在致死损伤修复主要发生非增殖的细胞中。潜在致死损伤修复受许多因素的影响，主要影响因素有：①放射线的性质：高 LET 射线照射时没有潜在致死损伤的修复。②细胞密度接触：细胞经过照射后，将细胞保持在密度抑制状态 6～12 小时，可见细胞存活率增加。③潜在致死损伤的修复也与细胞所处的周期时相有关，G_2 相、M 相和 G_1 相都没有潜在致死损伤的再修复，但 S 相有修复潜在致死损伤的能力。④细胞的氧合状态同样是影响潜在致死损伤修复的重要因素。

既往研究提示，放射耐受的肿瘤可能与潜在致死损伤修复能力有关。即放射敏感的肿瘤潜在致死损伤修复不充分，而放射耐受肿瘤具有较为充分的潜在致死损伤修复机制。

（二）细胞周期时相的再分布（redistribution within the cell cycle）

细胞周期中处于不同时相细胞的放射敏感性不同，不同时相敏感性从高到低依次为 M 期、G_2 期、G_1 期、S 期，其中 M 期最敏感，G_2 期敏感性与 M 期的敏感性相似，S 期细胞通常具有较大的放射耐受性。

分次照射时，一方面，处于不同细胞周期时相的细胞接受照射后，处于放射敏感时相的细胞失去再增殖能力，而不敏感时相的细胞逐渐进入敏感时相；另一方面，随着肿瘤体积不断缩小，生长分数增大，更多放射不敏感的 G_0 期细胞进入细胞周期进程中，提高了肿瘤对下一次剂量的敏感性。应该注意的是，如果处于相对放射抗拒时相的细胞向放射敏感时相移动的再分布，这有助于提高放射线对肿瘤细胞的杀伤效果；但如果未能进行有效的细胞周期内时相的再分布，则也可能成为放射耐受的机制之一。

分次照射后，会引起增殖快的细胞群（早期反应组织和大部分恶性肿瘤）发生细胞周期时相的再分布，产生“自我增敏”现象，从而增加这些细胞的损伤；而对于增殖很慢或不增殖的晚反应组织，一般不存在放疗后细胞周期时相再分布。

（三）氧效应及乏氧细胞的再氧合（oxygen effect and reoxygenation）

1. 肿瘤细胞乏氧现象 研究发现，肿瘤乏氧在实体瘤中是常见现象，实体中乏氧细胞的产生主要是由于在其生长过程中血液供应障碍所致。肿瘤新生血管发育不良、结构紊乱、血管收缩功能受损或缺失等因素均可导致局部血流的紊乱、肿瘤细胞乏氧及酸性物质堆积区形成。

肿瘤乏氧细胞按其产生的原因可分为两类：慢性乏氧和急性乏氧。由于从毛细血管弥散的氧不足而产生的乏氧称为慢性乏氧，又称扩散局限性乏氧。由于肿瘤内正常血流的短暂减慢或阻断所产生的乏氧称为急性乏氧，又称灌注限制性乏氧，是一过性的乏氧状态。

2. 氧效应及其意义 早期研究发现，细胞在低氧状态下达到相同细胞存活率水平所需的放射剂量高于正常氧含量环境，辐射的这种生物学效应修饰称为氧效应。其评价指标是氧增强比（oxygen enhancement ratio，OER），定义为乏氧条件下与空气情况下达到相同生物效应所需的照射剂量之比。

氧效应的机制尚不完全清楚，比较公认的理论是“氧固定假说”。当带电粒子穿过生物物质时产生许多电子对，而生物物质吸收了射线以后形成自由基，这些自由基能造成靶分子的损伤。在有氧的情况下，由于氧和电子有很强的亲和力，可以俘获靶分子电离的电子而抑制回复过程，“固定”辐射对生物分子的损伤，因此认为氧对放射的损伤起了“固定”作用。

低 LET 射线对细胞的影响主要依赖间接效应——自由基的作用，因此其生物学效应受氧的影响较大。对于低 LET 射线，肿瘤细胞 OER 为 2.5～3.0，即要杀灭数量相同但乏氧的肿瘤细胞，需增加 2.5～3.0 倍的射线剂量。高 LET 射线主要是直接和细胞关键的靶原子起作用，而且在通过水的径迹中可有辐射化学作用而形成氧，LET 值越高，则靶内能量沉积部位附近产生的氧浓度越高，因此，高 LET 射线的生物学效应受氧的影响很小，应用高 LET 射线治疗乏氧肿瘤细胞更有效。

既往已有许多实验证明，肿瘤内乏氧细胞的存在使肿瘤对放射治疗的抗拒性增加。放射治疗宫颈癌、鼻咽癌的临床实践发现，贫血状态的患者放射敏感性较差，其局部控制率和远期生存率方面均显著差于血红蛋白正常者。

3. 肿瘤细胞再氧合 乏氧细胞对放射抗拒，较小的放射剂量不被杀灭，但随着多次照射后邻近微血管氧合好的敏感细胞被杀灭，氧到乏氧细胞的弥散距离缩短，血管与肿瘤细胞的相对比例增加，同时肿瘤内压力减小，肿瘤微血管血流量增加，原来乏氧的细胞变成氧合好的细胞，这种现象称为再氧合。目前乏氧细胞再氧合的发生机制还不甚清楚，而且也不能直接检测到人体肿瘤的再氧合，但 2Gy/ 次 × 30 次的分次放射治疗所达到的局部控制率的事实间接地支持存在再氧合现象。

肿瘤乏氧细胞再氧合后放射敏感性增加，而正常组织氧合好，不存在再氧合增敏效应，分次放疗的再氧合进一步扩大了肿瘤组织和正常组织辐射效应的差别。因此，乏氧细胞的再氧合对于临床应用分次放疗具有重要意义。

（四）再群体化（repopulation）

肿瘤组织因照射或使用化疗药物而受到损伤后，可启动肿瘤内存活的克隆源细胞，通过激活基因表达增加，产生大量细胞因子、炎症介质，动员病灶临近的、甚至远处的干细胞向损伤部位募集，并促进损伤部位内残存细胞增殖和功能分化等途径，使之比照射或用药以前分裂得更快，称为加速再群体化。

放射治疗期间存活的克隆源细胞的再群体化是造成早反应组织、晚反应组织及肿瘤之间效应差别的重要因素之一。在常规分次放疗期间，大部分早反应组织和肿瘤均存在一定程度的快速再群体化，而晚反应组织一般不发生再群体化。再群体化有利于正常组织修复损伤，但对肿瘤控制不利，尤其是在疗程后期肿瘤细胞进入快速再群体化阶段，此时出现放疗中断或暂停，将显著降低放射治疗的生物学效应。因此，临床放射治疗中应避免疗程不必要的延长，若因各种原因中断放疗者，需增加肿瘤总剂量或考虑后程加速超分割的放疗方案以弥补。

放射生物学的“4R”概念是影响分次放射治疗生物学的四个关键因素，总的来说，分次放疗有利于保护正常组织，因为足够长的间隔时间和总治疗时间可使正常组织完成亚致死性损伤修复和再群体化；同时分次放疗还能加重肿瘤损伤，因为肿瘤在分次放疗期间会完成再氧合和细胞周期的再分布，从而对射线更为敏感。值得注意的是，延长放疗时间虽然可确保肿瘤的再氧合和正常组织的亚致死性损伤修复，但过度延长也会导致肿瘤细胞的加速再群体化。因此，在设计或变更放射治疗计划时，必须协调每次剂量的大小、照射间隔时间及总治疗时间。

二、非常规分次治疗研究

从 20 世纪 80 年代开始，临床上提出了多种有别于常规分割的放射治疗方案，旨在提高肿瘤的控制率，如超分割放疗、加速分割放疗、加速超分割放疗等。目前这些非常规的放疗方案在头颈部肿瘤、肺癌、食管癌等恶性肿瘤的放射治疗上取得了一定的疗效，但其远期疗效有待大样本前瞻性随机试验予以证实。

（一）超分割放射治疗

超分割放疗的目的在于进一步分开早反应组织和晚反应组织的生物学效应的差别，即在早期反应相同或轻微增加的情况下，进一步减轻晚反应而肿瘤控制与常规分割相同或更好。“纯粹”的超分割的定义是在与常规分割方案相同的总治疗时间内，在总剂量相同的情况下每天照射 2 次。但实践中超分割放疗方案常常并不“纯粹”，表现在放疗总剂量提高、总时间延长和每天照射次数超过 2 次等方面。目前临床常用超分割方案是：每次 1.15～1.25Gy，每天 2 次，2 次照射之间间隔时间应大于 6 小时，每周 5 天。

超分割放射治疗的基本原理是：①晚反应组织对改变分次剂量的反应较早反应组织更为敏感，超分割照射能减轻晚反应组织的损伤，使其耐受量增加；早反应组织损伤基本不变或略有增加，肿瘤病灶的控制率可提高。②两次照射之间间隔时间应大于 6 小时，以利于正常组织的亚致死损伤完全修复。③通过细胞周期再分布而提高肿瘤放射敏感度，分割次数增多可获更多增益。④超分割中每次分割降低细胞杀灭对氧的依赖，从而提高了肿瘤的放射敏感性。

（二）加速分割放射治疗

“纯粹”的加速分割放疗的定义是：与常规分割相同的总剂量，通过每天多次照射，将治疗总时间减少一半的方法。它的基本原理是缩短总疗程时间以克服疗程中肿瘤细胞加速再群体化，从而改善肿瘤局部控制率。但在临床实践中，因常发生严重急性毒性反应而并不可行。因此，常采用减少总剂量或在治疗期内增加一个休息期来处理。值得注意的是，照射总剂量减少值只有小于阻止因时间缩短导致肿瘤细胞再群体化所需的剂量时，才能达到治疗效果。因为没有改变单次照射剂量且分割次数，总治疗时间缩短对正常组织晚期放射损伤影响不大。

加速分割放疗主要包括单纯加速分割和混合加速分割两种类型。单纯加速分割是指总治疗时间缩短，但并不同时改变总剂量和分次大小。混合加速分割是指在总治疗时间减少的同时，伴有其他因素的改变，如总剂量、分次大小和时间分布。

三、放射生物学线性二次方程(LQ 公式)

（一）“生物剂量”概念与意义

进行“生物剂量”等效换算的作用主要在于：①对临床研究中不同分割方案进行比较；②改变原有放疗分割方案或开展新的放疗分割方案时，与常规分割方案进行“生物剂量”等效计算，以使患者获得最佳的治疗效益。因此，需要医师正确掌握“生物剂量”概念，并准确应用相应的数学换算模型。

国际原子能委员会（ICRU）30号报告定义：“生物剂量”是指对生物体辐射反应程度的测量。“生物剂量”与“物理剂量”是两个不同的概念。单野下的等剂量曲线，实际生物效应剂量与物理剂量并不一致，这是因为随着每次剂量的大小，生物剂量会发生变化。每次剂量越大，生物效应越大，尤其是晚反应组织。

（二）放射治疗中的线性二次方程

多年来，许多学者提出过很多生物剂量换算的数学模型，但只有极少数模型具有临床实用价值。主要有立方根规则、名义标准剂量（nominal standard dose，NSD）和线性二次模型（linear quadratic，LQ）。前两者被认为是经验性公式，后者是理论性公式。LQ模型比前两者获得更多认可的原因是，它可从细胞存活曲线直接推导而得出。下文我们主要讨论LQ公式的运用。

1. 等效换算的基本公式 LQ公式又称线性二次方程，是1973年由Chadwick和Leehouts首次提出的。它将DNA双链断裂与细胞存活曲线联系起来的数学模型。根据LQ公式，单次剂量D的效应（如细胞杀灭）可写为

$$E=\alpha D+\beta D^2$$

等式两边同时除以α，得

$$E/\alpha=D+(\beta/\alpha)D^2$$

E/α被称为生物效应剂量（BED），它具有剂量的大小和量纲，对衡量生物效应有重要作用。它是指在所能给予的极低剂量率或分次无穷多剂量无穷小时产生相等生物效应所需的理论总剂量。BED的单位是Gy。它代表了整个分次照射或低剂量率连续照射过程中的生物效应，当分次剂量趋向于0时，BED就相当于总剂量。在整个照射过程中，每一部分的BED能相加，可得到总的生物效应剂量。

如果分次剂量为d，采用分割时间大于6h的分割照射，分割次数为n，而且允许亚致死性损伤获得完全修复时，上面的公式可变为

$$\text{BED}=n[d+(\beta/\alpha)d^2]\text{或}\text{BED}=nd[1+d/(\alpha/\beta)]$$

式中，nd为照射总剂量D；α/β值可通过查表获得。

根据以上的推导，两种不同分割放疗方案的等效变换公式为

$$n_1d_1[1+d_1/(\alpha/\beta)]=n_2d_2[1+d_2/(\alpha/\beta)]$$

在临床工作中经常会发生总治疗时间的改变。一般来说，对晚反应组织而言，总治疗时间的变化对生物效应影响不大。但对于大多数早反应组织和肿瘤而言，总治疗时间的延长会使既定方案的生物效应下降。而且，LQ的基本公式是基于每次照射后亚致死性损伤都得到完全修复这个假设的，分割照射的间隔时间临床如果达不到完全修复，则整个治疗的损伤会加重。这些情况均有相应的方法解决，如带有时间因子的或带有不完全修复因子的LQ等效换算公式。

2. LQ公式的局限性 目前所获得的α/β值多来自动物实验，来自人体组织的数据不多且不够准确；肿瘤组织内坏死、缺血缺氧等因素也会影响α/β值的准确性；α/β值在2～4Gy的组织等效曲线间的差异较大。这些因素都会使应用LQ公式计算等效剂量的准确性下降。而且，LQ公式只适用于分次剂量在1～8Gy范围内的，对于某些组织如脊髓，照射剂量有可能估计过高。因此，临床应用LQ公式设计非常规分割放疗方案时必须谨慎。

（张　涛）

第五章 肿瘤放射治疗体位固定技术

第一节 概 述

体位固定是肿瘤放射治疗过程中最重要的环节之一，直接关系到靶区是否能得到精确照射，危及器官是否能得到有效保护。所以在制订放疗计划之前，要结合临床实际情况进行精确的体位固定。

体位固定的目的首先就是要限制患者在治疗过程的移动，减少摆位误差，提高治疗精确度；其次是减少每天治疗摆位时间，减少患者对治疗的忧虑，增加对治疗的信心；另外有助于增加体表标记与体内靶区相对位置的一致性。在放射治疗的发展过程中，不同时期有不同固定方法，随着技术的进步，精确度也越来越高。从过去使用沙包、尼龙搭带及头颅固定钉有创性固定过渡到现在使用真空负压垫、热塑膜、发泡胶及各种体架固定。

体位固定器材选取要遵循以下原则：①穿透性好：材料要有较好的穿透性，对射线的衰减较小。②固定效果明确：能够明显减少患者的位移，提高放疗部位的固定效果。③重复性（稳定性）：选用的固定器材使患者在整个治疗流程中能保证固定效果的稳定性，尽量减少分次间的误差。④舒适性：尽可能保证患者在体位固定状态下的舒适性，可以使患者保持良好的治疗体验，也避免由于患者处于强迫体位带来的误差。⑤操作简单，经久耐用，价格合理，成本可控。

在体位固定的临床实践中，要注意处理好标准化流程和个体化操作的关系。对于常见的病种要形成标准的操作流程，在标准流程规范的指导下进行固定装置的制作，做到优质高效。而对于特殊部位的病种和特殊的患者，则以个体化原则为主，尽可能根据患者的实际状况选择个性化的固定方式，如年老体弱、儿童、畸形等患者。

体位固定申请单除了要有患者一般信息之外，还要求提供治疗方式、肿瘤部位、分期、选用的器材、对误差范围的要求、单一固定还是综合固定等，有特殊要求的要在备注中标注清楚。治疗师在实施固定之前要认真阅读申请单内容，有疑问及时与医生沟通，然后才实施固定。

第二节 体位固定装置和辅助设备

对于不同的病种、不同部位、不同治疗方法需要各种各样的固定方式才能满足临床需要。现将临床常用的固定装置和辅助设备介绍如下。

一、热 塑 膜

热塑膜是由高分子材料组成的聚酯，常温下呈坚硬的片状，在65～70℃热水里浸泡5～10分钟后变得柔软，可以按患者形状进行塑造成型，常温下10～20分钟后变硬成型。可按临床需要切割成各种形状，分为头部、头颈肩、体部，简称为头膜、头颈肩膜、体膜。将热塑膜的边缘固定在塑料边框上，通过边框上的卡扣固定到与治疗床相匹配的碳纤维底板上。

（一）热塑材料特性

1. 可塑性强 放入70℃恒温水箱中5分钟左右即可完全透明软化，可随意适当拉伸、塑型，达到个体化体位固定效果。热塑膜厚度一般为2.0～4.0mm，有很高的韧性，不易破损，一旦冷却塑形，形状可长时间保持不变。

2. 可重复使用 在塑型不满意时，可重新放入70℃热水中，由于有记忆功能，可以恢复到原来的网状状态，再次软化，重新塑型。

3. 透气性好 热塑膜上留有网眼，网眼的大小和密度可按需要制作，患者可自由呼吸，可增加皮肤通气、散热、排汗功能。

4. 射线穿透性好 治疗时不会影响或减弱X线的穿透，不会影响拍片效果。

5. 安全性好、无污染 热塑膜是采用环保材料制作的医疗器械类用品，对患者皮肤极少产生过敏反应。废弃后掩埋土中，8～16个月后可自行降解。

6. 方便、美观 热塑膜质量轻、厚度薄、使用方便；同时，定位点标记在热塑膜上，不需要标记在患者皮肤上，保证了患者的美观，减少了反复画线带来的误差。

（二）操作步骤

1. 将低温热塑板材料放于70℃恒温水箱中，静置4～5分钟，观察到它完全透明软化，随即取出。

2. 将热塑材料置于铺放毛巾的台面，表面用毛巾轻拭，擦干正反表面的水分。

3. 将完全透明软化的材料置于患者需要固定的位置，匀速拉伸并将边框固定在固定架上，然后按人体轮廓塑型，塑形操作时间为3～5分钟。

4. 塑型完成后，静置10～15分钟即可完全硬化定型。若室内温度过高，定型时间过长时，可用冷风机或冷湿毛巾擦拭强行冷却硬化定型。

（三）注意事项

1. 恒温水箱的水温应保持在70℃，当材料透明时表示完全软化，即可取出塑形。

2. 材料在加热软化过程中，未完全透明不可取出型，以免影响塑型效果。

3. 塑型时拉伸要均匀，以免冷却硬化时材料自身轻微的收缩，导致患者不适。

4. 热塑材料成形后请放置在专用的存放架上，不可挤压，不可置于温度较高的地方。

5. 不同厂家的产品在浸泡软化时对温度和时间的要求略有不同，软化成型后冷却时间的长短也有所差异，需要区别对待。

二、真空负压垫

真空负压垫简称真空垫，由具有隔水、耐磨、不透气等特点的特殊布料制作成为带气嘴的密封囊状袋，里面填充微小的泡沫粒。可以按临床需要做成各种形状和规格，常见的形状有矩形、方形、靶形和半圆形，规格从20cm×10cm×4cm到220cm×80cm×6cm不等，可用于头、胸、腹、四肢等部位肿瘤放疗的体位固定。

（一）真空负压垫特性

利用真空负压垫对体部肿瘤进行固定，很大程度上能够达到个体化体位固定的要求，根据每位患者的体型特点进行塑形，患者的舒适度得到提高，治疗摆位的重复性较好。使用过的真空袋经过清洗消毒后可以重复使用，减少成本。

（二）操作步骤

1. 在固定室床面上放置辅助底板，然后将真空垫放置在底板上，用气阀放气，使真空垫内部充入适量空气，泡沫粒流动性增强，将泡沫粒尽量摊平。

2. 按医嘱要求摆布患者体位，将要固定的部位进行基本的塑形，然后用抽气泵适当抽气。

3. 适当放气，使真空袋内部泡沫粒可以流动，达到塑形的目的，利用真空垫将患者的体部轮廓呈现出来，特别是头顶、颈部两侧、底胯、手臂等位置要尽量突出，增强限位效果。

4. 将患者轮廓塑形后用真空泵抽气，直至真空垫塑形坚硬。

5. 将患者姓名、住院号、体位固定方式、固定日期等讯息书写在胶布上贴于真空垫外侧作为标识。

（三）注意事项

在治疗期间一定要设置专门的位置存放真空垫，并定期检查是否漏气，及时抽气，防止变形，以免影响固定效果。如果在使用时不经意间被划破，或者气嘴发生漏气，只能重新进行固定、扫描、计划设计及验证，所以要注意小心轻放。

三、发 泡 胶

发泡胶分A料和B料，A料是棕色的异氰酸酯，B料是透明的复合聚醚类多元醇，主要用于各类物体的发泡塑形和填充定位。使用时按质量1:1比例混合，机械搅拌10～20秒，搅拌均匀后立即浇注模具中熟化，发泡过程温度可达35～45℃。

由于发泡胶的特点，临床上应用非常广泛。可以用于全身单一部位或多个部位的固定，可以作为固定材料单独使用，也可以联合碳纤维板及热塑膜一起使用。在鼻咽癌、食管癌、肺癌、直肠癌的调强放疗，以及需要个体化体位固定、多发转移的多个治疗靶区的固定效果更加显著。

（一）发泡胶特性

医用发泡胶纯度较高，流动性好，密度分布均匀，成型后化学性质稳定，结构牢固，抗压强度好。具有质量轻、持久耐用、免维护、无毒、无刺激性气味等特点，对周围环境不构成污染。医用发泡胶可根据人体结构自动塑形，操作非常简单，自动塑形可以恰当填充身体各个部位的空隙，更好地实现体位的个体化固定。

（二）操作步骤

使用时先将A、B两种液体均匀混合后倒在平铺布袋或塑料薄膜袋内，然后将需要固定人体部位置于布袋之上，操作者用手移动布袋，使混合液充分接触包裹人体，尽可能让发泡胶包裹患者需要固定的部位，避免存在缝隙，直至混合液完全发泡发热膨胀并冷却固定成型，整个操作时间为5～10分钟。

（三）注意事项

1. 发泡胶的A、B两种液体分别储存于干燥密封的塑料容器内，避免直接暴晒，储存温度13～43℃。

2. A组成分含有胺类助剂，避免接触眼睛或皮肤，B组成分虽然无毒性，也要避免接触皮肤及眼睛，操作时请戴手套及穿工作服，如不慎接触到眼睛，请用大量清水冲洗，并立即请医生处理。

3. 发泡胶A、B两种液体均匀混合后温度将达到40多度，人体基本可以耐受。但在固定开始前要向患者解释，特别是儿童，以免患者紧张，影响固定效果。

4. 发泡胶为一次成型，要求操作者技术熟练，否则，容易产生浪费的情况，不可以重复循环使用，因此成本较真空垫稍高，但是其单次使用可以有效地防止二次感染，也不像真空垫那样会发生漏气的情况。

5. 利用发泡胶制作的固定器成型后，应置于干燥的环境中，尽量避免阳光暴晒。

四、固 定 体 架

固定体架通常由碳纤维材料制作而成，按固定部位不同可以分为头部固定架、体部固定架、组合固定架，可以单独固定或者配合真空垫、发泡胶、热塑膜进行综合固定。通过特殊设计、调整，获得更有利于计划设计及治疗实施的体位。

1. 头部固定架 头部固定架主要用于头颈部的固定，用热塑膜将患者塑型并固定在头部固定架上。

2. 组合固定架 组合固定架主要由碳纤底板＋高密度泡沫组合垫＋热塑体膜的方式进行固定，有多种组合方式，患者可以采用仰卧位或俯卧位的方式。固定体架配合专用的体膜对胸部、腹部、盆腔等部位进行固定，主要用于乳腺癌、肺癌、食管癌、前列腺癌、直肠癌等肿瘤放疗固定。

3. 乳腺托架 乳腺托架专用于乳腺肿瘤的放疗，可分为仰卧位乳腺托架和俯卧位乳腺托架。

仰卧位乳腺托架特点为高度可调节的楔形托架，能将患者肩背部抬高一定角度，使胸壁接近水平状。这样保乳术的患者乳腺可以保持在自然下垂相对稳定的位置，同时对于根治术后行电子线胸壁治疗时，剂量分布更加均匀。乳腺托架有碳纤维和高密度泡沫两种材质。碳纤维托架硬度高，对射线衰减小，背部网格结构，保证两侧的“治疗窗”的射线穿透性，可根据刻度对不同患者进行个体化调整，并且可以配合热塑膜进行组合固定。高密度泡沫材质托架具有不同的斜度，根据不同患者调整其头部及腰部的位置，患者手臂上举，保持胸壁水平，靶区充分暴露，摆位简单，患者舒适度高。

俯卧位乳腺托架为全身体位固定组合系统的一种，适用于乳腺较大的保乳术患者的放疗，乳腺受重力作用下垂，增加乳腺与胸壁及心脏的距离，从而减少心肺的受量。该托架对乳腺无压迫，乳腺呈自然下垂状态，能保证较好的重复性。摆位时将患侧乳腺整个置于镂空位置，调整头枕及腿部的位置至舒适状态，利用激光系统校对碳纤维底板两侧的刻度至同一数值，记录数据并利用激光线在患者身体进行画线标记。最后制作特殊形状的热塑体膜。

4. 俯卧腹板 俯卧腹板的特点是采用俯卧位，在腹部相对应的位置有大小可调节的孔洞，可以使患者的腹部自然下垂，有效地减少小肠的受照剂量，最大限度地保护正常组织。这种固定方式主要用于直肠癌、宫颈癌的放射治疗。

五、热软化塑型垫

由特殊的热塑膜包裹，中间装满特制的小泡沫粒，外套一层柔软的布料。使用时先将它放在烤箱加热变软，再按患者形状进行塑型，冷却后成形。它的特点是操作简单、容易普及，一般适用于较小部位的固定或填充。

六、水活化塑型垫

由一种特殊的化学物质组成，外套一层柔软的布料，用锡膜密封包装。使用时去除包装的锡膜，将水喷洒到表面让其渗透进去与里面的特殊物质相互作用，然后马上按照患者形状进行塑型，水被吸收后干燥成型。操作与热软化塑型垫相似。水活化塑型垫存放时要注意锡膜包装是否密封，如果不密封，潮湿空气进入与里面的特殊物质反应变成硬块，不能再使用。

七、膀胱容量测量仪

膀胱的充盈可以影响小肠、前列腺、子宫、直肠等盆腔器官的位置，对放射治疗产生不良影响。因此，在盆腔肿瘤放射治疗中应保证膀胱充盈的一致性。但研究发现，即使对患者进行详细的口头或书面形式膀胱充盈训练，从定位到整个放疗过程的每天治疗中，仍难以得到始终如一的、可重复的膀胱充盈体积。利用膀胱容量测量仪可以进行非侵入性的定量探查，直观地掌握患者尿量变化情况及膀胱充盈情况，临床应用中一般要求膀胱充盈在300～400ml。

膀胱容量测量仪是便携式非侵入性测量膀胱容量的专用设备，采用三维超声技术，配合旋转式探头，接收来自膀胱12个切面的反射，瞬间数字显示膀胱容量，可在电脑上自动生成6幅不同切面的影像学膀胱图像及检测报告。把探头放于耻骨联合往上2cm处，轻按扫描按钮，膀胱容量测定仪就会在5秒内通过微处理器自动计算并在液晶屏上显示出膀胱容量数值。该设备具有质量轻、操作方便、结果准确的特点。

（一）操作步骤

1. 首先让患者将膀胱排空，然后用膀胱容量仪测定残余尿量。

2. 让患者饮水500ml，主诉有尿意时测量尿量，如果未达到300ml，继续涨尿，直到300ml或以上进行体位固定。记录患者涨尿所用时间及尿量，要求患者下次治疗也要保持相同的尿量。

（二）注意事项

1. 膀胱充盈是一个动态过程，排尿反射因人而异，受多种因素影响，如时间长短、饮食习惯、代谢功能、泌尿系统功能、手术、用药情况等。所以，针对每个患者至少进行多次检测，指导其形成较好的尿感。

2. 在放射治疗过程中，由于放射治疗引起的膀胱炎，患者的憋尿能力会有所下降，应用测量仪让患者的尿量接近体位固定时的尿量，但有时不一定能达到体位固定时的尿量。

3. 应用膀胱测量仪时，应站在患者右侧，右手持探测头，患者双腿微曲，探头均匀完整地涂满耦合剂，在耻骨联合往上2cm处斜向脚的方向探查，保证数据准确。

第三节 头颈部肿瘤放疗的体位固定

常见头颈部肿瘤有颅内肿瘤、鼻咽癌、喉癌、舌癌、颈段食管癌等，大部分属于放射敏感类型，由于头颈部解剖结构复杂，危及器官剂量要求严格，而且颈部活动度大，所以对体位固定要求较高。

一、患者及固定器材的准备

首先向患者讲解为何要进行体位固定、如何固定，热塑膜在体表塑形过程会有灼热的感觉，应取得患者配合；其次要求患者将头发剪短，穿无领、质地柔软、较薄的棉质上衣，颈部和肩部充分暴露，如果有义齿要取出。依不同情况分别准备好头部固定架、发泡胶、真空袋、“U”形模或头颈肩模等材料，将水箱的温度调到70℃。

二、体位固定实施

1. 头部固定 对于颅内肿瘤，如果只照射颅脑，可以采用热塑膜单独固定头部。先将固定架置于治疗床上，患者仰卧，选取合适高度的枕头，治疗师站在头顶方向，两手握着浸泡至透明软化的热塑膜慢慢地、均匀地向两侧拉伸，并将它置于患者头面部，紧接着将锁扣锁在固定架上，然后依照患者的外轮廓塑形，特别注意眉弓、鼻梁、下颌、头顶部位，成形后大约要等待15分钟，让热塑膜完全冷却收缩成形后才能取下。用标记纸标注患者信息并贴在热塑膜上。

2. 头颈肩固定 对于鼻咽癌、喉癌、颈段食管癌等肿瘤，可以采用头颈肩热塑膜固定。方式类似于头部固定，只是固定范围从头顶到肩部及胸廓上半部。操作时需要一名助手协助，在塑形时除了头面部之外要特别注意下颌到颈部过渡区间热塑膜要紧贴体表。由于颈部活动度较大，即使选用高度合适的枕头，对于剂量要求较严格的鼻咽癌在治疗过程中也难以确保体位的重复性。为了解决这个问题，可以采用“靶”形的真空垫或者发泡胶塑造成形来代替标准枕头，这样可以将患者头颈肩背面的轮廓进行个体化的塑形，提高了患者的舒适度，患者正面用热塑面模进行面部轮廓塑形。这种“阴阳”组合式的固定方式具有体位记忆的功能，提高了颈部的适形度，减少了颈部的位移，有利于脊髓部位剂量的稳定分布，可以最大限度地解决患者的舒适性和重复性，如图5-1～图5-3所示。

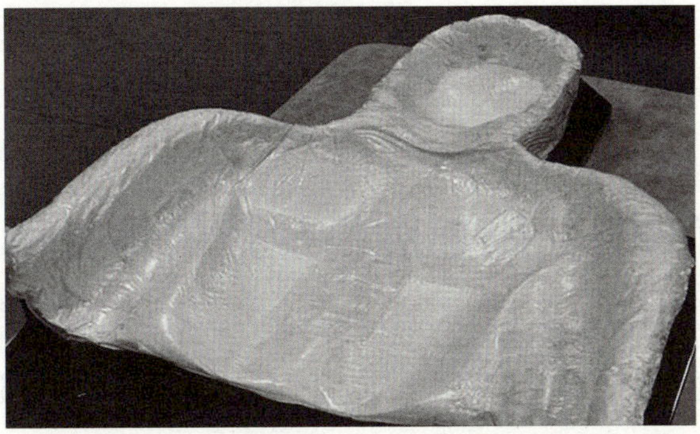

图 5-1 按照患者体型制作的个体化泡沫垫

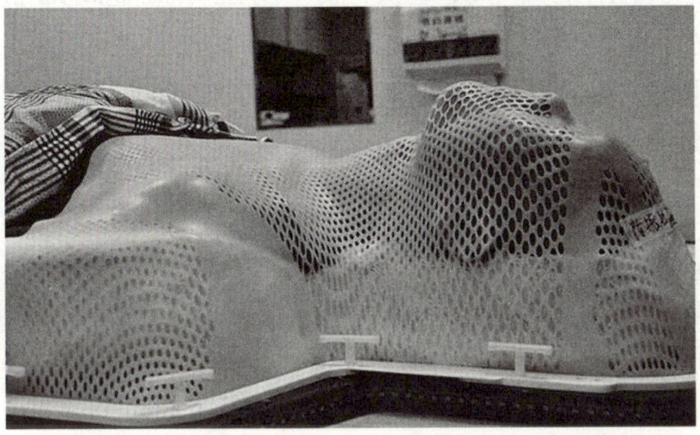

图 5-2 泡沫垫和头颈肩膜的组合固定

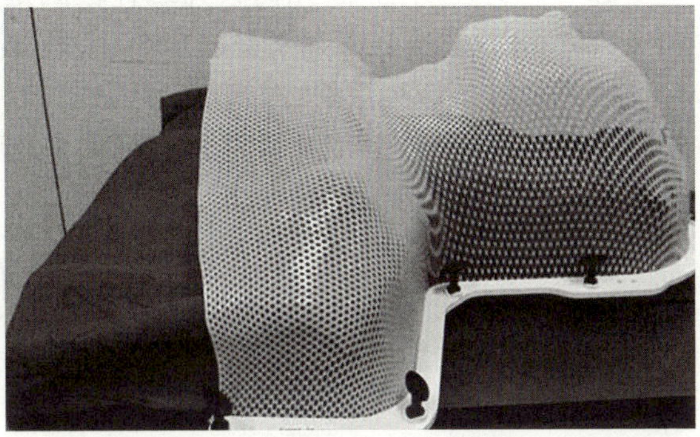

图 5-3 发泡胶联合头颈肩热塑膜示意图

实施流程步骤如下：

(1) 放置固定板：碳纤板的头部及背部安装有定位泡沫垫的限位装置。

(2) 在固定架上放置限位边框。

(3) 在限位边框内放置固定塑料薄膜袋：让泡沫材料有充足的膨胀空间和防止外泄。

(4) 固定泡沫头枕及泡沫垫：泡沫头枕及泡沫垫用于垫高头部及背部，液态发泡胶成型后更加稳固。

(5) 摆布体位：调整患者体位，使其舒适、自然。肩部顶住固定框架，调整好位置后，嘱患者保持原来位置。

(6) 混合液体：将 B 料匀速倒入 A 料中，密封后，均匀摇晃 10 秒，反应剂与催化剂的比例保持 1∶1。

(7) 混合物的投放：将混合好的液体倒入薄膜袋中，并将发泡混合剂慢慢抹均匀。

(8) 塑形：待发泡剂膨胀、塑形、固化，然后修整、切除周围多余的边角料，最后患者躺在成型的发泡胶垫上，再用头颈肩热塑膜进行综合固定。

三、注 意 事 项

对于鼻咽癌患者在固定时注意体位接近自然状态，下颌稍微上仰即可，如果下颌上仰过度，会增加小脑的照射量，也会使 CT 和 MR 层面相差太大，不利于靶区的勾画。对于体型较胖，颈部较短的患者每次治疗时重复性较差，采用发泡胶个体化的体位固定效果会更好。对于喉癌患者，照射时需要充分暴露颈部，所以枕头不要太高，下颌充分上仰，使颈部充分暴露。对于口腔癌患者，如果加上牙托、压舌板等辅助固定，每次摆位时要注意咬合的重复性。

做完面膜固定在等待硬化过程中，可让患者手持求救电铃，如感不适及时按电铃求救。治疗师要注意观察，特别对于同期放化疗患者，常有咳嗽、呕吐等情况，容易引起呼吸困难，一旦发生马上取出面膜，安抚患者。

最后，交代患者要注意保管好固定面膜，它要伴随整个治疗过程，注意标记是否清晰、防止受热挤压变形、丢失等。

第四节 胸部肿瘤放疗的体位固定

胸部肿瘤放疗主要包括食管癌、肺癌、纵隔肿瘤三种，可以采用真空垫、热塑膜、发泡胶、翼板、体板等材料进行固定，可采用单一材料固定，也可多种材料联合固定。

一、患者及固定器材的准备

患者来到体模室时，先向其介绍体位固定的重要性，嘱其平缓呼吸，取下身上佩戴金属饰品和义齿，脱去上衣，裸露上半身，同时注意保暖，对于年轻女性患者，最好有一位女治疗师在场。

按需要准备好热塑膜、发泡胶、真空袋、辅助框架。如果是采用真空垫和热塑膜的综合固定，真空垫固定高度接近腋中线、注意两者的匹配。为了减少头脚方向的位移，可以采用1.8～2.0m长的真空袋从头顶到脚跟进行固定。

二、体位固定实施

1. 单独真空垫固定 将辅助框架置于床上，把真空垫置于框架上，向袋里充气，把里面的泡沫粒拨向两侧成凹形，嘱患者仰卧在上面，双手上举抱头，将真空袋包裹身体左右、头颈部、双肩、上臂，然后一边抽气一边整理真空垫，使它与人体适形，待固化变硬时停止抽气。对于精确度要求较高的治疗技术，可以采用2m长的真空垫来固定，将头顶和脚跟都包括进去，髋部和双下肢部位都凹凸成形，减少头脚方向的移动，缺点是存放时占用空间较多（图5-4）。

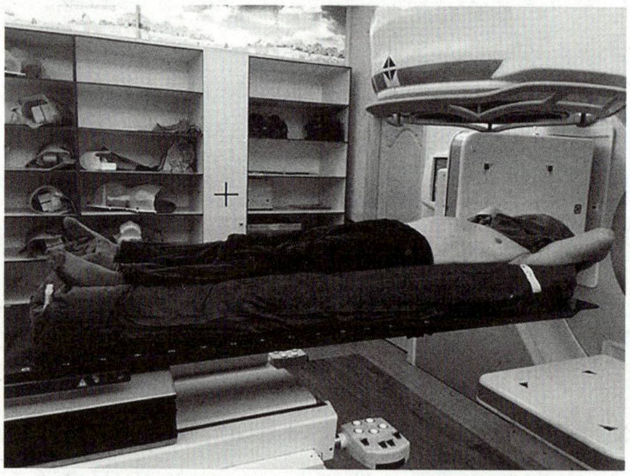

图5-4 胸部肿瘤采用真空垫从头顶到脚跟全包裹

2. 单独热塑膜固定 患者平卧于固定架上，双手上举抱头，摆布体位使人体正中矢状线与纵向激光线重合。将加热软化的体膜从热水箱中取出吸干后置于患者胸部上面，用力均匀向两侧拉伸，边框卡条（或锁扣）卡在固定架的两侧，按压体膜使它与人体胸部外轮廓吻合，等待体膜充分冷却后即可取出。体膜形状和大小可以按临床不同需要来决定。

3. 综合固定 对于精确度要求较高的治疗技术，可以采用体膜加真空袋或者发泡胶的方法。由于真空垫只是固定人体的后半部，而热塑膜只固定人体的前半部，采用综合固定会提高身体腹背方向的吻合度。将大小合适的真空垫置于扣膜的固定架上，按上面的方法进行塑形固定；或者采用发泡胶塑造成形并修剪，再加上热塑膜组合固定，这种阴阳配合的固定方式能确保治疗的重复性。

4. 对于单次大剂量放疗，可以先将长度2m的真空袋固定在床板上，再按上面介绍的方法从头顶到脚跟塑形固定，然后在人体上面披上一层特殊塑料薄膜，薄膜与人体之间放一根抽气管，接上抽气泵进行抽气，可以根据人体的容忍度设置固定的压力。整个人体被真空垫和塑料薄膜包裹，并且有一定压力限制，既能达到很好的固定效果，也能限制患者的呼吸动度（图5-5）。

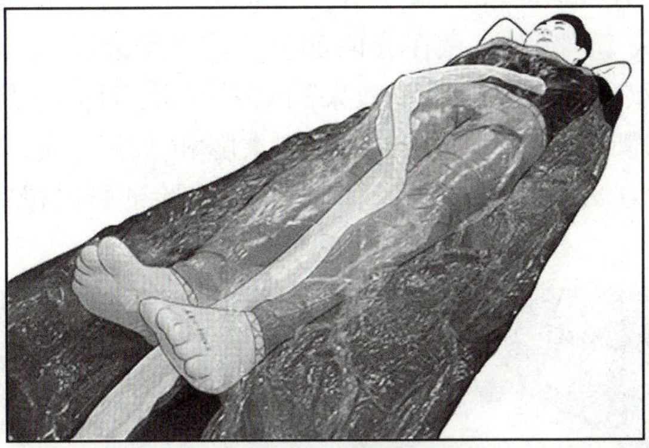

图5-5 真空袋加塑料薄膜抽真空固定

三、注意事项

1. 患者裸露上半身容易着凉，对于年老体弱者要注意保暖。

2. 由于人体胸部轮廓凹凸不明显，单用体膜塑型固定重复性不是很理想，有条件的可以采用综合固定。

3. 双手上举的目的是避免上肢受到照射，属于强迫体位，对于前后对穿照射的上肢可以置于身体两侧。

第五节 盆腔肿瘤放疗的体位固定

盆腔肿瘤放疗以宫颈癌、直肠癌、前列腺癌为主，其放疗精确度受很多因素影响，如膀胱充盈与否、小肠蠕动、仰卧和俯卧等。研究表明，在靶区剂量相同的情况下，采用加腹板的俯卧体位及保持膀胱充盈状态能更好地保护小肠。另外，膀胱的不同充盈状态会使子宫颈位置发生明显变化。所以对于盆腔肿瘤建议最好采用俯卧体位，而且从体位固定到CT扫描和每天实施治疗都要保持膀胱在相同的充盈状态。

一、患者及固定器材的准备

首先对患者进行憋尿训练，让其排空膀胱，然后喝一定量的水（一般是500ml），等到患者主观上有尿急的感觉时，用膀胱容量仪检测尿量，假如达到300ml或以上即可给予体位固定，并记录从排空到尿急的时间和尿量。如果患者有尿急感觉而实际测量的尿量还小于200ml，则可让其继续等待和再次测量。大部分患者经过训练都能达到憋尿300ml的要求，对于实在没有办法达到要求的个别患者只能放弃。告知患者憋尿的重要性，让其主动配合也是重要一环。在CT扫描及每次治疗时也采取排空、喝水、等待尿急感觉、测量，符合要求实施治疗。固定器材的准备与其他部位基本相同。

二、体位固定实施

在憋尿训练合格后实施固定，患者俯卧于有泡沫垫的碳纤维板上，将腹部置入泡沫垫中间的凹槽里，人体正中线与纵向激光线重合，会阴部尽量贴紧固定架中间的卡柱，通过卡柱将两下肢分开两侧，在踝关节处放一软垫支撑，通过激光线调整碳纤维板两侧刻度一致，在患者身体两侧标记水平摆位点和中线摆位点，最后扣上准备好的热塑膜，范围从腰部到膝关节和髋关节中间，依照身体外轮廓塑形。如果对于精确度要求较高的或者患者体型较特殊的，可以在盆腔位置采用发泡胶个体化成型，然后再加上热塑体膜固定效果会更加理想。

对于传统的二维照射技术，也可以采用真空垫仰卧体位进行固定，一般用 1.2m 长的真空袋，固定范围从胸部到膝关节，特别注意在会阴部位置将真空袋凸起分开包裹大腿两侧。

对于盆腔肿瘤放疗，双下肢是影响固定效果的主要因素，对前列腺癌可以采取仰卧体位，将膝关节背面的腘窝置于双弧形的脚垫的顶点，两侧大腿和小腿分别落入双弧形脚垫的凹槽，这是一种最简单易行的固定方法，每次治疗之前用 B 超引导验证靶区准确性（图 5-6～图 5-9）。

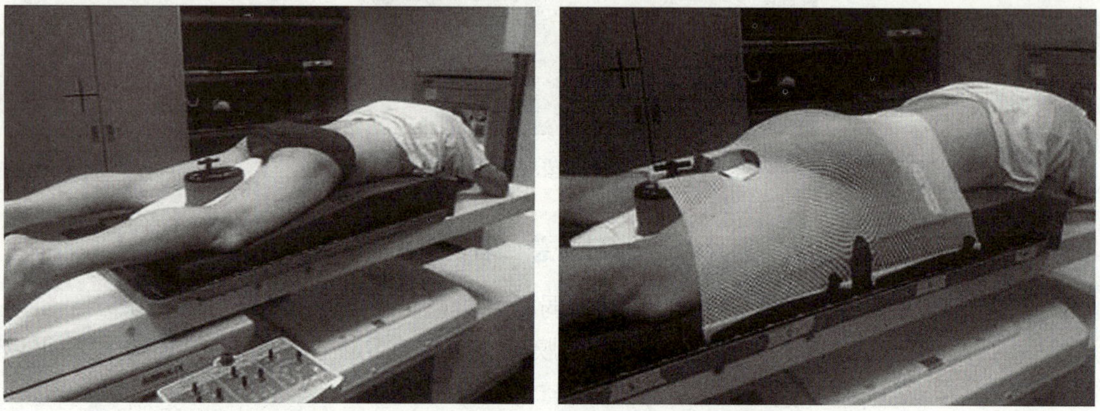

图 5-6 直肠癌俯卧位组合固定

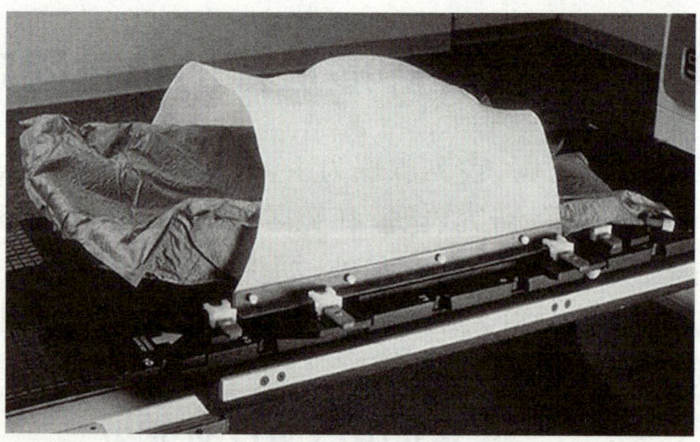

图 5-7 盆腔肿瘤俯卧位综合固定

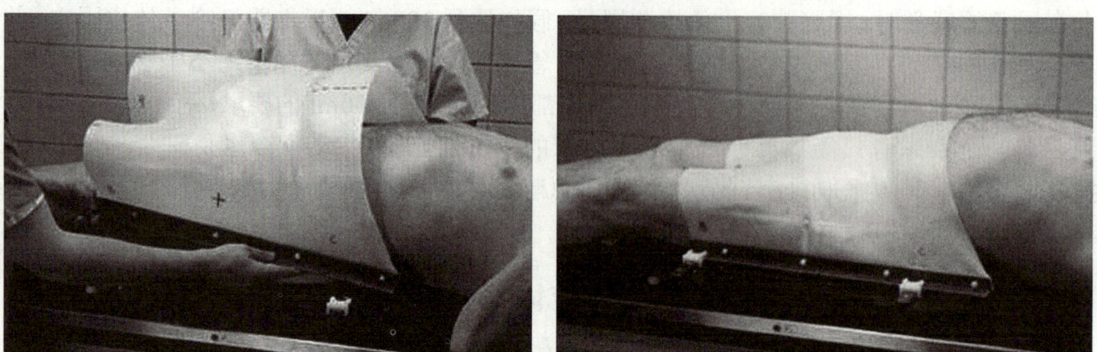

图 5-8 盆腔肿瘤仰卧位热塑膜固定

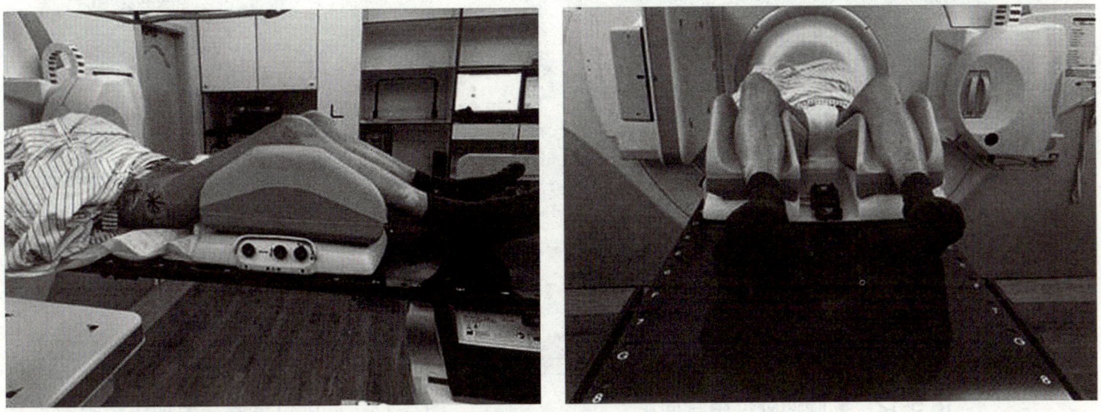

图 5-9 盆腔肿瘤仰卧位简易固定架

三、注 意 事 项

一定要详细地告知患者为何要进行憋尿训练，患者配合才能取得好效果。盆腔汗腺分泌多，标记点易模糊，要注意保护。让患者穿着宽松的、薄的纸尿裤，预防交叉感染。

第六节 乳腺癌放疗的体位固定

乳腺癌的体位固定不同于其他肿瘤的体位固定，主要是采用各种不同的固定体架。仰卧位体架的坡度一般可以调节，调整到胸壁成水平状，手臂外展，标记承托垫位置，如有需要可以加上热塑体膜来固定乳房。需要对锁骨上淋巴区域进行放疗的患者，一定要注意头颈部、手臂的固定。对于乳房较大的患者采用俯卧位体架，可以减少心脏和肺的受照剂量。由于乳腺在胸壁表面活动度较大，体位摆布后一定要画标记点和标记线。对于没有合适体架的情况，可以采用真空垫或发泡胶按患者体型来制作个体化固定装置（图 5-10～图 5-14）。

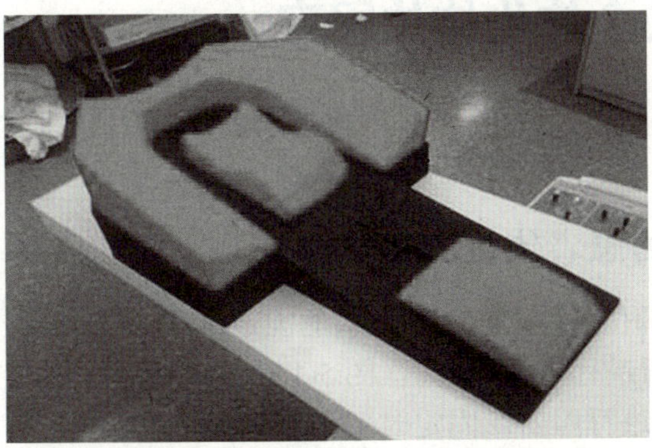

图 5-10 乳腺仰卧位简易泡沫托架

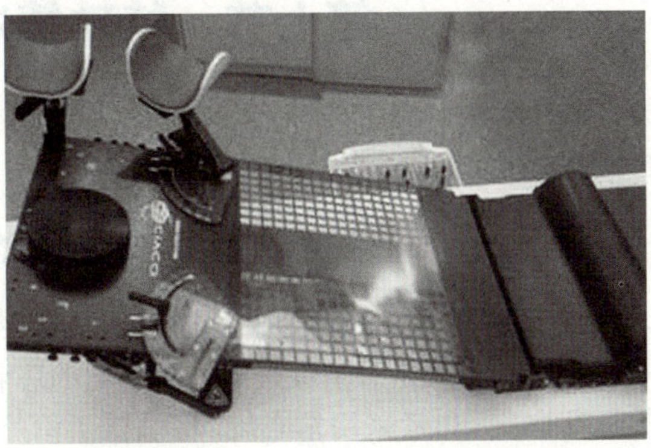

图 5-11 乳腺仰卧位碳纤维托架

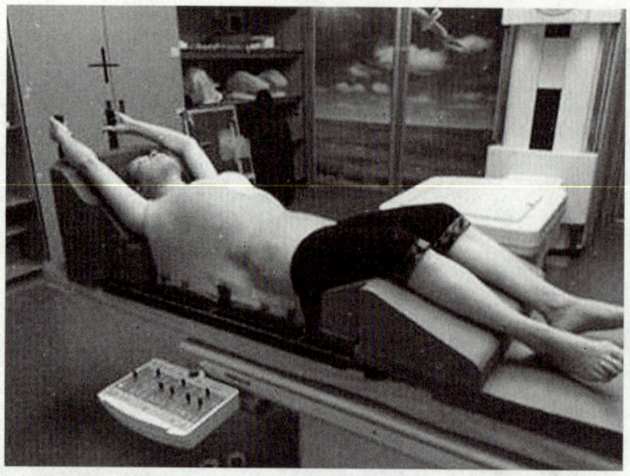

图 5-12 乳腺仰卧位组合固定

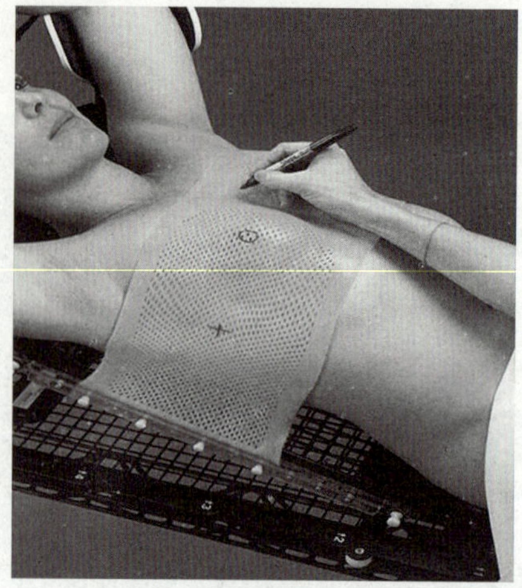

图 5-13 仰卧位乳腺托架加热塑膜固定

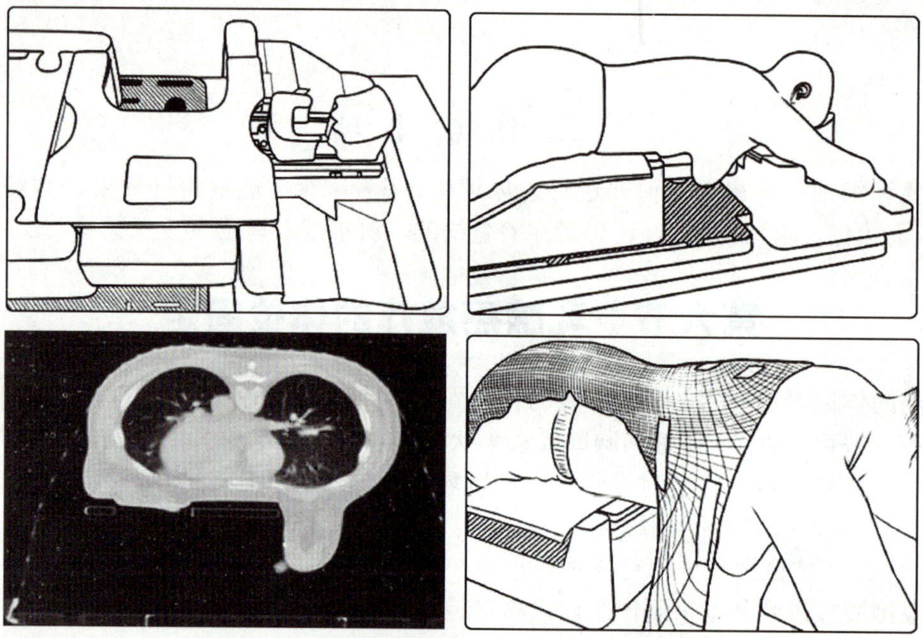

图 5-14 乳腺俯卧组合固定及 CT 扫描图像

第七节 特殊情况的个体化体位固定

临床情况千差万别，有些特殊情况需要采用多种固定材料、多种固定技术进行综合固定，才能满足临床需要。

一、照射部位特殊的患者体位固定

1. 手脚肢体部位的特殊固定 下面介绍手脚部位 4 种比较特殊照射的固定方式。

第 1 种方式是手掌位置横纹肌肉瘤的患者术后进行电子线照射（图 5-15），是使用负压真空垫进行固定，患者采用站立位，将手置于治疗床上进行照射。固定时要求患者的手掌背面手术切口位置尽量保持水平，保证电子线的垂直入射，整个手掌握住一部分真空垫突出的部分，患者手掌握住后进行抽真空塑型，得到与患者手掌吻合的固定把手。然后利用激光系统进行画线标记。

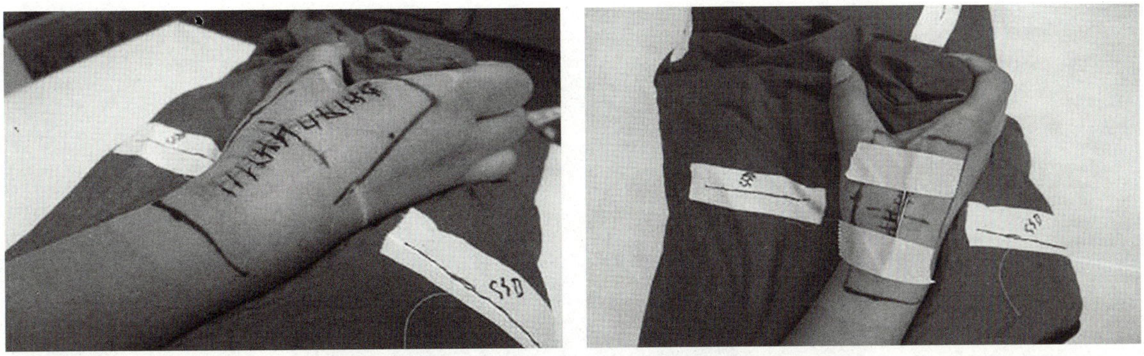

图 5-15 利用真空袋固定手臂

第 2 种方式是儿童手掌虎口部位肿瘤术后照射（图 5-16），固定方式是利用废旧的热塑膜制作手膜。患者采用站立位，将手置于治疗床上进行，利用热塑膜在 70℃水温条件下可以变软塑型的特性，将废旧的体膜进行利用，将患者的手掌进行塑型，手指间分别固定，利用电子线对靶区位置进行垂直照射。

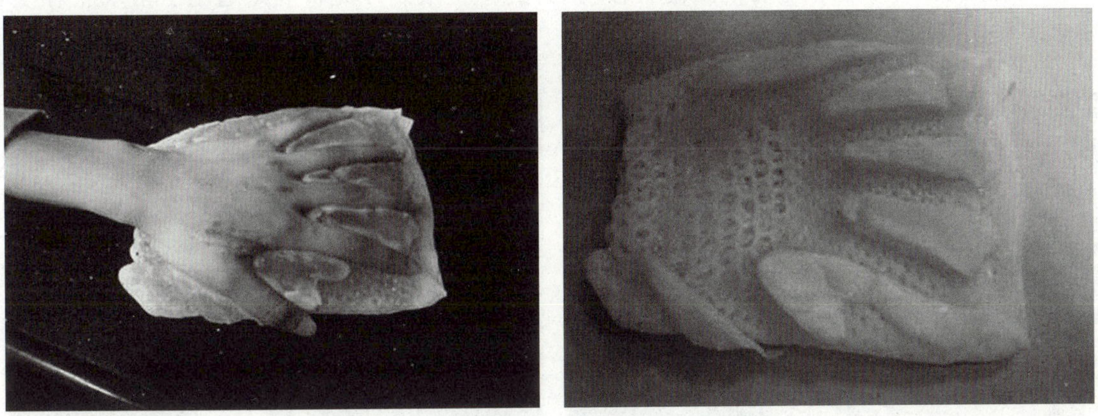

图 5-16 利用废弃的热塑膜对手部的固定

第 3 种方式是上肢皮肤淋巴瘤，用发泡胶将上肢塑型包裹，发泡胶尚未定型时五个手指抓住外膜形成手印（图 5-17），可以确保治疗的重复性。

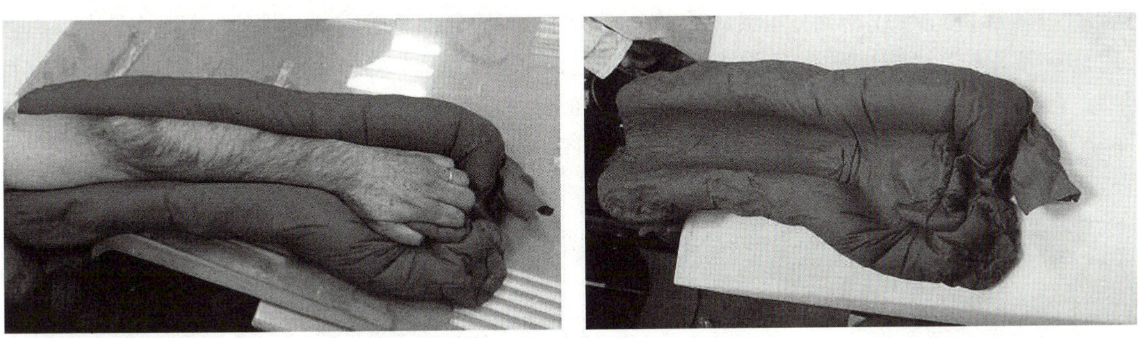

图 5-17 发泡胶塑形固定上肢示意图

第 4 种方式是脚部的综合固定，先将有机玻璃固定架包裹固定在真空袋上，再将泡沫枕头置于固定架上，接着将需要治疗的部位（脚）置于泡沫枕头上，最后用热塑膜按脚的形状进行塑型固定（图 5-18）。

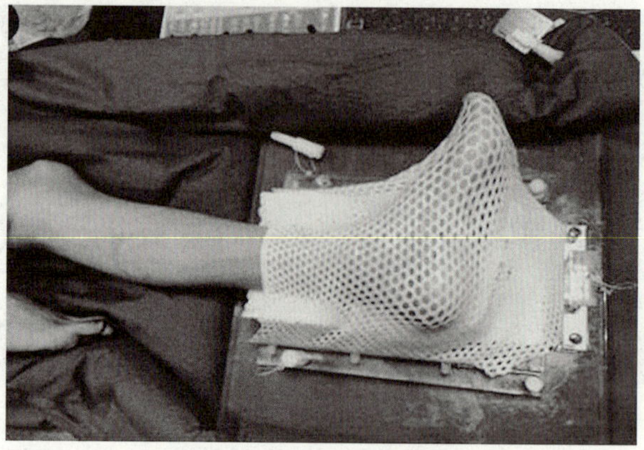

图 5-18 脚部的综合固定

2. 阴茎肿瘤放疗的固定 可以采用以下两种固定方式。

如图 5-19 所示，第一种固定方法的原则是利用重力作用，采用高密度泡沫，在合适的位置裁出一个直径 5～8cm 的圆孔，孔壁周围使用热塑膜包围，防止凹陷，患者采用俯卧位，尽量使其阴茎垂直向下，并只在一定的范围内有移动（开孔位置限制），此种固定适用于常规照射技术，并要求患者阴茎长度在 7cm 以上。

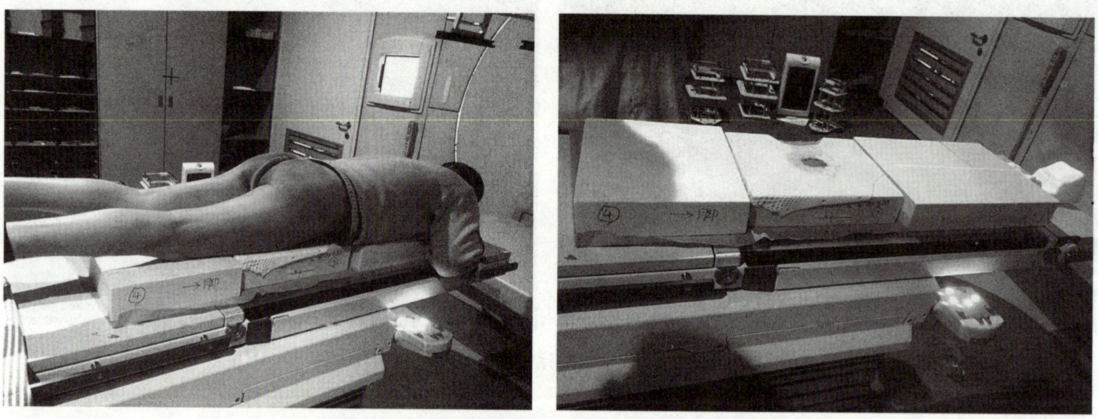

图 5-19 利用高密度泡沫制作简易固定架

如图 5-20 所示，第二种固定方式的原则是人为地利用热塑材料（图 5-20 中的白色部分）将患者的阴茎部位进行成型固定，然后再使用热塑体膜固定患者的盆腔及腿部。利用腹板，患者采用仰卧位，使用热塑材料固定在体架的卡位上，调整好距离，将患者的阴茎利用热塑材料进行塑型。制作完毕后再利用体部的热塑膜进行盆部的固定。

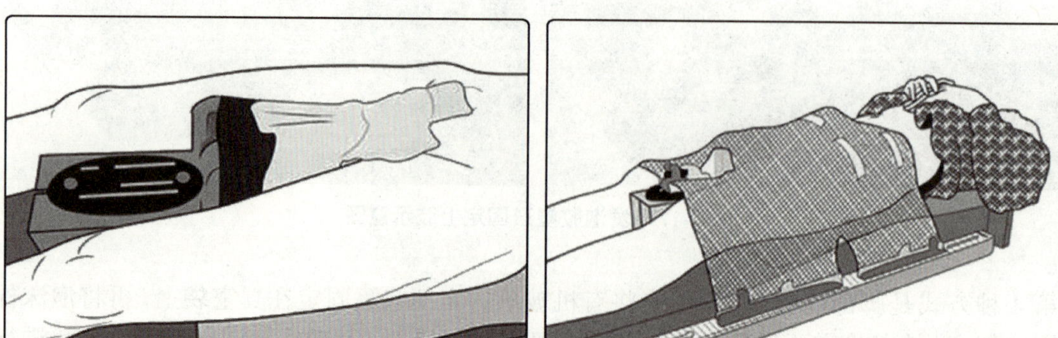

图 5-20 利用热塑材料进行的体位固定

二、特殊医嘱及特殊照射技术的体位固定

1. 如图 5-21 所示为淋巴瘤的患者，医嘱要求体位固定时需要暴露患者的腋窝及锁骨上部分，使用简易头架对头部进行局部固定，头部保持后仰，并将脸部稍微转向健侧，用热塑面模进行固定。体部整体用发泡胶进行固定，患者患侧手臂弯曲叉腰，并将空余的地方使用发泡胶进行适形填充。然后利用激光定位系统在患者身上、发泡胶、固定面罩上进行画线标记。

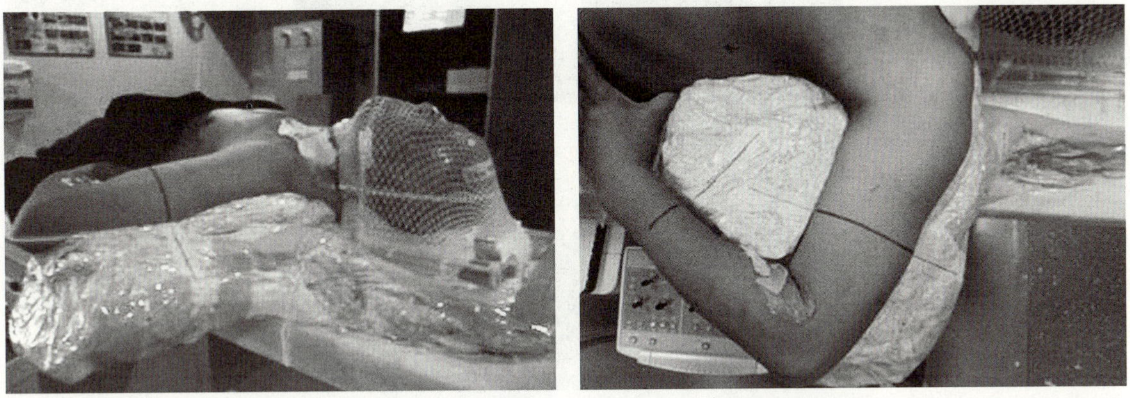

图 5-21 利用发泡胶及简易头架用于淋巴瘤患者体位固定

2. 表浅肿瘤的患者，医嘱要求加作 1cm 或 2cm 的补偿膜，用于提高皮肤及浅层组织的剂量。图 5-22 白色补偿膜为热塑材料，图 5-23 黄色补偿膜为石蜡。两种材料密度与人体密度相似，在 70℃的水箱中浸泡变软后，平整成 1cm 或 2cm 厚的长方形，可以根据患者体表轮廓及要求的补偿范围进行贴合。

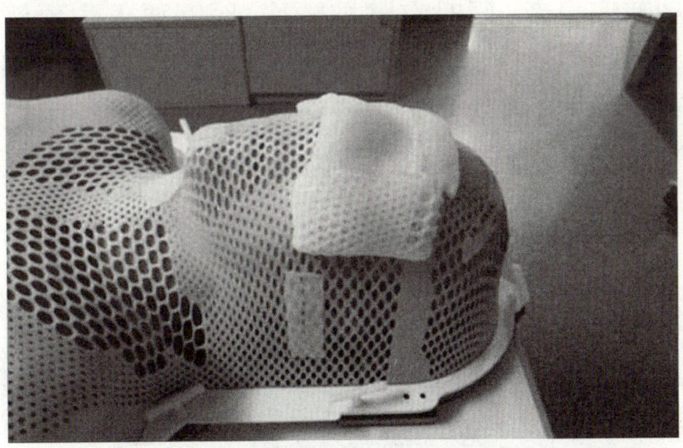

图 5-22 利用热塑材料制作的补偿膜

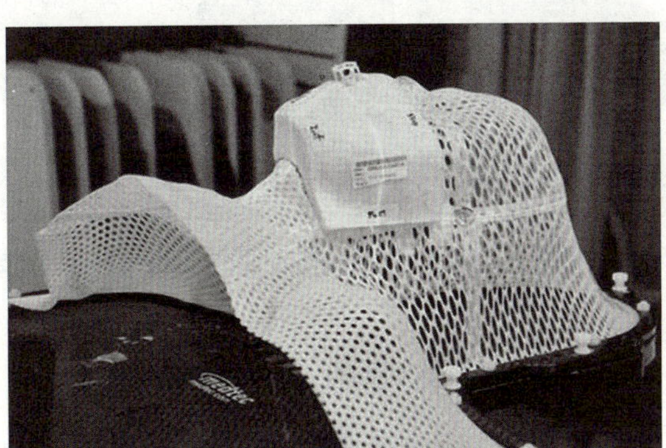

图 5-23 利用石蜡材料制作的补偿膜

3. 如图 5-24 所示为全中枢放疗体位固定，患者采用俯卧位，体部用真空袋固定塑型，双手置于身体两侧，头部用简易架、俯卧枕联合热塑膜进行固定。固定时在 X 线模拟定位机透视，摆布患者体位，使鼻中隔及胸椎、腰椎棘突连线在一条直线上。根据医生计划设计的要求，头部为左右对穿照射野，胸段脊柱采用下半野技术，体表衔接左右对穿照射野下界，腰段转床、转臂架体表衔接半野下界。然后利用激光定位系统在患者身上、真空袋、固定面罩上进行画线标记。

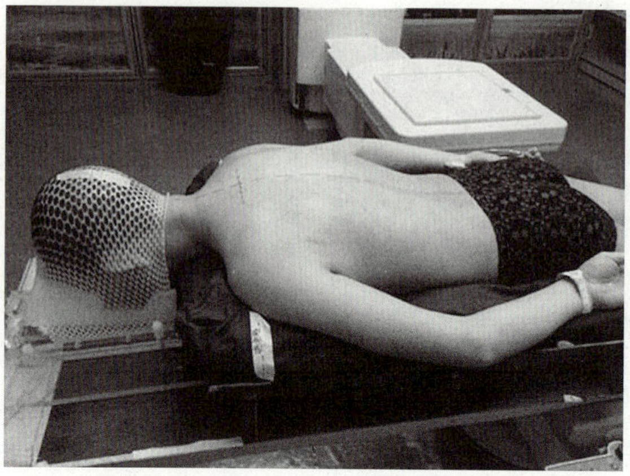

图 5-24 全中枢放疗患者固定方式

三、多靶区患者的体位固定

恶性肿瘤在治疗过程中发生多处转移，多个治疗靶区，需要进行个体化的体位固定，减少固定的次数和固定器的种类，尽量在一个体位条件下完成多靶点的治疗。

如图 5-25 所示，为鼻咽癌患者，同时有腰椎转移，医嘱要求头颈部的原发灶及腰椎转移灶两个靶区同时进行照射。利用头颈肩碳纤板联合发泡胶进行固定，头部是发泡胶和热塑膜进行固定，腰部是通过将发泡胶固定范围从头部加长至腰骶部，并进行两侧塑形。这种固定方式可以同时满足头部和腰部两处靶点，且两处靶点距离较远。发泡胶成型后与碳纤维底板的吻合度很高，减少了系统误差。

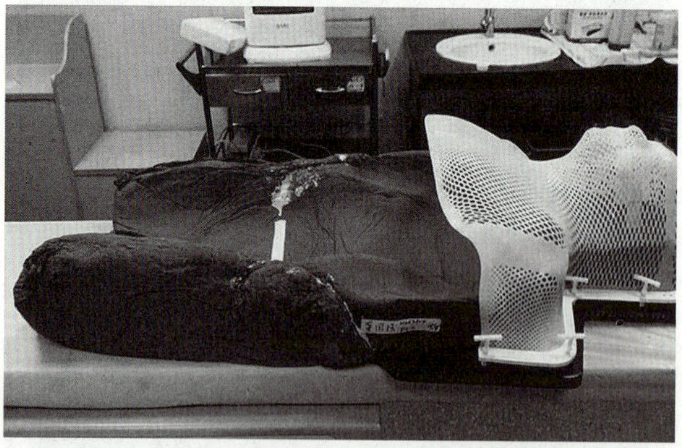

图 5-25 利用发泡胶及头颈肩热塑膜固定患者头部及腰部

四、特殊体型患者的体位固定

如图 5-26 所示，为颅内肿瘤患者，之前曾做过颈段食管癌手术，极易食管反流，无法平卧。用负压真空垫联合简易头架固定，患者采用仰卧位，将真空垫制成楔形垫并固定住简易头架，使患者背部抬高大约 20°，然后制作头部热塑膜进行固定。这方法也适用于胸椎后凸畸形（驼背）患者的体位固定。

如图 5-27 所示，为鼻咽癌患者，患者自幼患有小儿麻痹症，仰卧时身体会不由自主地摆动，因此，患者采用俯卧位，使用碳纤维底板、头颈肩负压真空垫、俯卧枕、头颈肩热塑膜进行体位固定。

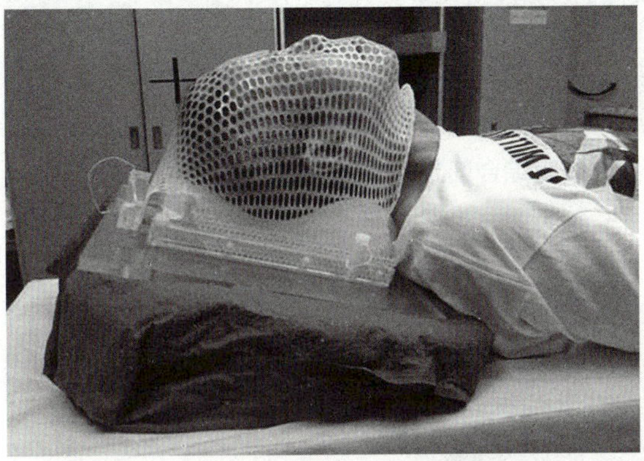

图 5-26 驼背患者的体位固定

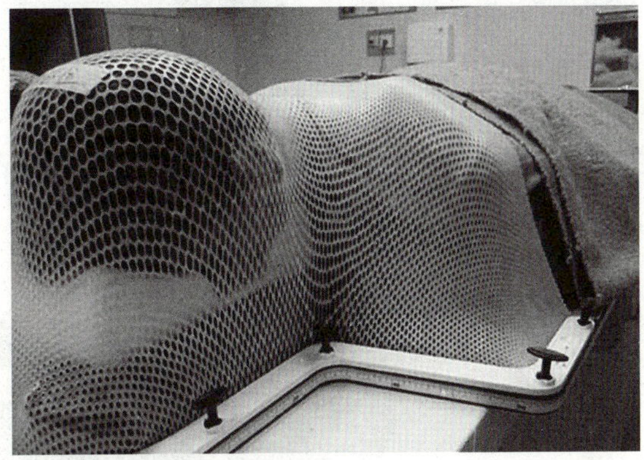

图 5-27 不能仰卧的患者采用俯卧体位

五、立体定向放射治疗（SBRT）体位固定

随着技术的进步，大剂量单次或分次的治疗越来越多，由于靶区周边的剂量落差大，在治疗过程对体位固定要求较高，分头部和体部两种。

1. 头部 SBRT 固定 对于 γ 刀治疗，采用在头部左侧前后和右侧前后 4 个点打骨钉的方法，头环固定在 4 个骨钉上面，头罩连接在头环上。而对于 X 刀治疗，早期采用有创性的头环固定，由于有创伤现在已经很少使用，目前多数采用头架加热塑膜综合固定，头架还可以在鼻梁根部增加固定点，也可以增加口腔咬合器（图 5-28～图 5-30），这样兼有舒适和稳定的特点，能满足高精度的立体定向放射治疗的需要，又不需要在患者头上打骨钉，不受单次分割的限制。

2. 体部 SBRT 固定 体部 SBRT 一般以治疗肺、肝、腹部转移瘤为主，体位固定一般采用体部综合固定框架，或者采用真空垫加特制的塑料薄膜抽气固定。通过适配框用气囊或者压板对腹部施压，减少膈肌上下移动幅度（图 5-31～图 5-33）。固定之前要对患者进行呼吸训练，减少腹式呼吸的幅度。

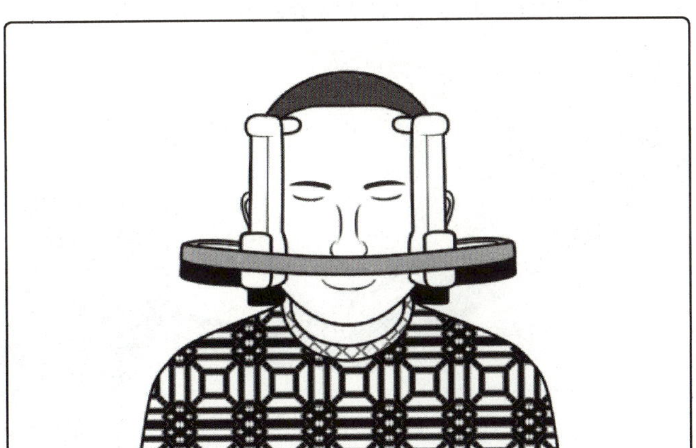

图 5-28 头部 SBRT 的有创固定头环

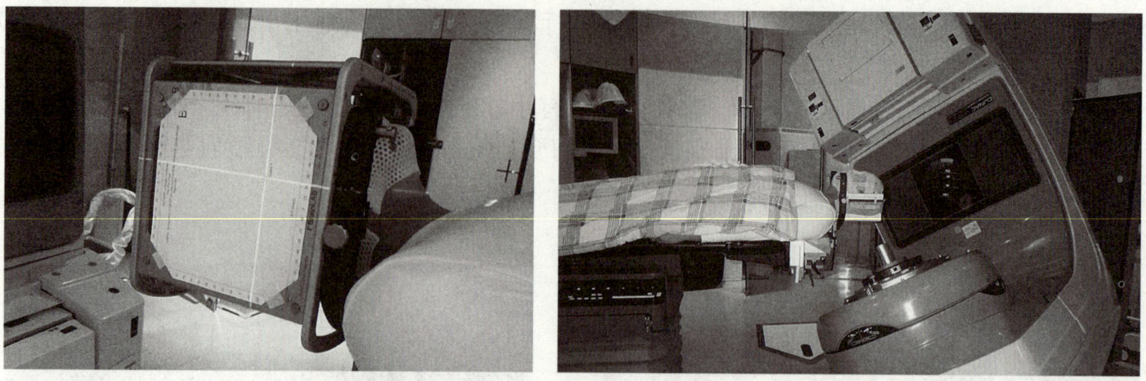

图 5-29 头部 SBRT 无创性面膜综合固定

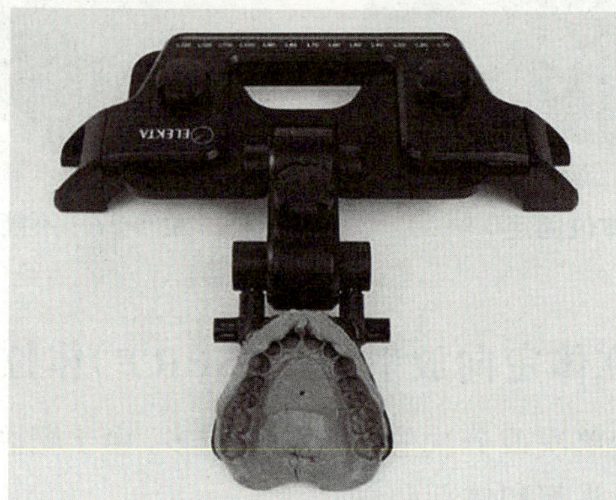

图 5-30 头部 SBRT 口咬式个体化牙托固定

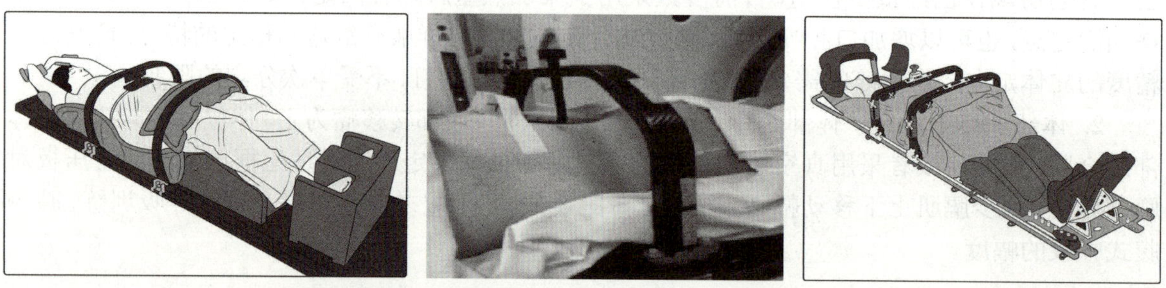

图 5-31 体部 SBRT 固定及腹部加压示意图

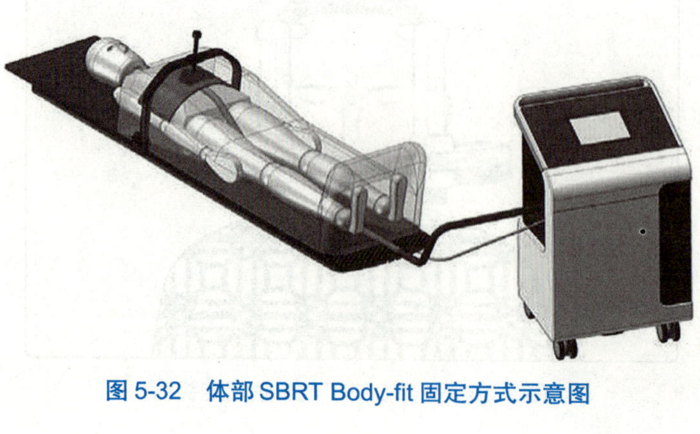

图 5-32 体部 SBRT Body-fit 固定方式示意图

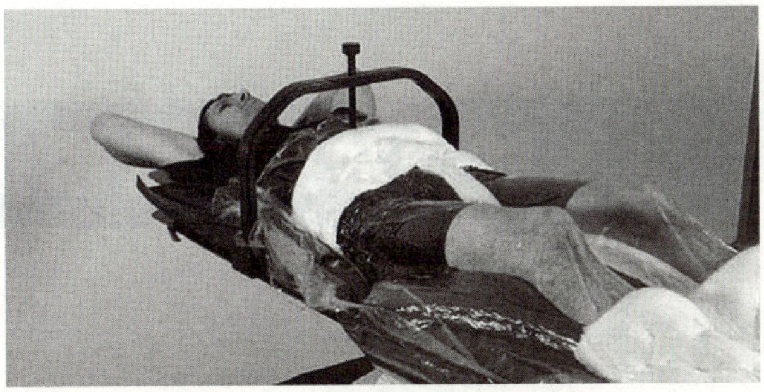

图 5-33 体部 SBRT Body-fit 固定法

在临床实践中应该依据患者的病情、身体条件、医嘱要求、照射技术等进行具体问题具体分析，针对患者不同情况采用个体化体位固定，对精确放疗的实施具有极其重要的意义。

（林承光）

第六章 肿瘤放射治疗模拟定位技术

在放射治疗流程中，模拟定位是一个非常重要的环节。目前的模拟定位设备大致分为三大类：第一类是传统的X线常规模拟定位机，第二类是在CT诊断设备基础上发展而来的CT模拟定位系统及设备，第三类是近年来出现的MR模拟定位设备，它可以弥补模拟定位在软组织影像及功能影像方面的缺陷。

第一节 二维X线模拟定位概述

对于常规X线模拟定位机而言，所谓的“模拟”，就是能够模仿各类型传统远距离放射治疗设备在治疗时的状态(图6-1)；除了放射源不同外，治疗机使用的各种几何参数，如臂架角度(大机架角度)、准直器角度(小机头或光栏角度)、源轴距、射野大小及床面角度等都可以模仿，工作原理类似于一台X线诊断机，工作人员可以在控制室隔室遥控操作。

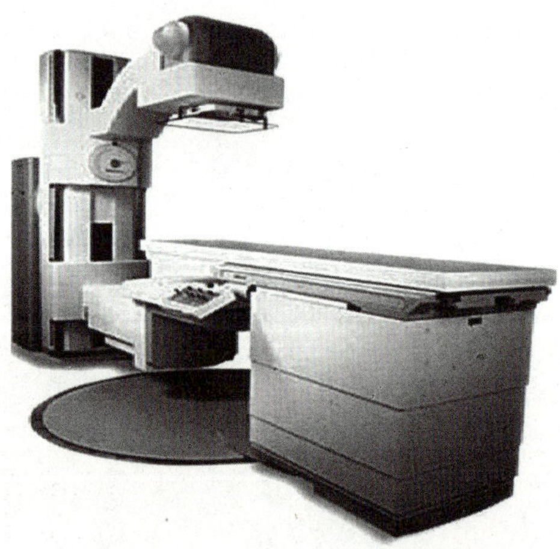

图6-1 X线常规模拟定位机

在过去几十年，这类模拟定位机主要用来进行二维的放疗定位，而随着精确放疗技术，特别是调强放疗技术的逐渐普及，常规X线模拟定位机的主要功能已向验证转变。就其目前使用的功能而言，归纳起来主要分为两方面：一是继续开展原来的2D定位；二是辅助调强计划的验证及一些运动器官的测量。

一、X线模拟定位机定位技术简介

X线模拟定位机定位技术包括源皮距(source skin distance，SSD)放射治疗定位技术和源轴距(source axis distance，SAD)等中心放射治疗定位技术，简称为SSD技术和SAD技术。

SSD技术也称作固定源皮距治疗技术，理论上是指源轴距(SAD)等于源皮距(SSD)的治疗技术，也是等中心点落于皮肤或体膜表面的治疗技术。等距离放射治疗技术简单易行，不受治疗机器设备条件所限，其特点是摆位简单，定位或治疗时比较直观可靠，加速器治疗机的X线和电子线照射需要用到这种简单易行的治疗方法，治疗时机架可采用垂直照射，也可以采用不受床面遮挡的给角度照射。

SAD技术是指在放射治疗设备当中，常规模拟定位机和传统加速器治疗机都有一个机器等中心点，这个中心点是机架旋转轴、床等中心旋转轴及准直器旋转轴的交点，当患者躺在治疗床上定位或治疗时，通过床的升降及前后左右平移，使患者的肿瘤或肿瘤靶区拟定中心与机器的中心点重合，围绕该中心所做的机架旋转（同时也包括准直器旋转和床的等中心旋转）角度治疗称作等中心治疗，所开展的这种治疗技术称为等中心治疗技术。等中心治疗技术由于它是以肿瘤为中心的照射，所以对于深部肿瘤治疗相对较为准确，此方法患者体位简单、舒适、容易固定，并且重复性好，方便准确。

二、X线模拟定位机在放射治疗中的应用

（一）X线模拟定位机的定位功能

1. 辅助患者体位固定 有时为了使患者的治疗体位符合主管医生或治疗技术的要求，在为患者做体位固定前，需要在模拟机下透视患者的体位是否达到要求后才能选择合适的体位固定装置进行体位固定。

2. 实现靶区的定位 利用X线模拟定位机的透视功能在计划射野的设定中为医生和治疗计划设计者提供肿瘤治疗靶区和重要器官的影像信息，如病变范围、靶区所毗邻的危及器官及在射野设置时需要保护的器官组织等。

3. 为勾画射野、定位和摆位参考作标记 利用X线模拟定位机上的激光系统，治疗师在患者的固定器上或皮肤表面勾画射野范围、标注激光摆位点和激光摆位线，作为治疗师在治疗机上为患者摆位的标记依据。

4. 设计射野挡块 利用X线模拟定位机，拍摄射野方向平片，用于设计射野挡块。

在常规二维放射治疗计划设计模拟定位当中，要涉及等距离治疗和等中心治疗两个基本概念，这两个概念也是放射治疗模拟定位的基本概念之一，在放射治疗时同样也需要用到这两种技术。

（二）治疗方案的验证与模拟

经过计划评估后的治疗方案，在实施治疗前，需要严格的验证和模拟，按治疗计划设计的条件如机架转角、准直器转角、治疗床转角、射野“井”形界定线大小、源至皮肤（SSD）或源至旋转轴（SAD）距离、射野挡块等，进行模拟，以确定照射野大小、射野角度、挡块形状是否准确，机架旋转，患者体位设计是否合理等。以射野方向的X线影像验证计划设计的照射野。此外，还可以用X线模拟定位机来测量一些器官的运动幅度，如肺、肝等的呼吸活动度，为实现精确放疗中的一些技术，如用于肺癌和肝癌的呼吸门控技术提供一些必要的参数。

第二节 常见肿瘤放疗的X线模拟定位技术

一、头颈部肿瘤X线模拟定位技术

随着新一代放疗设备的普及，精确放疗特别是调强放疗技术的推广使用，头颈部肿瘤放疗已较少采用二维放疗技术。常规模拟定位机下进行两侧水平对穿野全脑照射定位，其定位步骤及方法如下：

1. 患者体位 仰卧位，双手自然下垂，掌面平贴于大腿两侧，使患者尽量舒适的同时，通过激光指示尽量使患者体位平直（意识不清或身体轮廓特殊者需另行方案）。

2. 热塑头膜固定 根据患者头颈部情况选择合适型号的头枕后为其头部进行热塑膜固定，注意头面部塑形时尽量使热塑膜贴紧患者面前部皮肤，在患者眼眶及鼻部操作时应避免过于用手深压，以免造成患者不适。

3. 调整模拟机床的位置 使纵轴线激光线过患者头部正中矢状线，两侧“十字形激光”置于患者头部颅脑位置。

4. 使激光灯矢状线穿过人体中线 在控制室检查机架及准直器角度是否已归零度，X线透视观察患者鼻中隔与模拟机“井字形框野”中的“Y轴线”是否重合，如果未重合，左右平移床面进行调整。

5. 调整“井字形框野” 将机架转至90°或270°，透视，旋转准直器，调整“井字形框野”四边；分别将各边调整至额骨前缘外1cm、颅顶骨上缘外1cm、后枕骨外缘外1cm及第1颈椎下缘位置，注意下界前部是否避开眼眶，必要时需重新调整准直器角度（图6-2），最后射野“中心点对中”并执行“对中”操作。

6. 射野需要遮挡的定位 全脑照射如果需要用到MLC或低熔点铅挡块遮挡正常组织和器官，操作时准直器角度设置为0°，下界可开到第2颈椎水平，前界、上界及后界同样沿颅骨外放1cm。勾画靶区时，下界沿着筛板下0.5cm、同侧骨性外眦后1.5cm至中、后颅窝底下0.5cm（图6-3）。

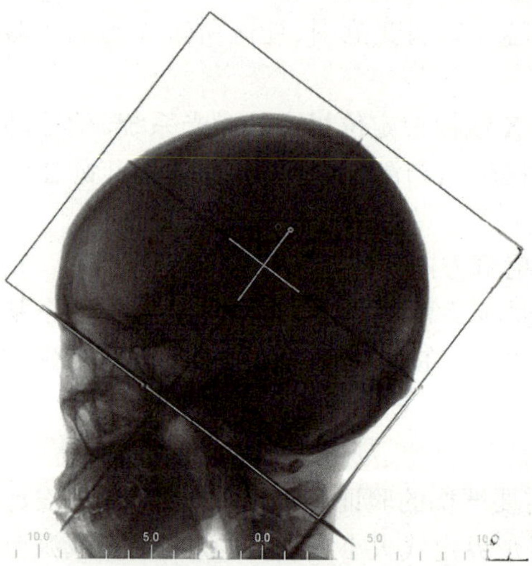

图6-2 转准直器角度时的全脑照射

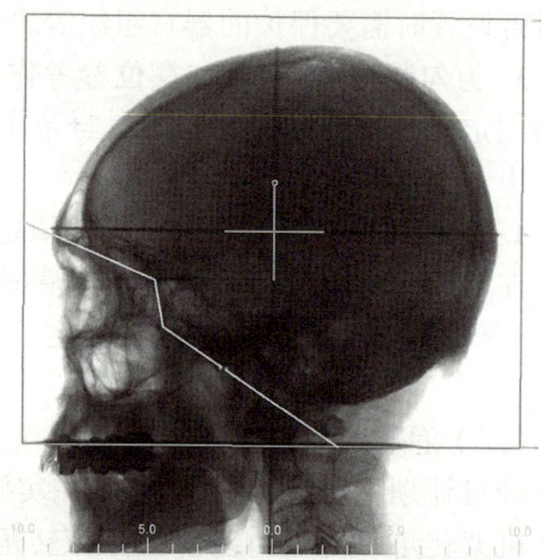

图6-3 有遮挡保护时的全脑照射

7. 拍定位片或定位影像截图。

8. 测量源皮距并用以下公式换算照射深度：

$$照射深度(d)=源轴距(SAD)-源皮距(SSD)$$

9. 患者头膜上画治疗摆位点 在患者头膜上分别标注机架90°、0°及270°“十”字形入射点，画水平对穿野下界颅底切缘线（用MLC或低熔点铅遮挡可不画），测量零位源皮距（或升床高度）。

10. 记录治疗参数 在患者治疗计划单内，记录照射野大小、照射深度、机架角度、准直器角度及零位源皮距（或升床高度）等参数。

二、胸部肿瘤X线模拟定位技术

（一）食管癌放疗X线模拟定位

食管癌放射治疗可分为根治性、姑息性、术前放疗及术后放疗等形式。根治性放疗主要照射范围包括原发病灶、转移的淋巴结及可能的亚临床病灶。姑息性放疗通常包括缓解食管病灶的阻塞及骨转移病灶的止痛等。术前放疗与根治性放疗的范围基本一致，但剂量上有所区别。术后放疗要根据术后患者的具体情况来决定其照射范围。食管癌二维放疗的布野方式可分为一前两后野或前后对穿野加左右对穿野的照射方法，也可以采用一前两斜对穿野的照射方法，其定位步骤及方法如下：

1. 体位 仰卧位、双手上举抱头，使患者尽量舒适的同时，通过激光指示尽量使患者体位平直。

2. 体位固定 用真空垫或固定器加体膜等方式固定。

3. 口服造影剂 体位固定完成后，嘱咐病人吞一口钡剂后，再含一口钡剂备用。

4. 确定机架0°照射野范围 机架0°时X线透视，通过对讲器指示患者吞钡剂并寻找病灶位置，调整"井"字形线，上下各放3～4cm；根据患者的CT及X线片确定射野宽度，通常为7～8cm，测量前野照射深度。

5. 确定斜角度照射野范围 机架向病人右侧旋转至310°，旋转过程如果病灶中心有偏移，调整床高使"井"字形野中心点与病灶中心始终保持一致，此时旋转角度后不能平移床面，旋转准直器角度使射野避开脊髓（图6-4），同时与患者食管走向尽量一致，斜野宽度通常为5～6cm，测量前斜野照射深度。

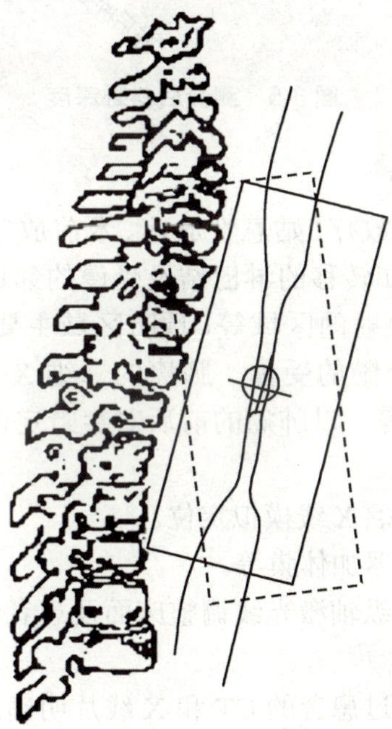

图6-4 旋转准直器角度避开脊髓

6. 确定斜角度对穿野 机架角转至对穿野130°，旋转准直器角度与前斜野互为对称角度，使照射野避开脊髓，调整后斜野大小与前斜野大小尽量一致。

7. 标注零位入射点并测量深度 机架转回0°位，再次观察照射范围是否足够，标注零位入射点并测量零位源皮距（或升床高度）。

8. 标注患者两侧治疗摆位点 在患者真空垫或皮肤表面标注两侧水平激光摆位"十"字点。

9. 测量后，斜野深度机架旋转至310°并标注治疗入射点，嘱咐病人坐起测量放射源至真空垫的距离，最后算出后斜野照射深度（图6-5）：

$$d_{后斜}=源垫距-源轴距(SAD)$$

10. 传定位片 通过网络系统传出定位片或定位影像截图交由主管医生勾画靶区。

11. 记录治疗参数 记录患者各照射野大小、机架角度、准直器角度及照射深度等治疗参数。

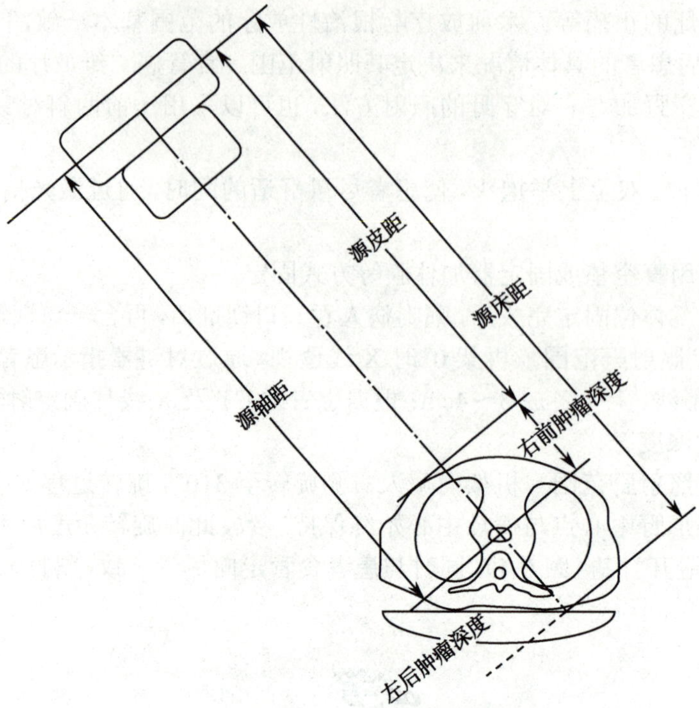

图 6-5 测量后斜野深度

（二）肺癌放疗 X 线模拟定位

肺癌的放射治疗分为根治性放疗、姑息性放疗、术前放疗和术后放疗，根治性放疗和姑息性放疗的范围包括原发病灶，已知转移的淋巴结及受侵的邻近组织等。术前主要照射瘤床，术后主要照射残留的肿瘤及预防照射的区域等，预防区域主要是指可能转移的淋巴结，定位时尽量保护正常的肺组织及控制脊髓的受量。肺癌的二维 X 线模拟机定位分为前后对穿野照射、斜野照射及水平对穿野照射等。以肺癌的前后对穿野定位为例介绍肺癌的 2D 定位步骤及方法：

1. 体位 步骤方法均同食管癌 X 线模拟定位。

2. 体位固定 真空垫或固定器加体膜等。

3. 对患者正中矢状线 通过纵轴激光线调整床面及患者体位，使患者躯干正中矢状线与激光纵轴线重合。

4. 对患者体表光野位置 通过患者的 CT 和 X 线片明确病灶的位置，平移床面使射野入射点位置至患者胸部病灶区域，调整床高使两侧水平激光线位于患者胸部 1/2 体厚处。

5. X 线透视 在 X 线透视下寻找病灶，如果是术后患者可以通过手术银夹或术前 CT、X 线片确定病灶位置。

6. 确定治疗等中心点 旋转机架角度观察肿瘤靶区中心是否偏移模拟机“井”字形野中心点，如果有偏移调整床高，使“井”字形野中心点始终保持在肿瘤靶区中心区域。若为术后放疗，也可通过手术银夹、患者隆突位置及 1/2 体厚来确定放疗等中心水平层面。

7. 定前后对穿野照射范围 机架转回 0° 或 180°，再次确定靶区范围。根治性放疗需根据患者肿瘤病理类型、侵犯范围、是否有淋巴结转移、是否合并化疗、与重要器官的关系及呼吸幅度等来确定照射范围。上界：肿瘤上 1～1.5cm；下界：肿瘤下 1.5～2cm；左右界：肿瘤外侧 1～2cm。如果患者有锁骨上淋巴结转移，可单独设锁骨上区野照射。

8. 传定位片 通过网络系统传出定位片或定位影像截图交由主管医生勾画靶区。

9. 记录治疗参数 记录照射野深度，患者射野大小、机架角度及准直器角度等治疗参数。

（三）乳腺癌放疗切线野X线模拟定位

乳腺癌的二维治疗技术因其具备有效性、方便性、经济性，至今仍在其适用症人群中大量使用。由于人体胸廓曲面设野复杂，乳腺癌的二维放疗技术关键是处理好剂量分布、非共面野之间的衔接及如何提高摆位重复性等。现以具有一定代表性、能较好地与锁骨上区野、内乳区野衔接的等中心四分之一切线野照射及相邻野衔接的二维模拟定位技术为例，介绍乳腺癌切线野照射的二维定位。其定位方法步骤如下：

1. 体位固定 使用乳腺放疗专用托架进行摆位（图 6-6）。

患者仰卧于托架上，患侧手臂上举放于臂托和腕托位。为了使患侧腋窝充分暴露及上肢放置舒适，可根据患者身体情况调整臂托和腕托固定高度及位置。患者需要照射锁骨上区野时，头部偏向健侧。利用纵轴激光线调整患者体位，使患者体部正中矢状线与纵轴激光线重合。旋转机架至水平位（90° 或 270°），透视观察后调整托架高度，使患者胸廓前缘与水平线（Y 轴）一致或近似平行（图 6-7）。

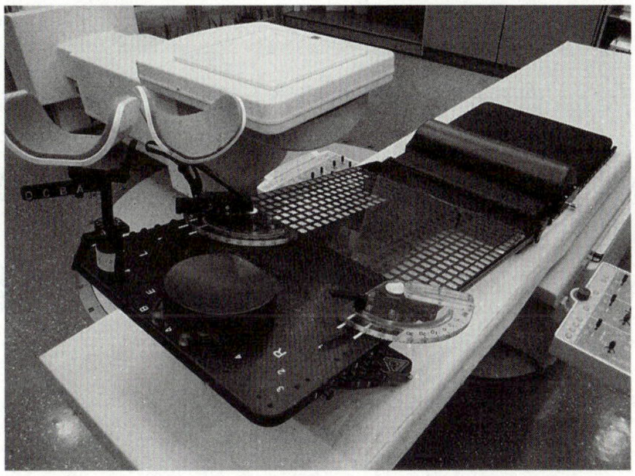

图 6-6 乳腺放疗专用托架

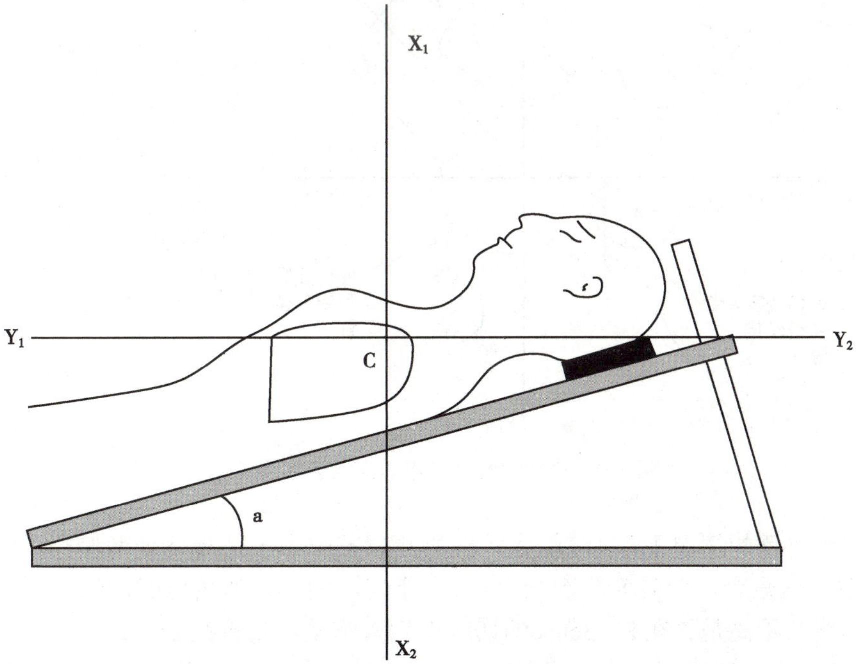

图 6-7 调整乳腺托架高度使胸廓前缘近似水平

2. 确定胸壁切线野上缘与锁骨上区野下缘的衔接线（中心轴线） 通常该线定在第 2 前肋水平。胸壁切线野下缘在乳房皱襞下 2cm。在皮肤上用油性笔标出以上两线位置（图 6-8）。

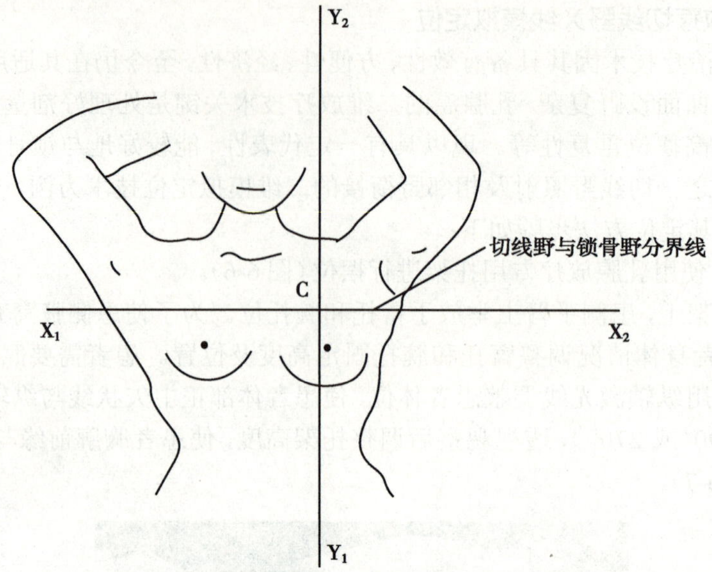

图 6-8 切线野与锁骨上区野衔接线

3. 确定切线野等中心零位(机架角度在 0° 时)入射点及切线缘位置 沿人体纵轴线(Y 轴)在腋中线和体中线健侧处各用胶布贴一条铅丝作标记。在机架零度时，使模拟机"井"字形十字中点放在锁骨野与切线野衔接线上，沿横轴线(X 轴线)对称打开准直器 X_1 和 X_2，使两条铅线与 X_1 和 X_2 重合(图 6-9)。

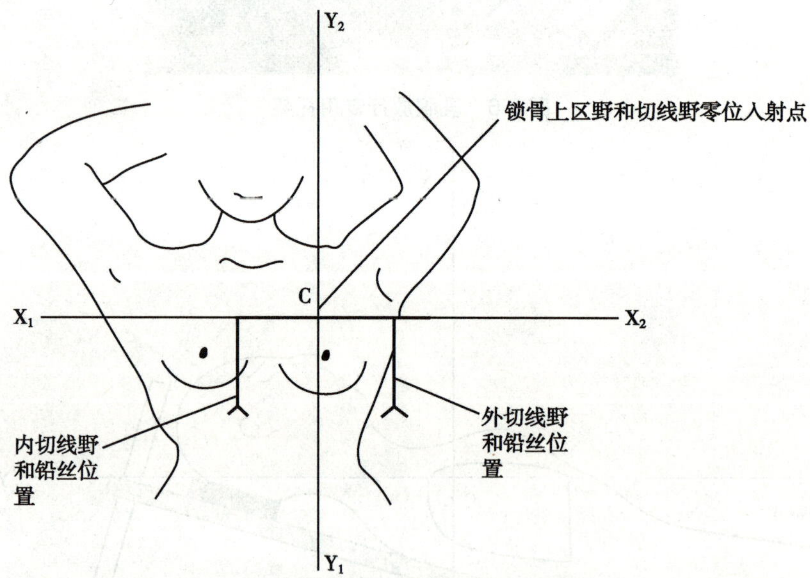

图 6-9 确定切线野等中心点及切线缘位置

在不旋转准直器的情况下，向健侧旋转机架并调整床高至透视下使两侧铅丝逐渐并拢，并在"十"字线中点处重合。此时前胸廓线应与过"十"字点的 Y 轴线(切线缘)大致平行，测量前胸廓线与 Y 轴线的距离是否在 2～3cm，即切线缘切入胸壁内是否在 2～3cm。切入若超过 3cm，则两铅丝一边或两边需向患侧靠近，减少切入深度；切入小于 2cm，则两铅丝一边或两边离开患侧，增加切入深度。此外在移动铅丝时应同时考虑外切线野外界不应前于腋前线(通常外界应设在腋中线或腋后线)。内切线野内界应过体中线或与体中线重合。当调整了铅丝位置后，透视下旋转机架角使两铅丝再次通过"十"字线中点，观察切入胸壁是否控制在 2～3cm。

4. 设置四分之一野和参数（图 6-10）　将切入胸壁内的一边 X_1（或 X_2）缩回"十"字线中点，即 $X_1=0$（或 $X_2=0$），另一边 X_2（或 X_1）开大超出乳腺轮廓（露空）。将锁骨方向上 Y_2 缩回"十"字线中点，即 $Y_2=0$，Y_1 开大至乳腺皱襞下标记线处。将机架旋转 180° 至对侧，切线野内 X_1 和 X_2 数值对换，透视下观察切线野范围是否保持对称一致。

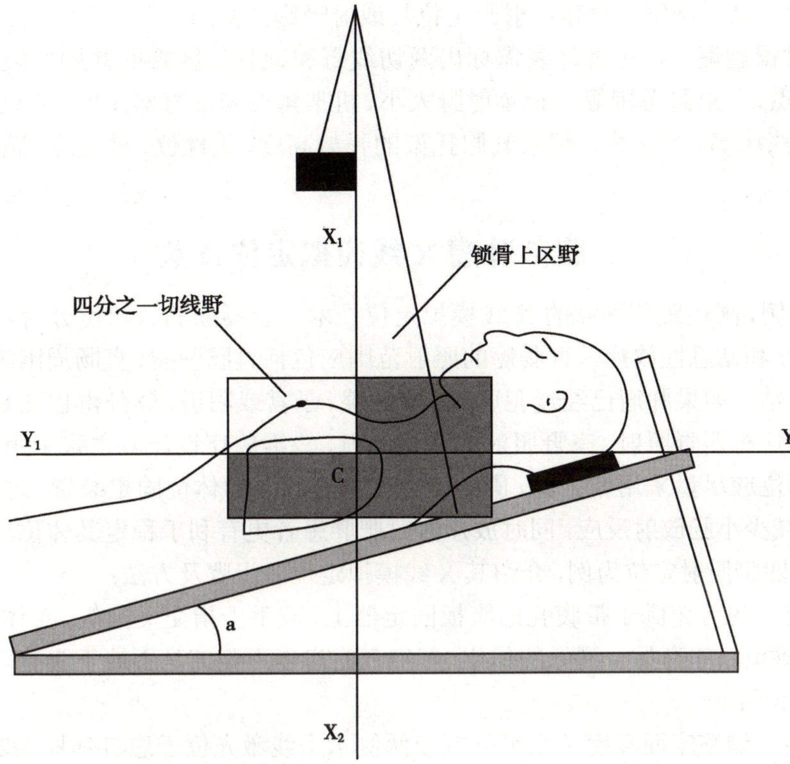

图 6-10　设置四分之一野及参数

5. 锁骨上区半束野的设置　如图 6-11 所示，床位置不变，将机架向健侧偏转 15°，以保护气管、食管和脊髓，使 $Y_1=0$。通常锁骨上区野上界（Y_2）应包到环状软骨水平，内界（X_1 或 X_2）过体中线健侧 1cm 处，外界（X_2 或 X_1）在肩关节内侧，锁骨野外界如果要包括腋窝应注意保护肩关节。为了使剂量更加均匀，锁骨野可设一个对穿野从后面照射。

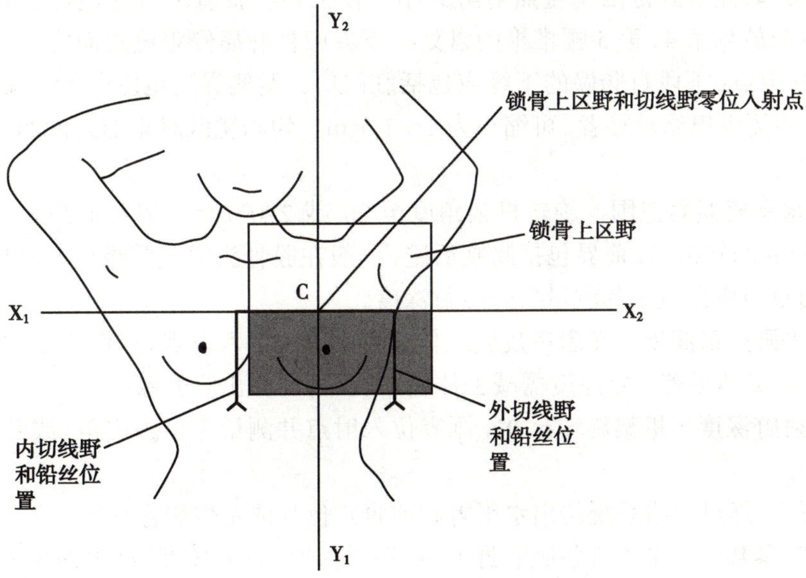

图 6-11　锁骨上区野与切线野衔接示意图

6. 设置电子线内乳区野与切线野衔接 如果切线野不包括内乳区，可考虑另设一电子线野偏角照射。内乳区野用调整电子线束的50%等剂量线的倾角（外加限光筒）与内切野机架转角一致方法相衔接。外界一般在体中线健侧3cm处，内界与内切野边缘相重合。上下界可包括第1～5肋间隙在内，具体下界由医生视肿瘤情况而定。

7. 传定位片 通过网络系统传出射野定位片或射野影像截图。

8. 标记和数据整理 在患者体表需标出两切线野和锁骨上区野的共同“零位”入射点“C”点、电子线入射点、各射野范围等。记录射野大小、机架角度和准直器角度（准直器角度始终不变）、零位源皮距（床高）等参数。记录乳腺托架的托架高度、头枕位、臂托位、腕托位及臀部止顶位置等数据。

三、腹部肿瘤X线模拟定位技术

以直肠癌为例，阐述腹部肿瘤的X线模拟定位技术。直肠癌的放疗可分为术前放疗、术后放疗、根治性放疗和姑息性放疗。直肠癌的照射范围应包括直肠肿瘤、直肠周围组织、直肠旁淋巴结和髂内淋巴结。如果肿瘤已经侵犯膀胱、前列腺、子宫或阴道，髂外淋巴结也应包括在内。一般区域性的放疗有四野照射、三野照射或两野照射，二维放疗设计多主张采用四野照射或三野照射。患者体位应尽量采用俯卧位，固定器应选择带腹孔的体位固定装置，这样在计划设计时，不仅有利于减少小肠放射反应，同时放疗时对肥胖患者更有利于稳定其体位，保持体位的一致性。以直肠癌四野照射定位为例，介绍其X线模拟定位的步骤及方法：

1. 体位固定 患者俯卧于带腹孔的腹板固定器上，双手十指交叉抱头，身体俯卧时应自然放松，臀部尽量避免一侧高另一侧低的体位，仔细观察患者下腹部是否放于腹孔内，必要时可适当调整患者前后位置。

2. 调整床高 调整床面高度及水平位置使两侧水平线激光位于患者体厚1/2处，纵轴线激光尽量与患者背部正中矢状线一致，必要时可适当调整固定器位置。

3. X线透视下对患者盆腔正中位 检查模拟机机架角度及准直器角度是否归零，X线透视观察患者骨盆位置是否端正，调整床的左右水平位置，使“井”字形野中Y轴移至患者耻骨联合处，利用X轴线检查患者左右髂骨上缘是否对称一致，坐骨结节是否对称一致，必要时应调整患者腿部上下位置及身体位置。

4. 定机架0°时照射野范围调整照射野大小 使上界在腰骶关节处，如果盆腔中有淋巴结受侵时，其上界应放到第4、第5腰椎椎间盘处。下界应视肿瘤侵犯位置而定，上中段直肠癌照射的下界于肛管中点；下段直肠癌的下缘应包括肛门口。两侧界的范围一般在耻骨弓状线最宽处向外2cm，术后无淋巴结转移者，可缩小为1～1.5cm。勾画靶区时矩形野的两个上、下角应适当保护（图6-12）。

5. 确定两水平野照射范围 旋转机架角度至90°或270°，上下界与前野上下界相同，后界包括骶骨后0.5cm的软组织，前界包括膀胱后壁，一般在股骨头中或前缘（应视肿瘤具体情况而定，图6-13），通过射野测量工具测量后野照射深度。

6. 测量水平野照射深度 在患者皮肤或体膜表面画水平入射点（或激光定位点），量源皮距测量照射深度，如果体膜有一定厚度需减去体膜厚度，再计算出照射深度。

7. 计算照射野深度 机架旋转至0°，画零位入射点并测量零位源皮距（或升床高度），计算前野照射深度。

8. 传定位片 通过网络系统传出水平野和前野定位片或定位影像截图。

9. 记录治疗参数 记录患者各照射野大小、照射深度、机架角度、准直器角度及零位源皮距等治疗参数。

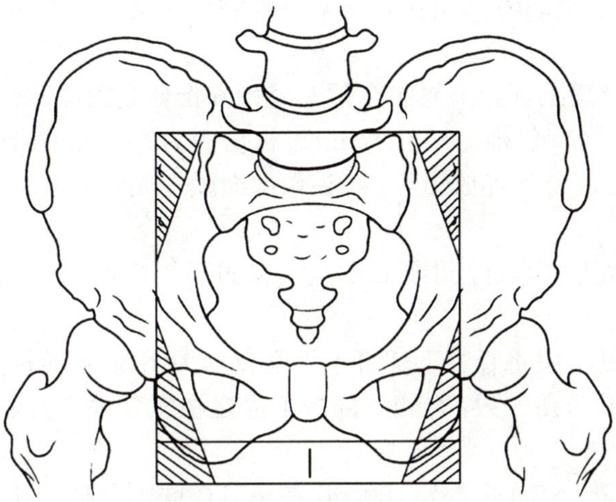

图 6-12 直肠癌前后对穿野照射

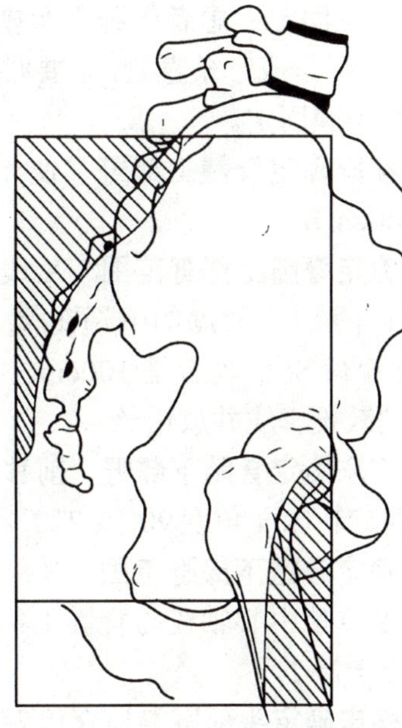

图 6-13 直肠癌水平野照射

四、全脑全脊髓放疗 X 线模拟定位技术

全脑全脊髓照射一般用于髓母细胞瘤、松果体区生殖细胞瘤和分化差的室管膜瘤等易沿蛛网膜下腔间隙的脑脊液循环扩散和种植的患者。X 线模拟定位其难点在于照射范围长、非共面野，需要处理好非共面野间的衔接，避免出现照射遗漏和重叠（即“冷点”和“热点”）的问题。通常照射分头部水平对穿野、脊髓野（分脊髓上部野和脊髓下部野）（图 6-14）。

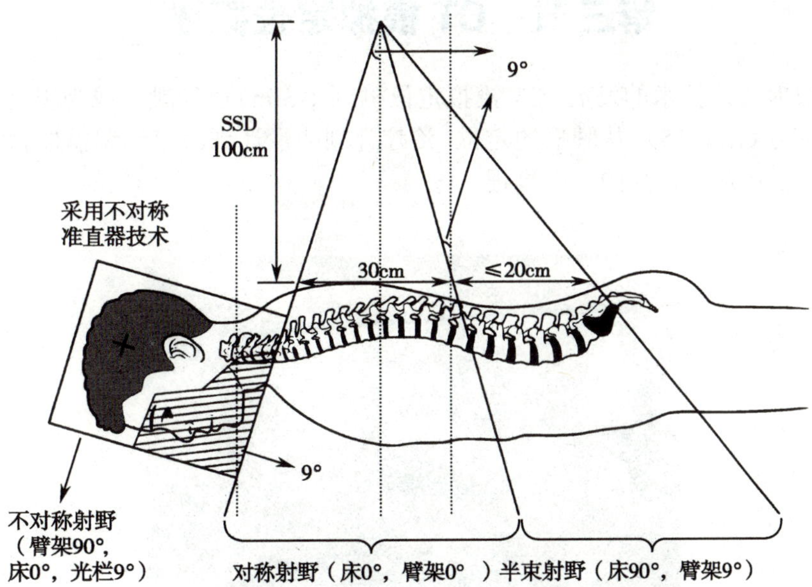

图 6-14 全脑全脊髓照射示意图

1. 体位固定 患者俯卧于全中枢体位固定架上，通过纵轴激光线使患者头部正中矢状线、颈部、脊柱尽量成一条直线，必要时可通过X线透视进行观察及纠正。如果体位正确，为患者做头颈部热塑膜固定。

2. 移床确定脊髓上部野 使光野中心移至患者胸背部位置，将床降低至等距离照射（如SSD＝100cm）。

3. 确定脊髓上部野范围 X线透视使脊髓上部野上界定在颈5至颈6椎体之间，下界尽量定在腰1下缘（因脊髓的下端在腰1水平），野宽包椎弓根外1cm，进机房内为患者画射野体表线，注意观察SSD是否是100cm。在脊髓上部野下界放铅丝，在头颈部面膜左侧画脊髓上部野的前部发散投影线并放铅丝。

4. 移床确定脊髓下部野 前移床面使光野中心点位于腰部脊髓上部野下界位置，使SSD为100cm并旋转床面角度90°或270°。

5. 确定脊髓下部野范围 X线透视通过半束将脊髓下部野上界准直器关闭为0，转机架角度θ（约9°）使中心轴线与脊髓上部野下界发散角一致，脊髓下部野下界定在骶3水平（因椎管的终池止于骶2）。

6. 移床确定头部野 检查患者脊髓下部野SSD是否为100cm，在患者皮肤表面画脊髓下部野，机架角度和床面角度转回0°，后移床使光野中心回到患者头部位置。

7. 确定头部照射野范围 X线透视检查模拟机“井”字形中心点是否在患者头部正中矢状线位置，旋转机架角度至90°或270°，旋转准直器角度θ（约9°）使中心轴线与脊髓上部野上界发散角一致，调整床高及前后位置使射野中心点定义松果体区域范围，上界沿颅顶外扩1cm，下界定在颈5至颈6椎体之间与脊髓上部野上界衔接。前后界各露空1cm，测量照射深度。为了避免非共面野间的重叠或遗漏，放疗期间每照射10Gy，将颅颈野的下界向上缩小1cm，同时将脊髓上部野上界向上扩1cm。

8. 传定位片 通过网络系统传出各定位片或定位影像截图。

9. 记录治疗参数 记录患者各照射野大小、照射深度、机架角度、准直器角度及零位源皮距等治疗参数。

第三节 CT模拟定位概述

随着现代放射治疗技术的发展，CT模拟定位机（CT-Sim）已经融合成为现代放射治疗技术不可分割的一部分（图6-15）；从肿瘤的定位、治疗计划的设计到治疗计划模拟和实施，CT模拟定位机的应用贯穿了放射治疗的整个过程。

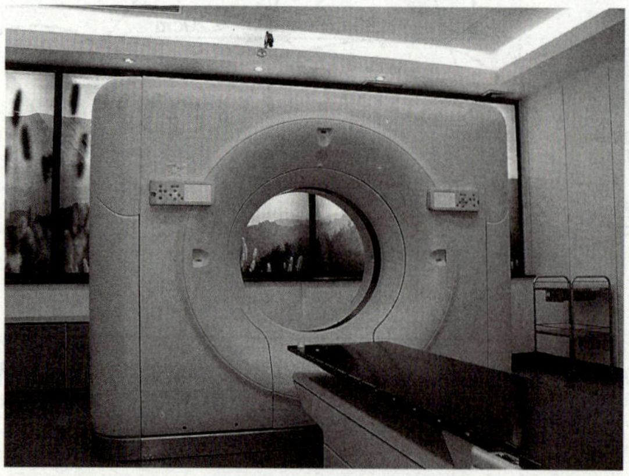

图6-15 CT模拟定位机

一、CT 模拟定位机在放射治疗中的应用

1. 定义肿瘤靶区和重要器官 临床医师在 CT 横断面图像上，通过计算机软件系统，勾画出肿瘤的轮廓，从而定义肿瘤靶区（gross tumor volume，GTV），根据肿瘤侵袭的微观特点，临床医生在 GTV 的基础上，外扩得到临床靶区（clinical target volume，CTV），CTV 包含了肿瘤细胞可能侵袭的亚临床灶，考虑到器官的运动和摆位误差的影响，在 CTV 的外侧还要进一步扩展适当的距离形成计划靶区 PTV。肿瘤靶区周围重要组织及器官的耐受剂量限制了处方剂量的提高，因此，定义周围重要组织与定义靶区具有同等重要的意义。与勾画肿瘤靶区的方法相同，临床医生在定义肿瘤靶区的同时，也相应地定义周围重要的组织、器官。通过对剂量分布的优化，在保持局部肿瘤控制率不变的情况下，减少正常组织的并发症率。

2. 设计照射野 根据临床医生定义的肿瘤靶区及周围重要保护器官的信息，治疗计划设计者可以合理地设置照射野数目、入射方向、准直器、多叶光栅的位置等。借助于射野窗口观（Beam Eye View，BEV）功能，设计者可以从不同方向观察靶区及重要器官的覆盖情况，通过优化布野方案，保证肿瘤靶区的覆盖，尽量减少周围重要组织或危险器官的覆盖。

3. 组织不均匀计算 CT 模拟定位机重建影像的 CT 值反映了 X 线在人体组织中的衰减关系。通过 CT 值可以得到组织电子密度的分布情况，治疗计划系统可以根据内建的校正公式，进行组织密度的不均匀校正计算，组织不均匀校正对提高剂量分布计算的准确度具有重要意义。

4. 治疗疗效监控 在放射治疗过程中或治疗结束后，通过对患者进行 CT 扫描，采集 CT 影像资料与治疗前的 CT 影像资料进行对比，评估肿瘤体积的变化情况和治疗摆位的误差情况，并根据需要决定是否要调整或增加治疗，以便获得最佳的治疗效果。

二、CT 定位过程中造影剂的使用及注意事项

1. 高压注射器 首先应准备好高压注射针筒及连接管，提前将造影剂吸入高压注射器针筒内，通过加热使造影剂温度保持在 37℃左右。

2. 询问患者的碘过敏史 询问患者过往是否有碘过敏史，如果患者有碘过敏或做碘过敏实验后有过敏迹象者应严禁做增强扫描。

3. 了解患者的身体状况 CT 定位时做增强扫描的患者，如有肾功能损害、糖尿病、高血压、心脏病及年龄大于 70 岁等高危人群需慎用造影剂，增强扫描时需考虑降低造影剂的注入总量，对于年龄较大或血管较细的患者，需使用小针头并调低高压注射器注射速率。

4. 造影剂 造影剂一般使用非离子型，常用的造影剂有：碘帕醇、碘海醇、碘普胺、碘佛醇、碘必醇等。

5. 患者的碘过敏试验 增强扫描的患者，定位前需提前接静脉注射针头，为了安全起见，护士给患者静脉注射 1ml（小孩减半）造影剂做碘过敏试验，注射后观察 15 分钟，如果患者没有过敏反应即可进行定位增强扫描。

6. 造影剂的注射方式、用量、注射速率及扫描延迟时间 造影剂的注射方式通常使用静脉团注法，通过手背静脉或肘静脉注射，CT 定位通常以 1.5～2.0ml/s 的注射速率注入造影剂 80～100ml，然后延迟 37～48 秒开始扫描。造影剂用量一般按体重计算，1.5～2.0ml/kg，小孩用量酌减，成年人注入总量一般在 100ml 左右，小孩不能超过 2.0ml/kg。注射速率需考虑肿瘤患者是否正在使用化疗、年龄及以往对造影剂注射速率的反应，成人一般在 2ml/s 以下，婴幼儿或儿童一般在 0.4～1.5ml/s。开始注入造影剂之后的延迟扫描时间，需根据患者扫描的部位及医生或物理师对勾画靶区的要求而定，一般建议头颈部延迟 37～41 秒，胸腹延迟 42～44 秒，盆腔及下肢延迟 45～48 秒开始扫描。

7. 患者增强扫描后 患者增强扫描后需观察 30 分钟，如果没有不良反应才可以拔针离开。

三、CT 模拟定位前的准备

（一）运行环境及设备准备

1. 机房内的温度和湿度 检查机房内温度是否在 24℃左右，温度过高会影响机器的正常运转，温度过低不利于患者的定位扫描，湿度需控制在 50%～70%，以保证机器的正常运作。

2. 开启 CT 机 按照设备的开机顺序，依次开启设备电源和计算机电源，对设备球管进行加热和空气校正，空气校正必须在热稳定下进行，校正时应注意不要将定位床移入扫描机架内。开始加热或空气校正前，要确保机房内没有人员逗留。

3. 检查 CT 定位机的磁盘存储空间是否足够 如果主计算机存储空间超过 50%，需将旧资料导出至后台计算机或其他存储磁盘内，以便提高主计算机处理图像的能力和速度。

4. 开启高压注射器电源 开启高压注射器后检查高压注射器是否异常，检查机房内与控制室的显示器是否同步并处于正常显示状态。

5. CT 激光校准 使用 CT 模拟机激光检验模板，检查 CT 机内激光与扫描层面一致性，外部定位激光精度，以及外部定位激光平面与 CT 机内激光平面的距离精度。激光的精度目标和要求视治疗采用的技术有所不同，调强和三维适形治疗及立体定向治疗要求的定位误差应不超过 1mm，常规放疗的误差应控制在 2mm 以内。

6. CT 室内固定装置的检查 检查 CT 定位室各种常用体位固定装置是否齐全，同时检查每个体位固定装置是否有零件松脱和丢失，如果发现问题需及时请维修人员或厂家进行修理或更换。

7. 急救药品及器械的准备 为了防止患者对造影剂过敏或其他意外情况的发生，每天应检查 CT 室所配备的常规急救器械和药品是否齐全，同时检查药品是否过期，药品需定期更换并由护士专人负责管理。

（二）患者准备

1. 检查患者的定位申请单 核对患者姓名、年龄、定位扫描范围、是否有增强扫描、使用何种体位固定装置及患者电子病历档案中的照片等其他资料，同时为患者量血压和体温，如果患者舒张压高于 90mmHg，收缩压高于 140mmHg，体温高于 38℃，需征得患者主管医生同意方可进行增强扫描，必要时需降低注射造影剂的总量和注射速率。

2. 不配合的患者 不配合的患者可采用药物镇静，婴幼儿可口服水合氯醛，等熟睡后再进行体位固定及定位扫描。不配合的幼童如要做增强扫描其工作顺序是：患者置针头→口服镇静药（或经肛门灌肠给药）→熟睡→做体位固定及 CT 定位扫描。

3. 手术后未拆线的患者 如果患者扫描部位手术切口还未拆线，一般情况下建议等拆线后再进行定位扫描，以避免画定位标志点及标志线时合并伤口感染。

（三）操作者准备

1. 熟练掌握 CT 定位机的特点 能识别和排除简单的设备故障。

2. 熟悉 CT 定位的整个过程 熟练掌握不同病种、不同部位的定位扫描。

3. 熟练掌握不同体位固定装置的使用 包括头颈肩架、乳腺托架、体架及 SBRT 定位框架等的使用，能够使用真空垫、头颈膜、头颈肩膜、胸膜、体膜及恒温水箱等为患者做体位固定。

4. 具备一定的人体解剖学、放射影像学、放射肿瘤学及临床肿瘤学等知识。

5. 加强安全意识落实规范操作 预防差错事故的发生，增强服务意识，确保患者隐私安全。

6. 了解放射治疗前沿技术 能为患者进行较为复杂的 CT 定位扫描，如 B 超定位下 CT 扫描、呼吸门控和 4D-CT 扫描等，以便为精确放射治疗计划设计提供重要的图像资料。

7. 定期进行患者急救培训 熟练掌握各种急救方法，了解患者过敏反应时的应急预案，以便患者发生造影剂过敏或其他意外情况时能够得到及时抢救。

四、CT模拟定位参考标志点

1. CT定位参考标志点 为了达到精确定位的目的，需通过CT外部激光系统在患者体内建立一个虚拟的三维坐标系。通过坐标原点的横截面称为“零层面”，在CT两侧墙面和顶面所发出的激光十字线，投射到患者左、右、前部皮肤或体膜上形成的3个十字交叉点，称为CT定位参考标志点（marker）。

2. 设定参考标志点的步骤 通过床的前后平移、升降或激光线的移动，患者体表的CT定位参考标志点是可以改变的。当确定了CT定位参考标志点后，在该点的皮肤或固定模上画定位标记，并在该标志点放置CT可成像标志物。

3. 设定参考标志点位置的原则 为了保证CT定位参考标志点能较为有效地发挥定位作用，除了主管医生的特别要求外，在选择CT定位参考标记点的位置时应注意：①尽量接近靶区；②尽量接近骨性位置；③尽量避开呼吸幅度较大的位置；④尽量避开较为明显的瘢痕位置。

4. 设定第4个定位参考点 如果患者CT定位时需平扫和增强扫描两套片，为了在做治疗计划时方便两套片融合，还必须在患者体表做第4个CT定位参考点。为了能够使这4个CT定位参考点都被扫到并显示出来，第4个定位参考点离前3个参考点所在的截面距离应为扫描层厚的倍数。如果扫描层厚为3mm，那么第4个定位参考点的距离位置就是前3个参考点所在截面距离乘3的倍数。CT操作时可将前3个参考定位点的截面位置置零后再移动床前后位置来确定。最后在患者4个CT定位参考点位置放可成像标志物。

五、CT模拟定位参考标志点的标记方法

患者皮肤表面所画的标志点和标准线非常重要，如果丢失，前面所做的标志点将无法找回，必须重新定位。这会造成患者的治疗计划延误，也会增加医务人员的工作负担，浪费医务人员的时间和精力，为了保护患者的标志点和标志线，目前主要采取以下几种方法和措施。

1. 皮肤画线专用笔 皮肤画线专用笔虽然比一般的油性笔而言，画在皮肤表面的印记不容易脱落，但经过沐浴液等水洗还是会逐渐淡化及脱落，而且皮肤表面会分泌油脂和汗水也会加速印记的脱落，要保持几周或1个多月的时间并不可靠，所以对标志点或标志线要定时补画。

2. 喷雾型液体敷料 虽然厂家宣传能起到很好的保护作用，但喷洒皮肤标志线表面，经过水洗、油脂和汗水的冲洗保存印记的清晰时间也不可能达到几周或1个多月的时间，这种产品比较适合于幼儿及儿童，但价格比较贵。

3. 输液针头保护透明敷料（保护膜） 部分保护膜确实具有透气、防水及隔菌的效果，而且保存印记的效果也比较好，通常天气凉爽，出汗少可以保持1～2周。但对于出汗多、皮肤容易过敏的患者不太适合，另外对于用电子线照射及皮肤放射反应大的患者也不适合。该保护膜比较适合幼儿及儿童，为了避免标志线脱落保护膜最好每周换1次，更换时注意不要将旧膜连同标志线一起撕掉。

4. 二氧化碳激光治疗枪 激光治疗枪本来主要用于某些皮肤病的治疗，由于激光枪出束比较细小、功率可调，打在皮肤上成点状，过后产生点状瘢痕，保留时间可达几周时间，而且使用比较方便，如果结合皮肤画线笔一起使用效果会比较理想，缺点是打激光时患者感觉会比较痛，个别患者特别是小孩不容易接受。

5. 文身法 用文身的方法保存标志点在国外及港澳等地区放疗单位应用比较多，厂商已开发出专为放疗使用的文身液体及配套工具。文身的方法优点是保留时间长，缺点是文身标记前患者皮肤需经消毒、文身标记时患者有一定的刺痛感、对于皮肤有手术瘢痕及皮肤放射反应较重的患者效果并不好。

六、扫描参数的选择和设定

在参数设置时需选择头先进还是脚先进，还需选择仰卧位还是俯卧位。头颈部扫描层厚与层间距一般是1～3mm，胸腹部扫描一般是5mm。如果头颈扫描选择层厚及层距3mm，上界起始扫描位置的参数就应是3的倍数，不然扫出的患者横截面图像就不会显示参考点上的可成像标志物。平扫加增强的扫描方式应先设定平扫，增强扫描可作为另一个系列排在平扫之后，平扫之后需检查参考点上是否显示可成像标志物，如果能显示出3个点才可以继续做下一个序列增强扫描。管电流一般为200～250mA，管电压的设定需根据治疗计划的要求及是否是幼儿和儿童而有所不同。如果是调强放疗计划，平扫加增强扫描的方式，平扫管电压应为140kV，增强管电压120kV；如果是3D计划单独增强扫描管电压140kV；如果是CT-Sim计划管电压120kV；对于幼儿和儿童管电压控制在50～120kV，同时必须在CT模拟定位申请单上注明，以便给做治疗计划者参考。开始增强扫描前，先启动高压注射器通过静脉针头注入造影剂，等待37～48秒才开始扫描。

七、图像的处理与传输

扫描后的图像经电脑重建处理后，需要将患者的图像资料通过网络系统传到CT-Sim治疗计划设计工作站，4D-CT扫描后，还需进一步重建10套呼吸图像及衍生图像后才能传出，不同的治疗技术可能需要传递到不同的工作站，如果传出前发现图像资料中的扫描视野（field of view，FOV）不够大或者起始扫描位置设定错误，导致零层面可成像标志点没能扫到等，这时需及时通过后台再重建后才能传出，以避免原始图像资料因堆积过满自动清除后而无法再重建。如果是平扫加增强的扫描，为了传出后便于做治疗计划时区分，可分别标注后再传出。

八、4D-CT模拟定位技术

患者在CT定位扫描时及在放射治疗过程中是有呼吸运动的，在呼吸运动的影响下，胸、腹部的器官和肿瘤的运动非常复杂，并且由于呼吸周期的变化，CT采集所获的图像会发生严重失真。4D-CT模拟定位为动态靶区的计划设计提供了一种有效的手段。

（一）4D-CT扫描的方式

4D-CT图像采集分为前瞻性和回顾性两种。

1. 前瞻性4D-CT扫描 前瞻性4D-CT扫描是指在CT采集前将所需的呼吸时相确定，在固定的呼吸时相进行扫描，每次扫描获得一幅图像，在一次扫描结束后，CT床移向下一个位置进行扫描。由于每个床位的扫描均在同一呼吸时相进行，因此可以获得某一呼吸时相的全部数据，获得相对静止的CT图像（图6-16）。前瞻性4D-CT扫描的作用在于避免呼吸运动的伪影，可以获得肿瘤靶区和周围器官的准确形状，并可以配合呼吸门控放射治疗。由于前瞻性4D-CT扫描是在单层CT上实现的，其扫描时间非常长，仅能获得某一个呼吸时相的图像，其信息量非常有限，无法观察到肿瘤随呼吸的动度及形态的变化，因此在应用上还有一定的局限性。

2. 回顾性4D-CT扫描 回顾性4D-CT扫描由多层螺旋CT采集全部呼吸时相的图像，并在扫描结束后，将不同呼吸时相的图像进行回顾性筛选和分类（如吸气末、呼气末等），这种方法也被称为回顾性呼吸门控扫描。其采集原理是利用CT电影模拟式，在同一呼吸时相内进行连续扫描，同时获得多幅图像，在呼吸周期结束后，CT床再移向下一个位置进行扫描（图6-17）。由于是连续的电影模式扫描，得到不同位置、不同呼吸时相的大量数据信息。通过计算机软件的处理，可以自动将不同时相的图像提取、分类，并进行轮廓勾画，从而使其成为可以表达呼吸运动度和反映靶区真实形状的动态图像。

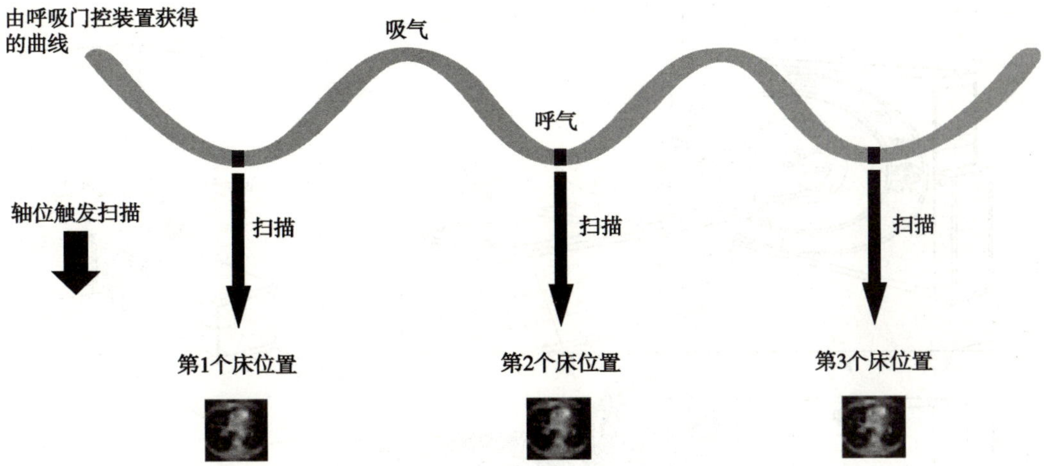

图 6-16 前瞻性呼吸门控 CT 扫描

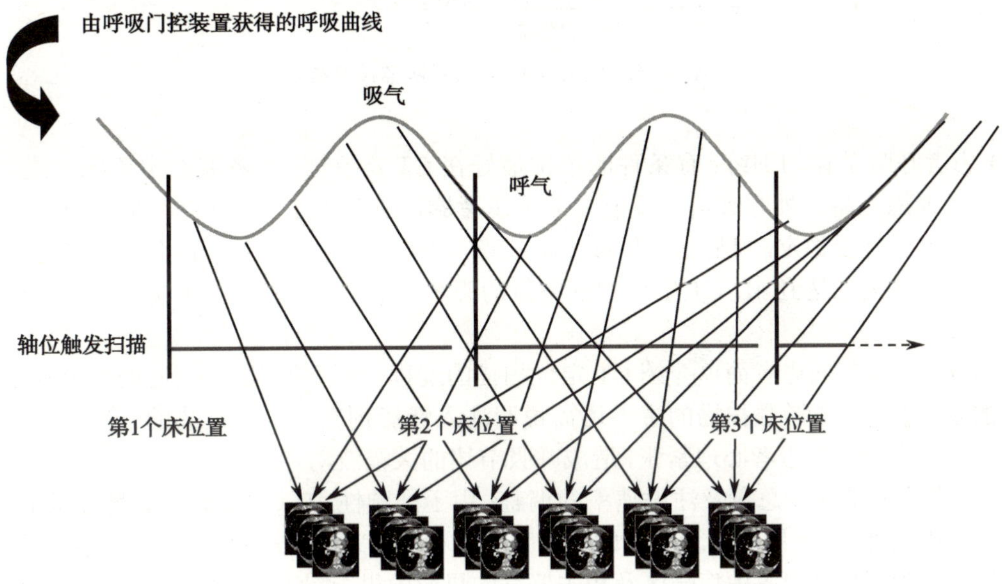

图 6-17 回顾性呼吸门控 CT 扫描

回顾性 4D-CT 扫描的意义就在于它可以获得呼吸状态下的动态影像，观察靶区的运动范围；重建真实的动态靶区形状；制订个性化 PTV；有目的地选取合适的呼吸时相，进行门控放疗。

（二）螺旋 4D-CT 及呼吸监控系统

4D-CT 有多种获取呼吸信号的方式，本节以胸壁红外呼吸信号反射盒为例，介绍 4D-CT 呼吸运动信号的获取。4D-CT 主要由以下部分组成：螺旋 CT、位移监测器、带有荧光圈的呼吸反射盒及呼吸监控计算机系统（图 6-18）。

（三）回顾性 4D-CT 扫描的适应证与相关准备

1. 适应证 放疗靶区易受呼吸运动影响的主要病种，如肺部肿瘤、上腹部肿瘤及乳腺肿瘤等。

2. 相关准备

（1）体位固定器的准备：对于肺部肿瘤的放疗其体位固定器用的比较多的是真空垫，其次是发泡胶等。

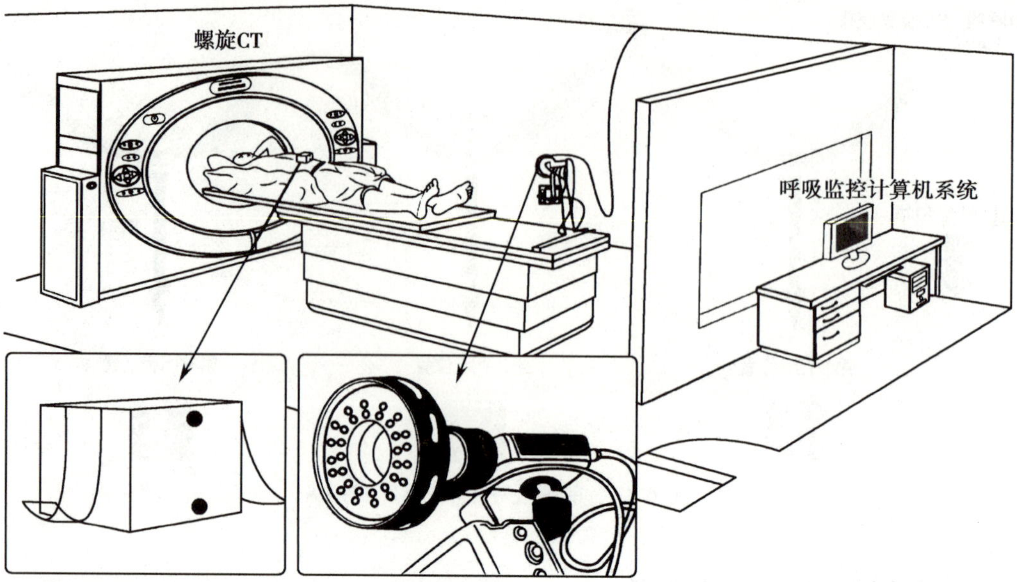

图 6-18　螺旋 4D-CT 及呼吸监控系统

（2）患者呼吸节律的训练：有条件的单位最好在 CT 定位前，患者躺在定位床上进行约 10 分钟的呼吸训练。将红外呼吸信号反射盒放于患者胸部剑突下 1～2cm 处，通过呼吸监控器观察患者呼吸节律是否稳定，嘱咐患者尽量平稳呼吸，避免刻意憋气。对于部分肺功能差，并且通过呼吸训练仍然无法达到 4D-CT 定位扫描条件的患者，需通知主管医生建议改做普通 CT 定位扫描。

（3）CT 定位前：向患者简单介绍 CT 定位扫描的过程，包括使用固定器时的体位要求、定位床移动的安全性等，做增强扫描的患者还需说明注入造影剂之后身体发热的一些情况和不适，避免因打入造影剂之后患者心理紧张，造成呼吸节律的大幅波动。

（4）患者注入造影剂总量及注射速率的调整：由于回顾性 4D-CT 定位扫描除了要扫描患者整个靶区范围之外，还要同步记录患者的所有呼吸时相，所以患者扫描的时间相对普通定位扫描时间会较长。为了保证患者治疗靶区及相关器官的显影效果，造影剂注入的量要相应增加，注射速率也要相应调慢。通常 4D-CT 定位扫描，造影剂总量给到 100ml，注射速率降到 1.4～1.6ml/s。

3. CT 定位扫描步骤

（1）摆位方法及标志点、零层面的设置：其摆位方法、步骤及设定标志点和零层面的方法等与胸部摆位方法一致，具体细节请参考胸部肿瘤 CT 定位章节。

（2）放置红外呼吸信号反射盒：红外呼吸信号反射盒一般放置于患者胸部剑突下 1～2cm 处，最好放于呼吸幅度最大的位置，选定位置后反射盒需用胶布固定并粘稳，避免因呼吸运动跌落。放置好反射盒后需在控制室监控显示器上观察是否看到反射盒上的两个荧光圈，如果荧光圈被患者裤子挡住需将裤子拉低。

（3）检查呼吸监控系统是否与 CT 模拟定位机连接：按 Ctrl+Alt+I 键，检查从 CT 计算机上是否能找到 4D-CT 呼吸监控计算机存储器标识符，如能找到，说明两台设备已经连接。

（4）建档和扫描体位：需同时在 CT 模拟定位机和呼吸监控计算机上建立患者的 CT 扫描定位资料档案，注意患者姓名、病历号等资料需输入一致。设定扫描胸部，并选定 4D 扫描方式，扫描患者胸部冠状面定位图。

（5）设定扫描范围：根据 CT 定位申请单的要求，设定扫描范围，同时必须将 CT 定位参考点置于扫描范围内。

（6）设置扫描参数：需在4D-CT扫描模式下进行参数设定，虽然界面与常规不同，但参数设置与胸部常规扫描方式基本一致。

（7）扫描周期和间隔的设置：4D-CT扫描时必须注意扫描周期和间隔的设置，如果扫描周期小于某个呼吸周期时，可能会在扫描图像中丢失重要的信息，但如果扫描周期大于呼吸周期时，可能会产生过多的冗余数据，拖慢计算机处理图像的速度。所以在设定螺距时必须满足以下条件：

$$\frac{\text{扫描机架旋转 1 周的时间}}{\text{螺距}} \geqslant \text{呼吸周期}$$

在启动扫描前，需留一定的时间密切观察患者呼吸节律的变化，随时调整CT扫描螺距（表6-1），当患者呼吸节律变得平稳后才启动高压注射器及CT扫描。

表6-1　螺旋扫描周期及间隔的设置

呼吸速率/(平均呼吸次数/分钟)	机架0.5秒旋转一周螺距不高于以下数值
20	0.15
15	0.11
14	0.105
13	0.09
12	0.09
11	0.08
10	0.705

（8）4D-CT的图像处理：回顾性4D-CT扫描的图像处理主要分3个阶段进行。第一阶段的图像重建是由计算机自动完成的，当CT扫描完成后，计算机会将原始图像资料自动重建一套出来，将每个呼吸时相分为10个等份即0～90%，第一阶段重建的这套图像计算机默认是“0”。第二阶段主要是重建所有呼吸时相中的其余9套图像，这需要从计算机原始资料（Ir）中进行选择及设置，重建4D-CT扫描后的衍生图像也需将患者所有呼吸时相的其余9个等份的图像重建出来，这个阶段后台计算机需要花费较长的时间，一般要3～20分钟才能重建完成。第三阶段的图像重建，主要按主管医生的要求重建治疗计划设计所需要用到的4D-CT扫描衍生图像，如最大密度投影（MIP）、平均密度投影（Avg）等。重建前需注意检查10套图像每套图像的层数是否一致，如果不一致是不能重建出患者的4D-CT衍生图像的。当衍生图像重建完成后，需根据主管医生的要求将重建好的10套图像及衍生图像通过网络系统传出，由于图像资料较多，传输前要检查网络是否通畅，传输过程注意是否会出现资料传输失败的情况。

九、CT模拟定位申请单内容及格式

CT模拟定位申请单是由主管医生负责填写的，内容应包括：①患者个人简单资料，包括病历号、姓名、性别、年龄及联系方式等；②患者扫描时的体位及体位要求，是仰卧位还是俯卧位，是双手上举还是双手下垂等；③扫描范围及扫描方式，即扫描的上界的起始位置及下界的结束位置，是平扫还是增加扫描，还是平扫加增强扫描，是否选择4D-CT扫描等；④如果是腹部盆腔扫描，还应注明是否需要提前做肠道准备（包括提前一天按时、按量喝经过稀释的造影剂等），是否需要膀胱充盈（胀尿）扫描等，如果是头颈部扫描还需注明是否使用牙托或口含器等；⑤患者使用何种体位固定装置，头颈部扫描是使用头颈肩部固定器还是头颈部固定器，胸腹部患者扫描是使用真空垫体位固定还是体位固定架加固定膜等；⑥患者使用何种放射治疗技术，是使用三维适形放疗技术，还是调强放射治疗技术。CT模拟定位申请单的格式，不同的医院有不同的格式，有使用电子网络版的，有使用纸质版的或者以上两种都一起使用也可以，但内容应基本一样，主要使CT模拟治疗师清楚每位患者的扫描要求及做何种治疗计划等。

第四节　常见肿瘤放疗CT模拟定位技术

一、头颈部肿瘤CT模拟定位技术

头颈部肿瘤定位扫描的主要病种有：鼻咽癌、颅内肿瘤、鼻腔和鼻窦恶性肿瘤、口腔肿瘤、口咽癌、喉咽癌、喉癌及唾液腺肿瘤等。

（一）CT定位前准备

1. 体位固定装置的准备　根据患者头颈部放疗的部位和放射治疗技术的要求选择不同的体位固定装置，对于颅脑照射的患者，如果不考虑照射颈部，一般可选择头颈肩膜体位固定架，如果要求肩部能够得到较好的固定，也可以选择头颈肩膜体位固定架。对于头部、颈部及锁骨上下区都需要照射的患者，应选择头颈肩膜体位固定（图6-19）。

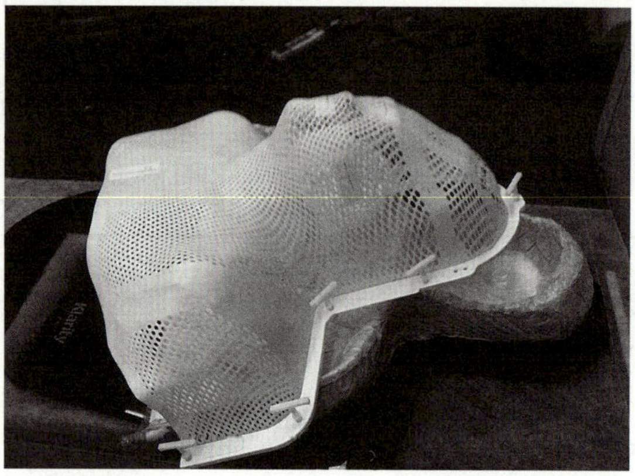

图6-19　头颈肩膜及发泡胶垫

2. 使用口含器和牙托　对于在放疗时需配合使用口含器、牙托的患者，面膜塑型时需同时佩戴，在CT定位扫描及放疗时也要和体位固定装置同时使用，为了提醒患者和放射治疗师，需在头膜标签纸上注明需使用口含器或牙托。

3. 头发和衣服的要求　在使用头颈肩膜固定装置前，为了保证患者的体位固定效果，建议女性患者尽量剪齐耳短发，患者尽可能穿单件较薄无领的圆领或V领的衣服。另外患者需去除身上所佩戴的耳环、项链及发夹等。

4. CT定位前　向患者简单介绍CT定位扫描的过程，包括使用固定器时的体位要求、定位床移动的安全性等，做增强扫描的患者还需说明注入造影剂之后身体发热的一些情况和不适。

（二）体位固定及摆位

首先以头先进的方式，将头颈部或头颈肩部固定装置底板放于CT定位床上，将患者使用的枕垫或头颈肩垫放于固定装置上，同时调整好放置位置，吩咐患者背向定位装置端坐于定位床上，患者双眼前视，由放射治疗师扶住背部慢慢向后躺下，调整患者头颈部及肩部位置，使患者体位与制作固定膜时的体位一致。为患者戴固定模时需轻轻向下按压固定模，使固定模框边扣对准固定底板锁扣位置，吩咐患者小幅度调整头部位置，检查患者头面部及肩锁部皮肤与固定模是否完全贴合，如果重合一致锁紧固定膜扣。

（三）设定参考标记点坐标

将激光系统复零后，调整固定器位置使 Y 轴激光线与患者正中矢状线尽量重合。调整定位床前后和上下位置，使两侧激光定位指示点尽量接近治疗靶区位置，同时要避免正中激光指示点在患者鼻孔或眼眶等面部凹陷位置，如果患者鼻孔无法呼吸，应避免标志点定于嘴部开口位置。在激光定位指示点的左、右、前位置贴定位标签纸，用蓝色油性笔（区分常规模拟机室的黑色油性笔线）细部分别画左、右、前三个“十”字形标志点（图 6-20）。

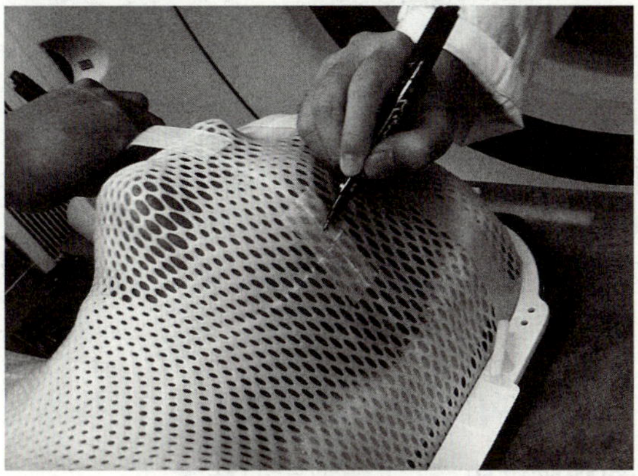

图 6-20　画 CT 参考标志点

（四）设定标志点零层面

将定位床移入 CT 机架内并打开 CT 内激光灯，前后调整床位置，使内激光指示线与患者体膜定位参考标志点重合，观察可成像标志物在激光照射下是否反光，如果有反光说明位置正确，这时该位置可置零位（图 6-21）。将床进一步推入使内激光指示线置于患者扫描下界体表位置。

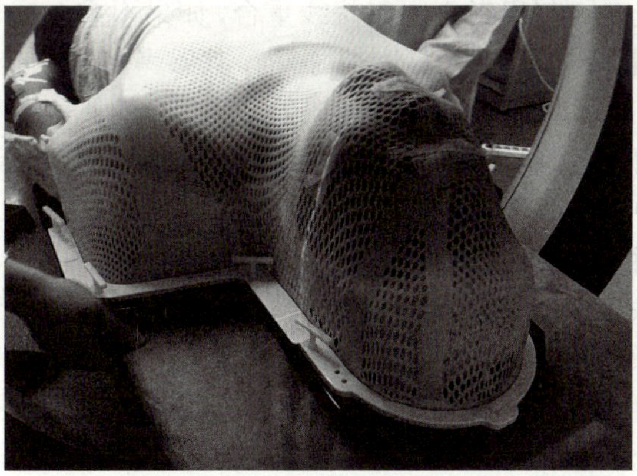

图 6-21　设定参考标志点零层面

（五）建档及扫描

首先在 CT 模拟机上建立患者的 CT 扫描定位资料档案。设定扫描头颈部方式，扫描患者头颈部冠状面定位图，如果从冠状面图上发现患者正中矢状线比较歪斜，可重新移动患者的固定装置给予纠正，但此时必须重新设定 CT 定位参考点位置。根据 CT 模拟定位申请单的要求设定扫描范围，例如，鼻咽癌调强计划 CT 定位扫描，上界：额窦上缘上 2cm，下界：锁骨头下缘下 2cm（图 6-22）；脑瘤 3D 治疗计划 CT 定位扫描，上界：颅顶，下界：第 2 颈椎。在设定上下界时需保证有足够的宽度范围，即 FOV 应足够大。扫描完成后仔细检查图像，如果没有问题将图像传至 CT-Sim 工作站。

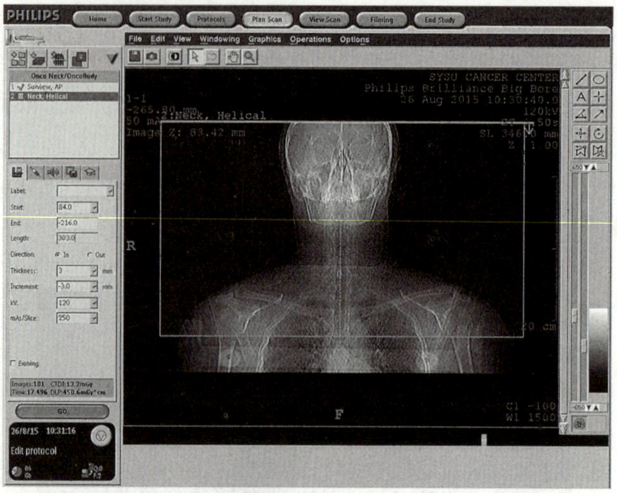

图 6-22 设定鼻咽癌 CT 定位常规扫描范围

二、胸部肿瘤 CT 模拟定位技术

（一）肺癌、食管癌及纵隔肿瘤放疗 CT 模拟定位技术

1. CT 定位前准备 胸部肿瘤放疗 CT 定位前需为患者做胸部体位固定，肺部肿瘤放疗常使用真空垫、发泡胶及体位固定架加体膜做体位固定；食管癌颈上段的病人常使用头颈肩架加肩垫加膜。CT 定位前向患者简单介绍 CT 定位扫描的过程，包括使用固定器时的体位要求、定位床移动的安全性等，做增强扫描的患者还需说明注入造影剂之后身体发热的一些情况和不适。

2. 体位固定及摆位 患者需脱去上衣充分暴露上身，以头先进的扫描方式躺在准备好的真空垫上，为患者调整体位观察患者头部及身体上身是否与真空垫贴合，开启 CT 激光定位系统，观察纵线（Y 轴方向）激光是否与患者正中矢状线重合，如果不重合调整真空垫位置使之重合。

3. 设定参考标志点坐标 胸部肿瘤的 CT 扫描，其参考标志点坐标的选择，首先应尽量靠近胸部靶区位置，其次应尽量选择接近骨性标记的地方，两侧标记点坐标可选择患者两侧肋骨位置。另外由于胸部有呼吸运动，应选择呼气末或吸气末来做参考标志点坐标，胸前标志点坐标可选择在患者胸部正中矢状线上。

4. 设定标志点零层面 将定位床移入 CT 机架内并打开 CT 内激光灯，前后调整床位置，使内激光指示线与患者体表定位参考标志点重合，胸部病人需留意患者身体前部的 CT 定位参考点是否会随呼吸运动而漂移，为了避免漏扫应尽量将该参考点置于呼吸运动上下幅度中间。观察可成像标志物在激光照射下是否反光，如果有反光说明位置正确，这时该位置可置零位，将床进一步推入机架内使激光指示线置于患者扫描下界体表位置。

5. 建档和扫描 ①在 CT 模拟机上建立患者的 CT 扫描定位资料档案，设定扫描胸部方式，扫描患者胸部冠状面定位图。②设定扫描范围：根据 CT 模拟定位申请单的要求，设定患者扫描的范围，考虑到患者的呼吸运动幅度，上下界可外放 1～2cm，同时扫描范围还必须把 3 个 CT 定位参考点包括在内。③设定扫描参数，胸部扫描层厚和层距一般选择是 5mm，上界扫描的起始位参数是 5 的倍数。如果计划单要求是平扫加增强扫描，增强扫描作为下一个系列排在平扫之后，上界起始位等其他参数设定不变。平扫 140kV，增强扫描 120kV，对于幼儿和儿童管电压大致在 50～120kV，同时必须在 CT 模拟定位申请单上注明。平扫之后需检查参考点上是否显示可成像标志物，如果能显示出 3 个点才可继续做下一个序列增强扫描。增强扫描在高压注射器启动 42 秒后开始扫描。扫描完成后仔细检查图像，如果没有问题将图像传至 CT-Sim 工作站。

（二）乳腺肿瘤放疗CT模拟定位技术

1. CT定位前准备 乳腺癌患者放疗通常使用乳腺托架，患者使用乳腺托架可直接在CT模拟机上进行体位固定及扫描，个别乳腺癌患者也有使用真空垫做体位固定，但真空垫下也要加楔形泡沫垫垫高背部，使胸壁尽量保持水平。

2. 体位固定及摆位 首先根据患者的身高及胖瘦设置乳腺托架的支架高度（或角度），患者脱去上衣充分暴露上身，以头先进的扫描方式躺在乳腺托架上。利用水平激光线观察患者前胸部是否接近水平，如果需要可调整乳腺托架支架高度（或角度），为患者调整乳腺托架的头枕位、臀部置顶位，使其上身不易下滑。患侧手臂上举调整患侧手臂臂托位及腕托位，使其胸部患侧位及腋窝位置能充分暴露。如果患者需做锁骨上区野照射，患者头部需偏向健侧，患者健侧手臂下垂，健侧手大拇指放肚脐。开启CT激光定位系统，观察纵线（Y轴方向）激光线是否与患者正中矢状线重合，如果不重合调整患者体位或乳腺托架位置使之重合。

3. 设定参考标志点及坐标 调整定位床前后和上下位置，使两侧激光定位标志点尽量接近治疗靶区及胸部肋骨的位置，乳腺癌患者还需根据主管医生的要求在患者乳腺反折下或乳腺轮廓、体中线一侧、锁骨头下缘下及瘢痕等处画线并放“介入导管丝”做可成像标志线，以便在做治疗计划时方便看清体表照射范围。在激光定位指示点的左、右、前用蓝色油性笔（区分常规模拟机室的黑色油性笔线）分别画左、右、前三个“十”字形定位参考标志点，在参考标志点上放可成像标志物。为了提高乳腺癌患者在使用乳腺托架时的体位重复性，还需利用纵轴激光线在胸骨柄上方及面颊部做激光定位标志点。

4. 设定标志点零层面 将定位床移入CT机架内并打开CT内激光灯，前后调整床位置，使内激光指示线与患者体表定位参考标志点重合，观察可成像标志物在激光照射下是否反光，如果有反光说明位置正确，这时该位置可置零位。将床进一步推入使内激光指示线置于患者扫描下界体表位置，通常这一位置应在腰2或腰3位置。

5. 建档及扫描 在CT模拟机上建立患者的CT扫描定位资料档案，设定扫描胸部方式，扫描患者胸部冠状面定位图。根据CT模拟定位申请单的要求，设定扫描范围，通常上界平第1颈椎，下界在第2腰椎或第3腰椎位置，考虑到患者的呼吸运动幅度上、下界可外放1～2cm，同时扫描范围还必须把3个CT定位参考点包括在内。由于扫描宽度需要包括患者上举手臂，所以FOV需尽可能放大至600mm。胸部扫描层厚和层距一般选择是5mm，上界扫描的起始位参数是5的倍数。管电压为140kV。目前乳腺癌的治疗以3D-CRT为主，部分是调强放射治疗计划，CT定位扫描有单独平扫或单独增强扫描，一般情况下增强扫描在高压注射器启动42秒后开始扫描。扫描完成后仔细检查图像，如果没有问题将图像传至CT-Sim工作站。

三、腹部肿瘤CT模拟定位技术

腹部及盆腔肿瘤的CT定位扫描病种有：原发性肝癌、宫颈癌、直肠癌、前列腺癌及睾丸肿瘤等。

（一）CT定位前准备

1. 体位固定装置的准备 CT定位前需要为患者准备体位固定装置或做体膜固定，腹部及盆腔肿瘤放疗使用的体位固定装置有：真空垫、体位固定架加体膜（图6-23）、腹板及发泡胶固定器等。放疗选用何种体位固定装置、采取何种体位需要结合放疗单位的具体情况，根据不同的病种及不同的放疗技术而定。例如，肝癌患者一般选

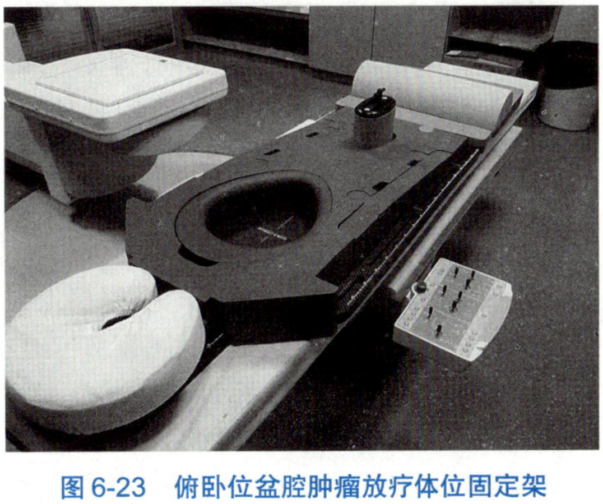

图6-23 俯卧位盆腔肿瘤放疗体位固定架

仰卧位用真空垫、发泡胶固定器及体位固定架加体膜等，宫颈癌及前列腺患者一般选用仰卧或俯卧位，用真空垫、腹板及体位固定架加体膜等。

2. 患者肠道准备 部分盆腔及消化系统部位的肿瘤患者，根据主管医生的要求，需提前按时、按量分 4 次喝入少量经稀释（1∶50）配置的造影剂，以便定位扫描时能够更好地显影消化道主要病灶及相关器官的位置，这部分患者在放疗定位预约时就要将药水提前交给患者或家属，并交代服用时间及间隔。

3. 患者膀胱尿量的充盈准备 对于前列腺癌、宫颈癌、直肠癌及使用体位固定架加体膜、俯卧位治疗的患者，每次放疗时膀胱尿量充盈度的改变都会直接影响到患者体位固定的效果、靶区器官位置的改变及放射治疗的疗效，为了保证患者的治疗疗效，从体位固定、CT 定位扫描、治疗前复位验证到每次放疗，患者膀胱尿量的基本一致是非常重要的，由于不同的患者对尿量忍耐程度的差别，一般要求患者尿量充盈度大致在 250～350ml，每次可允许患者有 ±30ml 尿量的差别。CT 定位前可采用专用 B 超膀胱容量监测仪来测量患者尿量。

4. CT 定位前与患者的沟通 向患者简单介绍 CT 定位扫描的过程，包括使用固定器时的体位要求、定位床移动的安全性等，做增强扫描的患者还需说明注入造影剂之后身体发热的一些情况和不适。

（二）体位固定及摆位

1. 真空垫固定及摆位 患者需脱去外套及长裤，上衣拉高、保证腹盆部除内裤外无其他衣物遮挡，使腹盆部充分暴露，以头先进的扫描方式仰卧躺在准备好的真空垫上，为患者调整体位观察患者胸腹部及腿部是否与真空垫贴合，开启 CT 激光定位系统，观察纵轴（Y 轴方向）激光线是否与患者正中矢状线重合，如果不重合，调整真空垫位置使之重合。

2. 带腹孔的体位固定架固定及摆位 以头先进的扫描方式俯卧于体位固定架上，观察患者腹部位置是否放入固定架腹孔内，必要时需调整患者前后位置。调整体位固定架的位置使激光垂直线对应固定架两边预设定的摆位刻度，升降定位床、调整患者体部使两侧“十”字形激光线与患者两侧体部摆位标志点重合，纵轴线激光线与患者正中矢状线或摆位点重合。将固定体模轻轻罩入体部，观察体膜与患者皮肤的贴合度，如果体膜与患者体部重合性较好，则将体膜扣部锁紧于固定架上。

（三）设定参考标志点坐标

调整定位床前后和上下位置，使两侧激光定位指示点尽量接近治疗靶区位置，使用真空垫的患者，标志点可设在肋骨或髂前上棘部位，在激光定位指示点体膜的左、右、前位置贴定位标签纸，用蓝色油性笔细部分别画左、右、前 3 个“十”字形定位参考标志点。如果患者需要做平扫加增强扫描，患者需离开 CT 定位参考点截面位置，以扫描层厚的倍数距离设定第 4 个定位参考点位置。最后在标志点上贴可成像标志物。

（四）设定标记点零层面

将定位床移入 CT 机架内并打开 CT 内激光灯，前后调整床位置，使内激光垂直指示线与患者体表定位参考标志点重合，重合时该位置设定零位，将床进一步推入机架内，使激光指示线置于患者扫描下界体表位置，通常盆腔肿瘤扫描应在坐骨结节下缘位置，会阴部肿瘤需要扫到股骨中段位置。

（五）建档及扫描

1. 建档和扫描体位 在 CT 模拟机上建立患者的 CT 扫描定位资料档案。设定扫描腹部或盆腔部位方式，扫描患者腹部或盆腔部位冠状面定位图。

2. 设定扫描范围 根据 CT 模拟定位申请单上主管医生的要求，设定扫描范围，上腹部可设在第 10 胸椎下缘至第 5 腰椎下缘范围；盆腔可设定在第 2 腰椎或第 3 腰椎上缘至坐骨结节下缘下 2cm 范围等。设定扫描范围时注意要将 CT 定位参考点包括在扫描范围之内。

3. 设定扫描参数 腹部及盆腔部位扫描层厚和层距一般是5mm，如果是调强放疗，采用体位固定架加体膜的固定方式，扫描层厚和层距可以缩窄到3mm。平扫加增强扫描的参数条件及扫描方法与胸部扫描方法基本一致，盆腔部位增强扫描一般情况下在高压注射器启动45秒后开始扫描。扫描完成后仔细检查图像，如果没有问题将图像传至CT-Sim工作站。

四、全脑全脊髓放疗CT模拟定位技术

全脑全脊髓放疗一般用于髓母细胞瘤、松果体区生殖细胞瘤和分化差的室管膜瘤等易沿蛛网膜下腔间隙的脑脊液循环扩散和种植的患者。

（一）相关准备

1. 体位固定器的准备 全脑全脊髓放疗的患者，通常采用俯卧位（图6-24），儿童及不能俯卧位的患者可采用仰卧体位。患者俯卧于特制的固定装置上，头部用俯卧枕加热塑头膜进行头颈部固定，躯干部可用真空垫进行体位固定，最好头颈部和躯干部选用同一体位固定架。患者双肩自然下垂，两臂放于体侧。在X线模拟机上做体位固定时，需在X线透视下观察患者头部鼻中隔与躯干部脊髓正中矢状线是否成一直线，如果体位达到要求才进行热塑膜头颈部固定和躯干部真空垫的体位固定，最后在患者的头颈部热塑膜上、患者背部皮肤及体部真空垫上标注摆位标志点及标志线。

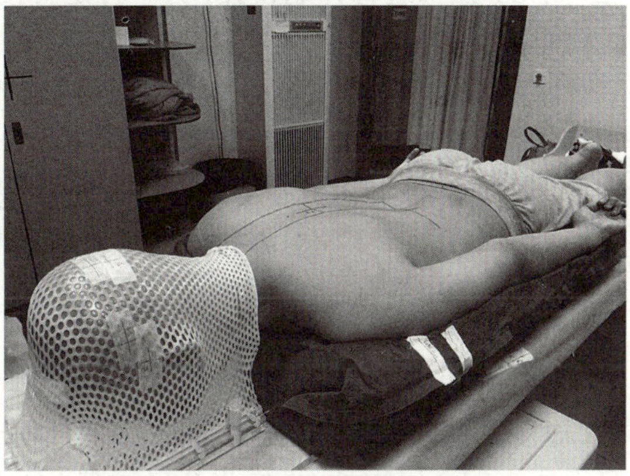

图6-24 全脑全脊髓放疗俯卧位

2. CT定位前 向患者简单介绍CT定位扫描的过程，包括使用固定器时俯卧位的体位要求、扫描过程定位床移动的安全性等，做增强扫描的患者还需说明注入造影剂之后身体发热的一些情况和不适。

（二）CT定位扫描

1. 头颈固定器加真空垫体位固定及摆位 以头先进的方式将体位固定器放于CT定位床上，患者按放疗时的体位俯卧位于头颈固定器和真空垫上，利用CT模拟机外激光线为患者摆位，使患者背部脊髓正中矢状线与激光纵线重合，背部横截面线与激光垂直线及真空垫两侧垂直标志线重合，背部两侧水平标志点过两侧激光水平线，后移床位为患者戴头颈部固定膜，使固定膜定位垂直标志线与激光垂直线重合。

2. 设定CT定位参考标志点 调整定位床前后和上下位置，使两侧激光定位标志点尽量接近患者头部颅脑位置，在激光定位指示点处体膜的左、右、前位置贴定位标签纸，用蓝色油性笔细部分别画左、右、前3个"十"字定位参考标志点，在标志点上贴可成像标志物。

3. 在CT定位参考点上设定零层面位置 将定位床移入CT机架内并打开CT内激光灯，前后调整床位置，使内激光垂直指示线与患者头部定位参考标志点重合，重合时该位置设定零位，将床进一步推入机架内，使激光指示线置于患者扫描下界尾椎下缘位置。

4. 建档和扫描体位 在CT模拟机上建立患者的CT扫描定位资料档案。设定患者俯卧位，设定扫描患者头颈、胸部、腹部及盆腔部位，扫描患者以上部位冠状面定位图。

5. 设定扫描范围 根据CT定位申请单上主管医生的要求，设定患者的扫描范围：上界过头顶，下界在尾骨下缘位置。设定扫描范围时注意患者真空垫两侧位置要包括在扫描范围内。

6. 设定扫描参数 全脑全脊髓部位扫描层厚和层距一般选择是5mm，在设定上界参数时注意必须是5的倍数。平扫加增强扫描的参数条件及扫描方法与胸部扫描方法基本一致（请参阅胸部肿瘤CT模拟定位技术设定扫描参数一节），增强扫描在高压注射器启动45秒后开始扫描。

7. 图像处理 扫描后的图像经电脑自动重建处理后，将患者的图像资料传到CT-Sim治疗计划设计工作站，如果传出前发现图像资料中FOV不够大或者起始扫描位置设定错误，需及时重建后再传出。

（伍建华）

第五节 MR模拟定位

一、MR模拟定位概述

磁共振（magnetic resonance，MR）模拟定位技术应用于临床主要有两种方式：一种是与CT结合的方式，这是目前临床上的主要方式，即先分别对患者行CT、MR扫描，在MR图像上勾画靶区和危及器官，再将两套图像融合，将在MR图像上勾画的靶区和危及器官移植到CT图像上，用CT图像进行计划设计；另一种是直接使用MR模拟定位机进行定位，体表标志点需使用无磁标志点。

MR模拟定位机定位的基本过程为：首先将病人按放疗要求摆位，选择合适的参数进行MR扫描，然后将MR数据传输到虚拟模拟工作站，完成几何失真校正、三维数字图像重建及显示，由医生勾画靶区和危及器官，通过电子密度校正或变换后，选择合适参数生成DRR图像，进行照射野的设置和修改，最后将结果打印出来或通过网络传输到其他设备。

二、MR模拟定位前准备

明确MR模拟定位禁忌证，如果患者体内含有金属植入物、金属内固定、心脏起搏器、助听器、电子耳蜗或体内动脉金属夹等中的任何一项都不能进行MR模拟定位。检查前要摘除患者身上所有的金属物品，不得将金属物带入磁体间，以免发生意外。MR扫描时噪声较大，需对患者做适当的听力保护，并告知患者不要紧张、检查需要的大体时间等。做增强扫描的患者还需告知注入造影剂之后可能出现的发热、心率加速等过敏反应症状。

三、摆位及设定参考标志点坐标

将专用线圈放置于MR定位床上，体位取仰卧标准解剖正位、头先进、定位十字线经两侧外眼角和正中矢状面对准线圈横轴中心。保持体位不动，平静呼吸。把MR模拟机专用定位指示灯放置于磁体两侧，将MR内置激光灯对齐头部无磁标志点，并与模拟机专用定位指示灯中心重合，设置扫描中心，进床扫描。

四、建档及扫描

在MR模拟机上建立患者的MR扫描定位资料档案。设定扫描成像序列。根据《磁共振模拟定位申请单》的要求设定扫描范围。例如，鼻咽癌MR定位扫描，上界为额窦上缘上2cm，下界为锁骨头下缘下2cm，在设定上下界时需保证有足够的宽度范围，即FOV应足够大。扫描完成后经仔细检查图像，如果没有问题，将图像传至MR后处理工作站。

（刘　伟）

第七章 肿瘤放射治疗外照射技术

第一节 二维放射治疗技术

常规二维放射治疗技术是指所有射野中心轴均分布在同一平面内（又称共面照射），二维共面照射有固定源皮距照射技术和等中心照射技术。

一、固定源皮距照射技术

固定源皮距（source skin distance，SSD）照射，通常是指将放射源到皮肤的距离等于源轴距的一种照射，源轴距是指放射源随机架的旋转半径。因为源轴距对于一个设备固定不变，如过去的钴治疗机常为 80cm，现代的加速器常为 100cm，故此类照射技术被称为固定源皮距照射。特殊情况下固定源皮距照射放射源到皮肤的距离可以小于或大于源轴距。这种照射野的大小在源皮距处定义。图 7-1 显示源皮距等于源轴距的固定源皮距照射，机架旋转中心（A）在皮肤上，而肿瘤或靶区中心在放射源 S 和皮肤入射点 A（也即机架旋转中心）连线的延长线上。该技术摆位的要点是机架转角一定要准确，还要注意患者的体位，否则肿瘤中心就会偏出放射源和皮肤入射点连线的延长线之外，甚至偏出射野之外，如图 7-1 所示，若机架转角偏 θ，则治疗延长线偏离肿瘤。

固定源皮距照射，简便易行，易掌握，不受治疗机器功能所限制，根据医生在患者皮肤表面画出的照射野的大小和形状，通常采用垂直照射，即治疗机机架角度为 0°，成角照射较少用。垂直照射时放射线束中心垂直于治疗床平面。患者可采取各种体位进行垂直照射，这种照射技术适用于各类肿瘤。

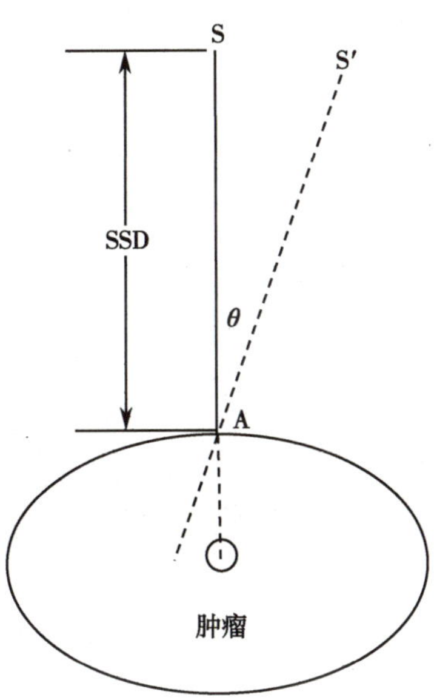

图 7-1 固定源皮距照射

S、S′ 为放射源；A 为机架旋转中心（等中心）；θ 为偏角；SSD 为放射源皮肤距离，固定源皮距照射时 SSD = SAD

二、等中心照射技术

等中心照射技术（source axis distance，SAD）是常用的外照射技术，在临床中应用广泛。等中心照射技术是将病变中心或靶区中心置于治疗机机架旋转中心位置，当机架位于任何角度时，射线束都必定穿过病变中心或靶区中心，放射源围绕机架旋转中心，即以源轴距为半径作定角或圆周运动旋转照射（图 7-2）。SAD 照射技术常用两野、多野成角照射，用于食管癌、肺癌、胰腺癌、肾癌等。等中心照射最大的优点是易于避开重要器官，减少重要器官及正常组织的受量，采用最佳角度治疗，提高肿瘤靶区剂量。等中心照射摆位技术具有摆位简单、患者舒适、重复性好等特点。

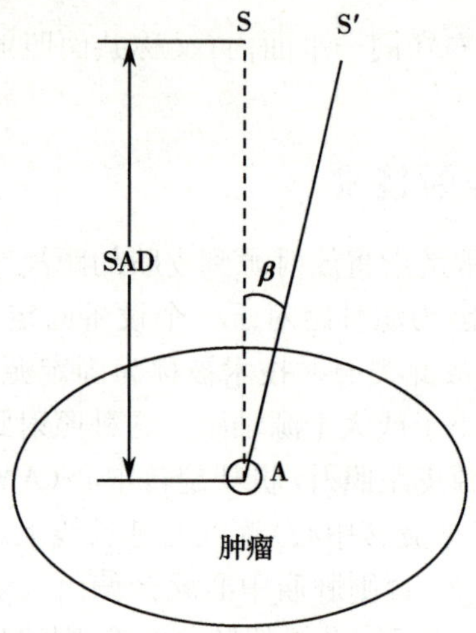

图 7-2　等中心照射

S、S′ 为放射源；A 为机架旋转中心（等中心），β 为成角照射度；SAD 放射源至机架旋转中心（即等中心）距离

三、规则野与不规则野照射技术

肿瘤在做外照射时，通常是用物理的方法将放射线限制在一定的几何范围内，然后再投照到病人身体达到治疗的目的，这一几何范围可以先简单地理解为照射野。然而在外照射技术学中，照射野的内容比我们简单理解的要复杂得多，照射野既有几何学上的规定，也有物理剂量学的要求。完整而准确地理解照射野，是我们做好放射治疗投照工作的一个重要环节，下面就照射野有关问题进行介绍和讨论。

（一）照射野

在放射剂量学中，照射野是指过机架旋转中心并与射线中心轴垂直截面所限定的区域，该区域相当于 50% 等剂量线所围成的范围，常用灯光模拟其范围即用“灯光野”代表照射野，故临床上会将灯光野在体表的投照范围看成是照射野，但在照射野的采集和剂量相关计算时应按放射剂量学中野的几何和物理规定进行。例如，对于 5cm × 5cm 的照射野，在固定源皮距技术照射时，若体表表面平整并与射线中心轴垂直，在体表通过灯光野就可以看到 5cm × 5cm 的照射范围，若体表表面与射线中心轴有夹角，则体表看到的就不是 5cm × 5cm 的照射野范围；在等中心技术照射时，照射野 5cm × 5cm 范围在体内某位置的等中心处，体表看到的灯光野是体内照射野的体表投影，这种情况下看到的范围绝大多数小于 5cm × 5cm。因此在等中心技术放射治疗投照时实际看到的灯光野范围或形状和处方给量计算用的照射野几何尺寸或形状是不一致的。由于照射野及其他照射几何参数如角度、深度等均是根据临床需要而采集或设定的，在投照时不能因为所见“摆位”灯光照射野尺寸与处方野“不相符”而随意改动。

（二）规则野与不规则野

在二维照射时代，由于放疗设备构造的限制，照射野主要通过放射治疗设备内的两对准直器开闭设定，因此照射野通常只能设成正方形或长方形，即通常所称的规则照射野。在实际临床工作中，这两种照射野显然不能满足所有肿瘤照射，因为肿瘤或其投影并不规则，用规则照射野包全照射不规则的肿瘤必定会增加正常组织的受照范围或体积。为了克服这一缺陷，放射技术学上通过对规则的长方形或正方形照射野进行部分遮挡而解决这一问题，遮挡后的照射野即成为不规则照射野。这种遮挡后的照射野对肿瘤而言，其肿瘤（投影）适形性更高，对正常组织照射则更少。

前面提到不规则照射野通常是在规则照射野的基础上通过对其部分遮挡而实现，这些遮挡物通常是金属块，加在治疗机外射线通路上起到遮蔽作用，最常用的金属是铅或合金铅或钨块等。不规则照射野的形状可以是在规则照射野的外形上遮挡掉一角或一条边而形成，也可以是用多块金属围挡形成或通过铅浇灌而成。现在随着多叶光栅（multi leaf collimator，MLC）技术的出现，可通过 MLC 技术实现。不规则照射野剂量计算参数和原规则照射野有很大变化，手工计算时应注意修正。不规则野照射技术在临床治疗中应用相当广泛，头颈肿瘤、淋巴瘤、精原细胞瘤等治疗都可见到其运用，斗篷野、倒“Y”野等则成为经典范例，即使在目前三维照射时代仍有大量使用。

四、低熔点铅挡块技术

我们已经知道在放射治疗中不规则照射野通常通过正方形或长方形照射野加装铅挡块而获得，铅挡块的加装涉及射线的遮挡量、铅块的几何形状、铅块加装位置及铅挡块的制作。铅挡块的制作和加装远比想象的复杂得多，因此也就形成了一项专门的低熔点铅挡块技术。

放射治疗时，若要进行有效的射线遮挡，首先要了解射线遮挡量，它涉及金属挡块的厚度、形状及临床需求。临床上根据不同的治疗要求，对射线的遮挡量并不相同，有些需遮挡 25% 射线量，有些需挡 50% 射线量即所谓半挡，有些则是全挡即挡去 95% 的射线量，临床上以全挡最为常见。在放射剂量学上放射线的遮挡则是通过使用一定厚度的金属挡块实现。金属块对射线的遮挡能力常用半价层描述。半价层是指射线通过某种材料后射线量减少一半需要的该材料厚度，因此半价层与放射线和遮挡物本身有关。一般临床上全挡是指需 4.5～5 个半价层的铅挡块遮挡，使射线的透射率小于 5%。在做遮挡块前既要了解所需遮挡的射线，也要了解所用挡块材料对该放射线的穿透性能，还要了解临床需要遮挡的程度，通过计算得到某种材料的最终合适遮挡厚度。

以往铅挡块使用纯铅制作，由于纯铅熔点高达 327℃，挡块制作困难，临床不方便，实用性差，逐渐被废弃。随着技术的进步现都采用低熔点合金铅制作挡块。运用低熔点合金铅制作挡块有以下几个优点：①合金低熔点铅的原料为铋（50%）、铅（26.7%）、镉（10.0%）、锡（13.3%），这些金属容易得到；②合金低熔点铅熔点为 70℃左右，易于熔化制作，并可反复使用；③密度约为 $9.4g/cm^3$，与纯铅密度相差不多，制成的合金铅挡厚度临床可以接受。

表 7-1 中列出了不同射线种类用不同材料在全挡时所需要的厚度。

有了低熔点合金铅，使我们制作个体化合金铅挡成为可能。低熔点铅挡块的制作较为复杂，但其基本过程首先是确定遮挡范围，然后刻制合金铅挡浇灌模、热铅浇灌，最后对成型合金铅块修饰并放在野中适合的位置。过去这一过程大都通过手工完成，由于手动切割浇灌模具受操作者人为因素影响易出现较大的误差，目前都用自动制作设备。现以自动设备为例，介绍其具体制作过程：①根据 CT 数字化重建射野片（DRR 片），由计划系统设计出照射野挡块的位置和形状，注明全挡、半挡、3/4 挡等，通过网络传输到计算机控制的自动切割机；②切割泡沫形成模具；③浇注低熔点铅；④待低熔点铅块冷却后取出加工修整。

表 7-1 不同射线种类及其不同能量全挡时需要的纯铅或低熔点铅的厚度

射线种类及能量	纯铅厚度(mm)	低熔点铅厚度(mm)
铯 -137 γ	30	36
钴 -60 γ	50	61
4MV X	60	73
6MV X	65	79
10MV X	70	85
25MV X	70	85
6MeV 电子束		2.3
9MeV 电子束		4.4
12MeV 电子束		8.5
16MeV 电子束		18
20MeV 电子束		25

临床使用低熔点铅挡块前一定要在模拟机或治疗设备上进行几何验证后再用于临床治疗，因为即便是采用自动制作方法，因其中间环节仍然较多，容易出现偏差。由于临床铅挡块运用中遮挡了部分照射野，其散射线量会发生改变而影响照射野剂量，承托板对剂量也会有少量影响，因此在人工计算剂量时需考虑此两个因素对最终临床剂量的影响。此外还要求承托板放置距离体表要 15～20cm，避免承托板产生的散射线影响治疗。

根据放射源 - 遮挡 - 投影三者的几何关系，经过制作的合金铅遮挡块形状并不规整，朝向射线源一侧其面积应该较小，远离射线源一侧则面积应较大，侧面离射线轴越远则倾斜度越大。因此几乎制作的每一合金挡块其形状是唯一的，是不能多个患者互用的，一个挡块只适合一个患者。

（孙 丽）

第二节 现代三维放疗技术

一、三维适形放射治疗

（一）三维适形放射治疗（3D-intensity conformal radiation therapy，3D-CRT）基本概念

放射治疗同外科手术一样是一种局部治疗手段，其基本目标是杀死肿瘤细胞，保护肿瘤周边的正常组织和重要器官不受或少受照射。传统放疗受技术限制，不能把剂量都集中到靶区，靶区定位和界定描述精度较差，就有可能使靶区周边的正常组织和重要器官受到过量照射，从而引起较严重的并发症，常常由于担心发生严重的并发症，导致治疗的剂量不可能很高。3D-CRT 目的是用三维影像方法界定照射的靶区体积，增加肿瘤处方剂量而减小正常组织和重要器官的受量。3D-CRT 是指在三维空间分布的射野方向上，照射野的形状与靶区投影的形状一致，剂量分布有以下特点：①高剂量区的形状与靶区（PTV）相似；②靶区外的剂量迅速下降；③靶区内的剂量较均匀。实施 3D-CRT 需要一套完整的放射治疗设备，包括 CT 模拟定位系统、三维治疗计划系统、电子直线加速器及与之相配的多叶准直器。

3D-CRT 以多个固定野照射（共面或非共面）实施，以前使用不规则铅模照射，非常耗费人力和时间。现在应用计算机控制 MLC 来进行照射，当每一对挡块开启或闭合时可以形成细小矩形照射野，多对挡块同时开启或闭合则可以形成不规则照射野，叶片越多，形成的不规则照射

野边缘越平滑。每个叶片的开启、闭合由精密步进电机控制，而步进电机控制文件则由三维治疗计划系统（3-Dimensional treatment planning system，3DTPS）根据计划设计生成，通过依次执行控制文件中的叶片位置信息，最终形成符合靶区投影形状的各种照射野。

（二）三维适形放射治疗流程

1. CT扫描前的准备 为保证病人从定位到治疗时体位的精确重复性，CT模拟定位时必须采用体位固定措施。依据肿瘤部位不同，应该选择不同的体位，选择使患者感觉舒适、易坚持和易重复的体位，临床上最常选择的体位是仰卧位。头颈部肿瘤双手自然下垂，胸腹部肿瘤考虑到可能采用左右侧野照射，应将双手上举抱肘。体位固定的方法很多，头颈部固定常用热塑面罩，体部常用真空垫、体架 + 热塑体膜，乳腺癌病人常用乳腺托架等。必须选择固定性好、摆位重复性好的固定方法，减少摆位重复性误差。常见的体位固定方法如图7-3所示。

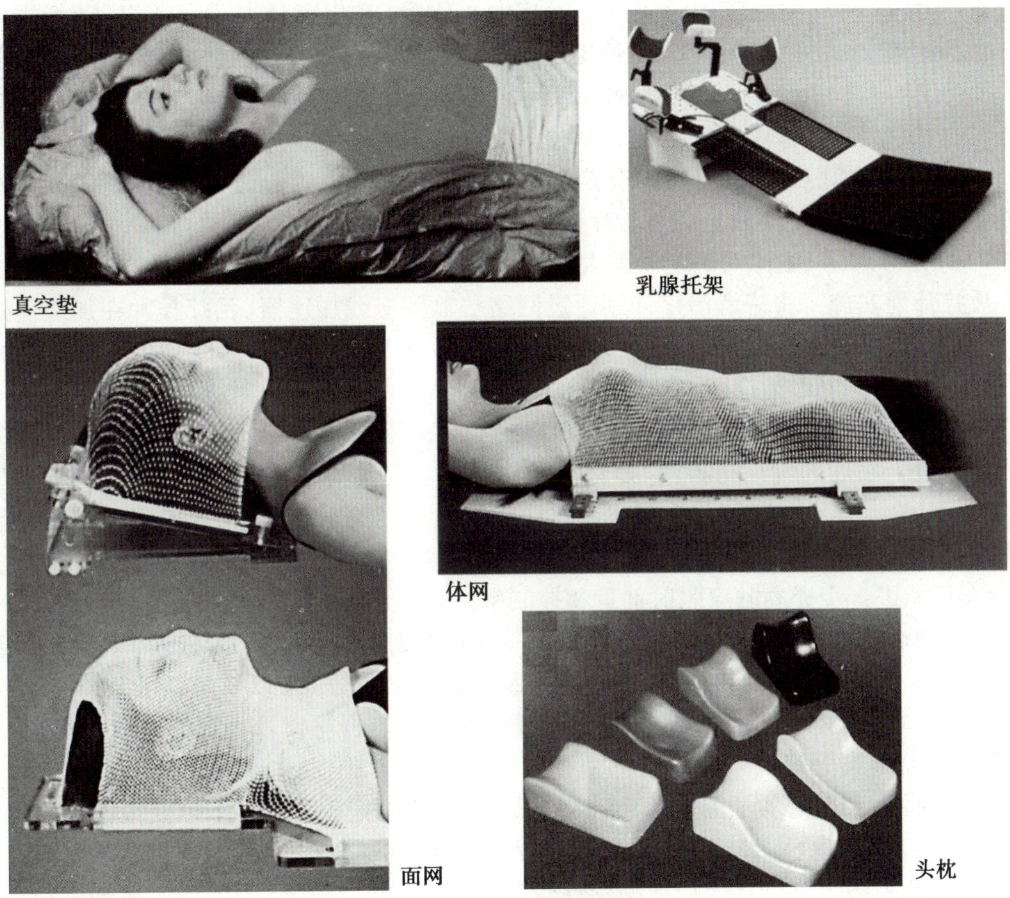

图7-3 常用体位固定装置

2. 靶区和重要器官三维空间定位 CT扫描前通过左右侧墙及天花板激光灯在病人肿瘤中心附近左侧、右侧、前方3个位置分别放置一个直径为1～2mm的铅点作为参考标记物，建立患者体内坐标系，参考标志要求在CT片上显影。CT扫描标志物作为三维计划模拟的基准坐标。常用的扫描标志物有以下要求：射线不易穿透，能清楚显示；伪影较小，不会明显影响CT扫描影像观察；体积较小，有利于减少定位误差。

CT扫描：扫描范围大于常规CT扫描，扫描层厚头颈部1～3mm，体部3～5mm；扫描范围头脚方向上要长于肿瘤10～15mm；增强扫描可以提高正常结构与异常病变的对比，如肿瘤密度与周围正常组织密度相似，增强扫描可使肿瘤组织密度增高；位于血管周围病灶，可以更清楚地显示肿瘤轮廓范围。与CT诊断扫描要求不一样，CT诊断要求患者扫描时屏气，以避免呼吸运动造成的伪影，而CT定位扫描时要求患者自然平静呼吸，或根据患者的呼吸运动度及临床要求选择相应的呼吸运动管理措施（如4D-CT、主动呼吸控制等）。扫描结束后将CT图像以DICOM格式传输到医生工作站以供靶区及正常组织勾画。

3. 放疗计划的设计与评估 物理师依据医生勾画的肿瘤靶区和重要器官及它们间的相互关系，选择射线种类、射线能量、射束入射方向和射束权重，以及是否加用楔形板或组织补偿器等；计算体内的剂量分布，之后依据剂量学四原则对放疗计划进行评估和修改。在确认计划各项指标都符合临床要求后确认批准并打印计划。

4. 计划验证 计划设计完成后应在模拟定位机或CT模拟机上进行射野模拟和核对，确定计划治疗中心的准确性。利用模拟定位机进行位置验证的方法是：将病人定位CT重建片（digital reconstruction radiograph，DRR）通过网络传输到模拟定位机，根据定位CT时患者体表参考标志点摆位，移动治疗床和激光灯到治疗中心位置，在患者体表重新标记，此标志点即代表患者治疗坐标，之后拍摄验证片，将拍摄所得验证片与DRR片进行比对，确定误差范围大小。若头部病人误差大于3mm，体部肿瘤病人误差大于5mm，则需重新摆位验证。利用CT模拟机进行验证的方法是：将患者按定位标记摆位，移动激光灯和治疗床到治疗坐标，重新标记，进行CT扫描，与定位时CT比对，确定误差范围。加速器患者位置验证方法是：将病人按定位体位在加速器上进行摆位，使激光灯与治疗坐标标记对准，之后拍摄验证片（MV、kV、MVCBCT、kVCBCT）等并与定位CT比对确定误差大小。

5. 放疗计划实施 将患者治疗计划通过网络传输到直线加速器，治疗技师在加速器控制电脑上调取病人计划，按照病人CT定位的体位摆好位，将激光灯“十”字线与患者治疗坐标标记对准，根据计划数据出束治疗。

（三）三维适形放射治疗临床应用

1. 靶区位于邻近剂量限制器官（如脊髓、脑干、肾和晶体等）的患者，通过CT扫描定位和三维重建后可清楚地显示靶区和邻近器官在三维空间的相互关系，有利于照射野的设计和剂量分布的显示，如食管癌使用3D-CRT主要优点是使照射野更符合肿瘤形状，减少脊髓和肺组织受量，从而有可能进一步提高肿瘤照射剂量和控制率。

2. 由于肿瘤的浸润生长使其形状极不规整，使得照射野的形状不规整或需采用多靶区布野照射。CT模拟定位系统可准确显示各种形状照射野的剂量分布，以及多靶区照射野邻接处的剂量分布情况，如鼻咽癌面颈联合野与颈切线野、肺癌纵隔野与锁骨上野的设计，以及头颈、腹部和盆腔等部位复杂野等。

3. 在颅内、胸和腹等实质器官的小肿瘤，采用CT模拟定位3D-CRT可获得精确的定位、快速的剂量计算及清晰地显示靶区与周围正常组织的三维剂量分布。如原发性肝癌常规分次放疗效果差，肝癌患者多有肝硬化而放射耐受性较低；肝再生能力极强，小的局部高剂量聚焦照射，能有效消灭肝癌病灶，而肝功能基本不受影响。

二、调强放射治疗

（一）调强放射治疗基本概念

肿瘤组织内部是非均质的，病变内部的肿瘤细胞密度、增殖活性能力、含氧程度和放射敏感性不同，客观上要求给予不同强度的照射剂量。目前的治疗设备输出的都是平坦度和对称性符合标准的均匀剂量率照射野。调强放射治疗（intensity modulated radiation therapy，IMRT）是指：①在射线视角方向上，照射野的形状与肿瘤靶区的形状相一致；②射野内诸点的剂量率可以根据要求进行调整（图7-4）。通过对不同入射方向的射野强度进行调整，从而以非均匀剂量率的射野对靶区进行照射，所有照射野合成之后，最终得到期望的靶区剂量分布。

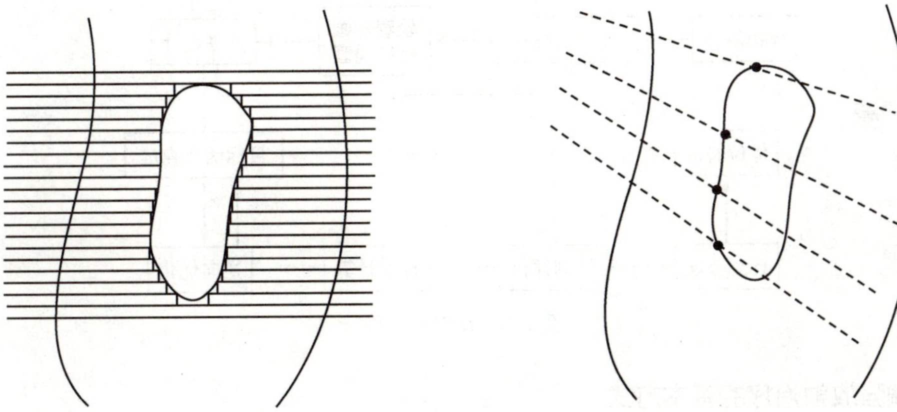

图 7-4 实现 IMRT 必要条件示意图

人体内肿瘤靶区剂量分布的实现方法：通常情况下肿瘤靶区是不规则的，适形剂量分布的获得是以通过多野照射或机架旋转的方式，通过计算机控制的 MLC 来实现的。图 7-5 中人体内部射野中任意一点 P 的剂量 D_p 是 n 个射野在该点剂量率 R_{pi} 和照射时间 Δt_i 之积的和。

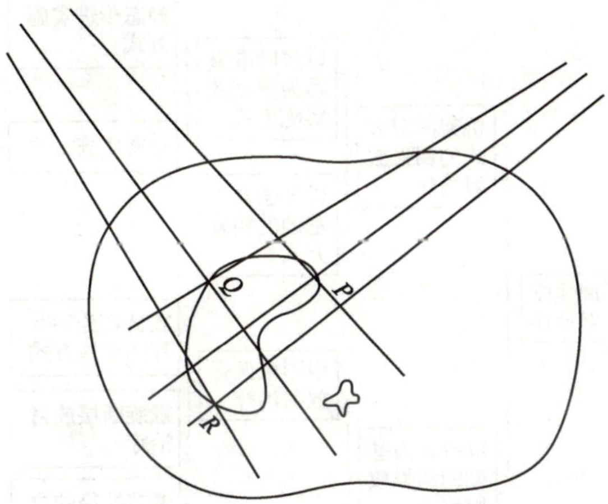

图 7-5 人体内肿瘤靶区剂量控制方法

$$D_p=\sum_{i=1}^{n} R_{pi}\cdot\Delta t_i$$

射野中点 D_p 的剂量率由射线能量、源皮距、照射野面积、组织深度、离轴距和组织的不均匀性等决定，位置不同，R_{pi} 也不同。根据适形放射治疗的定义，靶区内及靶区表面的照射剂量相等，则各射野到达点 D_p 的剂量应相等，即

$$\sum_{i=1}^{n} R_{pi}\cdot\Delta t_i=\sum_{i=1}^{n} R_{Qi}\cdot\Delta t_i=\Lambda$$

从公式中可以看出，保持照射量相同时，可以调整的参数有两种：①各射野到达点 D_p 的剂量率 R_{pi}；②各射野照射 P 点的时间 Δt_i。属于第一种调整方式的有楔形板、组织补偿器等，属于第二种调整方式的有动态楔形板、MLC 静态调强、MLC 动态调强等。两种方法其实质是改变了照射野内的能量注量或粒子注量，即射线的强度，因此称为调强（intensity modulation）。

（二）调强放射治疗流程

调强放疗治疗流程与适形放疗相似，如图 7-6 所示，但是两者又有本质的区别，适形放射治疗计划设计是正向的计划设计，是人工尝试纠错找到可以接受的或比较好的治疗方案，而 IMRT 多采用逆向计划设计，是由计划系统根据设定的条件找到最佳答案。

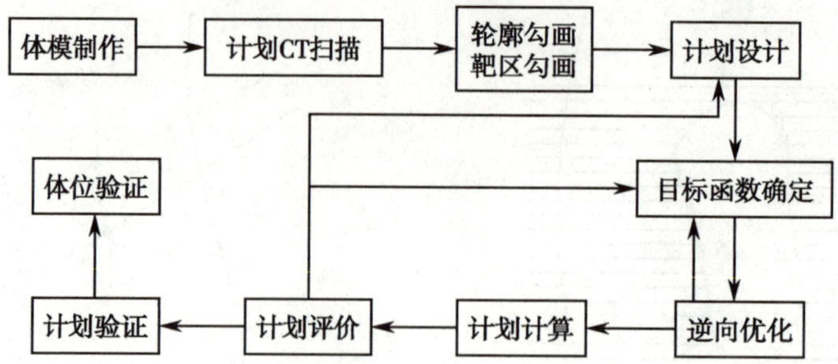

图 7-6　IMRT 流程

（三）调强放射治疗的基本方式

IMRT 要求对每个入射野的强度都可以进行调制，如果将入射野看成由许多笔形束组成的矩阵，则每个笔形束可以具有不同的注量强度，计划设计时得到一组强度图，每个射野内的强度都可以进行调制。按照治疗计划将原射线、散射线、漏射线合并起来生成指定的强度分布。IMRT 的实现方式主要包括固定机架角 IMRT 和弧形旋转 IMRT（图 7-7）。

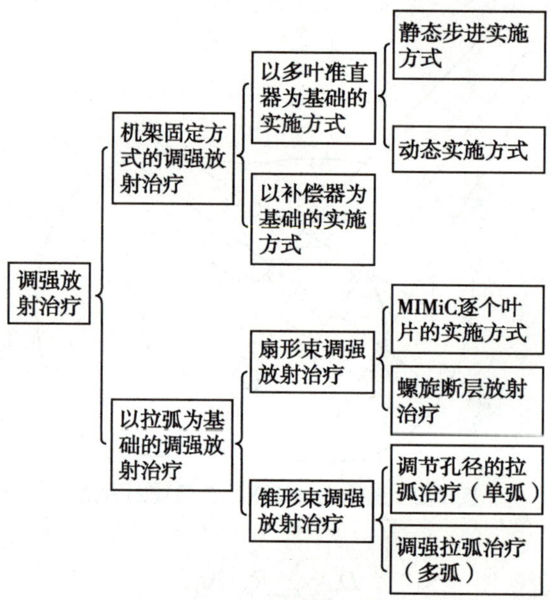

图 7-7　IMRT 实现的方式

1. 固定机架角 IMRT

（1）二维补偿器：传统上二维补偿器主要用于补偿人体不规则的曲面或组织不均匀性，以便在治疗深度处的某个平面上得到比较均匀的剂量分布，楔形板就是一种简单的一维补偿器。把补偿器用于射野调强，作用不再局限于获得某个平面内的均匀剂量分布，而是扩展到整个体积的均匀剂量分布。

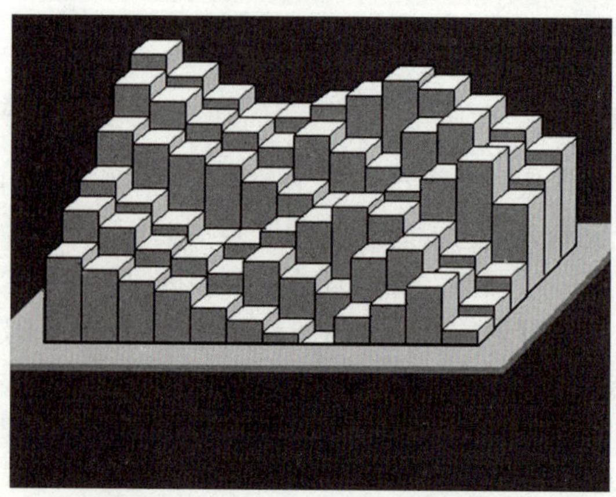

图 7-8　二维物理补偿器示意图

补偿器一般选用高密度物质，它对射线有很强的衰减作用，射线穿过物质的厚度越大，强度衰减就越大，把高密度物质做成厚度按一定模式分布的曲面实心体（补偿器）（图 7-8），就可以对射束的强度进行调制。补偿器制作通常是预先制造好等截面的立方体，称为单元体，把射野的强度分布转变成单元体最接近的厚度，或连续变化的厚度分布。使用补偿器主要缺点是补偿器制作耗时费力，治疗摆位不便等。

（2）静态 MLC 调强：是静态多子野 MLC 调强技术，首先按计划要求的注量强度分布进行分级，利用 MLC 将每个照射野分成若干个子野，并赋予每个子野不同的剂量权重，实现剂量强度分级。治疗时每个射野的子野依次照射，每一子野照射完毕后照射切断，叶片准备照射下一个子野，直到所有子野照射完毕，所有子野的束流强度相加形成计划要求的强度分布，此技术也被称作 Step-and-shoot 调强技术。

与二维补偿器相比，静态 MLC 调强的操作方便，每个子野的剂量分布可分别测量，易于对计划进行验证。缺点是由于每个调强射野要分成多个子野来照射，而且对于复杂的调强放疗计划，子野的数目相当大，该方法耗时较多，射线利用率较低，叶片间射线泄漏量也会增加。

（3）动态 MLC 调强：是利用 MLC 的每对叶片相对运动，实现对射野强度的调节，其特征是，叶片运动过程中，射线一直处于出束状态。特点是，一对叶片总是向一个方向运动，通过控制两个叶片的相对位置和停留时间，就可以得到该位置处的输出强度，在一对叶片中，有一片称为引导片（leading leaf），先运动到一个位置，然后另一个片称为跟随片（Trailing Leaf），按选定的速度运动，给出各点所需要的强度，此技术也被称作 Sliding-window 调强技术（图 7-9）。

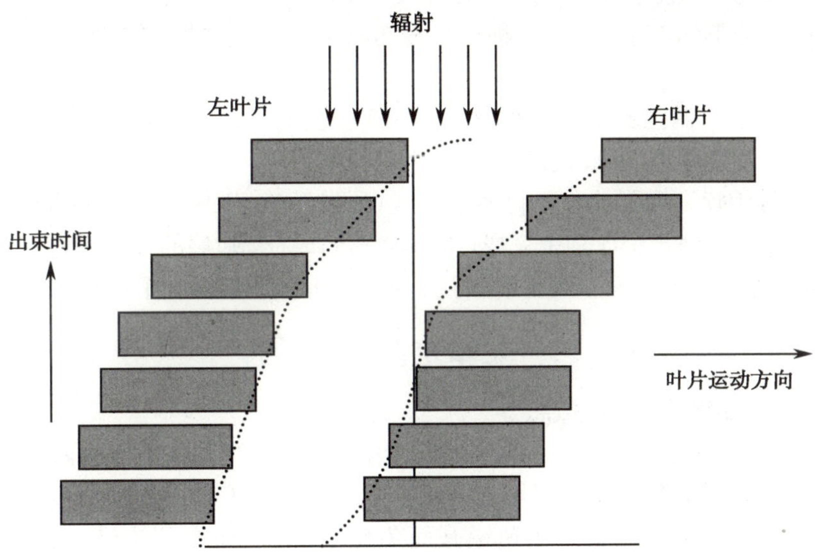

图 7-9　动态 IMRT 示意图

2. 弧形旋转 IMRT

（1）扇形束旋转 IMRT：是利用特殊设计的 MLC 形成的扇形束绕患者纵轴旋转照射，完成一个切片治疗，然后利用床的步进，完成下一个切片治疗。按进床方式有步进式和螺旋式：步进式断层 IMRT（图 7-10）的特点是在每次旋转照射完毕后，床步进一段距离；因为这种特殊设计 MLC 所形成的条形野宽度有限，一次旋转照射只能治疗一个有限的区间，治疗时层与层之间的剂量衔接是比较突出的问题，相邻叶片紧密连接，合成的剂量就会比较平滑，如果衔接时出现交叠或分离，则合成的剂量就会出现高剂量或欠剂量，因此治疗床的步进精度是影响剂量优劣的主要因素。螺旋式断层 IMRT（图 7-11）的特点是机架边旋转床边缓慢地以恒定的速度前进，实现扇形束 IMRT。

（2）锥形束旋转 IMRT：利用加速器产生的锥形束旋转照射，在机架旋转的同时，由多叶准直器形成的射野形状始终处于不断地变化当中，一般每 5°～10° 确定一次射野的形状。弧的数目由强度分布的复杂程度即强度分级决定。主要技术特点是采用整野治疗，不必分成窄束照射，光子使用效率高，也不存在相邻窄野间的衔接问题，同时在MLC叶片运动方向上剂量是连续的，可同时调整MLC的形状、输出剂量率和机架的旋转速度。

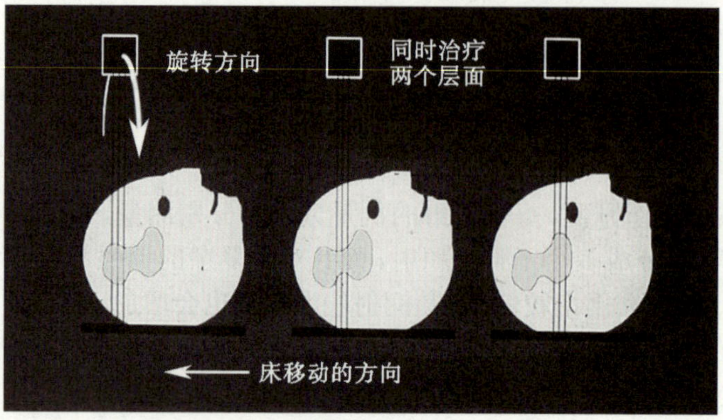

图7-10 步进式断层IMRT方式

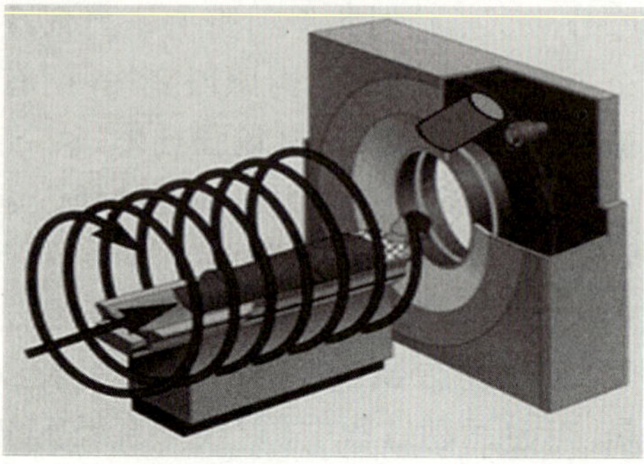

图7-11 螺旋式断层IMRT方式

（四）调强放疗的临床应用

1. 剂量分布适形 调强放疗与适形放疗相比，最大的优点是可以产生更为适形的剂量分布。调强放疗可以产生凹形的剂量分布，这种剂量分布与靶区和重要器官的外形在三维空间上更为接近。

2. 正常器官保护 调强放疗可以在靶区边缘产生更为陡峭的剂量分布，这就意味着重要器官所受的照射剂量大大减少，从而提高肿瘤剂量。

3. 多部位同时治疗 调强放疗可将多个靶区（原发肿瘤、亚临床病灶和淋巴结等）或多个缩野治疗的全部疗程整合到一个计划中完成，如鼻咽癌的放疗、肺癌的放疗等，这种治疗方法不仅更为有效，且同时考虑了不同处方剂量的相互影响，使所有剂量得到了优化。

三、立体定向放射治疗

（一）立体定向放射治疗基本概念

立体定向放射手术（stereotactic radiosurgery，SRS）的概念由瑞典的Leksell教授最早提出，是指通过立体定向空间聚焦的原理和方法将高能放射线汇聚于颅内的局限性病变组织，使之发生放射坏死而病变周围组织因剂量迅速递减而免受累及，从而在其边缘形成陡峭的剂量跌落界面，达到类似外科手术效果的放射治疗技术。立体定向放射治疗（stereotactic body radiation therapy，SBRT）是将立体定向放射手术的方法，尤其是立体定向的固定体位方法及影像技术，与标准放射治疗分次方案结合的一种治疗技术。根据单次剂量大小和射野集束的程度，SBRT目前分成两类：第一类SBRT的特征是使用小野三维集束分次大剂量照射，分次剂量大大高于常规放射治疗分次治疗剂量。第二类SBRT是利用立体定向技术进行常规分割的放射治疗技术。通常将前一类SBRT及SRS技术统称为X（γ）刀技术，而将后一类SBRT技术归为三维立体定向适形放射治疗技术。两种SBRT技术并无本质区别，前者使用圆形小野多弧非共面聚焦，靶区边缘剂量梯度下降大，属于3D-CRT的一个特例。

（二）立体定向放射治疗的基本方式

1. 基于γ射线立体定向放射治疗的基本治疗方式 ①放射源排列方式为半圆形或是按螺旋排列在北纬方向的壳体上，放射源经准直后聚集于焦点，源焦距为39.5cm，有不同规格的准直器，壳体和钴源均不运动。治疗时患者所带的框架和头盔安装到治疗床的连接适配器上，防护门打开后，治疗床移到治疗位，头盔和射束通道对接，出束照射；②安置钴源的治疗头做360°

自转，钴源在自转中，其射线束形成多角度锥形聚焦，治疗过程部分或完全自动化。

2. 基于X线的立体定向放射治疗基本方式 ①利用直线加速器旋转照射技术（包括机架和治疗床的旋转），在原有线束准直系统的基础上，附加圆锥筒形限光装置，再配合立体定向装置获得聚焦线束（图7-12）；②立体定向射波刀系统采用实时影像引导技术，治疗过程中能实时追踪病患呼吸对体内病灶做动态照射。影像引导技术包含了两组对角（X光90°交叉）X线影像显影器，在治疗过程中实时检测X光影像上靶区的位移，并对随呼吸而运动的胸腹部肿瘤作动态照射，进行实时补偿修正，确保治疗的精准性。

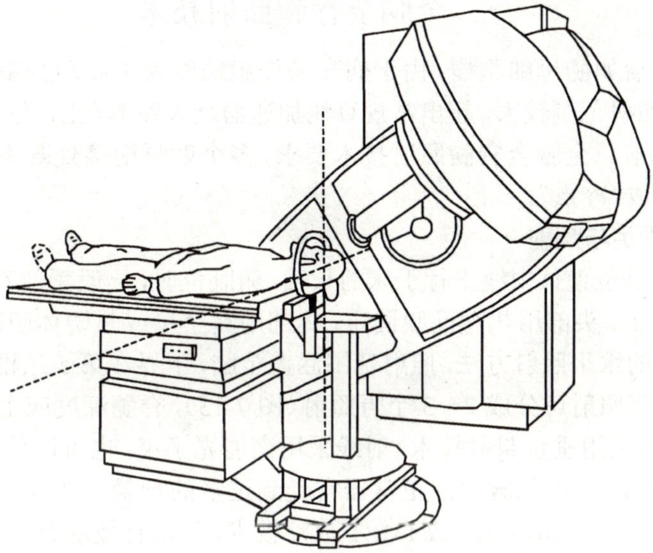

图7-12 X刀示意图

（三）立体定向临床治疗流程

1. 固定立体定向基础环 根据影像资料确定病变位置和大小，确定病人的固定体位及固定装置位置的高低。放置基础环时，应与患者双耳垂及鼻尖三点确定的平面平行，必须保持基础环前端指向治疗床的上方，不得左右偏斜，影像定位扫描范围要包括全部定位标志架，在保证患者体位舒适的情况下，固定架应与病人体轴垂直并与中心对齐。

2. 影像定位 连接固定好影像定位适配器，固定病人和安放定位框架、定位板，进行CT扫描时保持放大倍数始终不变，标志点必须清晰可见，层间距1～2mm，从下至上连续扫描，不得有间断或者回扫，然后通过网络将扫描图像信息转存到治疗计划的工作站中。

3. 治疗计划设计 医生勾画肿瘤靶区和危及器官，物理师用治疗计划系统设计治疗计划，医生和物理师共同评估确认后，打印出治疗计划结果及摆位治疗单，物理师、放疗医生签字确认后，由治疗技师执行。

4. 实施治疗 治疗前安放固定系统，进行等中心验证，按治疗计划单要求输入治疗处方。检查定位坐标后，预置治疗方式进行治疗。

（四）立体定向放疗的临床应用

立体定向放疗一般采取小圆形射野，最大直径不超过18mm，其剂量学具有突出的特点：①小野集束照射，剂量分布集中；②靶区周边剂量变化梯度较大；③靶区内及靶区附近的剂量分布不均匀；④靶周边的正常组织剂量很小。立体定向放疗剂量分布高度集中的特性，以及定位精度高的特点，在颅内疾病上多采用单次大剂量或高分次剂量治疗模式。体部立体定向治疗时的小野集束特点不如头部剂量学突出，定位精度和摆位精度也不如头部高。

头部γ刀的主要适应证：①脑深部小或中等大小的动静脉畸形；②听神经瘤<4cm，若>4cm

多需多靶点治疗；③向鞍上生长的实性颅咽管瘤；④鞍内垂体微腺瘤或其他小肿瘤；⑤颅底或手术难达及的中、小型脑膜瘤；⑥颅内多发性或单发性脑转移瘤；⑦第三脑室后部小、中型松果体瘤；⑧功能性疾病。

（郭跃信）

第三节 特殊照射技术

一、全脑全脊髓照射技术

中枢神经系统肿瘤如髓母细胞瘤，由于病变易侵犯蛛网膜下腔和脑室，临床上需对全脑和全脊髓腔同时照射，照射范围较大，超出常规直线加速器最大照射范围，这时需通过多野照射才能实现全脑全脊髓照射。全脑全脊髓照射技术要求，多个射野衔接处既不能形成高剂量区，也不能出现剂量不足形成“冷点”。

（一）患者体位固定与照射

患者采取俯（仰）卧位使体中线平行于床的长轴，俯卧位时，一般额部着床，使颈椎尽量伸直与脊椎处在同一轴线上，头部用热塑面膜固定，体部用真空垫或热塑体膜固定。全脑照射射野采取机架90°和270°的水平照射方法，照射范围涵盖全脑，下界在第5颈椎水平，要注意保护眼球等重要器官。全脊髓照射可分成2～3个野照射（图7-13），脊髓深度应由CT断层或模拟机侧位透视观察获得，投照采用垂直照射技术，射线采用高能光子束，也可以使用电子束照射或电子束和光子束的混合照射，以避免胸腹部正常器官受到过多的剂量。随着现代放疗技术的发展，全脑全脊髓照射也逐渐采取3D-CRT或IMRT放疗技术，可以有效地避免剂量重叠的高剂量区和剂量冷点，使靶区获得均匀有效的照射剂量，同时正常器官得到更好的保护。

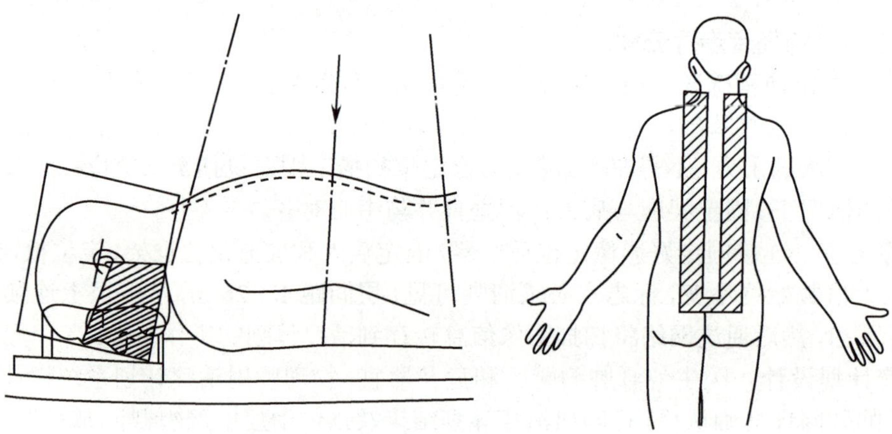

图7-13 全脑全脊髓照射体位

（二）射野间的衔接

1. 全脑照射野与相邻脊髓照射野之间的衔接 定位时先定出全脑野，并在颈部皮肤画出野下界，其下界将会与相邻脊髓野上界衔接，两野之间要留有间隙 S，$S=(L/2)\cdot(d/\mathrm{SSD})$。其中 L 为脊髓野野长，d 为脊髓野上界与全脑野下界在体内脊髓处交叉点的深度。治疗时要求定期移动该射野间隙可使相邻射野连接处的剂量更为均匀。

2. 相邻脊髓野之间的衔接 相邻脊髓照射野之间的衔接同样需要留有一定的间隙，两射野线边缘相交在脊髓处。射野间隙（S）计算为：$S=[(L_1+L_2)/2]\cdot(d/\mathrm{SSD})$。其中 L_1 和 L_2 分别是相邻两脊髓野野长，d 为两射野体内脊髓处交叉点深度。

二、全身照射技术

全身照射（total body irradiation，TBI）是利用钴 -60 γ 射线或高能 X 线或电子束对患者全身、半身、全骨髓和全淋巴系统照射等。钴 -60 γ 射线或高能 X 线 TBI 主要用于骨髓移植（bone marrow transplant，BMT）和急性白血病等疾病的照射。全身电子线放射治疗（total skin electron irradiation，TSEI）主要用于治疗蕈样霉菌病等全身浅表肿瘤的照射。

（一）全身光子线放射治疗

全身照射可以分为单次全身照射（single total body irradiation，STBI）和分次全身照射（fractional total body irradiation，FTBI），后者由于对正常组织的损伤较小而被广泛应用。射线束的剂量率与正常组织的损伤有着紧密的联系，常用 0.05～0.1Gy/min 的低剂量率方案。

照射距离与照射面积：常规治疗源皮距条件下，治疗机所能提供的最大射野不能包含患者全身，为了能得到一个足够大的照射射野，可使用旋转、扫描式照射或延长源皮距方法。常用的是延长源皮距方法，治疗距离延长至 3～5m，机架旋转 90° 水平设置，旋转准直器 45° 使其对角线与患者长轴平行，行水平照射。患者采取站立位或平卧、侧卧等体位，重要器官如眼、生殖器官、肺组织等应进行遮挡，伴有严重心、肺、肝、肾等脏器病变或功能障碍或处于肿瘤病变的终末期或其他脏器接受过根治性放疗的患者禁止作全身照射。

（二）全身电子线放射治疗

全身电子线放射治疗常使用双机架角多野技术或双对称旋转技术，以使全身皮肤受到均匀的剂量照射。用于全身治疗的电子束通常为 4～9MeV，有较高的剂量率，以确保 X 线污染较低。患者取站立位，双对称旋转技术时患者取仰卧位。照射时患者身体旋转变换不同角度，接受多野多角度照射，使全身各部位受到均匀的照射（图 7-14）。根据需要可在患者前方放置一块 3～10mm 的散射屏以增加表浅剂量、控制治疗深度。

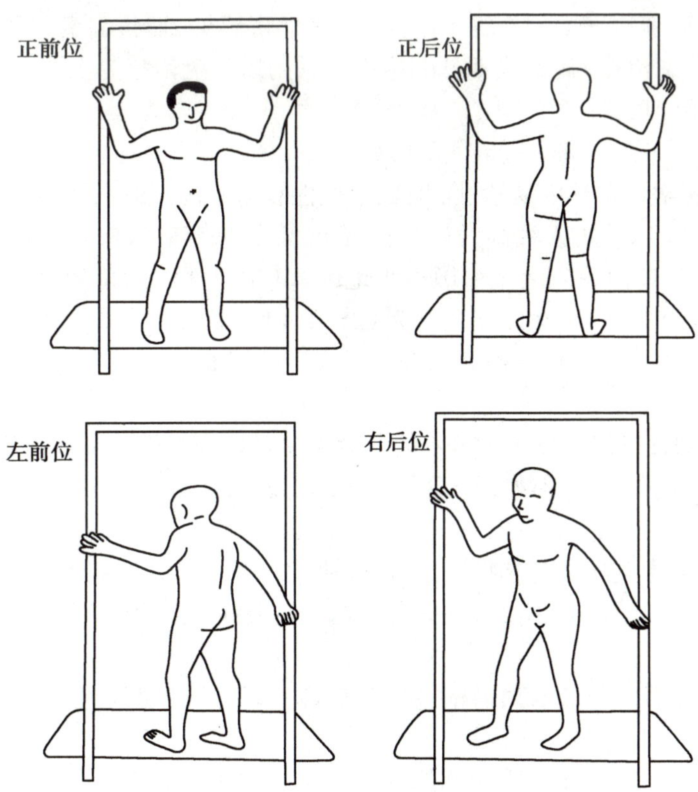

图 7-14　全身电子线放射治疗体位

三、术中照射技术

术中照射（intra-operative radiotherapy，IORT）技术是指对经手术切除的残留病灶或借助于手术暴露不能切除的肿瘤病灶或淋巴引流区实施近距离单次大剂量照射。术中照射是在精准直视下进行照射，主要目的是减少正常组织照射，提高肿瘤局部控制率。术中照射适用于肿瘤较深或范围较广，或与大血管、重要脏器有浸润不能彻底切除者；肉眼观察肿瘤已切除，但怀疑有微小病灶残留者，术中照射治疗常用于胃癌、胰腺癌、鼻旁窦癌、前列腺癌和骨肉瘤等。术中照射通过手术固定或加适当遮挡，选择适当能量的电子束，可有效地保护病灶周围的正常敏感组织（或器官）不受照射，可有效地增加了靶区的剂量。

术中照射放射源可使用 kV 级 X 线、钴 -60 γ 射线及高能电子线，多使用医用电子直线加速器产生的 6～20MeV 高能电子束，在准直器下端，通过相应的适配器连接电子束术中照射限光筒，将线束准确地照射到靶体积上，根据肿瘤形状与人体解剖的关系，治疗限光筒有不同形状，能插入体腔内。选择电子束能量时，应考虑靶区的最大治疗深度，处方剂量所在的深度（如 d_{max}、d_{90}、d_{80} 等）位置和照射所使用的治疗限光筒的端面等因素的影响。限光筒应能便于消毒和清洁，便于更换。术中照射时容易引起伤口的污染、感染，所以必须注意放疗环境及放疗设备的消毒、管理，以免引起感染。放疗室需按手术室标准严格消毒，操作者必须按无菌原则操作。

（孙　丽）

第四节　鼻咽癌放射治疗技术

一、鼻咽癌概述

鼻咽癌（nasopharyngeal carcinoma，NPC）是指原发于鼻咽黏膜上皮组织的恶性肿瘤，其病因目前尚未完全明确，流行病学调查提示主要与 EB 病毒感染、遗传因素和环境因素有关。早期鼻咽癌的治疗首选放射治疗，局部晚期鼻咽癌则常采用以放射治疗为主，辅以化学治疗、分子靶向药物治疗的综合治疗模式。

（一）流行病学

鼻咽癌的流行病学具有种族易感性、地域聚集性和家族高发倾向的特点。发病人群主要集中在中国居民和华裔，以蒙古人种高发。全世界 80% 的鼻咽癌病例发生在我国华南地区的广东、广西、福建、湖南、江西等省区及中国香港地区，其中以珠江三角洲流域最常见。鼻咽癌的发病年龄多见于 30～59 岁，男女性别之比为（2～4）∶1。鼻咽癌在我国发病率可达 20/10 万以上，死亡率为 1.46/10 万。在恶性肿瘤死亡分类构成中居第 11 位。

（二）临床症状

1. 鼻出血及回缩性血涕　18%～30% 的鼻咽癌患者以回缩性血涕为首发症状，表现为晨起时发现回吸至口腔中的鼻腔分泌物中带血丝。鼻咽部肿块伴有大块坏死、深大溃疡时可出现大出血。

2. 耳鸣或听力减退　肿瘤位于咽鼓管咽口、隆突附近者，易引起咽鼓管通气和内耳淋巴液循环障碍，从而导致耳闷、耳鸣或听力减退症状，这是鼻咽癌早期症状之一，占初发症状的 17%～30%。

3. 鼻塞　鼻咽肿瘤位于鼻咽顶前壁或侵犯后鼻孔时，导致鼻腔通气不畅，开始为一侧，严重时两侧均有。

4. 头痛　头痛常表现为枕部或颞部的疼痛，多为钝痛。肿瘤合并感染、肿瘤侵犯颅底骨、颅神经或颅内组织、颈淋巴结转移压迫血管神经等均可致头痛。

5. 面部麻木 鼻咽肿瘤压迫或侵犯三叉神经第1、第2、第3支时，可表现为患侧头面部皮肤浅感觉异常或麻木。

6. 复视 鼻咽肿瘤侵及颅底、海绵窦而引起的第Ⅲ、第Ⅳ、第Ⅵ对颅神经受累或肿瘤侵入眼眶内所致，临床表现视物时出现双重影。

7. 张口困难 晚期症状之一，提示肿瘤侵犯颞下窝、翼内肌、翼外肌、翼腭窝等。

（三）体征

1. 鼻咽肿物 通过间接鼻咽镜或纤维鼻咽镜可见鼻咽部隆起的肿物。对于黏膜下型鼻咽癌，可能未发现鼻咽腔新生物，但可见鼻咽腔结构不对称。

2. 颈淋巴结肿大 40%～80%的鼻咽癌患者以无痛性颈淋巴结肿大为首发症状。多数病例开始为一侧，继而发展为双侧，质地较硬，活动度差。

3. 颅神经受侵所致体征 鼻咽癌侵犯颅底，可因侵犯颅神经而引起一系列症状和体征，如眼球活动障碍、头痛、视力下降、上睑下垂、瞳孔缩小、吞咽困难和咽反射减弱或消失等。

（四）自然病程

1. 局部扩散 鼻咽癌有浸润性生长的特点，容易沿黏膜下蔓延。其蔓延方向分别为：①向下：沿咽后壁或咽侧壁侵犯到口咽、下咽。②向上：直接侵入蝶窦、垂体和视神经；或由破裂孔、卵圆孔入颅。③向外：侵犯咽旁间隙、颞下窝。④向前：侵犯鼻腔后部、筛窦。⑤向后：穿过鼻咽后壁，可侵犯上段颈椎。

2. 淋巴结蔓延 鼻咽腔淋巴引流十分丰富，在黏膜下有较致密的淋巴管网。鼻咽癌以淋巴结转移率高、转移出现早、转移范围广为特点，40%～80%的鼻咽癌患者初诊时即临床发现颈部淋巴结肿大。鼻咽癌通常沿着淋巴管引流方向依次转移，较少出现跳跃现象，咽后间隙及颈部Ⅱ区为好发部位。颈部淋巴结分区如图7-15所示。

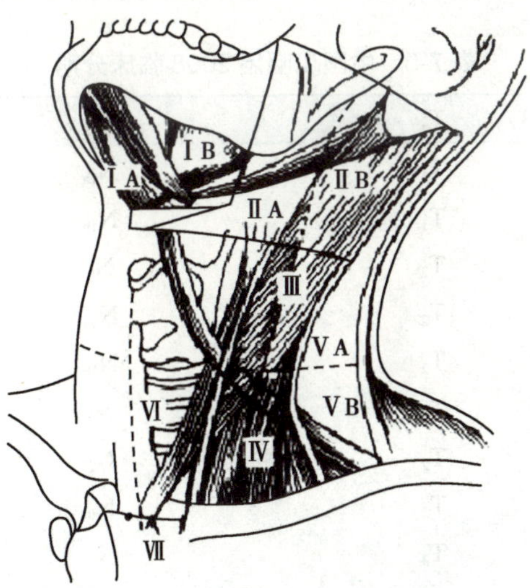

图7-15 颈淋巴结分区示意图

3. 血行转移 鼻咽癌容易发生血行转移，其转移率为20%～30%。最常见的转移部位为肝、骨和肺，骨转移中又以脊椎转移、骨盆转移多见。转移多发生在放射治疗后3年内。

（五）病理

鼻咽癌的病理组织分型目前仍没有统一的标准。2003年，WHO将鼻咽癌的病理类型分为三型：非角化型癌（non-keratinizing carcinoma）、角化型鳞状细胞癌（keratinizing squamous cell carcinoma）和基底细胞样鳞状细胞癌（basaloid squamous cell carcinoma）。临床最常见即是非角化型癌，其中非角化型癌又分为分化型和未分化型两个亚型。

（六）诊断与临床分期

1. 诊断 早期发现、早期诊断对提高鼻咽癌的疗效十分重要。影响早期诊断的主要原因是鼻咽肿瘤生长部位隐蔽，早期症状无特殊性，容易被漏诊和误诊。因此，在临床工作中必须认真询问病史和仔细体检，关注鼻咽癌患者的主要症状及体征。目前，鼻咽局部活组织检查是唯一确诊手段；EB 病毒血清学检查、间接或纤维鼻咽镜检查及鼻咽影像学检查等均被视为有效的辅助诊断措施。

2. 临床分期 国内外已有多种鼻咽癌临床分期方案，因为都不能准确反映患者的疗效和预后，目前仍在不断的探索改进中。作为全球鼻咽癌的高发地区，中国鼻咽癌临床分期工作委员会于 2008 年制定了鼻咽癌新的分期标准，这是目前国内临床最常使用的分期方案，具体见表 7-2 和表 7-3。

表 7-2 中国鼻咽癌 2008 TNM 分期定义

T 分期	N 分期	M 分期
T- 原发病灶	N- 区域淋巴结	M- 远处转移
T_1 局限于鼻咽	N_0 影像学及体检无淋巴结转移证据	M_0 无远处转移
T_2 侵犯鼻腔、口咽、咽旁间隙	N_{1a} 咽后淋巴结转	M_1 有远处转移（包括颈部以下的淋巴结转移）
T_3 侵犯颅底、翼内肌	N_{1b} 单侧Ⅰb、Ⅱ、Ⅲ、Ⅴa 区淋巴结转移且直径≤3cm	
T_4 侵犯颅神经、鼻窦、翼外肌及以外的咀嚼肌间隙、颅内（海绵窦、脑膜等）	N_2 双侧Ⅰb、Ⅱ、Ⅲ、Ⅴa 区淋巴结转移，或直径＞3cm，或淋巴结包膜外侵犯	
	N_3 Ⅳ、Ⅴb 区淋巴结转移	

表 7-3 中国鼻咽癌 2008 临床分期

Ⅰ期	T_1	N_0	M_0
Ⅱ期	T_1	N_{1a}	M_0
	T_1	N_{1b}	M_0
	T_2	N_0	M_0
	T_2	N_{1a}	M_0
	T_2	N_{1b}	M_0
Ⅲ期	T_1	N_2	M_0
	T_2	N_2	M_0
	T_3	N_0	M_0
	T_3	N_1	M_0
	T_3	N_2	M_0
ⅣA 期	T_1	N_3	M_0
	T_2	N_3	M_0
	T_3	N_3	M_0
	T_4	N_0	M_0
	T_4	N_1	M_0
	T_4	N_2	M_0
	T_4	N_3	M_0
ⅣB 期	任何 T	任何 N	M_1

（七）治疗原则

1. 综合治疗原则 鼻咽癌治疗应以个体化的分层治疗为原则。Ⅰ期、Ⅱ期鼻咽癌以单纯根治性放射治疗为主；Ⅲ期、Ⅳ期患者应采用放、化疗综合治疗；对于已有远处转移的患者应采用以化学治疗为主的姑息性化、放疗综合治疗；根治性放疗后残存或复发病例在符合手术治疗条件时，可酌情考虑手术挽救。就放射治疗的具体方式而言，目前临床多应用适形调强放疗技术。生物治疗、分子靶向药物等新型治疗方法在鼻咽癌中的应用还需要深入研究。

2. 放射治疗原则 ①首程放射治疗患者应以体外照射为主，必要时辅以腔内近距离放射治疗，不能单纯行腔内照射；②放射源首选 4～6MV 的 X 线或钴 -60 的 γ 射线；③放射治疗靶区应包括肿瘤侵犯范围、亚临床区域及颈部淋巴引流区；④尽可能采用多野照射技术或调强适形放疗技术保护周围正常组织器官；⑤遵循个体化的分层治疗原则。放疗前根据患者个体情况制订放疗计划，治疗中根据局部肿瘤退缩或患者体型轮廓变化及时修改放疗计划。

（八）疗效与预后

放射治疗是鼻咽癌的主要治疗手段，随着放射治疗设备更新和技术改进，其局部控制率得到了显著的提升，且远期生存也有一定程度的延长。国内报道，传统二维放疗技术治疗鼻咽癌的 5 年生存率为 47%～55%；三维适形放疗技术进入临床后，其 5 年生存率达 67%～75%；调强放疗技术和同步放化疗模式的应用使得鼻咽癌的 5 年生存率已超过 80%。远处转移是鼻咽癌死亡的主要原因，占死亡比例的 42%～45.5%。其次为鼻咽局部和区域淋巴结复发。

二、鼻咽癌靶区勾画原则和计划设计

（一）传统二维放射治疗

1. 传统照射野设计 鼻咽癌常规放射治疗照射范围包括原发病灶、邻近可能受侵部位，即鼻咽、咽旁间隙、鼻腔及上颌窦腔的后 1/3，并且颈部淋巴引流区和颅底也需包括在射野内。一般来说，鼻咽癌的照射野以面颈联合野、耳前野及颈部切线野为主。

（1）面颈联合野：对于早期患者，上界应充分包括颅底；下界多位于舌骨下缘水平；前界应包括鼻腔、上颌窦后 1/3；后界多沿棘突后缘或斜方肌前缘走行；对于局部晚期患者，需根据病变具体侵犯范围适当外扩边界。面颈联合野的优点在于原发灶、咽旁间隙、口咽和上颈淋巴结均在同一照射野内，避免剂量重叠或遗漏；缺点则是照射野面积大，脑干、颈段脊髓均在照射野内。面颈联合野、面颈联合缩野如图 7-16 所示。

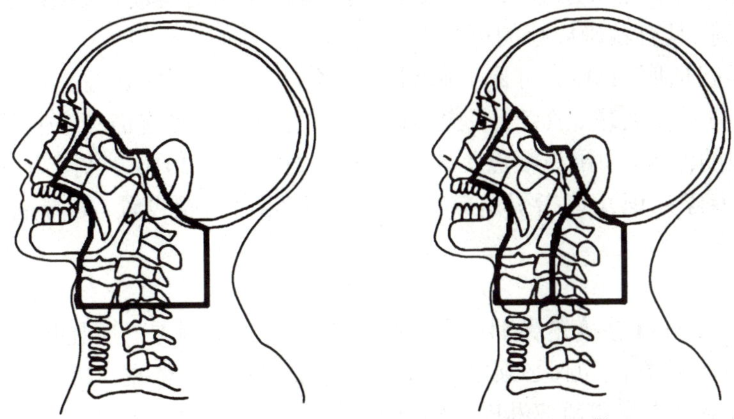

图 7-16 面颈联合野（A）和面颈联合缩野（B）示意图

（2）耳前野：耳前野的上界、前界同面颈联合野；后界为椎体前 1/2～2/3 处或外耳孔后缘；下界一般为第 2 颈椎椎体下缘。目前，临床上多数将耳前野作为面颈联合野的后续照射野用以加量照射。耳前野如图 7-17 所示。

(3) 中下颈、锁骨区切线野：在面颈联合野照射时，中下颈及锁骨区设前切线野，上界与面颈联合野的下界共线，下界沿锁骨上缘或下缘；外界在锁骨末端、肱骨头内侧缘，野的中间以 2.5～3.0cm 宽铅块全挡或部分脊髓挡铅。

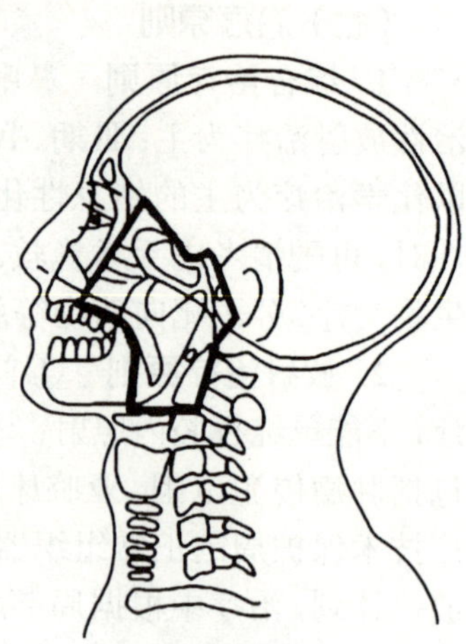

图 7-17 耳前野示意图

2. 常用照射方法和剂量方案 传统二维照射时代经典的照射方法：放疗第一阶段使用面颈联合野 + 中下颈、锁骨区切线野，当面颈联合野照射剂量达 36～40Gy 后，根据原发肿瘤的累及范围决定将面颈联合野改为耳前野或面颈联合缩野（小面颈联合野）后继续照射，后界前移所致的遗留部分选用合适能量的电子束照射，目的是保护脊髓。

鼻咽癌放疗总剂量和剂量分割方式的选择视肿瘤病理类型、分化程度、肿瘤大小及放疗中肿瘤退缩情况不同而定，有常规分割照射、超分割照射、后程加速超分割照射、连续加速分割照射等不同方式可供选择，目前临床常用的是常规分割照射和超分割照射。

(1) 常规分割照射：是鼻咽癌放射治疗最常用剂量分割方法。临床上采用每周连续照射 5 日，1 次 / 日，1.8～2.0Gy/ 次。根治剂量 66～76Gy/33～38 次 /7～8 周；预防剂量 50Gy/25～28 次 /5～5.5 周。

(2) 超分割照射：每周连续照射 5 日，2 次 / 日，两次间隔 6～8 小时，1.1～1.2Gy/ 次，总的照射计划 76～82Gy/68 次 /7 周。临床研究证实，对于头颈部鳞癌采用超分割照射可提高局部控制率。因此，此照射方法多用于放射敏感性较差、肿瘤消退较慢、晚期或复发后再程放疗的患者。

（二）适形调强放射治疗

适形调强放射技术以其放射剂量在三维方向上与靶区一致，且同时靶区内各点剂量强度也可进行调节为特点，使靶区可获得更为确定的剂量，使周围正常组织受量减少。其治疗鼻咽癌的优势主要体现在：①鼻咽部位置深，且毗邻重要结构较多，如脑干、垂体、视神经等，常规照射技术难以避开或保护这些器官；而且鼻咽癌放疗后多数患者可长期生存，对生存质量的要求相对较高。②鼻咽癌靶区大且形状极不规则，肿瘤靶区与临床靶区不一致性大，常规照射技术很难达到高剂量区与靶区形状一致。③靶区内不同部位所需的根治剂量不同，常规照射技术难以实现靶区内的剂量能够按照要求分布。④鼻咽周围器官无相对运动，且照射过程中的体位固定简单可靠、重复性高，具有精确放疗的可行性。

近年来临床实践证明，IMRT 可提高鼻咽癌患者的局部控制率和改善生存质量。但各个中心在靶区定义、处方剂量要求、放疗计划评估等方面的理解和实施仍存在着差异。为了使鼻咽癌患者得到最合理的治疗，中国鼻咽癌临床分期工作委员会于 2010 年制定了鼻咽癌 IMRT 靶区及剂量设计指引（专家共识），该指引由放疗前准备、靶区命名及设置、处方剂量、危及器官剂量限定四部分组成。

1. 放疗前准备

(1) 影像学检查：MRI 在确定鼻咽原发肿瘤位置及侵犯范围方面明显优于 CT，在无 MRI 扫描禁忌的条件下，鼻咽癌靶区勾画必须以 MRI 作为基本的影像学依据。PET-CT 尚不能替代 MRI 用于判断鼻咽局部侵犯范围和颈部淋巴结转移。

(2) 定位 CT：定位 CT 要求以增强方式进行扫描，扫描范围包括头顶至胸骨切迹下 2cm，靶区区域内的层距、层厚≤3mm，靶区外的层距、层厚≤5mm。

(3) 图像处理：用于勾画靶区的图像，建议采用 MRI 和定位 CT 图像融合，如 CT 和 MRI 的扫描体位不一致，则按骨性标志匹配原则行原发灶图像融合，颈部靶区可依据 CT 扫描图像勾画。

2. 靶区命名及设置

(1) 鼻咽癌靶区设置：以 ICRU-50 报告及其补充报告 ICRU-62 报告为指南，具体的靶区设置及其定义见表 7-4。GTV 是临床或影像可见肿瘤病灶，包括原发灶和转移淋巴结，即 GTVnx 和 GTVnd。CTV 根据 GTV 和肿瘤生物学行为来确定的。根据原发灶周围组织受累的危险程度不同，临床将 CTV 分为 CTV1(高危区)和 CTV2(低危区)。需要注意的是：① CTV1 外放的具体范围根据临床和解剖结构的特殊性可做适当调整，如 GTV 与脑干、脊髓、皮肤或正常骨性结构临近时，外扩距离需适当减小。② CTV2 需涵盖 CTV1，根据鼻咽解剖及肿瘤的生物学行为确定相应的 CTV2。

表 7-4 鼻咽癌的靶区设置及其定义

靶区名称	定义
GTVnx	影像学及临床检查可见的原发肿瘤部位及其侵犯范围
GTVrpn	咽后转移淋巴结
GTVnd	颈部转移淋巴结
CTV1	包括(GTVnx+GTVrpn)+5～10mm+整个鼻咽腔黏膜及黏膜下 5mm
CTV2	涵盖 CTV1，同时根据肿瘤侵犯的具体位置和范围适当考虑包括下列结构：鼻腔后部、上颌窦后部、翼腭窝、部分后组筛窦、咽旁间隙、颅底、部分颈椎和斜坡
CTVnd	包括 GTVnd+需预防照射的颈部淋巴结引流区
PTV	上述对应各靶区外放 2～5mm(外放具体数值按各单位摆位误差确定)

(2) 淋巴引流区临床靶区(CTV)的设置

1) 单侧颈部有转移淋巴结者，CTVnd 包括同侧Ⅱ～Ⅴ区，对侧Ⅱ、Ⅲ、Ⅴa 区；双侧颈部有淋巴结转移者，CTVnd 包括双侧Ⅱ～Ⅴ区。

2) Ⅰb 区淋巴结：颈部淋巴结预防性照射常规不包括Ⅰb 区淋巴结，仅在以下情况时给予照射：①Ⅰb 区有转移性淋巴结，或该区阳性淋巴结切除术后；②Ⅱa 区转移性淋巴结包膜外侵或直径≥3cm；③同侧颈部多个区域(≥4 个区域)淋巴结转移；④鼻咽肿瘤侵犯鼻腔≥后 1/3、软硬腭、齿槽等。

3) 未达到临床诊断标准的转移性淋巴结(N_0)时 CTVnd 的设置：①影像学检查未发现任何淋巴结转移，CTVnd 需包括双侧Ⅱ、Ⅲ、Ⅴa 区；②影像学检查发现颈部有肿大淋巴结，未达到转移性淋巴结的诊断标准，但临床考虑为高危淋巴结，CTVnd 应包括有高危淋巴结的同侧颈部Ⅱ-Ⅴ区，对侧Ⅱ、Ⅲ、Ⅴa 区。

3. 处方剂量的规定 临床医师在勾画好靶区及危及器官后，根据肿瘤局部分期，给出 GTV、CTV 的处方剂量及剂量分布要求，其中处方剂量的定义为 95% 的 PTV 所接受的最低吸收剂量。靶区处方剂量推荐：PGTVnx 2.10～2.25Gy/ 次，总剂量 66～76Gy；PGTVnd 2～2.25Gy/ 次，总剂量 66～70Gy；PCTV1 1.80～2.05Gy/ 次，总剂量 60～62Gy；PCTV2、PCTVnd 1.70～1.80Gy/ 次，总剂量 50～56Gy。

4. 危及器官的剂量限制 在明确勾画了 GTV、CTV、PTV 后，需要以解剖为基础定义危及器官，并给予限制性条件供物理师进行计划设计和计算。危及器官的放射耐受性显著地影响放疗计划的制订、评估和实施，这也体现了放射治疗的基本原则：在肿瘤控制的同时，尽可能使正常组织少受损伤。

因为器官运动和摆位误差的客观存在，ICRU 62 报告引入了危及器官计划体积(planning organ at risk volume，PRV)的概念。PRV 即是危及器官外放一定的边界所形成，类似于根据 CTV 形成 PTV。多数肿瘤中心定义脊髓的 PRV 即是在脊髓的各个方向外放 5mm 形成，脑干 PRV 即是在脑干边界外放 1mm 形成。

危及器官的限量为：脑干 = 54Gy；脊髓 = 40Gy；视神经和视交叉 = 54Gy；颞颌关节 = 50Gy；颞叶 = 54～60Gy；下颌骨 = 60Gy；腮腺 50% 体积 = 30～35Gy。

三、鼻咽癌放疗的体位验证和治疗计划实施

（一）模拟机体位验证

在放射治疗计划完成以后，需要在 CT 模拟机或 X 线模拟机进行模拟验证（又称复位），第一个目的就是将计划 CT 的坐标通过定位床的移动找出实际治疗时的坐标，第二个目的就是将模拟机下治疗中心的正交位图像与计划设计的正交位数字重建图像（DRR）进行比对，判断是否匹配。在模拟机上复位，也可以理解为在模拟机上做治疗方案的确认或称治疗前模拟，它是精确放疗整个流程当中质量保证的一个重要组成部分。治疗师首先要复习放疗计划书，向患者解释复位的过程，然后按下面步骤进行：

1. 根据面罩上的定位 CT 标志点，利用模拟机室内激光为患者摆位。

2. 建立患者模拟机验证复位档案。

3. 将患者移床数据（图 7-18）输入模拟机电脑，执行移床数据。

4. 将患者模拟机 X 线影像与计划设计 DRR 图进行比对，包括垂直方向 DRR 图（图 7-19）和水平方向 DRR 图（图 7-20）。

Shift (Setup Reference–Scan Reference)

ShiftX:	0.00 cm	Position: RIGHT
ShiftY:	0.00 cm	Position: SUPERIOR
ShiftZ:	2.00 cm	Position: POSTERIOR

图 7-18 模拟复位移床参数

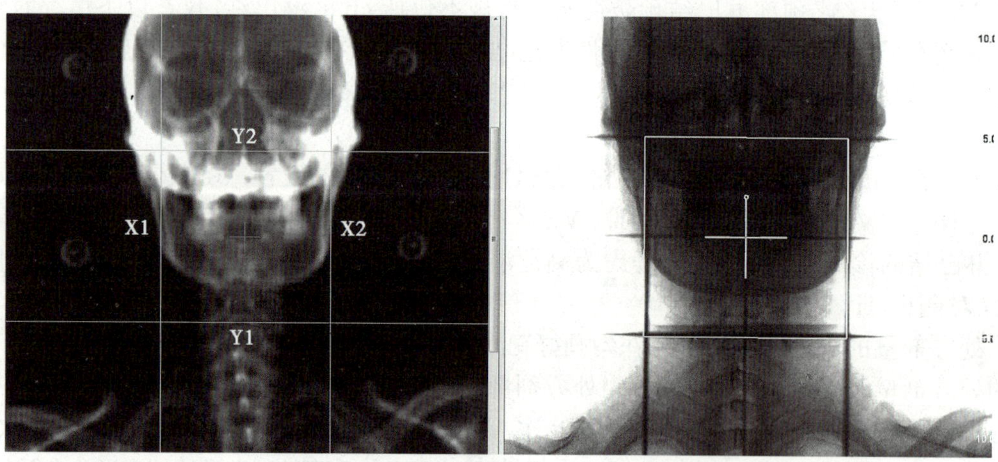

图 7-19 垂直位 X 线影像与 DRR 图进行比对

5. 通过观察等中心点和测定较为明显的骨性标志的相对距离，治疗师初步判断等中心点的准确性，如符合要求就将患者影像资料传输至医生工作站。

6. 在患者面罩或体表标记治疗摆位点。如图 7-21 所示，读取“0”位源皮距，确认数值与计划一致，最后扶患者下床（图 7-22）。

7. 医生通过工作站调取复位图与 DRR 图进行融合比对，如果合格签名确认（图 7-23）。

如果是在 CT 模拟机下复位，也是按计划 CT 的标记点摆位，按移床数据要求移床，标记治疗中心点，在标记点放置金属小球然后扫描，要确保零层面一致性，将两次扫描的相应层面进行比对，判断是否一致。

在复位过程中，若出现误差≥5mm 的，应检查模拟机的精确度是否合格、检查治疗计划是否正确、患者有没有按照要求穿着无领上衣等。出现以上问题，应立即纠正，排除其误差产生的原因。若没有以上的问题，向患者解释复位的重要性，消除恐惧与紧张情绪，重新摆位验证，根据移床数据移床，重新对比 DRR 图验证。这时若出现等中心点误差≤3mm，可以按照 DRR 图的位置进行移床调整，然后拍摄正侧位 DRR 图上传至网络系统，并登记各个方向上的移床数值，由医生评价复位验证的结果是否符合临床要求。若通过重复以上过程等中心点误差仍然≥5mm，应停止复位，报主管医生处理。

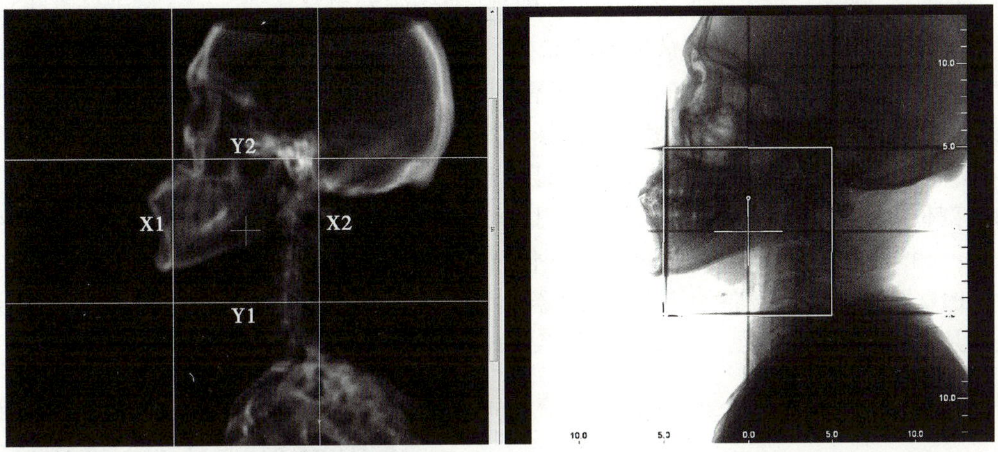

图 7-20　水平位 X 线影像与 DRR 图进行比对

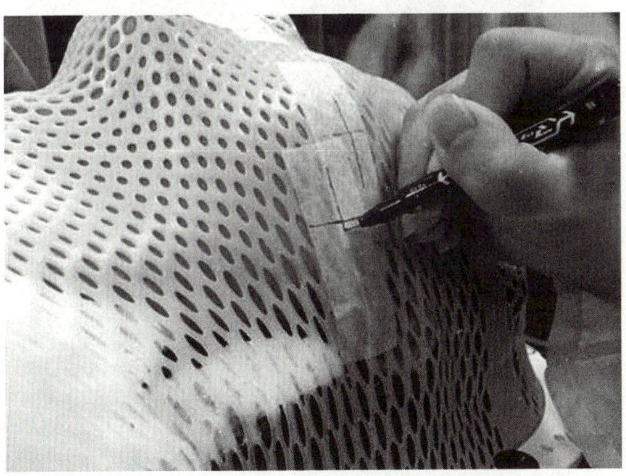

图 7-21　标记摆位点

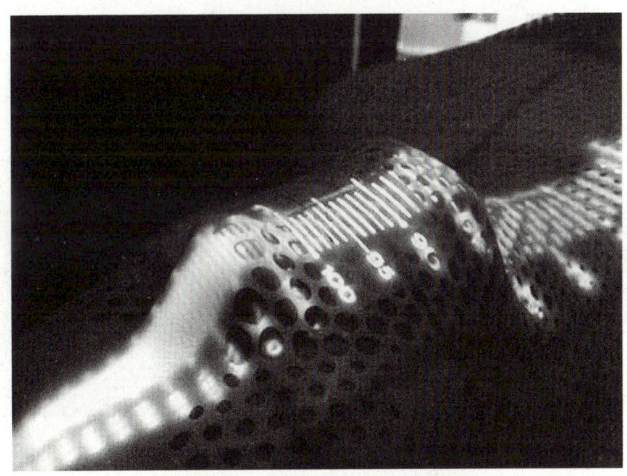

图 7-22　读取“0”位源皮距

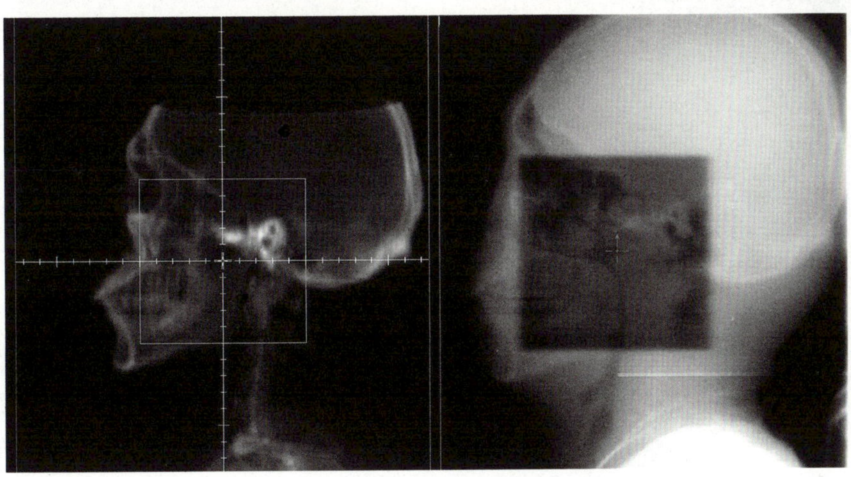

图 7-23　医生在工作站比对 X 线影像与 DRR 图是否匹配

（二）治疗机体位验证

治疗机体位验证和治疗实施是整个流程的最后一个环节，关乎患者的疗效和毒副反应的大小，绝对不能有半点马虎。前面各个环节理论上的东西是否能真实落到患者身上，只有通过验证才能确定。目前临床上常用的一般有慢感光胶片验证、EPID验证、CBCT验证三种。

1. 慢感光胶片验证 首先，查看核对放射治疗计划各项参数是否正确；准备好装有慢感光胶片的片盒、支架、量度尺；告知患者整个过程做什么、如何配合、消除紧张情绪。其次，借助激光灯按定位标记线摆布体位；摆放拍片的支架、片盒、调好距离。要求慢感光胶片垂直于射束中心轴并保持在源轴距150cm的放置处，分别进行射野（有铅挡块或MLC形成射野状）和开野（无铅挡块或MLC完全打开成开放照射野状）的双曝光，曝光量一般2MU（图7-24）。双曝光感光胶片冲洗后和模拟机射野设计的kV级定位片或计划生成的DRR图进行对比验证（图7-25，图7-26）。对比时不单考虑射野形状和大小，更主要的是要考虑照射野与解剖结构的位置关系。如图7-23，射野DRR图与治疗机拍摄的验证片对比，照射野的形状和大小一致，但在颈部照射范围的解剖位置不一致，照射区域偏前，证明在治疗摆位时枕头在颈部的高度偏低，颈椎往后偏移。从这一例患者可以看到治疗时体位的变化对照射精确度有很大影响。

2. EPID验证 随着设备的更新，加速器自身携带的电子射野影像装置越来越普及，取代了慢感光胶片验证，它的特点是操作简单、数字化成像（图7-27）。

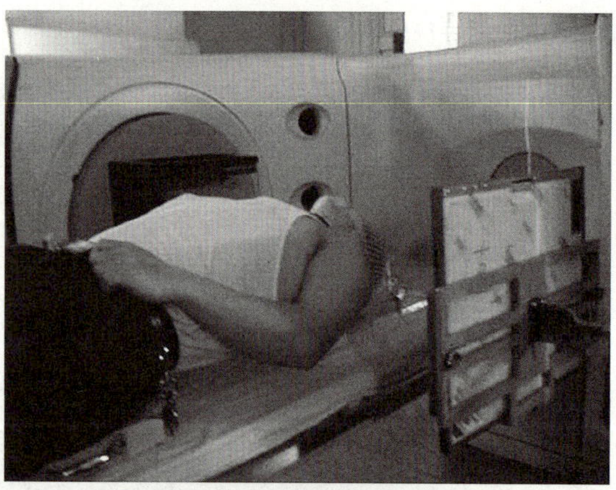

图7-24 慢感光胶片验证

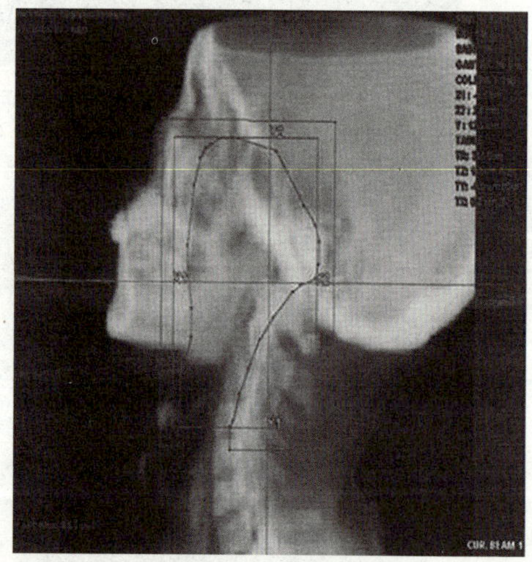

图7-25 kV级定位设计片

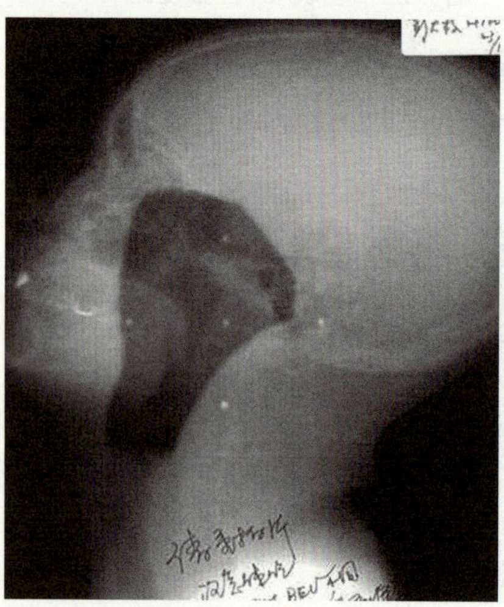

图7-26 治疗机双曝光感光片

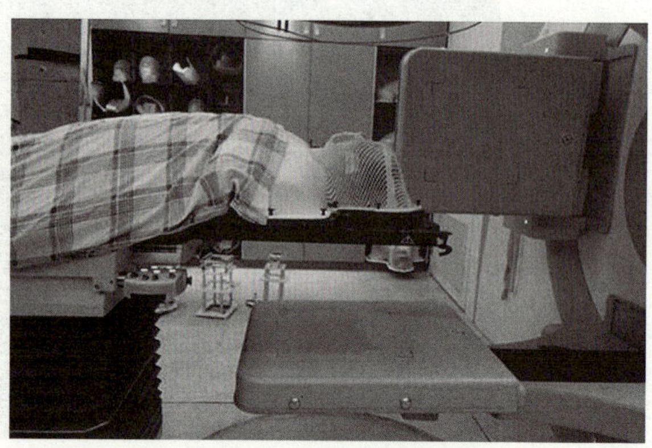

图7-27 EPID验证示意图

使用加速器自身携带的电子射野影像装置，分别进行射野和开野双曝光。形成的双曝光的电子二维影像和模拟机射野设计的kV级定位片或者计划系统的DRR二维影像图进行对比验证。

3. CBCT验证 由于EPID验证是使用加速器用于治疗的MV级射线，图像不够清晰，特别是一些软组织的细微结构难以分辨。另外它是二维平片，对于要求较高的精确放疗不能提供三维图像。随着技术的进步，将锥形束CT整合到加速器上，在体位摆布后实施治疗之前用kV级CBCT扫描（图7-28）。将三维图像与计划CT的三维图像进行在线匹配比对，校正后才实施治疗，如图7-29所示，发现在腹背方向存在较大误差。关于CBCT的验证一般在第一次治疗前实施，有条件的单位也可以在开始治疗的前3～5次每次都行CBCT验证，或者在后续的治疗中每周进行1次CBCT验证。对于每天治疗都行CBCT验证要耗费大量的人力物力，对头颈部肿瘤不建议常规开展。

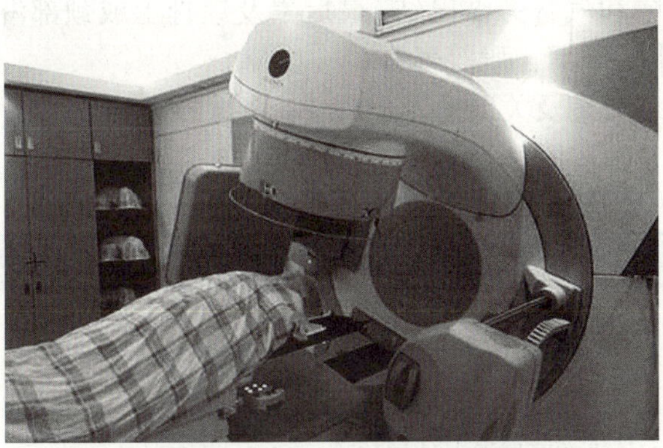

图7-28 CBCT验证示意图

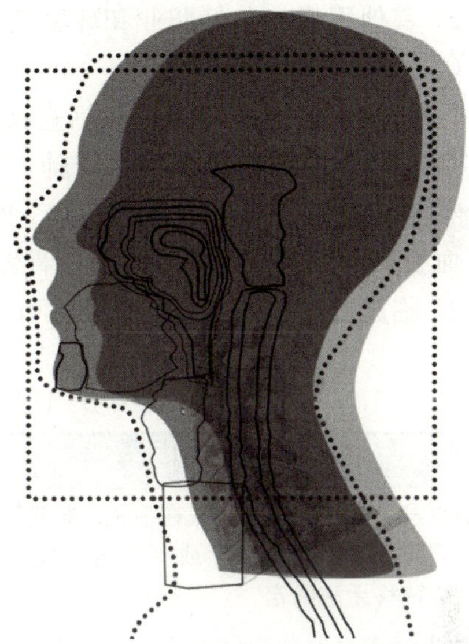

图7-29 CBCT影像和DRR影像重叠配准

（三）治疗实施

在验证过程中，治疗师初步检查并做比对后，交临床医生审核，如准确无误，医生签名批准后可以实施治疗。首先，治疗时将患者的计划调出，全面检查核对。其次，对患者进行治疗前谈话以消除紧张情绪，向患者介绍你是他的治疗师，负责他的治疗，谈话的内容包括在机房里治疗时间有多久、治疗过程机器会有响声、要求患者保持体位恒定、如何配合治疗师摆位、机房里温度较低如何保暖、紧急情况如何应对、下一次来治疗的时间、后续的治疗会有什么反应等。然后引领患者进入机房，指导患者躺在固定垫上，按激光十字线摆布体位，戴上头颈肩热塑膜时要注意与头面部外轮廓吻合，扣紧锁扣，调节体位使面罩上3个十字标记与激光十字线重合。最后，摆位结束离开机房、关闭安全门，开机出束，期间密切观察机器运转是否正常，注意患者情况是否有异常，直到治疗结束，将患者安全送出。

（四）注意事项

患者放疗时戴着面罩，治疗时间比较长，所以要让患者拿着求救电铃，碰到危急情况马上按电铃求救。在治疗过程治疗师一定要通过监控荧屏密切观察患者的状态，特别是合并化疗的患者，如果呕吐很容易导致窒息。

（张 涛 林承光）

第五节 肺癌放射治疗技术

一、肺癌概述

目前肺癌（lung cancer）的发病率和死亡率增长最快。根据肺癌的生物学行为不同，为临床治疗方便，将肺癌分为两大类：小细胞肺癌（small cell lung cancer，SCLC）和非小细胞肺癌（non-small-cell lung cancer，NSCLC），后者包括除小细胞肺癌以外的其他所有上皮源性肺癌。

（一）病因

1. 吸烟 吸烟是肺癌最重要的高危因素，烟草中的多链芳香烃类化合物和亚硝胺均有很强的致癌活性，通过多种机制导致支气管上皮细胞 DNA 损伤，使得癌基因（如 *Ras* 基因）激活和抑癌基因（如 *p53*、*FHIT* 基因等）失活，进而引起细胞的转化，最终癌变。

2. 其他因素 包括职业和环境接触、电离辐射、既往肺部慢性感染、大气污染及遗传等因素。

（二）病理与分期

1. 扩散途径 扩散途径包括直接扩散、淋巴道转移及血行转移。淋巴道转移是肺癌最常见的扩散途径。癌细胞经支气管和肺血管周围的淋巴管，先侵入邻近的肺段或叶支气管周围淋巴结，然后到达肺门或隆突下淋巴结，再侵入纵隔和气管旁淋巴结，最后累及锁骨上或颈部淋巴结。血行转移常见转移部位为脑、骨骼系统、肺、肝、肾上腺等器官。

2. 临床分期 NSCLC、SCLC 和支气管类癌分期及关系见表 7-5。

表 7-5 UICC 第 7 版肺癌 TNM 分期标准（2009）

T 分期	N 分期	M 分期
TX：原发肿瘤不能评估，或在痰液、支气管冲洗液中发现瘤细胞，但影像学或支气管未发现。区域淋巴结转移无法确定		
T_0：没有原发肿瘤的证据	N_0：没有区域淋巴结转移	M_0：没有远处转移
T_{is}：原位癌		
T_1：肿瘤最大径≤3cm，周围为肺或脏层胸膜所包绕，镜下肿瘤没有累及叶支气管以上*（即没有累及主支气管）	N_1：转移至同侧支气管周围淋巴结和（或）同侧肺门淋巴结。包括肿瘤直接侵犯	M_1：有远处转移
T_2：肿瘤符合以下任何一项：肿瘤最大径＞3cm，但＜7cm；累及主支气管，但距隆突≥2cm；累及脏层胸膜；扩展到肺门的肺不张或阻塞性肺炎，但未累及个肺 T_{2a}：肿瘤最大径＞3cm，但≤5cm T_{2b}：肿瘤最大径＞5cm，但≤7cm	N_2：转移至同侧纵隔和（或）隆突下淋巴结	M_{1a}：对侧肺叶单个或多个的肿瘤结节；胸膜多个肿瘤结节或恶性胸腔积液或恶性心包积液 M_{1b}：远处转移
T_3：肿瘤最大径＞7cm 或直接侵犯下述结构之一者：胸壁（包括上沟瘤）、膈肌、膈神经、纵隔胸膜、心包壁层；或肿瘤位于距隆突 2cm 以内的上支气管但未累及隆突，一侧全肺不张或阻塞性炎症。或原发肿瘤同侧一肺叶内出现单个或多个的肿瘤结节	N_3：转移至对侧纵隔、对侧肺门淋巴结、同侧或对侧斜角肌或锁骨上淋巴结	
T_4：任何大小的肿瘤直接侵犯下述结构之一：纵隔、心包、大血管、气管、喉返神经、食管和椎体，原发肿瘤同一叶内出现单个或多个肿瘤结节		

SCLC 也可采用美国退伍军人医院 1973 临床分期结合 TNM 分期的方法(表 7-6)。局限期:肿瘤限于一侧胸腔内及其引流的区域淋巴结,包括双侧肺门淋巴结、双侧纵隔淋巴结、双侧锁骨上淋巴结。同侧胸水不论细胞学是否阳性,左侧喉返神经受累,上腔静脉压迫综合征也列为局限期。局限期也可以简单地理解为肿瘤局限于一个可接受的放射野所能包括的范围。广泛期:肿瘤超出上述范围,不能为一个放射野所包括。心包受累、双侧肺间质受累属于广泛期。

表 7-6 TNM 与临床分期的关系

分期		TNM		
Ⅰ期	ⅠA	T_1	N_0	M_0
	ⅠB	T_2	N_0	M_0
Ⅱ期	ⅡA	T_1	N_1	M_0
	ⅡB	T_2	N_1	M_0
		T_3	N_0	M_0
Ⅲ期	ⅢA	T_3	N_1	M_0
		$T_{1\sim3}$	N_2	M_0
	ⅢB	T_4	$N_{0\sim2}$	M_0
		$T_{1\sim4}$	N_3	M_0
Ⅳ期		任何 T	N	M_1

(三)临床表现

1. 局部症状 局部症状是指由肿瘤本身在局部生长时刺激、阻塞、浸润和压迫组织所引起的症状。具体表现为咳嗽、痰中带血或咯血、胸痛、胸闷、气急及声音嘶哑等。

2. 全身症状 全身症状主要表现为发热和恶病质。肿瘤阻塞段或支气管开口,引起相应的肺叶或肺段阻塞性肺炎或不张可出现发热症状;肿瘤坏死组织被机体吸收可表现为癌性发热。肺癌晚期由于感染、疼痛所致食欲减退,肿瘤生长和毒素引起消耗增加,可引起严重的消瘦、贫血、恶病质。

3. 肺外症状 由于肺癌所产生的某些特殊活性物质(包括激素、抗原、酶等),患者可出现一种或多种肺外症状。如肺源性骨关节增生症、与肿瘤有关的异位激素分泌综合征及神经 - 肌肉综合征等。

4. 外侵和转移症状 外侵和转移症状主要包括淋巴结转移、胸膜受侵和(或)转移、上腔静脉综合征(superior vena cava syndrome,SVCS)、肾转移、消化系统转移、骨转移、中枢神经系统症、心脏受侵和转移及周围神经系统症状。

(四)诊断

1. X 线检查 可了解肺癌的部位和大小,看到由于支气管阻塞引起的局部肺气肿、肺不张或病灶邻近部位的浸润性病变或肺部炎变。

2. 支气管镜检查 直接窥察支气管内膜及管腔的病变情况,可进行肿瘤组织病理活检,或吸取支气管分泌物做细胞学检查,以明确诊断和判定组织学类型。

3. 组织学及细胞学检查 痰细胞学检查(≥3 次)、纤维支气管镜检查并取活检。经以上检查未能取得病理者,可选择经皮肺穿刺、浅表淋巴结穿刺和胸水细胞学检查。痰细胞学检查是肺癌普查和诊断的一种简便有效的方法,原发性肺癌病人多数在痰液中可找到脱落的癌细胞。中央型肺癌痰细胞学检查的阳性率可达 70%~90%,周围型肺癌痰检的阳性率则仅约 50%。

4. 纵隔镜检查 纵隔镜检查主要用于伴有纵隔淋巴结转移,不适合于外科手术,而其他方法又不能获得病理诊断的病人。

5. PET-CT 显像 由 PET 提供病灶的功能与代谢信息,CT 提供病灶的精确解剖定位,一次全身显像可获得各方位的断层图像。它可准确地对肿瘤进行分期和评价疗效,判定肿瘤复发。

PET-CT 为肺癌的分期和靶区勾画提供了更加准确的影像学信息，可提高 25%～50% 的肺癌患者靶区勾画的准确性。

6. ECT 骨显像 ECT 骨显像可以较 X 线平片更早地发现骨转移病灶。

7. 剖胸探查术 适合肺部肿块经多种检查和短期诊断性治疗仍未能明确病变性质，肺癌的可能性又不能除外者。

（五）治疗

1. 综合治疗原则

（1）NSCLC 的治疗原则：①Ⅰ、Ⅱ期若无手术禁忌证，应首选手术或手术为主的综合治疗，术后应根据不同的病理类型和临床分期，酌情配合放化疗的综合治疗。对因高龄或严重的内科并发症等不能手术或拒绝手术者，放疗可作为一种根治性治疗手段，能获得与手术相似的局部控制率。②局部$Ⅲ_A$和$Ⅲ_B$期由于已有纵隔器官受累（T_4）和（或）伴有锁骨上区（N_3）等转移，均不适合手术。根据病理类型采用同步放化疗的综合治疗模式；也可以根据患者的情况采用序贯放、化疗方式治疗。③Ⅳ期患者如状态允许，可适当采用化疗或采用以减轻症状、改善生存质量为目的的局部姑息放疗及其他支持治疗。

（2）SCLC 的治疗原则：属于全身疾病，鉴于它的生物学特性，应首选化疗，辅选手术与放疗。对于局限的临床Ⅰ期，可行肺叶切除术加纵隔淋巴结清扫；其他局限期应采用以化疗为主的综合治疗，辅以原发肿瘤的局部手术或放射治疗。广泛期一般以化学治疗为主，也可同步放化疗，手术也作为处理放化疗后残留灶的手段。脑是小细胞肺癌远处转移的好发部位，发生率可高达 50% 左右，而 SCLC 经过系统的放、化综合治疗后生存 3 年以上的患者中，其发生率也高达 60%～70%。目前建议进行全脑预防性照射。

2. 放射治疗 放射治疗是肺癌治疗的一个重要手段，临床上就诊的 NSCLC 中，早期仅占 20% 左右，中晚期占 70% 以上，因此大多数肺癌患者需要接受放疗。鉴于原发肿瘤复发多发生在照射野内及扩大照射体积后带来的相关不良反应。如果大体肿瘤都不能够得到有效的控制，通过扩大照射野及包括淋巴结或亚临床病灶则没有意义，通常只进行累及野的照射，一般不做淋巴结引流区的预防性照射。

（1）NSCLC 根治放疗：适应证是因高龄或内科原因不能手术或拒绝手术的Ⅰ、Ⅱ期患者。病变局限于一侧胸腔，照射面积≤$100cm^2$；KPS≥60 分，白细胞计数≥3.5×10^5，血红蛋白≥100g/L；无严重内科疾病；无远处转移。

（2）术后放射治疗：适应证是肉眼残留、术后病理诊断切缘阳性、纵隔淋巴结转移，特别是肿瘤已穿透淋巴结包膜者、手术中未做纵隔淋巴结清扫者，以及病理学和实验室检查明确有淋巴道和血道转移的高危患者。

（3）姑息性放射治疗：适应证是早期不能手术或局部晚期手术不能切除而又无远处转移、且能耐受放疗的病例。对于一些高龄、肺功能差及肿瘤过大的肺癌患者，接受诱导化疗后的照射靶区可包括可见肿瘤，对淋巴结引流区仅进行累及野照射。以下紧急情况：如严重的大气管阻塞、大咯血、上腔静脉阻塞、有症状的骨转移和脑转移，应首选单纯放射治疗，加或不加化学治疗，以达到缓解症状、控制病情和提高生存质量的目的。因肺癌引起的上腔静脉综合征属于急症，放疗应尽早开始。

（4）SCLC 放疗：适应证是 KPS≥60 分，白细胞计数≥3.5×10^5，血红蛋白≥100g/L；无远处转移；手术禁忌或拒绝手术的周围型孤立病变；无严重内科疾病等患者。脑预防照射（PCI）对于根治性手术后没有发现新的转移病灶者；局限期患者经过放、化综合治疗达到完全缓解者进行 PCI。

（5）腔内后装放射治疗：适应证是原发肿瘤表浅者；足量的外照射结束时，器官内局部仍有原发灶残留；器官、支气管腔内肿瘤阻塞引发的肺不张或阻塞性炎症；外照射后气管局部复发者；术后支气管残端阳性或术后残端复发者。

二、肺癌靶区勾画原则和计划设计

（一）非小细胞肺癌

1. 放射源的选择 通常应用6～15MV的X线，无条件的医院亦可选择^{60}Co-γ射线。

2. 照射范围与剂量 NSCLC根治性放疗的照射范围，包括原发灶、肺门和纵隔淋巴结区。

（1）Ⅰ期照射范围不宜过大，GTV仅包括CT等影像学可见肿瘤，再加上1～2cm的正常肺边界。常规分割放射治疗，即每次1.8～2.0Gy，每天1次，每周照射5天，亚临床病灶40～60Gy，肿瘤区总剂量60～70Gy。

（2）Ⅱ、Ⅲ期的GTV应包括原发病灶和淋巴结转移灶，对一般状况差或伴有内科疾病者可仅包括临床肿瘤。常规分割放射治疗，亚临床病灶50Gy，总剂量60～70Gy；也可用超分割放射治疗。肺尖癌的照射范围应包括原发病灶、同侧的锁骨上区，如无肺门淋巴结肿大则不必包括肺门及纵隔。

（3）术后放疗：已做纵隔淋巴结清扫，病理检查显示没有淋巴结转移，仅有原发肿瘤残留或切缘阳性，照射野仅包括残留部位或切缘；仅为N_1～N_2，照射野包括有肿瘤转移的淋巴结区域及同侧肺门和纵隔。有肿瘤残留同时又是N_1～N_2者，则放射野包括残留部位、同侧肺门及纵隔淋巴引流区。

（4）姑息放疗：①上腔静脉压迫征：视病灶的范围，仅照射受压的上腔静脉或包括原发肿瘤，也可包括肺门、纵隔。前后两野对穿垂直照射。不常采用大分割照射法，对于压迫症状严重不能平卧者可采用4Gy/次，每天或隔日照射，症状缓解后改用常规照射或3Gy/次，1次/天，5次/周。对局限期60～70Gy/6～7周。同时应酌情使用脱水剂或利尿剂。②脑转移：根据患者颅内病灶大小、数目和位置或颅内病变情况决定行全脑照射，或全脑照射加局部野照射、SRS和SRT。全脑照射设两侧野相对照射。可以用常规分割放射治疗，颅中平面剂量每次1.8～2.0Gy，总剂量30Gy～40Gy，或颅中平面剂量每次3Gy，总剂量30Gy左右。在全脑照射后，可考虑对临床转移灶小野加量。可在放射治疗期间使用糖皮质激素及脱水剂。③骨转移：一般用常规分割或大分割照射，大分割照射每次4～5Gy，每周2～3次，总剂量20～25Gy。也可用每次3Gy，每天1次，每周5次，总剂量30Gy左右；多发骨转移可用核素内放射加局部受累骨的外放射。④脊髓压迫症：常用剂量为50Gy/25次/5周，也可用其他分割放射治疗方法。在放射治疗的同时建议应用糖皮质激素及脱水剂。

3. 靶区勾画 放射治疗计划的设计应满足全靶区照射，照射面积不宜超过100cm^2，靶区剂量要均匀。照射范围应先大野后小野，即现对原发病灶和纵隔淋巴引流区照射剂量30～40Gy后，避开脊髓对残留病灶缩野适当追加剂量；最大限度的包括肿瘤组织，尽量减少正常肺及心脏等危及器官的受照体积和剂量，脊髓受照射最高剂量≤45Gy/4～5周；同时照射锁骨上区时，应注意和胸部照射野交界处的剂量分布。对诱导化疗后精确放疗者，GTV应包括化疗后所见肿瘤及化疗前的异常淋巴结；若经化疗后肿瘤完全消失，GTV应包括治疗前的肿瘤区域和淋巴结；若化疗期间肿瘤进展，GTV则应包括进展后的所见肿瘤。

4. 布野方法

（1）考虑呼吸动度的影响：上叶肺癌照射野至少应超过可见肿瘤靶区边界的1.0～1.5cm；下叶肺癌应超过病灶1.5～2.0cm；下叶周围型肺癌常转移到食管旁及下肺韧带淋巴结，因此纵隔野的下缘要达到膈肌水平。

（2）上纵隔淋巴结转移：最好与胸部同设为一个照射野。不同部位肺癌常规照射范围。纵隔野上缘起自胸腔入口，下至隆突下4～5cm，侧缘达到对侧的纵隔边缘外0.5cm处。

（3）锁骨上淋巴结转移：锁骨上野的上界应达到环状软骨水平，下界至胸腔入口，即达到纵隔野的上缘，两侧外界达到肱骨头内侧缘。

(4) 原发灶与肺门或纵隔转移淋巴结距离较远：应分成两个照射野进行照射。

(5) 术后放疗应结合影像学、病理及手术中局部留置的银夹定位。肺不张患者应做影像学检查，肺复张后应及时重新定位。

（二）小细胞肺癌的根治性放射治疗

1. 放射源的选择 通常采用6～15MV的X线，锁骨上区可用X线与电子线混合治疗。

2. 照射范围与剂量 因局限期SCLC经过数周期的化学治疗后，肿瘤会有不同程度地退缩，所以原发灶以化疗后的肿瘤体积为靶区，外放8mm；淋巴结以化疗前的受侵区域范围定位。提高局部放射治疗剂量和有效的全身化学治疗是SCLC治疗的关键。常规放射治疗的剂量为40～60Gy。应注意的是：合并使用化学治疗时放射治疗的剂量应酌减。广泛期SCLC应在化学治疗的同时，对有明显临床症状的转移灶行姑息性放射治疗。

3. 布野方法 全纵隔照射野上起自胸腔入口，下界达膈肌水平，包括两侧锁骨上淋巴引流区，广泛期SCLC仅行姑息治疗，照射野不宜过大。

（三）适形调强放射治疗

适形调强放射治疗（intensity modulated radiation therapy，IMRT）是目前放射治疗的主要手段。

1. 临床价值 常规肺癌根治放疗的局限性明显，其照射剂量明显超过了正常肺组织的耐受剂量。而IMRT不但可实现更准确的靶区勾画，而且在各处辐射野与靶区外形一致的条件下，针对靶区三维形状和要害器官与靶区的具体解剖关系对束强度进行调节，从而有效地避免了肿瘤周围正常组织的受照剂量，降低放疗的毒副作用。因此IMRT适合于大部分肺癌的放射治疗。

2. 靶区勾画原则

(1) 参考标准：虽然IMRT技术现已成为肿瘤放疗的主流，但其靶区勾画尚无统一标准。在我国通常将GTV定义为CT或MR影像可见的病变和（或）≥1cm的肿大淋巴结；CTV定义为在腺癌GTV外扩8mm范围；鳞癌外扩6mm的范围。

(2) 内靶区（internal target volume，ITV）：是指临床靶区（clinical target volume，CTV）加上一个内边界范围构成的体积。内边界的设定考虑的是患者本身的器官运动造成的CTV外边界扩大，肺癌患者由于呼吸运动所致。CTV的形态和位置相对于患者参考结构（通常取骨性解剖结构）的改变等来确定。因此计划靶区（planned target volume，PTV）定义为CTV外扩8～12mm的范围。

(3) 注意事项：IMRT靶区勾画应在CT的肺窗上确定；伴有肺不张的患者加用PET-CT，比单独使用CT更有助于GTV的勾画；PET-CT还特别有助于纵隔淋巴结转移和小的转移性软组织影的勾画；肺上沟癌可借助MRI勾画靶区。

3. 适应证的选择 三维适形调强放射治疗（IMRT）技术多适用于一些可选择的病例，如局部体积较大的病灶、与纵隔固定且肿瘤实际运动范围小病灶、复发病例。但是对于肿瘤侵犯椎体或靠近脊髓、肺上沟癌及侵及双侧纵隔时，使用IMRT技术可避免肺组织的过度照射。

（四）图像引导放射治疗（image guided radiation therapy，IGRT）

1. 目前肺癌放疗存在的问题 在放疗过程中呼吸运动、靶区舒缩、日常摆位误差及分次治疗中产生的移动和（或）位移误差等，不仅导致放射治疗剂量分布的变化，还对治疗计划产生影响。50%以上的会因呼吸运动而发生超过5mm的位置移动，不但造成肿瘤靶区的漏照，还导致了正常组织受照射体积的增加。

2. IGRT的临床价值 在患者进行治疗前和治疗中，通过实施4D-CT扫描等多模态影像方式，对肿瘤及危及器官进行实时监控并调整治疗条件，使放射射野紧随靶区而改变，照射更加精确。同时采用呼吸门控技术，该技术是一种用来减轻呼吸运动等因素对放射治疗影响的有效方法，即在呼吸周期中的特定时相同步进行高剂量的放射治疗，可尽量避免肿瘤放疗的漏照，并使危及器官与正常组织的毒副作用控制在可耐受的范围内，旨在提高肿瘤的局部控制率和生存期。目前国内外广为展开。

（五）腔内后装治疗

1. 靶区勾画和计划的制订 通过影像学所见了解病变的部位及长度，由医师在定位片上确定治疗靶区；通常治疗长度应超出肿瘤两端各1～2cm；参考点选在距离治疗中心10mm处，剂量5～7Gy/次，1次/周，共2～3次，总剂量达10～21Gy。由物理师设计治疗计划，通过剂量分布曲线图等进行质量评估；医师对放疗计划进行审核。

2. 治疗方法 通常在外照射结束后1～3周进行。将患者送入治疗室，在施源器经纤维支气管镜自患者口腔或鼻腔插至肺部病变部位后，在模拟机下调整和校正施源器的位置并固定施源器。将施源器与高剂量率 ^{192}Ir，后装治疗机相连之后，在隔室开始治疗，治疗后应注意观察患者的局部及全身反应。

三、肺癌放疗的体位验证和治疗计划实施

（一）模拟机体位验证

由于肺癌病灶位于胸腔内部，随呼吸变化移动明显，且胸部体位固定的方式较多，其间任何一环节出现偏差都会影响到这一部位放射治疗的精确性。此外，患者的体型、患者睡卧治疗床的熟练程度及治疗所处的不同阶段都会对治疗位置产生影响。因此，肺癌患者放射治疗前甚至治疗中间，为确保治疗时患者空间位置与定位时位置完全一致，需要进行体位验证，包括体位一致性、几何位置参数，以及治疗前影像和设计影像匹配的验证、体位标记点的修正等，确保放疗计划准确实施。本节重点对肺癌模拟验证技术加以介绍。因肺癌的放疗体位验证与病变位于胸腔内部的其他恶性肿瘤基本一致，这些技术也适用于食管癌、胸腺瘤、纵隔淋巴瘤等胸部肿瘤。

1. 体位固定 肺癌放疗所采取的体位固定较为多样化。胸上部肿瘤常用热塑头颈肩膜固定（图7-30）或真空垫固定（图7-31）；而胸下部肿瘤则以真空垫或热塑体膜固定。用热塑膜固定时，患者两手通常放置于身体两侧，将其肩部向脚端和背侧推压至舒适固定位置；采用真空垫固定时，患者常采取两手抱头姿势，防止手臂遮挡对治疗计划设计的影响，减少手臂不必要的照射。临床上胸部患者的体位固定和姿势并无强制规定，其选择取决于医师的习惯和患者的疾病特点、舒适度及体位的可行性等。

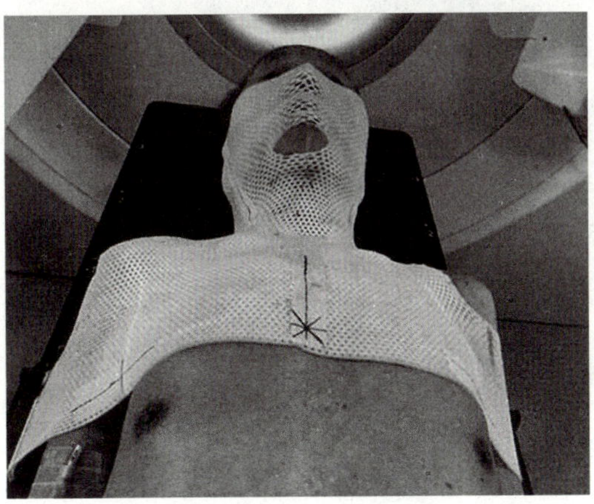

图7-30 热塑头颈肩膜固定

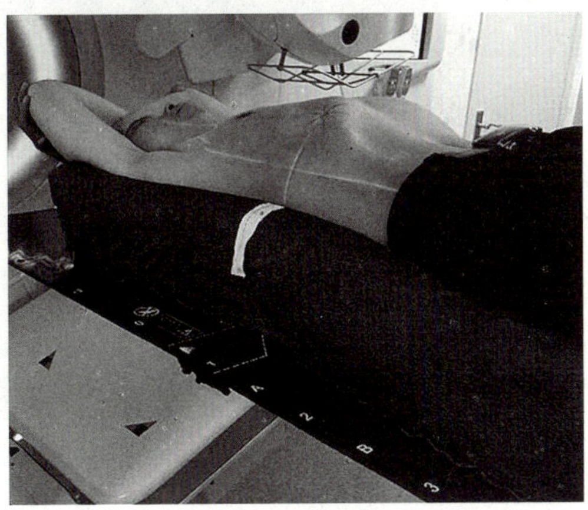

图7-31 真空垫固定

2. 呼吸控制 呼吸运动会引起靶区一定范围的变化，从而影响对靶区的精确照射，胸部肿瘤患者的呼吸控制可以分为主动呼吸控制和被动呼吸控制。主动呼吸控制是指通过训练患者，由患者控制自己呼吸幅度，主观通过感觉控制或借助观察设备指示来达到呼吸控制的目的，如深吸气屏气技术等。被动呼吸控制则是利用一些体外装置来达到控制呼吸的目的，如呼吸门控、腹部加压、实时跟踪等。模拟验证时这些控制都应该实际实施，这样才能使验证真正与实际相符。

3. 治疗中心坐标点的确认　肺癌和其他肿瘤治疗一样，模拟验证阶段需将患者与采集数据后合成的人假体完全重合，即两者的原点坐标重合。临床实践中会发现，按照患者影像数据采集时的几何参数设置有时并不能实现真人与计划系统中的数字重建影像（digital reconstruction radiograph，DRR）完全重合，这时需要通过数次几何调整，图像匹配的循环实现。

这些几何数据的寻找调整要根据初始坐标设置的情况和特点来进行。肺癌患者的治疗中心坐标点会根据病情不同、医师的习惯不同和各单位的规范不同放在身体的不同位置，如放在气管分叉处、肿瘤中心和照射的几何中心处等，比较好的位置应该是解剖上比较容易识别、不受肿瘤治疗后影像的位置移动的影响及在体表做好标记。

确认治疗中心坐标点前，首先要让患者采取做定位CT时的体位，包括固定装置等的使用，体外激光线对准身体及固定装置上定位CT时做的标记线，同时亦根据当初的入射中心坐标点调整好设备参数（如源皮距），使患者实际影像或模拟机影像与DRR影像重合。这个过程中有时会发现两影像对好重合后，标记线偏移或者相关几何参数发生偏差，这时不要急于修正偏差标记和记录数据，要寻找偏差的原因。患者复核时出现偏差的原因有：①呼吸的影响；②患者位置误差的影响；③体型变化的影响；④设备自身因素的影响等。排除可能的影响因素后，才可以修正体位标记、确定治疗中心。

4. 体位验证图像和计划DRR参考图像的匹配　通过上面的介绍，复位图像和设计图像的匹配是通过数次的几何调整而实现的，然而胸部两影像的匹配亦存在一定的原则、规律和方法。由于胸部是时刻运动着的，作为匹配参考点一定要选择静止或运动相对小的解剖部位，如可选择几乎无运动的椎体；选肋骨参考时近中线处比远离中线处运动幅度小；在肩部没有固定的情况下，选锁骨做参考偏差比较大；侧位影像选胸骨参考时因其受呼吸影响较大，可靠性就较差。总之，在做影像配准时，我们对选择的参考点可靠性应做一定的评估，这样在实际工作中才会用最合理、最科学可靠的部位进行配准。肺癌的影像匹配如图7-32所示。

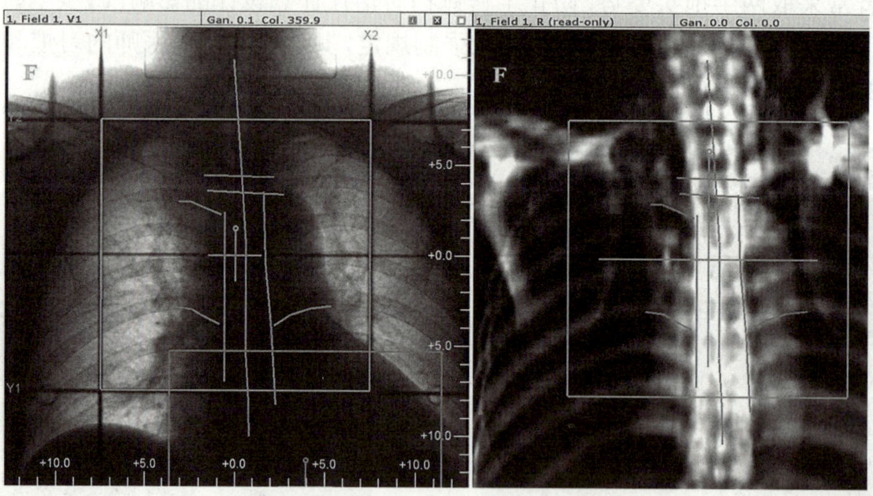

图7-32　肺癌模拟机体位验证

5. 治疗中心坐标点的标记　上述工作全部完成后，就需要在患者体表做相应的标记，这个标记非常重要，它在患者长达一个月多的治疗中都要用到。做参考标记应该以清晰、易识别、不易脱掉或褪色为原则。胸部的标记有时并不好"画"，其原因是呼吸运动，它造成皮肤也在运动，这时标记应该标在吸气末、呼气末或折中部位，同时记录设备的床高可克服上述不足。

（二）治疗机体位验证及实施治疗

肺癌患者的放射治疗实施和其他部位一样，是指患者接受放射治疗时，医师所有治疗思想都在这一阶段得以实现，即医师的治疗思想通过纸质或电子治疗单传达给放射治疗师，而放射治疗师理解后，通过设定设备和处置患者将这些治疗思想转化为实际的治疗过程。由于放射治疗师并未参与放射治疗单形成之前的工作，因此读懂、理解治疗单就显得十分重要，必要时应与医师交流，并严格执行治疗单。

1. 阅读放射治疗单 首先要认真阅读治疗单，正确理解医嘱、正确理解治疗意图、正确理解放疗辅助设施的使用。

2. 放射治疗参数信息核对 患者的放射治疗无论从体位、技术还是设备的设置都有很大的相似性，然而完全相同的治疗计划几乎是无法找到的，因此放射治疗的参数信息核对就显得十分重要。肺癌患者治疗的核对与其他肿瘤治疗有一定的相似性，涉及核对的基本信息包括：①患者基本信息，包括姓名、性别、年龄和病案号等；②治疗参数信息，包括采用的设备、治疗方式、治疗野数、射线的能量和种类、患者的体位、设备的几何参数、辅助装置、治疗进程、照射次数等；③剂量信息，涉及每日的剂量和累积剂量等。放疗信息核对应贯穿于整个放疗过程中，以减少差错发生。

3. 治疗摆位 患者第一次放疗时要有主管医师、物理师及放射治疗师参与，有助于发现治疗计划实施中可能出现的问题包括治疗单的抄写错误等。准确摆位是执行放射治疗计划的关键，直接影响患者的疗效，所以放射治疗师一定遵照放射治疗单的要求，忠实于计划体位，指导并协助患者按照医嘱要求采取定位时的体位，摆位过程中若遇到病情变化不能达到原设计体位要求，在问题解决前则应该终止治疗。

4. 治疗机体位验证 治疗机验证是指患者在治疗前进行的最后一次几何验证，即验证患者即将治疗的体位与计划体位是否一致。其方法并不一定相同，取决于拥有的设备装置。例如，有些放疗设备装备有电子射野影像（EPID）系统，而有些则使用锥形束CT（CBCT）系统等。使用EPID验证时，根据定位时的患者体位进行摆位，使治疗中心与激光灯“十”字线重合，选择合适的拍片技术参数，拍摄EPID图像并与定位CT的数字重建图像（DRR）进行配准，确认摆位误差。该方法配准时要求医师和物理师参与。使用CBCT验证则是与患者的定位CT影像进行手动或自动几何配准（图7-33），这一配准主要是通过治疗床的参数调整而实现，以减小摆位误差。

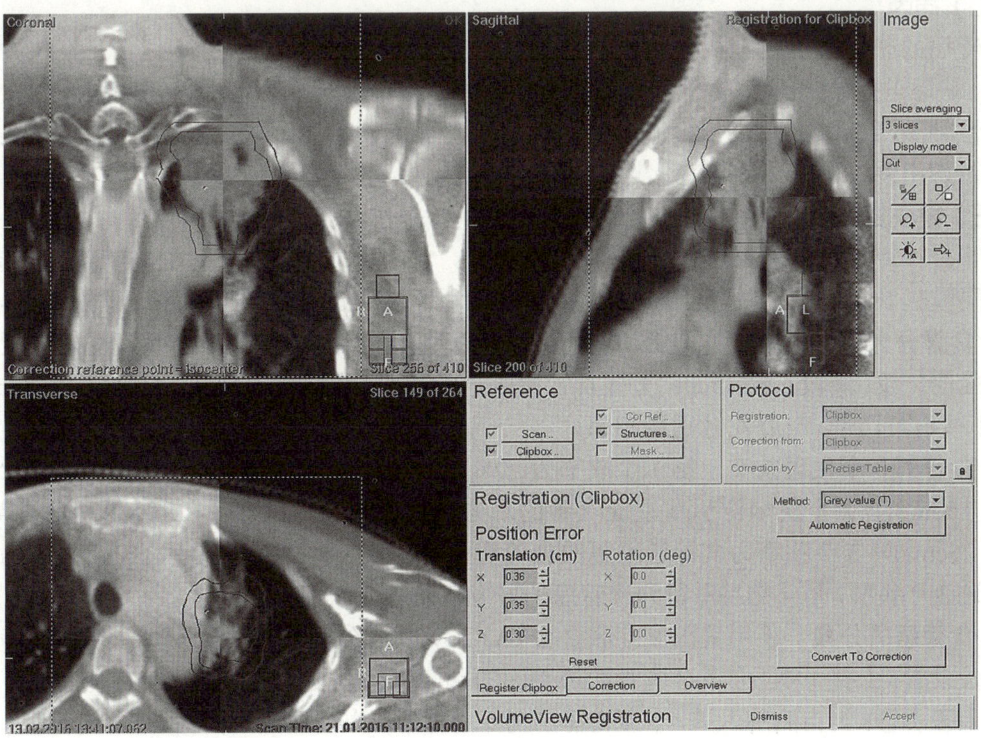

图7-33 肺癌CBCT图像验证

5. 实施治疗　实施治疗阶段是指患者躺在治疗床上，治疗机处在出射线状态。这一阶段主要是观察患者治疗中有无移动，胸部肿瘤患者最常见的情况是咳嗽，此种情况下应适时评估对本次和今后治疗的影响。同时也应观察设备是否运转正常、是否有异常情况，遇到治疗中断，治疗参数应予记录并保存。

（三）注意事项

1. 治疗前患者应适当休息，平静呼吸，治疗时患者呼吸幅度尽量与定位时保持一致。

2. 治疗前要注意观察患者，有气喘、呼吸困难、不能耐受长时间照射、咳嗽严重、无法自控等情况，应预先进行相应临床处理或终止本次治疗或提请修改治疗方案。

3. 摆位对标记线时，因患者呼吸运动，身体标记线也会随呼吸而运动，这时要使激光线与身体标记线重合是十分困难的，这种情况应注意查看已获取的治疗床高参数并以此做重要的摆位参数。

（李小东　孙　丽）

第六节　食管癌放射治疗技术

一、食管癌概述

食管癌（carcinoma of esophagus）是指从下咽部至食管胃结合之间食管上皮来源的恶性肿瘤。以鳞状上皮癌多见。另外少数发生于食管中胚层组织的被称为肉瘤。

（一）流行病学

食管癌是世界上第九大肿瘤，全世界每年约有 30 万人死于食管癌。食管癌的发生率有明显的地区分布特征，发生率最高的地区和发生率最低的地区相差 60 倍。我国是食管癌的高发国家，又是食管癌死亡率最高的国家，男女合计的调整死亡率为 23.53/10 万。在我国，食管癌中 95% 以上是鳞状细胞癌，少数为起源于食管腺体或异位胃黏膜的腺癌，偶见有腺鳞癌或腺棘癌。

（二）病因

食管癌的确切病因目前尚不清楚。食管癌的发生与该地区的生活条件、饮食习惯、存在强致癌物、缺乏一些抗癌因素及有遗传易感性等有关。目前发现，亚硝胺，真菌毒素，饮食刺激与食管慢性刺激，饮食缺乏维生素 A、维生素 B_2 和维生素 C，遗传因素和人乳头状病毒感染与食管癌发生密切相关。

（三）解剖结构

食管是长管状的器官，是消化道最狭窄的部分。它的上端在环状软骨处与咽部相连接，下端穿过横隔膜肌 1～4cm 后与胃贲门相接。从门齿到食管入口处的距离约 15cm，到贲门约 40cm。

1. 食管分为颈、胸、腹（亦即上、中、下）三段　颈段长约 5cm，是指由食管开始端至颈静脉切迹平面的一段；胸段长约 15cm，上接食管颈段，下至横隔膜肌食管裂孔；腹段仅 1～3cm，上接胸段，下接胃贲门部，与肝左叶后缘相邻。

2. 食管的 3 个生理狭窄　第 1 个狭窄为起始部，环状软骨下缘，即相当第 6 颈椎下缘平面，距门齿 15cm；第 2 个狭窄位于左主支气管的后方与其交叉处，即第 4～5 胸椎之间的高度，距门齿约 25cm；第 3 个狭窄为食管通过膈的食管裂孔处，相当于第 10 胸椎水平，距门齿约 40cm。食管的这 3 个狭窄，是异物易滞留和食管癌的好发部位。

3. 食管癌的分段　采用美国癌症联合会（AJCC）2009 分段标准。

颈段食管：上接下咽，向下至胸骨切迹平面的胸廓入口，内镜检查距门齿 15～20cm。

胸上段食管：上自胸廓入口，下至奇静脉弓下缘水平，内镜检查距门齿 20～25cm。

胸中段食管：上自奇静脉弓下缘，下至下肺静脉水平，内镜检查距门齿 25～30cm。

胸下段食管：上自下肺静脉水平，向下终于胃，内镜检查距门齿 30～40cm。

食管胃交界：凡肿瘤中心位于食管下段、食管胃交界及胃近端 5cm，并已侵犯食管下段或食管胃交界者，均按食管腺癌 TNM 分期标准进行分期；胃近端 5cm 内发生的腺癌未侵犯食管胃交界者，可称为贲门癌，连同胃其他部位发生的肿瘤，皆按胃癌 TNM 分期标准进行分期。

（四）临床表现

1. 症状 吞咽食物时有哽咽感、异物感、胸骨后疼痛或明显的吞咽困难等，考虑有食管癌的可能，应进一步检查。吞咽食物时有哽咽感、异物感、胸骨后疼痛一般是早期食管癌的症状，而出现明显的吞咽困难一般提示食管病变为进展期。而临床诊断为食管癌的病人出现胸痛、咳嗽、发热等，应考虑有食管穿孔的可能。

2. 体征 大多数食管癌病人无明显相关阳性体征。临床诊断为食管癌的病人近期出现头痛、恶心或其他神经系统症状和体征，骨痛、肝大、皮下结节、颈部淋巴结肿大等提示远处转移的可能。

（五）病理

【病理形态分型】

1. 早期食管癌的病理形态分型 早期食管癌按其形态可分为隐伏型、糜烂型、斑块型和乳头型。

2. 中晚期食管癌的病理形态分型 可分为髓质型、蕈伞型、溃疡型、缩窄型、腔内型和未定型。其中髓质型分化程度最高。少数中、晚期食管癌不能归入上述各型者，称为未定型。

【组织学分型】 组织病理学有鳞状细胞癌、腺癌、黏液表皮癌、癌肉瘤等，其中以鳞状细胞癌最常见，占 90% 以上。

（六）诊断

对于吞咽困难的病人，特别是 40 岁以上者，除非已证实为良性病变，否则应多次检查及定期复查，以免漏诊及误诊，主要的检查方法有：

1. 食道吞钡造影 早期食管癌的 X 线表现为局限性食管黏膜皱襞增粗、中断，小的充盈缺损及浅在龛影。中晚期则为不规则的充盈缺损或龛影，病变段食管僵硬、成角及食管轴移位。肿瘤巨大时可出现软组织肿块影。严重狭窄病例，近端食管扩张。

2. 内镜及超声内镜检查 食管纤维内镜检查可直接观察病变形态和病变部位，采取组织性病理检查。早期病变在内镜下肉眼难以区分时，可采用 1%～2% 甲苯胺蓝或 3%～5% 卢戈氏碘液行食管黏膜染色。甲苯胺蓝正常组织不染色，瘤组织着蓝色；而卢戈氏碘液肿瘤组织不被染色而鲜亮，正常食管黏膜则染成黑色或棕绿色。超声内镜检查则可判断肿瘤侵犯深度、食管周围组织和结构有无受累及局部淋巴结转移情况。

3. 胸腹部 CT 检查 能显示食管癌向管腔外扩展的范围及淋巴结转移情况，对判断能否手术切除提供帮助。

（七）分期

目前食管癌的分期采用美国癌症联合会（AJCC）公布的 2012 年食管癌国际分期：

原发肿瘤（T）：

TX 原发肿瘤不能评估。

T_0 没有原发肿瘤的证据。

T_{is} 重度不典型增生。

T_1 肿瘤侵及黏膜固有层、黏膜肌层或黏膜下层。

  T_{1a} 肿瘤侵犯黏膜固有层或黏膜肌层。

  T_{1b} 肿瘤侵犯黏膜下层。

T_2 肿瘤侵及肌层。

T_3 肿瘤侵及食管纤维膜。

T_4 肿瘤侵及邻近结构。

T_{4a} 肿瘤侵犯胸膜、心包或膈肌，可手术切除。

T_{4b} 肿瘤侵犯其他临近结构，如主动脉、椎体、气管等，不能手术切除。

区域淋巴结(N)：

N_x 区域淋巴结不能评估。

N_0 无区域淋巴结转移。

N_1 1～2 枚区域淋巴结转移。

N_2 3～6 枚区域淋巴结转移。

N_3 ≥7 枚区域淋巴结转移。

远处转移(M)：

M_x 远处转移不能评估。

M_0 无远处转移。

M_1 有远处转移。

病理分化程度(G)：

G_x 组织学不能分级。

G_1 细胞分化好的高分化癌。

G_2 细胞中等分化的中分化癌。

G_3 细胞分化差的低分化癌。

G_4 未分化癌。

食管癌的国际 TNM 分期(AJCC 2012)见表 7-7。

表 7-7 食管鳞癌分期

分期	T	N	M	G	肿瘤部位*
0	T_{is}	N_0	M_0	1，X	任何
ⅠA	T_1	N_0	M_0	1，X	任何
ⅠB	T_1	N_0	M_0	2～3	任何
	$T_{2\sim3}$	N_0	M_0	1，X	下部、X
ⅡA	$T_{2\sim3}$	N_0	M_0	1，X	上部、中部
	$T_{2\sim3}$	N_0	M_0	2～3	下部、X
ⅡB	$T_{2\sim3}$	N_0	M_0	2～3	上部、中部
	$T_{1\sim2}$	N_1	M_0	任何	任何
ⅢA	$T_{1\sim2}$	N_2	M_0	任何	任何
	T_3	N_1	M_0	任何	任何
	T_{4a}	N_0	M_0	任何	任何
ⅢB	T_3	N_2	M_0	任何	任何
ⅢC	T_{4a}	$N_{1\sim2}$	M_0	任何	任何
	T_{4b}	任何	M_0	任何	任何
	任何	N_3	M_0	任何	任何
Ⅳ	任何	任何	M_1	任何	任何

注：*肿瘤部位按肿瘤上缘在食管的位置界定；X 指不清楚肿瘤的分化程度、部位或未予以记载

(八) 治疗原则

临床上应采取综合治疗的原则。即根据病人的机体状况，肿瘤的病理类型、侵犯范围(病

期）和发展趋向，有计划、合理地应用现有的治疗手段，以期最大幅度地根治、控制肿瘤和提高治愈率，改善病人的生活质量。

食管癌的治疗主要分为手术治疗、放射治疗和化学治疗。

1. 手术治疗 若全身情况良好，有较好的心肺功能储备，无明显远处转移征象者，可考虑手术治疗。在任一非急诊手术治疗前，应根据诊断要求完成必要的影像学等辅助检查，并对食管癌进行 TNM 分期，以便于制订全面、合理和个体化的治疗方案。一般以颈段癌长度＜3cm，胸上段癌长度＜4cm，胸下段癌长度＜5cm 切除的机会较大。然而也有瘤体不大但已侵犯主要器官，如主动脉、气管等紧密粘连而不能切除者。

经胸食管癌切除是目前常规的手术方法。手术路径常有左胸切口。中段食管癌切除术有用右胸切口者。联合切口有用胸腹联合切口者或颈、胸、腹三切口者。原则上应切除食管大部分，切除的长度应在距瘤上下 5～8cm 及以上。切除的广度应包括肿瘤周围的纤维组织及所有淋巴结的清除。

食管下段癌与代食管器官多吻合在主动脉弓上，而食管中段或上段癌则应吻合在颈部，胃是最常替代食管的器官，其他可以选择的器官有结肠和空肠。常见的术后并发症是吻合口瘘和吻合口狭窄。

（1）手术适应证包括：①Ⅰ、Ⅱ期和部分Ⅲ期食管癌。②食管癌放疗后复发，无远处转移，一般情况能耐受手术者。

（2）手术禁忌证：①诊断明确的Ⅳ期、部分Ⅲ期（侵及主动脉及气管的 T_4 病变）食管癌患者。②心肺功能差或合并其他重要器官系统严重疾病，不能耐受手术者。

2. 放射治疗 食管癌手术治疗有较明确的禁忌证，如肿瘤有明显的外侵或有并发症，如较严重心脏病等不适合手术。因此，能行根治性手术的病人仅仅只占全部病人的 1/4。放射治疗是目前食管癌主要的、有效的、安全的手段之一，其适应证较广：①早期或病变期能手术因内科疾病如高血压、心脏病等不能手术或不愿手术者，放射治疗的 5 年生存率为 20%～73%。②对局部疾病偏晚者，可采取先行术前放疗，其结果可提高切除率，降低淋巴结转移率，使得部分不能手术者获得成功手术，特别是达到放疗后病理完全缓解，其生存率明显提高，5 年生存率可达到 50%～61%。③单一放射治疗，由于多数病人在就诊时已经是中晚期，对已失去手术治疗机会者，可根据病人的情况行根治性和姑息性放射治疗或放疗合并化疗。④术后放射治疗：姑息手术后的病人，采取术后放射治疗能达到较好的效果；根治术后预防性放射治疗，目前国际上没有肯定的结论。多数研究证实根治术后放疗能降低放疗部位淋巴结转移复发率，不增加吻合口的狭窄，更主要的是能提高Ⅲ期食管癌和有淋巴结转移患者的生存率，因此，目前认为有选择性进行术后放射治疗对部分患者是有益的。

3. 化学治疗 食管癌化疗分为姑息性化疗、新辅助化疗（术前）、辅助化疗（术后）。化疗原则：①必须掌握临床适应证；②必须强调治疗方案的规范化和个体化。DDP＋5-Fu（顺铂加氟尿嘧啶）是最常用的化疗方案。

（九）预后

食道癌患者的预后总的来说是鳞状细胞癌好于腺癌；缩窄型、蕈伞型好于溃疡型、髓质型。早期食道癌无转移外侵者 5 年生存率 60%，已外侵转移或中段食道癌 5 年生存率小于 25%，平均 5 年生存率 18.1%～40.8%。手术治疗使病人总生存和无进展生存明显改善。尽管检测早期食管腺癌能力不断提高，大多数肿瘤仍是出现区域或远处转移时才发现，而且 60%～70% 的食管癌并没有得到指南推荐治疗。多学科讨论能够改善食管癌治疗。

（十）常见放射治疗反应

1. 放射性食管炎 常规照射 2 周时，病人可有吞咽困难加重、轻微疼痛等；照射第 3、第 4 周进食时局部疼痛及烧灼感加重，部分病人需要处理。

2. 放射性气管炎 照射第3、第4周时，病人可出现轻微咳嗽、无多痰，症状较重者可适当服用镇咳药。

3. 放射性脊髓炎 放射性脊髓炎是食管癌放射治疗的严重并发症，发病率为1%～4%。多数是照射野设计不合理造成脊髓剂量过高，超过了脊髓的耐受量。少数情况是病人脊髓对放射线很敏感造成的。但是，治疗师摆位不正确，使本来不应该被照射的脊髓落入照射野内，也会促使放射性脊髓炎的发生。一旦发生放射性脊髓炎，目前尚没有很好的治疗办法。故医师和治疗师应该通力避免发生这种严重的放射后遗症。

4. 晚期并发症 少数患者出现肺部纤维化、食管狭窄和吻合口狭窄等。

5. 全身反应 个别病人可出现乏力、食欲减退、白细胞下降、贫血等，可适当给予对症处理，严重者需暂停放疗。

二、食管癌靶区勾画原则和计划设计

（一）放疗前的准备工作

1. 对诊断进行核实 ①要有病理和细胞学的诊断；②应有最近的食管X线片；③胸部CT；④B超检查或CT检查颈部、锁骨上和腹腔淋巴结以明确分期和治疗性质；⑤食管腔内超声检查。

2. 做食管CT 全面了解肿瘤的大小和肿瘤的范围，以明确治疗性质（根治性或姑息性）、照射范围的大小、照射野的设计、放疗剂量、放疗分次等。

3. 放疗前的对症治疗 营养状态不良、脱水或其他并发症者应积极处理。

（二）定位方法

目前常用的方法是X线模拟机定位法，但模拟机利用的是X线透视的原理，无法显示食管管腔外肿瘤的大小、最大浸润深度，因此最精确的方法是增强CT模拟定位。要求做到：①体位固定做到重复性好；②胸部CT扫描；③模拟机下校位。

（三）照射野的设计

传统的常规照射方法有：等中心照射（常用一前两后斜野和两前斜野）和非等中心前后对穿野加斜野照射。

1. 中下段食管癌等中心、非等中心照射 中下段食管癌等中心照射特点是：①肿瘤内剂量分布好，剂量分布均匀，靶区内剂量梯度为±5%；②脊髓受量低，多数<65%左右；③肺受量少。通常正中野为（6～8）cm×14cm，两后斜野为（5～7）cm×14cm，机架角为±130°。一般随着照射野的加大，90%等剂量曲线的左右径和前后径增大，脊髓的受量明显增加。因此，当肿瘤较大或肿瘤左右前后不对称性浸润或纵隔有淋巴结转移时，可采用非等中心前后对穿野加斜野照射，待36～40Gy以后再行病变区域CT扫描，据肿瘤缩小情况采用分野照射技术。这样肿瘤内的剂量分布不如等中心照射均匀，但能保证不漏照且肺受量少。照射野长度多数情况下为肿瘤上下端各外放3～5cm。

2. 上段食管癌 多采用两前斜野等中心照射，两前野宽4.5～5.0cm，机架角±50°～±60°，30°楔形板，90%等剂量曲线，径线为5.0cm×4.0cm、6.4cm×4.4cm，脊髓受量分别为21.6%、32.5%，剂量分布好，脊髓受量低。当肿瘤较大或有锁上肿大淋巴结，应采用纵隔+锁骨上联合照射野，前后对穿照射到36Gy后，再行病变区域CT扫描，根据肿瘤缩小情况采用分野照射技术。

（四）放疗技术的改进

近年来，三维适形放射治疗（3D-CRT）、调强放疗（IMRT）技术开展，使食管癌放射治疗的准确性大大提高，并且使受照射靶体积达到所给的处方剂量，准确计算正常组织、危及器官受照射的剂量与体积。3D-CRT和IMRT方法如下：

1. 体位固定、CT扫描 可采用真空体模或平板技术固定，真空体模的固定范围为头部至大腿上段，两手抱头置额前或根据需要而设定的固定体位。在行治疗CT扫描前一般体模应该先放置一段时间。患者在真空体模固定下行 CT 扫描，在患者体表放置金属标记以标记相对位置。CT 模拟扫描方式为静脉增强螺旋扫描，层厚在肿瘤部位为 3～5mm，扫描范围为自食管入口至肝门区。扫描数据通过网络传输至相应的 TPS 系统中。

2. 正常组织的勾画 勾画患者体表轮廓、肺、气管、脊髓、心脏、正常食管等重要组织器官及靶区。食管勾画范围包括食管入口至食管胃结合部位，勾画在食管外肌层，在肿瘤层面则和 GTV 几乎一致。

3. 放疗靶区的勾画与照射靶区定义 大体肿瘤体积（gross tumor volume，GTV）包括食管原发病灶和纵隔内转移淋巴结；临床靶体积（clinical target volume，CTV）在 GTV 的基础上考虑亚临床病灶；计划靶体积（planning target volume，PTV）在 CTV 的基础上考虑摆位误差等不确定因素的影响，根据各个医院研究结果从 CTV 至 PTV 设定为 5～10mm。

（1）较早期食管癌根治性放疗（临床Ⅰ～Ⅱ期）：

GTV：以影像学和内镜或 PET-CT 可见肿瘤长度。CT 显示食管原发肿瘤的（左右前后径）大小为 GTV。

CTV：以大体肿瘤范围定义在 GTV 左右前后方向外放 0.8cm，外放后将解剖屏障包括在内时需做调整，病变上下（GTV 上下方向）外放 3～5cm，同时包括淋巴结转移率较高的相应淋巴结引流区：

上段：锁骨上淋巴结引流区，食管旁、2 区、4 区、5 区、7 区。

中段：食管旁、2 区、4 区、5 区、7 区。

下段：食管旁、4 区、5 区、7 区和胃左、贲门周围的淋巴结引流区。

PTV：在 CTV 的基础上各外放 0.5～1cm。

放疗剂量：95% PTV 60～64Gy/30～32 次（2Gy/ 次）。

（2）中晚期食管癌（原发肿瘤≥T_3 和 CT 扫描显示肿大淋巴结Ⅱb～Ⅳ期）。

GTV：为食管原发病灶，以食管造影片显示和（或）食管镜检和（或）超声内镜所示的肿瘤长度。肿大转移淋巴结为 GTVnd。

CTV：包括 GTV 和 GTVnd＋淋巴引流区（各段食管癌靶区勾画的标准与较早期食管癌勾画标准一致），并在 GTV 和 GTVnd 左右前后方向均放 0.8cm，外放后将解剖屏障包括在内时需做调整，病变上下（GTV 上下方向）外放 3～5cm，或在有淋巴结肿大转移的层面上下各外放 1.5～2cm。

PTV：在 CTV 的基础上各外放 0.5～1cm。

放疗剂量：95% PTV 60～64Gy/30～32 次（2Gy/ 次）。

（3）术后放射治疗。

根治术后Ⅱa 患者：①胸上段 CTV 勾画：上界为环甲膜水平；下界为隆突下 2～3cm，包括吻合口，食管旁、气管旁、下颈、锁骨上、2 区、4 区、5 区、7 区淋巴结引流区。②胸中下段 CTV 勾画：上界为胸 1 椎体的上缘包括锁骨头水平气管周围的淋巴结，包括相应的纵隔淋巴结引流区（食管旁、气管旁、下颈、锁骨上、2 区、4 区、5 区、7 区淋巴结引流区），下界为瘤床下缘 2～3cm。

放疗剂量：95% PTV 54～60Gy/27～30 次（2Gy/ 次）。

根治术后Ⅱb～Ⅲ期（$T_{2\sim3}N_0M_0$）患者：①上段食管癌患者 CTV 的勾画与淋巴结阴性组相同。上界为环甲膜水平；下界为隆突下 3～4cm，包括吻合口、食管旁、气管旁、锁骨上、2 区、4 区、5 区、7 区等相应淋巴结引流区。②中下段食管癌 CTV 勾画：原发病变长度＋病变上下各外放 5cm＋相应淋巴结引流区。

放疗剂量：95% PTV 54～60Gy/27～30 次（2Gy/ 次）。

4. 治疗计划设计 确定处方剂量及重要组织器官剂量，通过射野方向观视（beam's eye view，BEV）及房间方向观视（room's eye view，REV）结合 X 线食管吞钡片。设计照射野，以 PTV 几何中心为射野等中心。颈和上胸段食管癌设野一般推荐的放疗方案为 IMRT5 野或 IMRT7 野，如要用 3D-CRT 推荐的放疗方案 4 野。中胸段食管癌推荐的设野方案为 IMRT5 野或 IMRT7 野，3D-CRT 推荐的设野方案为 3 野。下胸段食管癌推荐的设野方案为 IMRT5 野或 IMRT7 野，3D-CRT 推荐的设野方案为 3 野（1 前 2 后）。

5. 适形放射治疗计划优化 采用剂量体积直方图（DVH）进行优化；95% PTV 体积接受处方剂量；PTV 内部剂量差异为 ±7%；重要组织器官如脊髓（≤45Gy）等受照射剂量均控制在可接受的范围之内。肺受照 20Gy 体积占全肺体积百分比≤30%，肺平均剂量≤18Gy；PTV 以外的食管最大剂量≤70Gy；心脏 1/3 体积≤45Gy，2/3 体积≤35Gy。食管癌 IMRT 计划设计要求为：① 95% PTV 体积接受 100% 处方剂量；② 99% PTV 体积接受 95% 的处方剂量；③双肺 V_{20}≤25%；④心脏平均剂量≤30Gy；⑤脊髓最大剂量 D_{max}＜45Gy。

三、食管癌放疗的体位验证和治疗计划实施

（一）模拟机体位验证

食管主要位于胸腔内，食管癌的模拟机验证与肺癌有诸多相似之处，其过程和目标也与肺癌相同。食管随呼吸运动移动相对小，其病灶常通过造影的方法间接显示，食管癌经过放疗，在治疗期间一部分患者病变会发生移位，此外随着进食梗阻的改善，患者体重会增加，体型会发生变化，因此食管癌在治疗前和治疗中都会遇到需要相关模拟验证的情况。

1. 体位固定 食管癌的体位固定方式和肺癌相似，常用热塑头颈肩膜、热塑体膜或真空垫。食管癌术后二维侧野照射时，可双手交叉置前额，避免治疗时上肢受到照射。

2. 治疗中心坐标点的确认 食管癌的治疗中心坐标点位置一般分为两种情况：①未做过手术切除相对早期的患者，该点通常在食管病变的几何中心处；②病期较晚需照射锁骨上区域的或食管癌手术后照射的患者，该点通常位于需要照射范围的几何中心。但不论上述何种情况，治疗中心坐标点绝大多数的位于人体中线附近。治疗中心坐标寻找前，患者同样要采用与当初采集数据时条件，如相同的固定、相同的姿势等。先用激光灯对准当初的体外标记，模拟机在不同角度采集影像，调整三维几何参数，不断与物理制作的 DRR 影像匹配，直至两影像完全重合，确认治疗中心点。

3. 体位验证图像和计划 DRR 参考图像的匹配 食管癌患者影像匹配时仍应选择易观察、易识别、较稳定的部位作为匹配点，可参见肺癌的模拟验证所用参考点与原则。食管癌影像匹配时，还可以适当地考虑患者实时食管病灶与物理计划靶区的食管病灶匹配，但这种匹配可靠性相对差。因为：①食管 CT 影像采集时，患者是未吞钡状态，而模拟机下观察食管病灶总是要借助造影剂；②造影剂下观察到的是食管病灶内轮廓，而物理传送的靶区是食管病灶的外轮廓，两者食管的状态并不一样，观察的食管部位也完全不一样。但这种情况下如果发现食管病灶与物理勾画靶区位置相差甚远，如模拟机下观察到食管病灶的内轮廓越过物理勾画的食管病灶外轮廓，则应该努力寻找原因。

4. 治疗中心坐标点的标记 治疗中心确定后，确认体表激光定位位置，获取各项几何参数并记录。用不容易褪色的墨水笔做好激光位置，野中心入射体表位置的标记。

（二）治疗机体位验证及治疗实施

食管癌与肺癌、纵隔肿瘤等胸部肿瘤的治疗机验证及计划实施有诸多相似之处，其内容详见本章第五节肺癌部分。

食管癌病人在整个治疗中体重变化较为常见，特别常见于经过治疗进食梗阻改善的患者，随着患者身体轮廓发生明显变化，身体标记线也可能逐渐偏移，应及时与主管医师联系，评估患者是否需重新对治疗中心点进行校准。

食管癌治疗过程中随着患者体重的变化和肿瘤的形态变化需要在治疗机上进行几何位置验

证，以达到患者治疗时体位与计划体位一致。由于CBCT下食管无法显示，食管癌治疗验证配准时以胸部骨性标记为主。其方法与肺癌类似，有电子射野影像（EPID）系统和锥形束CT（CBCT）系统等。

注意事项：

1. 食管癌患者放疗时尽量不要做吞咽动作，以免造成靶区移动，影响疗效。

2. 食管癌患者要注意对其进行饮食上的宣教，少食多餐，避免进生冷粗硬或油炸刺激性食物，防止出血意外的发生。每次进餐后及时饮温开水冲洗食管，丸片剂药物应碾碎用温水吞服。

（刘红利　孙　丽）

第七节　乳腺癌放射治疗技术

一、乳腺癌概述

乳腺癌是女性中最常见的恶性肿瘤，全世界每年约有130万妇女患乳腺癌，有50万妇女死于乳腺癌。近年来，我国乳腺癌的发病率也有逐步上升的趋势，尤其在沿海一些大城市。发病在45～50岁时达到最高峰，男性乳腺癌甚为少见。

（一）病因

病因尚未完全清楚，研究发现乳腺癌的发病存在一定的规律性，具有乳腺癌高危因素的女性容易患乳腺癌。所谓高危因素是指与乳腺癌发病有关的各种危险因素。家族史是乳腺癌发生的危险因素，近年发现乳腺腺体致密也成为乳腺癌的危险因素。乳腺癌的危险因素还包括：月经初潮早（<12岁）、绝经迟（>55岁），未婚、未育、晚育、未哺乳，患乳腺良性疾病未及时诊治，经医院活检（活组织检查）证实患有乳腺非典型增生，胸部接受过高剂量放射线的照射，长期服用外源性雌激素，绝经后肥胖，长期过量饮酒，以及携带与乳腺癌相关的突变基因。

（二）病理与分期

1. 组织学分型　2000年中国肿瘤病理学分类将乳腺癌大致分为：非浸润性癌、早期浸润性癌、浸润性特殊型癌和浸润性非特殊型癌。

2. 组织学分级　主要根据乳腺腺管形成程度、细胞核异型性及核分裂计数分为Ⅰ级（高分化）、Ⅱ级（中分化）、Ⅲ级（低分化）。与患者预后显著相关。

3. 临床分期　乳腺癌临床分期是基于临床检查的分期，目前较常用的是国际抗癌联盟（UICC）制定的TNM国际分期法。2009年UICC对该分期法作了进一步的修改（表7-8，表7-9）。

表7-8　UICC第7版乳腺TNM分期标准（2009）

T分期	N分期	M分期
T-原发病灶	N-区域淋巴结	
T_{is}　原位癌（导管内癌、小叶原位癌、无肿块的乳头Paget病）		
T_1　原发病灶最大直径≤2cm	N_1　腋窝淋巴结活动	M_1　有远处转移
T_{1mic}　微小浸润性癌，最大径≤0.1cm	pN_{1mi}　微转移>0.2mm，但≤0.2mm	
T_{1a}　肿瘤最大径>0.1cm，但≤0.5cm	pN_{1a}　1～3个腋窝淋巴结	
T_{1b}　肿瘤最大径>0.5cm，但≤1.0cm	pN_{1b}　前哨淋巴结活检，发现内乳淋巴结镜下或肉眼可见的转移，但临床检查阴性	
T_{1c}　肿瘤最大径>1.0cm，但≤2.0cm	pN_{1c}　1～3个腋窝淋巴结以及前哨淋巴结活检，发现内乳淋巴结镜下或肉眼可见的转移，但临床检查阴性	

续表

T分期	N分期	M分期
T_2 肿瘤最大径＞2.0cm，但≤5.0cm	N_{2a} 腋窝淋巴结固定 pN_{2a} 4～9个腋窝淋巴结 pN_{2b} 临床发现内乳淋巴结转移，没有腋窝淋巴结转移	
T_3 肿瘤最大径＞5.0cm	N_{3a} 锁骨下淋巴结转移 pN_{3a} ≥10个腋窝或锁骨下淋巴结转移 N_{3b} 内乳及腋窝淋巴结转移 pN_{3b} 临床发现的同侧内乳淋巴结转移伴腋窝淋巴结转移；或3个以上腋窝淋巴结转移，同时通过前哨淋巴结活检发现内乳淋巴结转移，但临床检查阴性 N_{3c} 锁骨上淋巴结转移 pN_{3c} 同侧锁骨上淋巴结转移	
T_4 肿瘤任何大小，但直接侵犯胸壁或皮肤 T_{4a} 肿瘤直接侵犯胸壁（包括肋骨、肋间肌、前锯肌，但不包括胸肌） T_{4b} 肿瘤表面皮肤水肿（包括橘皮征），乳房皮肤溃疡或卫星结节限于同侧乳房 T_{4c} 包括T_{4a}及T_{4b} T_{4d} 炎性乳腺癌		

表7-9 根据以上不同的TNM可以组成临床不同的分期

0期	T_{is}	N_0	M_0
Ⅰ期	T_1	N_0	M_0
ⅠA期	T_1	N_0	M_0
ⅠB期	T_0、T_1	N_{1mi}	M_0
ⅡA期	T_0	N_1	M_0
	T_1	N_1	M_0
	T_2	N_0	M_0
ⅡB期	T_2	N_1	M_0
	T_3	N_0	M_0
ⅢA期	T_0	N_2	M_0
	$T_{1\sim2}$	N_2	M_0
	T_3	$N_{1\sim2}$	M_0
ⅢB期	T_4	任何N	M_0
ⅢC期	任何T	N_3	M_0
Ⅳ期	任何T	任何N	M_1

（三）临床表现

乳腺癌的症状可多种多样，常见的有：乳腺肿块、皮肤改变、乳头改变、乳头溢液、乳腺疼痛、腋窝淋巴结肿大等。了解这些症状有助于我们临床的正确诊断和鉴别诊断。但是必须指出的是，乳腺癌从开始发生到临床出现症状需要2～3年的时间，大多数的乳腺原位癌、早期浸润癌及一部分浸润性癌是没有任何症状和体征的，而是通过乳腺X线普查发现的。

1. 乳房肿块 90%以上的患者是无意中发现乳房肿块而就诊的。典型的乳腺癌多表现为无痛性肿块，质地硬，表面不光滑，与周围分界不清。临床体检或乳腺影像学检查均未发现乳房内可疑病灶的乳腺癌被称作隐匿性乳腺癌。

2. 皮肤改变 乳腺癌的皮肤改变除了"酒窝征"、"橘皮样变"、溃疡和卫星结节外，还有一种特殊类型乳腺癌，其表现为乳腺皮肤红、肿，皮肤增厚，皮温升高等类似炎症的改变，称为炎性乳腺癌。

3. 乳头改变 ①乳头糜烂是乳头 Paget 病（又称湿疹样癌）的典型症状，常伴乳头瘙痒；②乳头回缩是肿瘤侵及乳头或乳晕下区所致。乳腺的纤维组织和导管系统因肿瘤累及而缩短，牵拉乳头，使其回缩，偏向。

4. 乳房疼痛 乳腺癌大都是无痛性肿块，但少数患者可以出现乳房牵拉感或轻微的疼痛，晚期病例肿瘤直接侵犯胸壁神经可引起明显的疼痛。

5. 区域淋巴结肿大 大多乳腺癌细胞可沿小叶周围细小淋巴管引流到乳头部进入乳晕下淋巴管丛，再向腋窝淋巴结引流，并可能同时向内乳淋巴结引流。最常见的淋巴转移部位是同侧腋窝淋巴结。

6. 远处转移 远处转移包括远处淋巴结转移和血行转移。远处淋巴结转移主要表现为锁骨上淋巴结、对侧腋窝及纵隔淋巴结转移。血行转移以骨、肺、肝、胸膜、肾上腺、脑等部位转移较为常见，在治疗失败病例 40%～60% 有骨及肺转移。由于转移可以出现相应部位的症状，例如，骨转移时有局部疼痛，肺转移可引起干咳、咯血等症状。

（四）诊断

早期诊断是提高疗效的关键。应结合患者的临床表现及病史、体格检查、影像学检查、组织病理学或细胞病理学检查进行诊断与鉴别诊断。可触及肿块可采用针吸活检或手术切除活检明确诊断。临床摸不到肿块，而是靠影像学检查发现可疑病变，可借助影像学检查定位进行活检，病理学检查是乳腺癌诊断金标准。

1. 乳腺 X 线钼靶显像 乳腺 X 线钼靶显像是临床常用且有效的早期发现乳腺癌的方法，目前是乳腺癌普查的主要工具。对鉴别乳腺良恶性肿块有一定的诊断价值。适合 35 岁以上、非妊娠期的妇女。

2. B 超检查 B 超检查简便易行且常用，对可疑病变区可反复进行比较和随访。采用高分辨率的高频探头及彩色多普勒技术后，其鉴别良、恶性肿瘤的准确性较高。

3. 乳管内视镜检查 对有乳头溢液的妇女，应该进行溢液涂片细胞学，还应该进行乳管内视镜检查。

4. 乳腺核磁共振 MRI 是利用乳腺癌的血供较周围正常组织丰富这一原理来对乳腺病灶的良恶性作出判断，具有很高的敏感性和特异性。能准确显示病灶范围及发现亚临床病灶，适合于乳腺癌保乳手术前的常规检查及乳腺癌高危人群的普查。

5. 病理学检查

（1）细胞学诊断：①脱落细胞学检查：对有乳头溢液的病例，可做溢液涂片细胞学检查，阳性率可达 50%。对于乳头糜烂，怀疑为乳头 Paget 病时可作糜烂部位的刮片或印片检查，阳性率 70%～80%。②细针吸取细胞学检查：具有简便、快速、经济、准确等优点，对乳腺肿块的诊断敏感性较高。

（2）活组织检查：①切除活检：是获得乳腺疾病组织学诊断最常用的方法。术中快速冰冻切片检查的优点是乳腺癌的活检与治疗可一期完成，但缺点是对于诊断交界性病灶和乳腺癌的分型诊断方面与标准的石蜡切片诊断仍有一定的差异，后者才是最终的诊断。②空芯针活检：不仅可以获得组织学诊断，而且还具有经济、安全、微创等特点，是一种较好的术前确诊方法。空芯针活检既适用于临床可疑肿块的诊断，也适用于影像学异常的亚临床乳腺病灶的诊断。

（五）治疗

1. 综合治疗原则 根据患者的年龄、月经状态、肿瘤分期、组织学分级、激素受体情况、细

胞增生能力及 *HER-2* 基因表达水平等情况，采用手术、放射治疗、化疗或内分泌治疗的综合治疗。化疗对原发灶局部和转移灶均能起到控制作用，尤其是对亚临床转移灶更为有效，但并不能降低局部复发率；放射治疗能有效地控制局部复发和区域淋巴结的残存；对于激素受体阳性的乳腺癌患者，均应接受内分泌治疗，尤其是已有远处转移的晚期患者。

（1）先放疗后化疗：适合切缘阳性和以局部复发为主的高危患者。旨在通过放射治疗控制局部复发和降低远处转移的危险。一般情况下当手术切除完整，患者具备放疗适应证时，建议术后2～4周即开始放疗。

（2）先化疗后放疗：适合于区域淋巴结转移、有临床证据高度怀疑远处转移、肿瘤分化差和恶性度高等高危患者。先进行化疗的目的是消灭微小转移病灶和减少局部肿瘤负荷。

（3）同步放化疗：其临床意义不仅是能尽早杀灭微小转移灶和使总的治疗时间缩短，而且化疗药可作为放疗的增敏剂，可以提高放射治疗的疗效。当然，同步放化疗局限性在于其对正常组织（心、肺、皮肤及骨髓）的毒副作用。尤其要注意对保留乳房手术患者美容效果的影响，如皮肤弹性下降、毛细血管扩张和乳腺体积减小等。

2. 放射治疗

（1）早期乳腺癌的局部切除术后：Ⅰ、Ⅱ期乳腺癌的保乳手术加术后放疗是目前乳腺癌治疗的主要方法之一。手术切除乳腺原发病灶，放疗控制乳腺内的亚临床病灶。不仅能保留完整的乳房，达到美容的效果和功能，而且与根治术或改良根治术相比，无论是生存时间，还是肿瘤局部控制，均无显著性差异。

（2）乳腺癌根治术或改良根治术后：术后辅助放疗可降低局部和区域淋巴结的复发率，提高治愈率。主要针对原发灶 T_3 或腋窝淋巴结转移数≥4个者。

（3）局部晚期（Ⅲ期）和炎性乳腺癌放疗：适应证是原发病灶直径＞5cm（T_3），或有皮肤、胸壁粘连固定（T_4），和（或）区域淋巴结互相融合（N_2 或 N_3），但尚无远处转移的乳腺癌。

（4）根治术后的局部复发和区域淋巴结转移：局部复发的治疗原则是手术切除、放射治疗、全身化学治疗及内分泌治疗。放疗在复发的治疗中有很重要的地位，手术后放疗效果更佳。

（5）乳腺癌远处脏器转移：较常见，其中以骨、肺、肝及中枢神经系统居多。放疗目的往往是姑息性的，旨在缓解症状、减轻痛苦、改善生存质量。对骨和脑转移者，放射治疗应是首选且有效地局部治疗方法。

二、乳腺癌靶区勾画原则和计划设计

（一）保乳术后放疗

保乳术后可以进行全乳腺照射，常规采用两侧切线野加楔形板的照射技术。但因乳腺外形的变化造成乳腺靶区内剂量分布不均，差异甚至高达20%左右，因此应尽量采用三维适形或（和）调强适形放疗。

1. 切线野加楔形板的照射技术

（1）常规放疗的切线野照射技术：乳腺或胸壁照射野的上界在第2前肋间（设锁骨上下野时）或平胸骨切迹处（不设锁骨上下野时）；下界在乳腺皱褶下1.5～2.0cm。内切界可设在体中线（不包括内乳区时）或过中线向健侧3cm（包括内乳区时）；外切界在腋中线水平。切线深度包括乳腺底部胸壁和部分肺组织，切线野后缘到前胸壁后缘的垂直距离一般在2.5cm之内，最好不超过3cm，以避免过多的肺体积受到照射。

（2）楔形板的照射技术：为适应乳腺癌治疗的需要，利用合适角度的楔形板，通常在射线束的途径上加楔形板对线束进行修整，对人体曲面和空缺部分进行组织补偿应用，使得射野平面内原本均匀的剂量分布不再均匀。这种非均匀分布需符合治疗时对靶区剂量分布的要求，可以取得较好的临床剂量分布。

2. 放射源的选择　一般4～6MV的X线为宜，对乳腺原发灶可追加适当能量的电子线，如锁骨上区是预防照射，达DT 40Gy后应改用6～12MeV电子线照射至所需剂量。电子线的能量可根据CT等影像学测量厚度进行选择，要预防皮肤湿性反应的发生。

3. 照射范围与剂量

（1）未做腋窝淋巴结清扫：照射范围应包括乳腺、胸壁、同侧腋窝及锁骨上淋巴结。

（2）已做腋窝淋巴结清扫：病理诊断证实腋窝淋巴结无转移或转移淋巴结数≤3，照射乳腺和胸壁；腋窝淋巴结转移数≥4，照射乳腺、胸壁、锁骨上和腋顶淋巴结。

（3）只做低位腋窝淋巴结取样，淋巴结阳性时应照射腋窝淋巴结。

4. 靶区勾画　因此类患者术后已无GTV可言，通常将局部切除的“瘤床”定义为GTV，常以术腔中放置的银夹作为GTV确定的主要参照物，结合CT所显示的术腔和银夹显示的瘤床范围确定GTV。CTV一般在GTV基础上外放10mm；PTV主要要考虑到呼吸运动造成的靶区位移及摆位误差，PTV在CTV基础上外放10mm即可。局部瘤床以用电子线补量；需预防照射锁骨上区者可单独设野。术后整个乳腺常规接受的照射剂量是DT 46Gy/4.5周。使用楔形板可使靶区内剂量分布均匀，否则胸壁与乳房顶点之间剂量相差5%～10%。切线野照射结束后，对原发灶部位要给予DT 10～16Gy的增量治疗。

5. 治疗计划的制订　必须注意靶区剂量分布的均匀性，通过优化等尽量使热点远离皮肤，同时要尽量减少心脏和肺的照射容积与剂量，并保持患侧乳腺的美观。三维适形放疗（3D-CRT/IMRT）与常规切线野放疗具有相当的疗效，而在保护心肺等具有显著的优势，尤其是左侧乳癌患者。3D-CRT/IMRT可使乳腺胸壁切线野、锁骨上野、腋后野及内乳野做到平行无缝衔接，减少了剂量的热点或冷点，显著改善了放疗剂量分布的均匀性。

（二）乳腺癌根治术或改良根治术后放疗

1. 放射源的选择　术后胸壁的放疗常规采用两种放疗技术，即切线照射和垂直照射。切线照射的射野包括胸壁及部分肺组织，若胸壁较薄则肺受照量增大。可选择使用电子线垂直照射的方法（表7-10）。病人仰卧患侧上肢上举，机头垂直照射，电子线的皮肤量较低，可在胸壁皮肤上隔日加用填充物方法提高皮肤受量。对锁骨上、下淋巴引流区可采用^{60}Co γ射线或4～6MV的X线及电子线混合治疗。

表7-10　针对不同的胸壁厚度采用不同能量的电子线

胸壁的厚度	电子线
1.5～2cm	6MeV电子线
2～3cm	9MeV电子线
4～5cm	15MeV电子线

2. 照射范围与剂量　当原发灶＞5cm，伴皮肤破溃、红斑或与胸肌固定者应照射胸壁；腋窝淋巴结阳性≥4个时，应常规照射胸壁和同侧锁骨上、下区；淋巴管内伴有癌栓者应照射胸壁。腋窝与内乳区放疗的效果不肯定，需待临床进一步验证。最常见的复发部位是胸壁，占半数以上，其次是锁骨上区，腋窝淋巴结复发少见。根治术后或改良根治术后胸壁的预防剂量为DT 46～50Gy/4.5～5周/23～25次，2Gy/次，5次/周。如果切缘阳性，对原发灶部位增量DT 10～15Gy/5～8次。区域淋巴结预防照射时，剂量为DT 50Gy/5～5.5周/25～28次，1.8～2.0Gy/次，1次/天，5次/周。

总之，乳腺癌放射治疗时应符合下列剂量学原则：①靶区内剂量分布要均匀，剂量变动应控制在±5%以内；②尽可能地减少对正常组织如心、肺和对侧乳腺的照射；③避免在照射野邻接处发生重叠或遗漏；④照射技术应尽可能地简便易行，便于技术员操作，重复性要好。

三、乳腺癌放疗的体位验证和治疗计划实施

（一）模拟机体位验证

乳腺癌放射治疗有根治术后放射治疗，也有保乳术后放射治疗。两者虽情况有所不同，但放疗技术类似，涉及切线野照射技术、半束照射技术、电子线照射技术等。二维技术在乳腺癌的治疗中占有非常重要的地位，随着放疗技术的发展，三维放疗技术也越来越多见于乳腺癌治疗。本节对乳腺癌放疗的常见模拟机验证技术加以介绍。

1. 体位固定 乳腺癌的体位固定方式主要有乳腺托架、真空垫、楔形垫等。乳腺癌放疗涉及非共面野交接，两者处理不好将影响正常组织和靶区受量，因此患者体位与固定非常重要。为了很好地解决两野交接问题，减少肺的受量，通常要求患者胸壁尽量与床面平行，患者胸部头部应适当垫高，且患侧手臂外展上举不小于 90°，使切线野避开手臂，充分暴露胸壁，一般双侧手臂上举比单侧手臂上举体位固定性好，有锁骨上区野时头偏向健侧（图 7-34）。

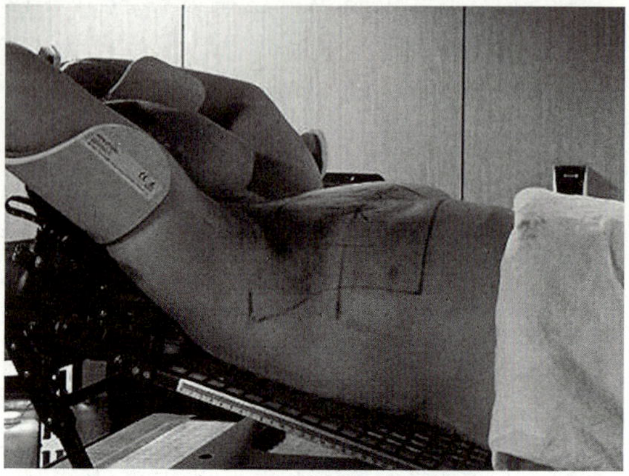

图 7-34 乳腺托架体位固定

2. 治疗中心坐标点的确认 目前乳腺癌传统的二维放疗技术在临床上仍然运用较多，该方法常要求患者卧于乳腺托架上。采用半束照射技术，锁骨上野中心一般放在与胸部（胸壁或乳腺）切线野交界处的中心位置，该野只用其上半束照射锁骨上，下半束（投影在胸壁或乳腺上）用准直器全部遮挡。胸部切线照射野中心一般放在预设范围的几何中心，切线定位完成后确定其入射中心坐标，记录切线定位和乳腺托架有关数据。乳腺癌三维放射治疗入射中心坐标可选择在乳腺的肿瘤中心点，有些乳腺癌保乳术会放置金属标记物在乳腺的肿瘤点中心，便于放疗时寻找。

3. 体位验证图像和计划 DRR 参考图像的匹配 二维计划时，很多情况并未运用放疗计划系统。由于胸壁照射部位主要在体表，可在定位完毕后通过模拟灯光观察体表受照射位置。三维计划者则需检查患者在模拟机上的体位和扫描计划 CT 时是否一致，通过模拟机取得的透视影像与计划系统的数字重建影像（DRR）比较（图 7-35），判断治疗中心是否有偏差。射野验证应多角度进行，如采用入射角为 0°、45° 和 90° 等角度，如果有偏离情况，要调整模拟治疗床参数使治疗中心与 DRR 中心一致。

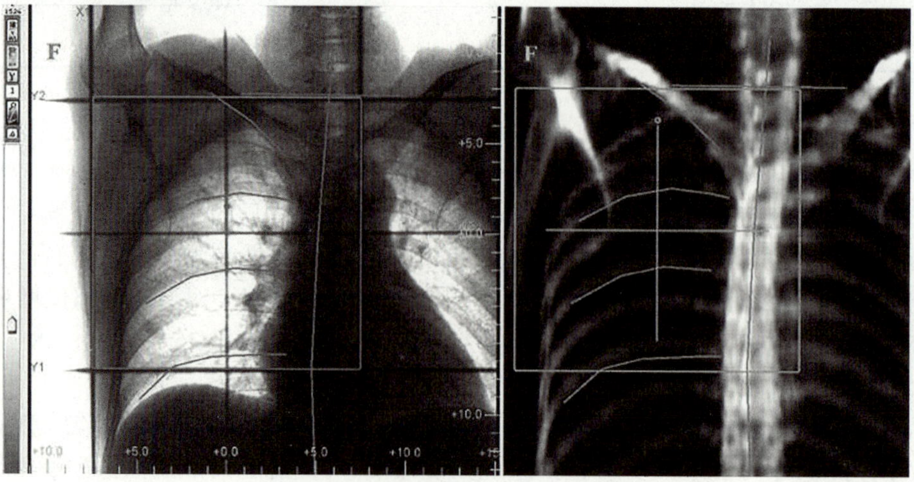

图 7-35 乳腺癌模拟机体位验证

4. 治疗中心坐标点的标记 治疗中心确定后，用不容易褪色的墨水笔把前、左、右方向上的治疗参考点做好标记，记录床高、中心深度等参数，也有医院采取激光枪在皮肤上做标记。由于乳腺不容易固定且随着呼吸移动，治疗中心坐标点摆位重复性差，所以可以选择在固定性、重复性好的部位标记摆位线，治疗时先对摆位线再移至治疗中心坐标点。

（二）治疗机体位验证及治疗实施

1. 阅读、填写及核对放射治疗单 放射治疗师阅读乳腺癌放射治疗单时首先要弄清楚是传统的二维放疗技术还是三维放疗技术，二维放疗技术中还分单纯切线野照射、切线野加锁骨上区野及内乳野照射、电子线照射等。逐项检查放射治疗单，查看是否有缺项，是否有填充物、铅挡块，正确理解医嘱，认真仔细填写，包括各野的单次剂量和累计量、动态滤板的射野面积换算及方向等。

2. 治疗摆位 双向核对确认患者身份，评估患者一般状况，与患者交流沟通，相关知识宣教。机臂、床底座、光栏归零，正确调整乳腺托架参数并放置在偏患侧床处。床降至适当高度，协助患者上治疗床，指导患者取合适体位，保证体位正、直。利用激光灯双人核对乳腺托架刻度，合理运用激光灯，双人规范摆位，摆位完成时内外切线野必须全部吻合。转动机臂时必须打开照明灯，切线野治疗时需观察胸壁是否全部包括在内，锁骨上野与胸部照射野交接处必要时要用灯光野评估其重叠或遗漏。摆位完成后告知患者不要移动体位，有特殊不适举手示意。

3. 治疗前患者体位验证 摆位完成后，拍摄 EPID 射野片或 CBCT 片，并与 DRR 片或 CT 图像配准（图 7-36），以肋骨的骨性标记结合乳腺内的金属标记物为参考，验证治疗体位的正确性。如有偏差，分析偏差原因，及时纠正。涉及偏差原因如下：①患者体型改变带来的误差；②患者体表标记不清晰引起的误差；③设备的机械精度存在误差；④技术员的操作引起的误差等。

4. 实施治疗 回到操作台再次核对患者计划及各项参数，确保无误后开机治疗。治疗过程中密切观察患者状况及机器运转，如有意外，立即处理。患者治疗疗程中，其手臂上举程度会逐步增加，其胸壁体表照射范围也会发生变化，应评估并决定是否重新校准治疗中心。

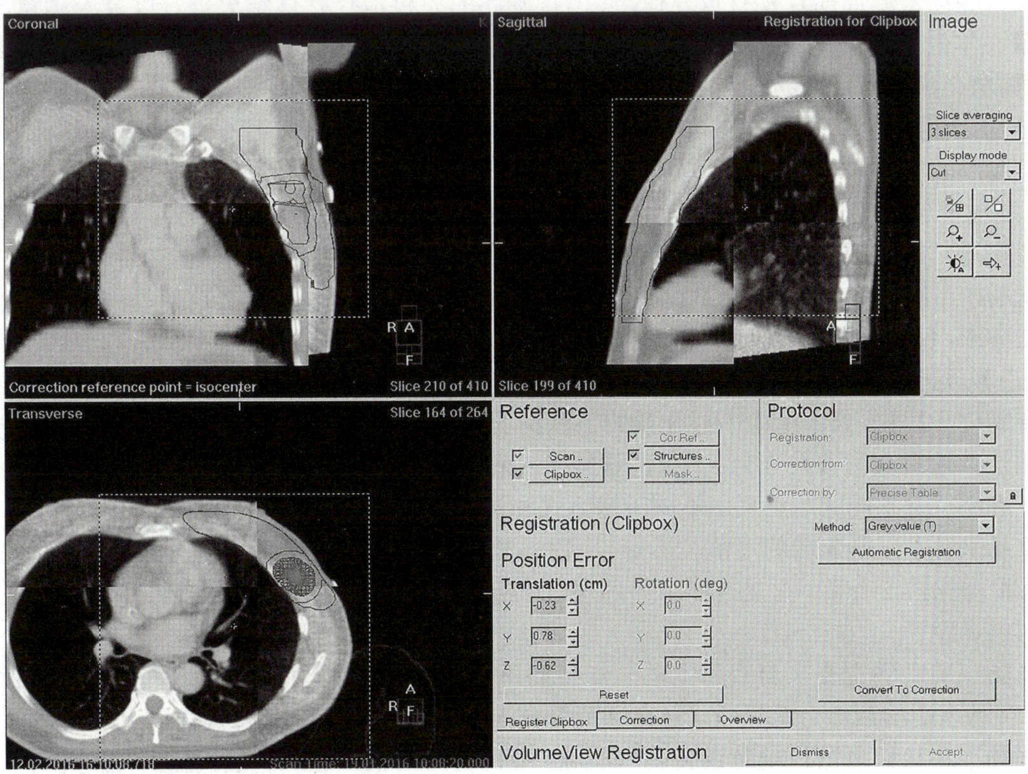

图 7-36 乳腺癌 CBCT 图像验证

5. 电子线治疗　每位患者的电子线治疗都是通过定制的铅挡块实现的，不能互用。治疗摆位时需根据医嘱选择准确的电子线筒，注意源皮距与定位时一致。此外，按原光子野补电子线，其照射范围会稍大于原光子治疗范围。

（三）注意事项

1. 乳腺癌放疗照射部位主要在体表附近，不要忽视灯光野的观察及在定位中的作用。

2. 胸壁虽可看成弧形，但不能忽视胸壁有明显凹陷的患者，定位必要时凹陷处应放标记，以免该部位落在野外或边缘。

3. 若患者的患侧手臂外展上举不能达到 90° 以上时，照射线会被遮挡，应暂缓定位并指导患者进行患侧肢体向上拉伸锻炼直至上举充分。

4. 保持照射野皮肤尤其是腋窝皮肤的清洁、干燥，禁用肥皂等刺激物品，避免抓挠，穿棉质、宽松、透气衣物，减少腋窝皮肤摩擦。

（李小东　孙　丽）

第八节　直肠癌放射治疗技术

一、直肠癌概述

直肠癌（rectal carcinoma）是指直肠齿状线以上至乙状结肠起始部之间的肿瘤。随着我国经济发展，人们生活方式及膳食结构的变化，其发病率逐年增高，是我国常见的恶性肿瘤之一。其病因目前尚未完全明确，流行病学调查提示主要与遗传、饮食习惯、大肠非癌性疾病（如腺瘤、血吸虫性结肠炎、慢性溃疡性结肠炎）和环境因素（肠道细菌、化学致癌物质、土壤中缺钼和硒）有关。

手术是直肠癌主要的治疗方式。全系膜切除术（total mesorectal excision，TME）开展以来，对降低直肠癌术后局部复发有重要作用，但直肠癌的外科治疗整体结果仍难以令人满意，其根治术后 5 年生存率仍在 50% 左右。治疗失败的主要原因在于局部复发和远处转移率较高，因此，术前放化疗及术后辅助放疗成为直肠癌的重要治疗模式。

（一）流行病学

直肠癌的流行病学特点是具有明显的地域分布差异，高发区如北美、西欧、澳大利亚和新西兰；低发地区包括非洲、亚洲和南美。我国直肠癌的特征是：男女性别之比为 1.3∶1；发病年龄比欧美报道年龄的提前 12～18 年；我国结直肠癌中直肠癌占 50% 以上，且 80% 以上的直肠癌位于直肠中下段；我国沿海东部地区比内陆西北地区高发，城市较农村发病率高；在我国所有癌症死亡率中，仅次于肺癌、肝癌、胃癌和食管癌，居第 5 位。

（二）直肠的应用解剖

直肠位于盆腔，长 10～15cm，上段与乙状结肠相接，起自第 3 骶椎平面，下端与齿状线处与肛管相连。通常直肠被人分为 3 段：齿状线上 5cm 为直肠下端，5～10cm 为中段，10～15cm 为上段。肿瘤位于不同区域可采用不同手术方式和治疗模式。

直肠来源于后肠末端的泄殖腔后份，上皮起源于内胚层，为单层柱状上皮，因此直肠癌多为腺癌。肛管来源于原肛，上皮起源于外胚层，为复层扁平上皮，病理类型常常是鳞癌、基底细胞癌和黑色素瘤等。

直肠癌的血供主要来自直肠上动脉和直肠下动脉。直肠上动脉是由肠系膜下动脉延伸向下，在直肠上端的后方分为两支，沿直肠两侧向下形成的，主要供应齿状线以上的直肠血液运行。直肠下动脉起自髂内动脉或会阴内动脉，沿直肠两侧韧带进入直肠，主要供应直肠下端血液运行。

直肠癌的淋巴引流通常沿同名血管走行，以齿状线为界，直肠的淋巴引流分为上下两组：齿状线以上的直肠淋巴为上组，以下为下组。上组的淋巴引流分为3个方向：①向上沿直肠上动脉引流至肠系膜下动脉和腹主动脉旁淋巴结；②向两侧经直肠下动脉延伸至骶前淋巴结；③向下可经肛提肌上淋巴结或穿过肛提肌至坐骨直肠窝淋巴结，然后沿肛内血管至髂内淋巴结。齿状线以下的下组淋巴结经会阴引流至双腹股沟淋巴结。由于上下两组淋巴引流网存在广泛吻合，所以少数直肠癌也可通过淋巴道转移到腹股沟淋巴结。

（三）直肠癌的扩散途径

1. 直接蔓延 包括在黏膜和黏膜下层向周围蔓延与向深部浸润肠壁各层。癌肿蔓延环绕肠管的倾向较大，因而容易形成肠腔狭窄，但向上下蔓延的距离不大，很少超过肿瘤边缘以外2～3cm。当肿瘤穿透直肠壁后可侵犯邻近器官，如前列腺、膀胱、子宫和骶骨。

2. 淋巴道转移 肠壁浸润的深度与淋巴结转移的危险性有关，淋巴结转移率随肿瘤恶性度增高而显著增加，肿瘤分化差的淋巴结阳性率高达60%。淋巴转移是直肠癌主要的扩散途径，是影响直肠癌预后的重要因素。

3. 种植转移 直肠癌浸润生长浸透浆膜层后，部分肿瘤细胞可以从浆膜表面脱落种植于腹腔壁腹膜或盆壁。直肠癌的发生以低位直肠癌为主，肿瘤表面无腹膜覆盖，发生腹膜种植转移比较少见。外科手术如不遵循无瘤原则或术中出血较多均可增加肿瘤细胞种植的机会。

4. 血行转移 血行转移占34%，直肠癌组织侵入静脉后，癌栓可以通过直肠上静脉、肠系膜下静脉、门静脉转移至肝内最常见；也可由髂静脉转移至肺、骨和脑等。极少转移到肾上腺和肾脏。

（四）临床表现

1. 肠道刺激症状和排便习惯改变 主要表现为直肠刺激症状，便频、里急后重、肛门下坠、便不尽感、肛门痛等。

2. 血便 大便表面带血和（或）黏液，严重时有脓血便。肿瘤破溃出血，有时鲜红或暗红，一般出血量不多，间歇性出现。如肿瘤位置较高，血与粪便相混则呈果酱样大便。

3. 肠梗阻 当肿瘤侵润肠壁引起直肠狭窄，可出现大便变形、变细（呈铅笔状、羊粪状），如病情继续发展，则可出现肠梗阻。

4. 贫血、消瘦、发热、乏力等全身症状 由于肿瘤生长消耗体内营养，长期慢性出血引起患者贫血；肿瘤继发感染，引起发热和中毒症状。

（五）病理组织分型

2010年，WHO将直肠癌的组织学类型分为：乳头状腺癌、管状腺癌、黏液腺癌、印戒细胞癌、腺鳞癌、鳞状细胞癌、髓样癌、未分化癌、复合型癌、小细胞癌和肉瘤样癌等。其中以管状腺癌、黏液腺癌和未分化癌常见。

1. 腺癌 癌细胞排列呈腺管状或腺泡状。根据其分化程度，按Broder法分为Ⅰ～Ⅳ级，即低度恶性（高分化）、中等恶性（中分化）、高度恶性（低分化）和未分化癌。大多数直肠癌（95%）为腺癌。

2. 黏液腺癌 癌细胞分泌较多黏液，黏液可在细胞外基质中或集聚在细胞内将核挤向边缘，细胞内黏液多者预后差。

3. 未分化癌 癌细胞较小，呈圆形或不规则形，呈不整齐的片状排列，浸润明显，易侵入小血管及淋巴管，预后差。

（六）诊断与临床分期

【诊断】 根据主要临床表现：直肠刺激症状如便频、里急后重、肛门下坠、便不尽感、肛门痛等。大便表面带血和（或）黏液，严重时有脓血便等需引起重视。直肠指诊简单易行，诊断价值非常高。我国80%以上的直肠癌做直肠指诊可以发现，如采取左卧位可以扪及更高部位肿瘤。

直肠指诊简单易行，凡遇到患者有便血、直肠刺激症状、大便变形等症状均应行直肠指诊。检查时动作要轻柔，切忌粗暴，要注意有无肿物触及，肿瘤距肛门距离、大小、硬度、活动度、黏膜是否光滑、有无压痛及与周围组织关系、是否侵犯骶前组织。如果肿瘤位于前壁，男性必须明确与前列腺关系，女性患者需做阴道指诊，查明是否侵犯阴道后壁。指诊检查完毕应观察指套有无血迹。因此，在临床工作中必须认真询问病史和仔细体检。目前，内镜活组织检查是唯一确诊手段，在内镜检查时，还可以拍照、活检，以及刷检涂片做病理细胞学检查，腔内超声能清楚显示肠壁各层结构及周围组织器官，粪便隐血实验、肿瘤标记物检测、盆腔MRI、PET-CT等被视为直肠癌有效的辅助诊断措施。

【临床分期】

1. Dukes分期 由于1932年Dukes提出的直肠癌分期简单易行，且对预后有一定的指导意义，因此，目前仍被应用。直肠癌Dukes分期：

Dukes A期：肿瘤局限于肠壁内。

Dukes B期：肿瘤侵犯至肠壁外。

Dukes C期：有区域淋巴结转移，无论侵犯深度。

2. TNM分期 国际抗癌联盟（UICC/AJCC）2009年制定了提出的TNM（第7版）分期系统对直肠癌的预后有更好的指导意义。

TNM分期（AJCC，2009年第7版）

T-原发瘤分期

Tx 原发肿瘤不能评估。

T_0 无原发肿瘤证据。

T_{is} 原位癌：上皮内或黏膜固有层。

T_1 肿瘤侵犯黏膜下层。

T_2 肿瘤侵犯固有肌层。

T_3 肿瘤侵犯浆膜下或无腹膜被覆的结肠或直肠旁组织。

T_4 肿瘤侵透脏腹膜和（或）直接侵犯其他器官或结构。

T_{4a} 肿瘤穿透脏腹膜表面。

T_{4b} 肿瘤直接侵犯其他器官或结构。

N 区域淋巴结。

N_x 区域淋巴结不能评价。

N_0 无区域淋巴结转移。

N_1 1～3个区域淋巴结转移。

N_{1a} 1个区域淋巴结转移。

N_{1b} 2～3个区域淋巴结转移。

N_{1c} 无区域淋巴结转移，但在浆膜下或无腹膜被覆的结肠或直肠旁组织存在单个（或多个）癌结节（卫星灶）。

N_2 ≥4个区域淋巴结转移。

N_{2a} 4～6个区域淋巴结转移。

N_{2b} ≥7个区域淋巴结转移。

M 远处转移。

M_0 无远处转移。

M_1 有远处转移。

M_{1a} 单个器官或部位发生转移（如肝、肺、卵巢、非区域淋巴结，如髂外和髂总淋巴结）。

M_{1b} 多个器官或部位发生转移或腹膜转移。

（七）综合治疗原则

临床上一般应采取以手术为主的综合治疗。根据病人的全身状况和各个脏器功能状况、肿瘤的位置、肿瘤的临床分期、病理类型及生物学行为等决定治疗措施。合理地利用现有治疗手段，以期最大限度地根治肿瘤、最大限度地保护脏器功能和改善病人的生活质量。直肠癌的治疗主要有手术治疗、放射治疗、化学治疗及靶向治疗。

1. 手术治疗 手术治疗适应证：①全身状态和各脏器功能可耐受手术；②肿瘤局限于肠壁或侵犯周围脏器，但可整块切除，区域淋巴结能完整清扫；③已有远处转移（如肝转移、卵巢转移、肺转移等），但可全部切除，酌情同期或分期切除转移灶；④广泛侵袭或远处转移，但伴有梗阻、大出血、穿孔等症状应选择姑息性手术，为下一步治疗创造条件。手术治疗禁忌证：①全身状态和各脏器功能不能耐受手术和麻醉；②广泛远处转移和外侵，无法完整切除，无梗阻、穿孔、大出血等严重并发症。

2. 手术治疗方法的选择

（1）直肠癌局部切除手术：需严格把握以下手术指征：①肿瘤侵犯肠周径＜30%；②肿瘤大小＜3cm；③切缘阴性（距离肿瘤＞3mm）；④肿瘤活动，不固定；⑤肿瘤距肛缘8cm以内；⑥仅适用于$T_1N_0M_0$肿瘤；⑦内镜下切除的息肉，伴癌浸润，或病理学不确定；⑧无血管淋巴管浸润（LVI）或神经浸润；⑨高-中分化；⑩治疗前影像学检查无淋巴结肿大的证据。术后病理如果为T_2或者T_1伴有切缘阳性、血管淋巴管浸润、分化差的高危患者则应行经腹切除术。拒绝手术患者考虑放射治疗。

（2）经腹直肠癌根治性切除术：全直肠系膜切除术（TME）为中低位直肠癌手术的标准术式，是指在直视下锐性解剖盆筋膜脏层和壁层间的特定间隙，完整切除脏层筋膜内的全部组织，包括直肠系膜内的血管淋巴管结构、脂肪组织和直肠系膜筋膜，保留自主神经功能。切除肿瘤下缘以下4～5cm的直肠系膜或达盆膈，下段直肠癌（距离肛缘小于5cm）切除肿瘤远端肠管至少2cm。

（3）手术方式：直肠癌低位前切除术、经腹会阴联合切除术、Hartmann手术等。大多数有经验的外科医师，对中高分化癌肿只要在肿瘤下缘切除2cm以上，还能与远端直肠或肛管吻合，在癌肿未浸润肛提肌的前提下，仍能行Dixon手术或Bacon术或Parks手术。齿状线上3cm以内的癌肿并已侵及黏膜下层，原则上行Miles术。直肠癌的局部切除术主要有3种途径：①经肛门局部切除术；②骶尾骨入路直肠癌局部切除术；③经括约肌局部切除术。

3. 化疗

（1）术前化疗：多用于局部晚期直肠癌，通常与放疗联合应用。也越来越多地应用于潜在可切除的直肠癌肝转移病人。

（2）术后化疗：对Ⅲ期的根治性切除术后病人应采用辅助性化疗。化疗方案有多种，常用的辅助化疗方案有：5-FU/CF；卡培他滨单药；奥沙利铂＋5-FU/CF；奥沙利铂＋卡培他滨；不推荐伊立替康作为直肠癌术后的辅助治疗。目前推荐直肠癌术后辅助化疗的时间为6个月。对TNM Ⅱ期病人是否需行辅助化疗尚有争议，目前认为高危TNM Ⅱ期病人应该行术后辅助化疗。

4. 放射治疗 放射治疗主要用于：①Ⅰ期（$T_{1\sim2}N_0M_0$）经肛切除术后，如果为T_1存在高风险因素（分化差、脉管淋巴管受侵、切缘阳性）或T_2病例应给予术后同步放化疗；②Ⅱ、Ⅲ期（$T_{3\sim4}N_0M_0$，$T_{1\sim4}N_{1\sim2}M_0$）的标准治疗为术前同步放化疗或术后同步放化疗；③T_4或N_2病例术前同步放化疗对提高手术切除率和局部控制率更有优势，低位直肠癌通过术前同步放化疗能提高保肛率；④Ⅳ期（$T_{1\sim4}N_{0\sim2}M_1$）可手术切除的晚期直肠癌（局限于肝或肺的转移灶及盆腔原发灶可手术切除），如果病理分期为$T_{1\sim4}N_{1\sim2}M_1$，建议术后辅助化疗后行盆腔同步放化疗；⑤术后局部复发可再次手术切除病例，如果再分期为Ⅱ、Ⅲ期（$T_{3\sim4}N_0M_0$，$T_{1\sim4}N_{1\sim2}M_0$），且既往未曾接受放疗，建议术后同步放化疗。不能手术切除的、复发后无法手术切除的，或高龄、合并严重并发症无法手术的直肠癌，进行同步放化疗，缓解症状，提高生存质量并延长生存时间，部分病例转为手术切除；⑥如果术中发现肿瘤无法手术切除或无法手术切净时，可考虑术后同步放化疗；⑦骨或其他部位转移灶引起疼痛，严重影响患者生活质量时，如果病人身体状况允许，可考虑局部放疗以减轻病人症状，改善生活质量。

5. 转移性直肠癌的全身化疗 化疗可以延长转移性直肠癌患者的生存时间，提高生活质量，并可使部分无法手术切除的转移灶转变为可手术切除。直肠癌化疗最常用的药物包括氟尿嘧啶类化合物、奥沙利铂和伊立替康。

6. 分子靶向治疗 常用的靶向药物包括以表皮生长因子受体（EGFR）信号传导通路为靶点和以血管内皮生长因子（VEGF）为靶点的两类药物。针对晚期结直肠癌，靶向药物与化疗药物联合使用增加了疗效。靶向药物疗效与直肠癌基因分型相关（*Ras* 基因野生型病人使用西妥昔单抗有效，突变型病人则无效）。

二、直肠癌靶区勾画原则和计划设计

（一）放射治疗的适应证及禁忌证

1. 适应证 放疗既是直肠癌重要的辅助治疗手段，又是晚期直肠癌姑息治疗的重要手段。对于可手术直肠癌患者，放疗可降低手术直肠癌术后的局部复发风险，术前放疗优于术后放疗，放疗综合同步化疗可进一步提高局部控制率，即便全直肠系膜切除（TME）手术后，辅助放化疗仍可进一步降低局部复发风险。直肠癌局部 / 区域复发率与直肠癌分期密切相关。一般认为，$T_{1\sim2}N_0$ 直肠癌根治术后局部 / 区域复发率小于 15%，T_3N_0 为 16%～34%，T_4 或 N+ 则高达 34%～65%。因此对于 T_3/T_4 和（或）N+ 患者，都应该进行盆腔放射治疗，以降低局部 / 区域复发率。对于不可手术的局部晚期直肠癌，放疗可以改善局部症状，减缓局部肿瘤进展，并使部分患者争取获得了手术机会。

对于老年合并症较多难以耐受大手术的病例，可选择放疗加局部手术切除。对于直肠癌术后盆腔复发患者，可再次手术切除者先行再次手术治疗，如果未曾做过放疗，则根据此次术后病理分期决定是否术后辅助放疗：病理为 $PT_{1\sim2}N_0M_0$，随诊观察，病理为 $PT_{3\sim4}$ 或 N+ 无远处转移，则考虑术后盆腔同步化放疗。直肠癌术后盆腔复发无法再次手术者，先行同步化放疗后再评价是否可手术切除，如果能手术切除即行手术治疗，仍无法手术则局部继续加量放疗至 66～70Gy，并同步化疗。晚期直肠癌骨转移或腹膜后转移引起疼痛，局部放疗能缓解疼痛，改善生活质量。

2. 禁忌证 对于恶病质、大量腹水、广泛转移的患者，放疗为相对禁忌证。

（二）放射治疗流程

1. 常规放射治疗 ①定位方法：定位前在肛门处或会阴瘢痕处放置金属标记。俯卧位，采用身下垫有孔腹部定位板。②照射范围：包括瘤床（吻合口）、直肠系膜区、骶前软组织区、髂内血管周围淋巴引流区和（或）坐骨直肠窝及会阴手术瘢痕（Miles 术后）。上界为 L_5/S_1 椎体之间。下界为肿瘤下缘下 3cm（术前放疗）或闭孔下缘（Dixon 手术后）或会阴瘢痕放置标记物下 1～1.5cm（Miles 术后）。外界为真骨盆外 1cm。两侧野后界为包括骶骨外侧皮质。两侧野前界为直肠前壁前 2～3cm（术前放疗或 Dixon 术后），或根据术后盆腔 CT 片，包括膀胱后 1/3 处（Miles 术后）。根据以上范围勾画治疗靶区，制作射野挡块。每周拍验证片校正。

2. 照射剂量 术前 / 术后放射治疗：45.0～50.4Gy/25～28 次。局部晚期或复发直肠癌：真骨盆照射 45.0～50.4Gy/25～28 次后，缩小至肿瘤处补量 16～20Gy。

（三）三维适形或调强放射治疗

1. 模拟定位 定位前排空膀胱，一次口服 500ml 水，等待 1～2 小时，让膀胱充盈后实施定位，从而减少小肠落入盆腔内的体积。定位前在肛门处或会阴瘢痕处放置金属标记。仰卧位，垫腹部定位装置，体模固定。以0.5cm层厚行CT增强扫描采集CT图像。

2. 临床靶区（CTV） 直肠癌最主要的局部区域失败部位依次为骶前区、吻合口附近或会阴区、髂血管淋巴结及真骨盆内其他部位。发生髂总血管旁或腹主动脉旁（即真骨盆外）复发比例小于10%。因此，无论是术前还是术后放射治疗，治疗部位都必须包括直肠系膜区、骶前区、髂内血管区（盆侧壁区）。当肿瘤位于距离肛门 $<$ 6cm时或是进行了Miles手术后，必须包括坐骨直肠窝/肛门括约肌处区。当肿瘤位于距肛门 $>$ 10cm处，下界可适当上提，不必包括全部的坐骨直肠窝。

3. 计划靶区（PTV） 直肠癌摆位误差在腹背方向误差最大，头尾次之，左右方向最小。因此，一般在CTV基础上，至少在患者左右方向外放0.5cm，腹背和头脚方向外放1cm作为PTV。

4. 正常组织勾画 包括双侧股骨头、膀胱和照射范围内小肠。

照射剂量：术前/术后放射治疗：95% PTV接受的最小剂量为45.0～50.4Gy/25～28次。局部晚期或复发直肠癌：真骨盆照射95% PTV接受的最小剂量为45.0～50.4Gy/25～28次后，缩小至肿瘤区补量至66～70Gy。

5. 正常组织限量 膀胱 $V_{50}<50\%$，$V_{40}<40\%$；股骨头 $V_{50}<5\%$，$V_{20}<50\%$；小肠 $V_{30}<40\%$，$V_{40}<30\%$。

三、直肠癌放疗的体位验证和治疗计划实施

（一）模拟机体位验证

1. 体位固定 直肠癌位于盆腔内，与前列腺癌、膀胱癌、宫颈癌等其他盆腔肿瘤的模拟机验证有诸多相似之处。采用的放射治疗技术主要有二维放疗、三维适形放疗及调强放疗等。根据患者的靶区位置、大小、危及器官的大小与位置等具体条件选择合适的固定体位。如靶区较大与危及器官（如小肠）距离较近的患者，在体位选择时以俯卧位为主，以减少小肠的照射剂量。同时，在体位固定时应根据医嘱要求进行膀胱和直肠的准备（排空或是充盈）。排空膀胱有利于位置的重复性，但是增加膀胱本身的照射体积；充盈膀胱可以减少膀胱的照射体积，但是患者的主观感受很难使每次膀胱的充盈量一致，因此，有条件的单位应对膀胱容量进行准确测量。制作体位固定模具时，放射治疗师首先要熟悉放疗计划书，确认患者采用的是何种放射治疗技术，向患者解释体位固定的原理及注意事项。根据患者实际选择合适的体位、膀胱和直肠的准备条件，采用体模或体模加发泡胶固定。

2. 模拟验证 模拟验证分为常规模拟机验证及CT模拟机验证。常规模拟机验证时根据患者体表标记固定患者，并根据体模上的定位标记点，利用模拟机室内激光灯为患者摆位。采用二维放疗的患者，先建立患者模拟机复位档案，根据治疗计划决定剂量比和楔形板的度数，并确定医生要求的照射范围，模拟机上拍摄射野定位片，根据治疗范围医生勾画靶区，治疗师制作射野挡块。采用三维及IMRT放疗的患者，先根据计划确定移床数据，确认是否移动后获取患者模拟机X线影像（采用正侧位，0°与270°），将获取影像与计划设计DRR图像进行配准。根据配准结果判断等中心点的准确性，如符合要求，将患者影像资料传输至医生工作站，并在患者体模或体表标记验证后的治疗中心。

CT模拟机验证时与定位时一致，根据医嘱要求进行膀胱和直肠的准备。按计划CT的标记点进行摆位，先根据计划确定移床数据，确认是否移动后在中心点放置金属小球，按要求进行CT扫描（或CT增强扫描）。将两次扫描的相应层面进行配比，判断是否一致。如出现误差≥5mm的，应检查模拟机的准确度、检查患者体表标记是否清楚、摆位重复性是否好、检查治疗计划是否正确等。出现问题，应立即纠正。纠正后重新摆位验证，根据移床数据移床，重新比对DRR验证。

（二）治疗机体位验证

治疗前射野验证是保证患者在治疗过程中照射野位置极其重要的环节，必须建立必要的质

量管理措施。盆腔肿瘤患者在接受分次治疗的过程中，由于膀胱、小肠、直肠等脏器的位置和形状都可能发生变化，导致体内的靶区与周围危及器官的相对位置发生变化。引起这些变化的原因主要有分次治疗的摆位误差，不同分次间的靶区位移或靶区形变，同一分次间的靶区运动。对于膀胱、小肠、直肠等脏器的位置和形状变化，目前只能通过设置合理的ITV或是采用自适应放疗技术；对于摆位误差，目前采取的相应措施是在线验证与校位，主要有以下几种方式：

1. EPID验证 对于二维放疗及三维放疗技术，多采用射野验证的技术，采用射野+大矩形野的曝光方式；对于IMRT技术，多采用正侧位片进行验证（0°与270°）。获取的验证片与DRR及模拟机X片进行比较和误差分析，并登记各个方向上的误差数据，由医生评价验证片的结果是否符合临床要求。如误差大于允许值，可通过移床予以校正，再进行治疗。

2. MV级X线与kV级X线并用或只用kV级X线源 在加速器机架的旋转平面内，与加速器机头呈90°的方向安装X线球管，球管对侧配套射线探测器阵列，两对装置轴线正交，相对水平方向倾斜45°。盆腔肿瘤患者治疗计划完成后，可将每个射野的DRR图像通过局域网传输到治疗机XVI系统，放射治疗师在摆位后，可根据不同射野的2D图像拍摄与定位CT图像角度相同的kV级射野验证片，重要脏器可单独标记，再将两幅图像进行比对，判断是否一致。

3. X光容积成像 目前加速器获取的3D图像主要是采用CT-on-rail技术和锥形束（cone beam）CT技术。锥形束CT技术是目前较为常用的在线校位技术，即利用kV级X线源围绕患者扫描180°～360°，通过采集到的透视图像重建3D图像。有CBCT影像设备的可获取CBCT影像与计划CT配准，配准范围包含整个盆腔，配准方式采用骨匹配或灰度匹配，并结合手动微调。避免出现较大的旋转误差（≥3°）。如出现较大的旋转误差，应该重新摆位纠正，如多次摆位仍不能纠正应请主管医生进行确认。

（三）治疗实施

首次到加速器机房治疗，放射治疗师必须拍摄2D或扫描3D图像，通过与定位图像做对比，后交由临床医生审核，如准确无误，医生签名批准后可实施治疗。

1. 认真核对病人姓名、ID号、照片、放疗计划。

2. 嘱患者按体位固定时的体位配合摆位、在治疗期间勿紧张、勿动等治疗细节，治疗过程中出现任何不适可轻微挥动手臂，以便治疗师及时发现从而避免危险事故的发生。注意语言得体，语气温和，尤其对患者提出的疑问，回答时要做到耐心、语言通俗易懂。

3. 根据复位的参数摆位，注意患者身体与固定模具之间的吻合性。

4. 根据治疗计划单给出的等中心位置坐标调整治疗床的位置使照射野中心位于加速器等中心，如果需要扫描CBCT应观察探测器面板及加速器机头防碰撞联锁是否和治疗床碰撞。

5. CBCT配准主要采用骨配准并结合手动调整，如果配准结果中旋转误差大于3°，需要重新进行摆位、扫描。纠正床的阈值通常设定为任一平移方向≥2mm。

6. 患者首次治疗进行摆位和影像配准时，主管医师和计划物理师需同时到场，同治疗师一起判断摆位和影像配准是否准确，观察靶区以及周围解剖结构的配准情况。

7. 整个疗程中，医生应每周评估治疗情况，观察配准的准确性，以及肿瘤体积及位置的变化和靶区的合适程度，决定是否修改计划。治疗过程中治疗师如果发现患者的体表外轮廓变化较大，影响摆位和图像配准时，应及时与主管医生联系，共同商讨应对措施。

（四）注意事项

1. 盆腔肿瘤的主要副作用是膀胱刺激征及直肠刺激征，应在放疗前嘱患者注意饮食卫生，多吃清淡、易消化的食物。

2. 盆腔肿瘤放疗患者的血液毒性反应较常见，放疗后白细胞容易下降，应嘱患者定期查血液学指标，并保证其充足营养，补充蛋白质、糖及维生素等。

3. 盆腔肿瘤受膀胱容积影响较大，可对膀胱容积进行量化，也可以应用膀胱容量测量仪进行超声定位做等中心位置的校正。

4. 对于老年人和肥胖的病人，盆腔肿瘤的治疗体位一般取仰卧位更舒适，在定位时需特别考虑。

（刘红利 陈 林）

第九节 前列腺癌放射治疗技术

一、前列腺癌概述

前列腺癌是男性泌尿生殖系统最常见的恶性肿瘤之一，是指发生在前列腺上皮性的恶性肿瘤。包括腺癌（腺泡腺癌）、导管腺癌、尿路上皮癌、鳞状细胞癌和腺鳞癌，其中腺癌占95%以上。发病率随着年龄的增加而增长，发病年龄在55岁前处于较低水平，55岁后逐渐升高，高峰年龄是70～80岁。家族遗传型前列腺癌患者发病年龄稍早，年龄≤55岁的患者占43%。前列腺癌应注意早期筛查和诊断。

（一）病因与流行病学

前列腺癌的发生与遗传因素有关，家族史是前列腺癌的高危因素，如一级亲属患有前列腺癌的男性的发病危险是普通人的2倍。与性活动和饮食习惯有关，性活动较多者患前列腺癌的风险增加，高脂肪饮食与发病也有一定关系。此外，与种族、地区或宗教信仰可能有关。前列腺癌发病率最高的地区是北美和斯堪的纳维亚半岛，大部分亚洲国家都是低发病率地区，但近年来，慢性炎症和前列腺癌的相关性成为关注热点，有性传播疾病或前列腺炎病史的男性的前列腺癌发病危险增高，并且遗传流行病学提示的前列腺癌高危基因是炎症反应的调控基因。

（二）病理与分期

1. 在前列腺癌的病理分级方面，目前最常使用Gleason评分系统（表7-11）。

表7-11 前列腺癌病理分级的Gleason评分系统

Gleason评分	特点
1分	癌肿极为罕见。其边界很清楚，膨胀型生长，几乎不侵犯基质，癌腺泡很简单，多为圆形，中度大小，紧密排列在一起，其胞质和良性上皮细胞胞质极为相近
2分	癌肿很少见，多发生在前列腺移行区，癌肿边界不很清楚，癌腺泡被基质分开，呈简单圆形，大小可不同，可不规则、疏松排列在一起
3分	癌肿最常见，多发生在前列腺外周区，最重要的特征是浸润性生长，癌腺泡大小不一，形状各异，核仁大而红，胞质多呈碱性染色
4分	癌肿分化差，浸润性生长，癌腺泡不规则融合在一起，形成微小乳头状或筛状，核仁大而红，胞质可为碱性或灰色反应
5分	癌肿分化极差，边界可为规则圆形或不规则状，伴有浸润性生长，生长形式为片状单一细胞型或者是粉刺状癌型，伴有坏死，癌细胞核大，核仁大而红，胞质染色可有变化

2. 危险因素分析 根据血清前列腺特异性抗原（prostate-specific antigen，PSA）、Gleason评分和临床分期将前列腺癌分为低危、中危、高危三类（表7-12），以便指导治疗和判断预后。

表7-12 前列腺癌危险因素分析

	低危	中危	高危
PSA/（ng/ml）	4～10	10.1～20	>20
Gleason评分	≤6	7	>8
临床分期	≤T_{2a}	T_{2b}	≥T_{2c}

3. 分期 其目的是指导选择治疗方法和评价预后。通过直肠指诊（digital rectal examination，DRE）、PSA、穿刺活检阳性针数和部位、骨扫描、CT、MRI 及淋巴结切除来明确分期。依据 2009 年 UICC 的 TNM 分期系统（表 7-13），T 分期表示原发肿瘤的局部情况，主要通过 DRE 和 MRI 来确定，前列腺穿刺阳性活检数目和部位、肿瘤病理分级和 PSA 可协助分期；N 分期表示淋巴结情况，只有通过淋巴结切除才能准确了解淋巴结转移情况。N 分期对准备采用根治性疗法的患者是重要的，分期低于 T_2、PSA＜20ng/ml 和 Gleason 评分＜6 的患者淋巴结转移的机会小于 10%，可保留淋巴结切除手术。M 分期主要针对骨骼转移，骨扫描是最适合的检查。尤其对病理分化较差（Gleason 评分＞7）或 PSA＞20ng/ml 的患者，应常规行骨扫描检查。

表 7-13 前列腺癌 TNM 分期（UICC，2009 年）

临床（T）分期	病理（pT）*	淋巴结（N）*** 临床分期	淋巴结（N）病理分期	M 分期
T_x：原发肿瘤不能评价		N_x：区域淋巴结不能评价	PN_x：无区域淋巴结取材标本	M_x
T_0：无原发肿瘤证据		N_0：无区域淋巴结转移	pN_0：无区域淋巴结转移	M_0
T_1：临床隐匿肿瘤，不能被触及，影像不能发现		N_1：区域淋巴结转移	pN_1：区域淋巴结转移	M_1
T_{1a}：肿瘤体积所切除组织体积的≤5%				M_{1a}：有区域淋巴结以外的淋巴结转移
T_{1b}：肿瘤体积＞所切除组织体积的 5%				M_{1b}：骨转移
T_{1c}：穿刺活检证实，如由于 PSA 升高				M_{1c}：其他器官组织转移
T_2：局限于前列腺内的肿瘤	pT_2*：局限于前列腺			
T_{2a}：肿瘤限于单叶或一侧叶的 1/2（≤1/2）	pT_{2a}：肿瘤限于单叶的 1/2			
T_{2b}：肿瘤超过单叶的 1/2 但限于该单叶	pT_{2b}：肿瘤超过单叶的 1/2 但限于该单叶			
T_{2c}：肿瘤侵犯两叶	pT_{2c}：肿瘤侵犯两叶			
T_3：肿瘤突破前列腺包膜**	pT_3：突破前列腺			
T_{3a}：肿瘤侵犯包膜（单侧或双侧），包括显微镜下发现累及膀胱颈部	pT_{3a}：突破前列腺			
T_{3b}：肿瘤侵犯单侧或双侧精囊	pT_{3b}：侵犯精囊			
T_4：肿瘤固定或侵犯除精囊外的其他临近组织结构，如膀胱颈、尿道外括约肌、直肠、肛提肌和（或）盆壁	pT_4：侵犯膀胱和直肠			

* 注：穿刺活检发现的单叶或两叶肿瘤但临床无法扪及或影像不能发现的定为 T_{1c}；

** 注：侵犯前列腺尖部或前列腺包膜但未突破包膜的定为 T_3，非 T_2；

*** 注：不超过 0.2cm 的转移定为 pN_{1mi}。

（三）临床表现

1. 早期 常无症状，但肿瘤侵犯或阻塞尿道、膀胱颈时，则会发生类似下尿路梗阻或刺激症状，严重者可能出现急性尿潴留、血尿、尿失禁。

2. 压迫症状 压迫尿道可引起进行性排尿困难，压迫直肠可引起大便困难或肠梗阻，也可压迫输精管引起射精缺乏，压迫神经引起会阴部疼痛，并可向坐骨神经放射。

3. 转移症状 可侵及膀胱、精囊、血管神经束，引起血尿、血精、阳痿。盆腔淋巴结转移可引起双下肢水肿。骨转移常见，引起骨痛或病理性骨折、截瘫。还可侵及骨髓引起贫血或全血象减少。

（四）诊断

主要依靠DRE、PSA、经直肠超声检查（transrectal ultrasonography，TRUS）和盆腔CT、MRI检查，CT对诊断早期前列腺癌的敏感性低于MRI，必要时进行全身核素骨显像检查，确诊需要通过前列腺穿刺病理活检。其恶性程度可通过组织学分级进行评估，最常用的是Gleason评分系统，依据前列腺癌组织中主要结构区和次要结构区的评分之和将前列腺癌的恶性程度划分为2～10分，分化最好的是1+1=2分，最差的是5+5=10分。

1. DRE 大多数前列腺癌起源于前列腺的外周带，DRE对前列腺癌的早期诊断和分期都有重要价值。考虑到DRE可能影响PSA值，应在PSA抽血后进行DRE。

2. PSA PSA具有较高的阳性诊断预测率，可提高局限性前列腺癌的诊断率和增加前列腺癌根治性治疗的机会。血清总PSA（tPSA）>4.0ng/ml为异常，对初次PSA异常者建议复查。当tPSA介于4～10ng/ml时，发生前列腺癌的可能性大于25%。游离PSA（fPSA）和tPSA作为常规同时检测。fPSA是提高PSA水平处于灰区的前列腺癌检出率的有效方法，当tPSA介于4～10ng/ml时，fPSA水平与前列腺癌的发生率可能呈负相关。PSA速率（PSA velocity，PSAV）即连续观察血清PSA水平的变化，前列腺癌的PSAV显著高于前列腺增生和正常组，当PSAV>0.75ng/（ml·年）（正常值为<0.75ng/（ml·年）怀疑前列腺癌可能，PSAV较适用于PSA值较低的年轻患者。

3. TRUS 虽然TRUS的诊断特异性较低，但可帮助医生进行前列腺系统的穿刺活检。在TRUS引导下在前列腺及周围组织结构寻找可疑病灶，并能初步判断肿瘤的体积大小。

4. 前列腺穿刺活检 前列腺穿刺活检是诊断前列腺癌最可靠的检查。

5. 影像学检查

（1）检查的目的主要是协助进行临床分期。对于肿瘤邻近组织和器官的侵犯及盆腔内转移性淋巴结肿大，CT的诊断敏感性与MRI相似。

（2）MRI检查可以显示前列腺包膜的完整性、是否侵犯前列腺周围组织及器官，还可显示盆腔淋巴结受侵犯的情况及骨转移的病灶。对临床分期有较重要的诊断作用。

（3）ECT显像可比常规X线片提前3～6个月发现骨转移灶，敏感性较高但特异性较差。一旦前列腺癌诊断成立，建议进行全身骨显像检查（特别是在PSA>20，GS评分>7等），有助于判断前列腺癌准确的临床分期。

（五）治疗原则

1. 综合治疗原则

（1）局限期前列腺癌初程治疗（表7-14）：由于PSA检测的广泛应用，大多数前列腺癌患者在无症状的局限期即可被确诊。通过对Gleason评分，PSA水平和临床分期等能对患者的预后进行有效的分层，而不同的分层分别对应于不同的根治概率。选择治疗方法时，除了考虑根治的概率外，还应考虑患者的预期生存时间、合并症、可能的治疗副作用及患者的意愿等。

（2）晚期前列腺癌的治疗：激素依赖型患者以内分泌治疗为主。如果是激素非依赖型患者，若无禁忌则可予以化疗。骨转移患者可应用唑来膦酸治疗。但许多中年患者不愿手术去势而选择药物治疗，故常用药物有戈舍瑞林等。去势治疗的副作用包括阳痿、性欲丧失，以及因雄激素水平下降而产生的皮肤潮红、肌肉萎缩、疲劳、男性乳腺发育和骨质疏松等。

2. 放射治疗原则 外照射放疗具有疗效好、适应证广和并发症少等优点。适用于各期患者。早期患者（$T_{1\sim2}N_0M_0$）行根治性放射治疗，其局部控制率和10年无病生存率与前列腺癌根治术

表 7-14 局限期前列腺癌初程综合治疗原则

分组	T 分期	Gleason 分级	PSA	治疗原则
低危组	T_1～T_{2a}	2～6	<10ng/ml	①如预期生存时间不到 10 年，可以选择随诊观察或放射治疗 ②如预期生存时间超过 10 年，可以选择随诊观察、放射治疗或根治性前列腺切除和（或）盆腔淋巴结清扫 ③选择随访观察者除上述 2 个条件外，尚要求年龄≥70 岁
中危组	T_{2b}～T_{2c}	7	10～20ng/ml	放射治疗、质子治疗及根治性前列腺切除和盆腔淋巴结清扫是可供选择的治疗方法
高危组	T_{3a}	8～10	>20ng/ml	①可选择内分泌治疗 2～3 年，并联合放射治疗 ②选择放射治疗（IMRT）和（或）短期同步内分泌治疗（具有单个高危预后因素的患者） ③或根治性前列腺切除和盆腔淋巴结清扫（肿瘤体积较小，不固定）
极高危组	T_{3b} 和 T_4 或非局限期的患者（任何 T，N_1）	10		①单纯的内分泌治疗 ②放射治疗联合内分泌治疗（对于 T_{3b} 和 T_4 的患者）。放射治疗可以避免或延缓局部症状的产生，如果肿瘤已经发生转移（任何 T，任何 N，M_1），推荐单独应用抗雄激素治疗

相似。局部晚期前列腺癌（$T_{3\sim4}N_0M_0$）治疗原则以辅助性放疗和内分泌治疗为主。精囊受侵、切缘阳性或术后 PSA 持续升高患者的辅助性治疗；也可用于晚期或转移性前列腺癌患者的姑息性治疗。转移性癌可行姑息性放疗，以减轻症状、改善生活质量。近年三维适形放疗（3D-CRT）和调强放疗（IMRT）等技术，因其治疗增益比的显著提高，而逐渐应用于前列腺癌治疗并成为放疗的主流技术。对早期根治放疗前列腺癌不但疗效与根治手术相当，而且其副作用明显减低。另外，TNM 分期、Gleason 评分、PSA 水平、年龄、放疗方式、照射野大小及剂量不同等是影响疗效及毒副作用的因素。

近距离治疗（brachytherapy）包括后装治疗和永久性粒子植入治疗等，是将放射源密封后直接放入被治疗的组织内或放入人体的天然腔内进行照射。其目的在于通过三维治疗计划系统的准确定位，将放射性粒子植入到前列腺内，提高前列腺的局部剂量，而减少直肠和膀胱的放射剂量。可作为单一的治疗手段应用于低危组的患者，也可与外照射联合用于中危组的患者，高危组患者不宜采用后装治疗。适应证是临床分期 T_1～T_{2a}、Gleason 评分 <6 及 PSA<10μg/L。短暂插植治疗常用铱 -192（^{192}Ir），永久粒子种植治疗常用碘 -125（^{125}I）和钯 -103（^{103}Pd），半衰期分别为 60 天和 17 天，后者临床较常用。

如果前列腺癌未治或应用内分泌治疗，那么死于肿瘤的危险性就明显高于健康人群。局部晚期前列腺癌有手术禁忌证者，对其有效的疗法是放疗和内分泌治疗，可以提高局部控制率和生存率。近距离治疗对早期前列腺癌的治疗具有意义。

二、前列腺癌靶区勾画原则和计划设计

（一）照射技术

单独照射前列腺及其周围区域时用前、后及两侧野的四野盒式照射技术。照射野下界位于坐骨结节下缘，侧野后界包括直肠前壁。若精囊、周边组织受侵及淋巴结转移需全骨盆照射，分两步：先用前后两野照射全盆腔，照射野的上界在 L_5～S_1 之间，下界位于坐骨结节下缘，两侧界

在真骨盆缘外 1～2cm。常规分割照射每周 5 次，每次剂量为 1.8～2.0Gy，总量为 45Gy。超分割照射每天照射 2 次，每次剂量为 1.15～1.3Gy。骨盆放疗结束后再缩小照射范围至前列腺区，总量达 65～80Gy。利用合金铅板保护直肠、肛门括约肌、小肠、膀胱和尿道。

（二）照射剂量

按照 ICRU 的相关规定，剂量参照点应选择 PTV 的中心或在照射野的中心轴上，至少 95% 的 PTV 接受到处方剂量。前列腺癌的 IMRT 剂量取决于患者的危险指数。低危者前列腺接受 DT 73～79Gy 的照射，中危者和高危者前列腺和精囊需接受 DT 76～80Gy 的照射，高危者盆腔淋巴结还需 DT 54～56Gy 的照射。前列腺癌局部照射剂量分别为＜55Gy、55～60Gy、60～65Gy、60～70Gy 及＞70Gy，其复发率依次为 48%、36%、21%、11% 和 10%。随着照射剂量的递增，局部复发率明显降低。

危及器官在治疗计划 CT 扫描图像上以下正常组织结构需要勾画：膀胱、直肠、双侧股骨头、阴茎球部、皮肤和小肠；直肠的勾画从坐骨结节至其上方 11cm 或至空虚状况下约乙状结肠弯曲；膀胱的全部轮廓均需要勾画；建议膀胱的充盈状况为半充盈，这样可以显著降低膀胱的受量。

正常组织的耐受剂量如下：膀胱限量：50% 体积＜60Gy，25% 体积＜70Gy；直肠限量：50% 体积＜60Gy，25% 体积＜70Gy；股骨头限量：10% 体积＜50Gy；阴茎球部：平均剂量≤52.5Gy。

（三）适形与调强放疗（3D-CRT/IMRT）

1. 临床价值 适形与调强放疗的优点为最大限度地减少对周围正常组织及器官的照射，提高肿瘤局部的照射剂量及靶区的照射总量。提高肿瘤局部控制率，降低并发症。3D-CRT/IMRT 技术的新扩展。应用螺旋 CT 薄层扫描，绘出患者靶区和正常组织的几何模型并建立数字重建图，使外照射的剂量达到更高的适形程度。靶区边缘也可达到标准照射剂量。IMRT 可使照射剂量达 81.0～86.4Gy，但对直肠及膀胱的毒副作用无显著增加。

2. 照射范围界定 通过患者固定系统，先确定等中心点，画出皮肤标记线，进行 CT 断层扫描，再将影像合成视觉三维立体解剖图像，经 CT 模拟机进行模拟。照射范围界定是先确定肿瘤体积、靶体积和治疗体积。

（1）具体方法：应用 MRI 或 CT 影像来确定目标及周边正常器官范围，并用计算机辅助治疗计划系统计算出中央面肿瘤及周边正常组织的剂量分布。对靶区及周围的危及器官进行勾画。由医师进行 3D 放射剂量分析。肿瘤照射剂量可由剂量 - 体积直方图（DVH）进行评估。

（2）肿瘤靶区（GTV）：前列腺癌常为多灶性且易侵犯两叶，GTV 较难辨别，因而难以单独勾画。靶区勾画最好采用 MRI 和 CT 融合技术，单用 CT 图像由于组织辨别能力的不足将会导致前列腺的勾画体积偏大 30%～40%。若肿瘤很大，可先进行新辅助内分泌治疗，待肿瘤体积缩小再进行放疗。

（3）临床靶区（CTV）：包括前列腺、有或无精囊、有或无盆腔淋巴结，勾画范围取决于患者的危险指数。低危者仅包括前列腺，中危者需包括前列腺和精囊，高危者需要包括前列腺及可见的包膜外侵犯病灶、精囊及盆腔淋巴结。

（4）计划靶区（PTV）：需要考虑所有的影响靶区位置的不确定因素，如患者每天摆位误差、治疗期间直肠和膀胱充盈状况不同、呼吸运动导致的器官运动等。因此，PTV 在 CTV 的基础上外放 1.0～1.5cm，但后方有直肠，为减少直肠照射剂量和并发症，后方外放 0.5cm。如果是在影像引导下进行的 IMRT，则可以参照：后方外放 0.5cm，其他方向 0.8cm。

3. 照射剂量 不同分期所需的最小照射剂量：T_{1a} 64～66Gy；T_{1b}～T_2 66～70Gy；T_3 70～72Gy；T_1～T_3 肿瘤切除不完全患者：66～70Gy；复发性前列腺癌：70～72Gy；T_4：50～65Gy。T_{1a} 期只需照射前列腺而不需包括精囊。T_1～T_3 期照射靶体积应包括前列腺、精囊及周围 0.5～0.7cm 范围内的组织。照射 50Gy 剂量后，可缩小照射靶体积，仅照射前列腺区。盆腔淋巴结出现转移时建议行盆腔淋巴结照射。

（四）毒副作用

尿道狭窄、膀胱瘘、出血性膀胱炎、血尿、尿失禁等；胃肠副作用包括：暂时性肠炎、直肠炎引起的腹泻、腹部绞痛、直肠不适和直肠出血、小肠梗阻等，需要手术治疗的严重乙状结肠和小肠损伤、会阴部脓肿、肛门狭窄或慢性直肠出血的发生率低于 1%。放射性急性皮肤副作用为红斑、皮肤干燥和脱屑，主要发生于会阴和臀部的皮肤皱褶处。其他副作用包括：耻骨和软组织坏死，下肢、阴囊或阴茎水肿等，发生率均低于 1%。放疗后性功能障碍发生率低于根治性手术患者。

三、前列腺癌放疗的体位验证和治疗计划实施

前列腺癌位于盆腔内，与宫颈癌、直肠癌、膀胱癌等其他盆腔肿瘤的模拟机验证及计划实施有诸多相似之处，详见本章第八节直肠癌部分。

（李小东）

第十节 子宫颈癌放射治疗技术

一、子宫颈癌概述

子宫颈癌（cervical cancer）是最常见的妇科恶性肿瘤，目前认为人乳头瘤病毒感染，特别是高危型的持续感染，是引起宫颈癌的基本原因。分子流行病学调查发现 90% 以上宫颈癌标本中有高危 HPV 型 DNA 存在。其他相关因素有早年分娩、多产、高危男性伴侣及机体免疫功能降低等。

宫颈癌治疗早期以手术为主，中晚期以放疗为主，辅以化疗的综合治疗。

（一）流行病学

世界各国宫颈癌地理分布差异大，发展中国家发病率最高，特别是亚洲及非洲；爱尔兰、芬兰及荷兰等国发病率低。我国宫颈癌发生有地域聚集性，农村高于城市，山区高于平原。发病率最高的省份是甘肃、安徽、陕西等，主要集中于中部地区。发病高峰年龄是 45～55 岁，其危险性具有明显的社会分层现象。我国资料显示，宫颈癌大多数发生在经济、文化及卫生均不发达的偏僻农村或山区，在经济条件好的大城市，发病率很低。近年来，宫颈癌发病率呈下降趋势，但年轻妇女宫颈癌发病率有上升趋势。

（二）宫颈癌转移途径

1. 直接蔓延 直接蔓延为宫颈癌转移最常见的扩展方式。因宫颈上皮缺乏淋巴管、血管，基底膜能阻止癌细胞的浸润，原位癌不发生转移，原位癌转变为浸润癌时，向邻近组织扩散。向下可侵入阴道上皮与间质，阴道穹窿受侵，向下蔓延可达阴道下端及外阴。癌灶向两侧蔓延穿破宫颈肌层波及宫颈周围结缔组织，蔓延至骶韧带及盆壁组织，整个盆腔可形成坚硬的癌灶，呈“冰冻骨盆”。膀胱三角区与宫颈及阴道前壁紧密相依，肿瘤向前蔓延可侵犯膀胱、向后侵犯直肠壁，甚至造成膀胱阴道瘘及直肠阴道瘘。向上经宫颈管蔓延至宫体。

2. 淋巴道转移 淋巴管是宫颈癌最重要最常见的转移途径。宫颈癌淋巴结转移是由原发病灶通过其所侵犯的淋巴管向宫旁、闭孔、髂内、髂外淋巴结，然后顺行而上髂总淋巴结转移，下一步转移至腹主动脉旁淋巴结。也可以经骶前淋巴结直接交通于腹主动脉旁淋巴结，发生转移。晚期甚至可以转移到锁骨上淋巴结区及全身其他淋巴结。其转移途径：①宫颈癌灶基底淋巴管→宫旁淋巴结→闭孔淋巴结→髂内、外淋巴结→髂总淋巴结→腹主动脉旁淋巴结→锁骨上窝淋巴结；②宫颈癌灶基底淋巴管→骶前淋巴结→腹主动脉旁淋巴结（图 7-37）。

3. 血行转移 血行转移也是宫颈癌重要的转移途径之一。宫颈癌晚期或者分化程度低的患者，容易通过血行转移扩散到肺、肝、骨、脑等部位。

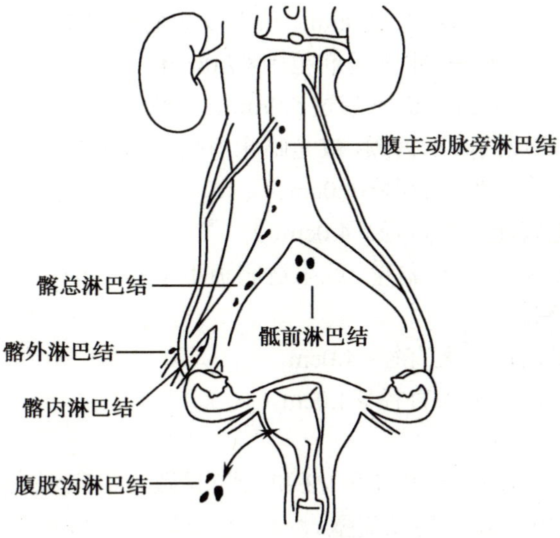

图 7-37 宫颈癌淋巴结转移途径示意图

（三）临床表现

早期宫颈癌常无症状和明显体征，部分病人是在普查时发现的；随着病变发展后可出现以下症状和体征。

1. 阴道流血 阴道流血最常见症状为接触性出血，发生在性生活后或妇科检查后；后期则为不规则阴道流血或绝经后阴道出血。出血量则与肿瘤侵及间质内血管情况有关；晚期若侵蚀大血管可引起大出血。部分患者也可表现为经期延长，经量增多。

2. 阴道排液 多数有阴道排液增多，可为白色或血性，稀薄如水样或米泔状，早期无异味。晚期因肿瘤组织表面坏死伴感染，可有大量泔水样或脓性恶臭白带。

3. 晚期症状 晚期宫颈癌，肿瘤侵犯邻近组织器官及神经受累时，若侵及盆腔，压迫神经，表现为一侧骶髂部持续性剧烈剧痛；输尿管受侵时，可出现肾盂积水，侵犯膀胱和直肠时可出现尿频尿急、便秘、疼痛等症状，严重者可出现膀胱阴道瘘；晚期患者可有贫血、恶病质等全身衰竭症状。

（四）病理

宫颈癌可分为鳞状细胞癌（占 90% 以上，包括乳头状鳞癌、梭形细胞癌、囊性基底细胞癌等）、腺癌（占 5% 左右，包括内膜样腺癌、透明细胞癌、黏液腺癌、浆液性乳头状癌等）及混合癌（腺鳞癌）；混合癌及其他罕见癌占 5% 以下。有少数宫颈癌由于细胞分化太差，无法明确其细胞来源，称未分化癌。

（五）诊断与临床分期

1. 诊断 根据病史、临床表现，妇科三合诊，尤其有接触性阴道出血者，结合宫颈肿瘤进行活体组织检查即可明确诊断宫颈癌。病理检查确诊为宫颈癌后，必须由两名副主任医师级别及以上的妇科肿瘤医生行妇科检查，进行详细描述。根据患者 X 线胸片、静脉肾盂造影、膀胱及直肠镜检查，借助 B 超、CT、MRI、PET-CT 等影像学检查全面评估原发灶及转移灶情况，确定临床分期。对诊断不明确的患者，可行宫颈刮片细胞学检查、碘试验、阴道镜检查等。

2. 临床分期 临床分期是指导治疗、估计预后的指南。由于各人对盆腔肿瘤扩散情况在检查和判断上的差异，临床分期上常有分歧。因此，应严格按国际临床分期的标准和要求进行分期，以缩小在分期上的差距。目前广泛采用的是国际妇产科联盟提出的宫颈癌国际临床分期（2009 年）。具体如下：

Ⅰ 肿瘤严格局限于宫颈。

ⅠA 镜下浸润癌，间质浸润深度≤5.0mm，水平浸润范围≤7.0mm。

ⅠA1 间质浸润深度≤3.0mm，水平浸润范围≤7.0mm。

ⅠA2 间质浸润深度＞3.0mm，但不超过5.0mm，水平浸润范围≤7.0mm。

ⅠB 临床肉眼可见病灶局限于宫颈，或是临床前病灶大于ⅠA期。

ⅠB1 临床肉眼可见病灶最大直径≤4.0cm。

ⅠB2 临床肉眼可见病灶最大直径＞4.0cm。

Ⅱ 肿瘤已经超出宫颈，但未达盆壁，或未达阴道下1/3。

ⅡA 无宫旁组织浸润。

ⅡA1 临床肉眼可见病灶最大直径≤4.0cm。

ⅡA2 临床肉眼可见病灶最大直径＞4.0cm。

ⅡB 有明显宫旁组织浸润。

Ⅲ 肿瘤侵及盆壁和（或）侵及阴道下1/3和（或）导致肾盂积水或无功能肾。

ⅢA 肿瘤侵及阴道下1/3，未侵及盆壁。

ⅢB 肿瘤侵及盆壁和（或）导致肾盂积水或无功能肾。

Ⅳ 肿瘤超出真骨盆或（活检证实）侵及膀胱或直肠黏膜。

ⅣA 肿瘤侵及临近器官。

ⅣB 肿瘤侵及远处器官。

（六）治疗选择

1. 综合治疗原则 临床研究表明，手术、放疗和（或）化疗三者的合理应用，可有效地改善宫颈癌的疗效。大样本临床研究表明早期宫颈癌病例（Ⅰ～ⅡA）单纯根治性手术与单纯根治性放疗两者疗效近似，5年生存率、死亡率、并发症概率相似。随着放射治疗技术及化疗药物的进步和发展，手术治疗逐渐走向个体化，缩小手术范围，合理结合放疗和（或）化疗，已取得较好的疗效。

对于ⅡB及其以上中晚期宫颈癌，国际公认的首选方法是放疗。国内外大量临床研究表明，以顺铂为基础的同步放化疗与单纯放疗相比，患者长期生存获益，同步放化疗目前已成为中晚期宫颈癌治疗的标准模式。疗效获益在于：①同步化疗可加强放疗杀灭原发肿瘤和消灭微小转移病灶的力度；②同步化疗后可诱导肿瘤细胞周期的同步化，从而对放射线更敏感；③化疗还可抑制亚致死放射修复来增加放射剂量反应曲线的梯度，以达到增加肿瘤细胞死亡的目的。

新辅助化疗是在术前或放疗前给予1～3周期化疗，使肿瘤减少肿瘤负荷及消灭微小转移病灶，从而减小手术或放疗范围。然而，从目前资料来看，新辅助化疗虽能有效提高近期反应率，但长期生存无获益。总之，综合治疗是治疗恶性肿瘤的总趋势，是提高恶性肿瘤疗效的一个重要而有希望的途径。

2. 放射治疗原则 宫颈癌的放疗中，腔内近距离放疗与体外照射的合理配合，是宫颈癌放疗成功的关键。宫颈癌的放射治疗原则是：尽最大努力保护正常组织和重要器官前提下，最大限度地杀灭癌细胞，即尽量提高治疗效果，降低并发症。

（1）明确诊断，肿瘤范围的确定，准确的分期，患者全身情况的评估。

（2）减少正常组织受量，尽量维持器官的生理功能。

（3）合理选择放射治疗方法、剂量、疗程。

（4）个体化治疗。

（5）放疗同时结合患者情况，行同步化疗等综合治疗。

（七）疗效与预后

1. 疗效 宫颈癌与其他恶性肿瘤相比，预后较好，5年相对生存率为60%～70%，白种女性和年龄小于50岁女性相对生存率高。早期病例生存率大约90%，而晚期病例则预后不佳。

2. 影响预后的因素 影响宫颈癌预后的因素，除临床分期外，与局部肿瘤大小、病理类型、分化程度、淋巴转移及治疗方法密切相关。除上述因素对疗效有明显的影响以外，还有一些因素也不同程度地影响预后，包括年龄、贫血、宫腔积脓、盆腔感染、输尿管梗阻。ⅠB与ⅡA期手术与放疗效果相近。有淋巴结转移者预后差。宫颈腺癌放疗疗效不如鳞癌，早期易有淋巴转移，预后差。晚期死亡主要原因有尿毒症、出血、感染及全身恶病质。

二、子宫颈癌靶区勾画原则和计划设计

（一）腔内照射与体外照射的组合

除少数早期宫颈癌只行腔内照射外，均需腔内及体外联合照射，优势在于使得在宫颈癌的靶区内剂量分布较均匀。以体外照射代替或减少腔内照射的做法是不符合放射治疗原则的，必然增加并发症。

常规腔内照射与体外照射都是交替进行，而疗程都是在最理想的6～8周内完成。宫颈癌的腔内照射与体外照射各自分工不同，腔内照射以消除原发灶为主，宫旁组织及盆腔淋巴区则需要通过体外照射获得治疗。临床实践的结果表明，宫颈癌放射治疗的适当剂量和疗程是：腔内照射剂量60～100Gy（“A”点剂量腔内加体外照射共70～80Gy），体外照射“B”点剂量不应低于40～50Gy，在附近的组织和器官能耐受的范围内应尽量提高宫旁的照射量，有益于提高疗效。

（二）近距离照射

根据放疗方式的差异，分为传统腔内放疗及腔内后装放疗。宫颈癌的腔内放疗有天然的良好条件，近距离照射、较小的放射体积剂量可取得最大的放疗效果。与外照射比较，放射源与肿瘤照射距离近、具有放射源强度弱、对正常组织及器官辐射损伤少等特点。

在腔内放疗中，根据盆腔各点离放射源的距离，剂量按离源距离的反平方衰减，盆腔内剂量差异梯度大。为解决剂量评估上的困难，临床上选择个别有实际意义的点来评估剂量。A点及B点设定为宫颈癌放疗参照点，是曼彻斯特的托德（Tod）及梅雷迪斯（Meredith）最先提出的。他们设定A点位置是在宫旁三角区底部穹窿上方2cm，子宫中轴旁2cm，代表了正常组织受量。A点剂量过高会产生严重并发症。B点与A点在同一平面，在子宫中轴旁开5cm，相当于闭孔区，代表盆腔淋巴结受量。1953年修订为A点在宫口上2cm，宫腔管旁2cm。将A点、B点引入放疗用于解决剂量计算问题，虽有诸多不足之处，目前临床上仍广泛使用。

传统腔内放疗最具代表性的是欧洲三大腔内治疗方法，即斯德哥尔摩、巴黎及曼彻斯特方法。在上述三种方法基础上，国内进行了改进，于20世纪60年代形成北京方法。既往以镭-226为放射源，当前放射源已被铯-137取代。全程放疗A点总剂量为65～80Gy。

以北京型为例，基本特点是：根据子宫阴道解剖位置和标准宫腔、阴道容器位置，以宫口为三维坐标原点，治疗时标准位置是宫腔源位于子宫中轴，阴道源与其垂直，三维坐标中X-Y平面为冠状面，该面通过宫腔源及阴道源中点（A点、B点在此平面内）。Y-Z平面为通过宫腔源的矢状面。X-Z平面则为宫口的横断面。计算后的剂量分布图，图中等量曲线以每小时吸收量（Gy/h）表示。临床实际运用中，可通过正侧位X线片，盆腔CT得出治疗容器在盆腔中的位置，将放射源X、Y、Z轴的距离输入电脑进行计算，绘出盆腔各点剂量（根据病人及病变情况个别对待）及剂量分布图。

目前行近距离照射多使用的是腔内后装放疗，与传统机型不同，解决了传统机型医护人员带放射源操作的问题，即先将空载的放射容器置于体腔内病变部位，防护屏蔽条件下，远距离通过管道将放射源传至容器内进行治疗。传统内放疗用的是低剂量率，现在高剂量率后装治疗的优点在于治疗持续时间短、机器治疗能力强。治疗仅以分钟计算，治疗过程中不需要防护，不需特殊病房；放射源近年来多用铱-192。后装内放疗的方法和要求与传统内放疗类似，综合如下：每周1次，根据情况个别患者可行每周2～3次或每2周1次，要求每次点剂量在10～30Gy。整

个疗程腔内照射的点总量因体外照射方法和剂量的不同而进行调整，常规体外照射与腔内照射给点剂量的总和为70Gy左右。

（三）体外照射

宫颈癌体外照射起初是为了弥补腔内放疗的不足，用来增加A点以外的宫旁浸润区和淋巴结转移区的剂量。单纯腔内放疗A点以外，来自腔内的剂量急剧下降，需要体外照射加以补充。20世纪50～60年代以前的体外照射是以200～400kV常规X线机实施，此后则以钴-60产生的γ射线及加速器产生的高能X线实施。

1. 盆腔大野照射 根据肿瘤范围而定。包括A点以外的宫旁浸润区及盆腔淋巴结（髂内、外淋巴结、宫旁淋巴结、闭孔淋巴结及髂总淋巴结等）、髂总中上部淋巴结、主动脉淋巴结，常规前后各一野相对垂直照射，下缘在耻骨联合下缘，野上缘在髂嵴水平，两侧缘在髂前上棘附近，照射野大小在（16～20）cm×（14～15）cm，照射野形状可以多种（图7-38）。单纯盆腔大野照射点剂量可给到45Gy/周～50Gy/5周，如果配合腔内照射时，其剂量根据设计安排，一般是点剂量8～10Gy/周，若某局部（如髂外淋巴结）仍不满意，可以缩野，增加局部剂量5～10Gy。

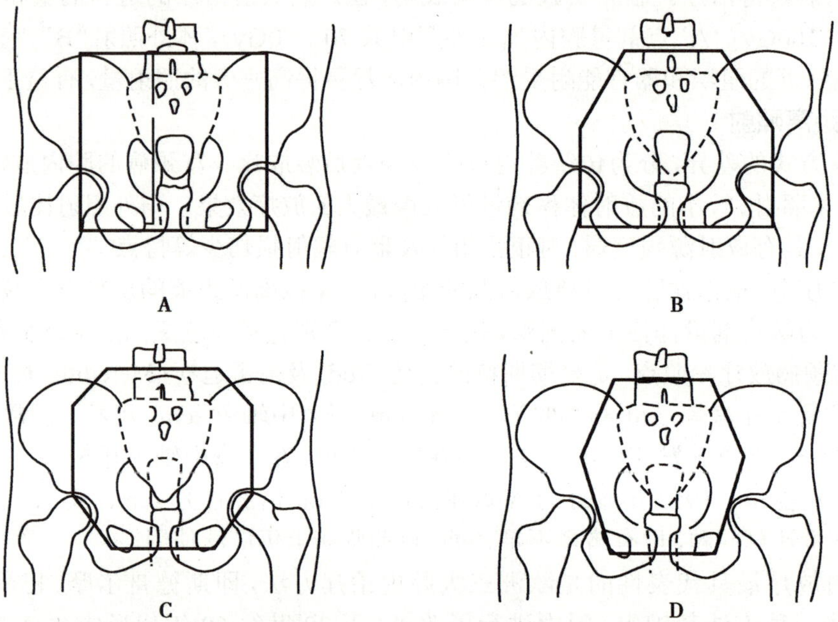

图7-38 宫颈癌盆腔大野示意图

A：一般盆腔大野照射　B：去掉大野的两上角以减少照射体积
C：去掉大野四角以减少照射体积　D：改成六角形大野以减少照射体积

2. 盆腔四野照射 放疗方式为前后各两野垂直照射，常规给予20cm×15cm的前后两个大野，前野中间用4cm×15cm铅块遮挡，后野中央（4～6）cm×15cm的区域以铅块遮挡。照射野上缘为髂嵴水平，下缘在耻骨联合下缘，照射野外缘在股骨头内1/3（图7-39）。每日两野轮流照射，每次1.8～2Gy，每周照射5次，点剂量一般为40～45Gy，部分患者可在缩小照射野后增加到55～60Gy。体外照射野的大小、位置、剂量和疗程也要根据患者身体条件、肿瘤情况及腔内照射剂量的高低等因素进行调整。

3. 调强放疗

（1）靶区：未手术患者包括宫颈、宫旁、部分阴道、盆腔淋巴结引流区；术后患者包括阴道残端及阴道旁组织、盆腔淋巴结引流区。

（2）放疗靶区的勾画：未手术患者包括整个宫颈、宫体、阴道上段3cm、阴道旁组织、宫旁组织及邻近的宫骶韧带；术后患者包括阴道残端及阴道旁组织、盆腔淋巴结引流区。

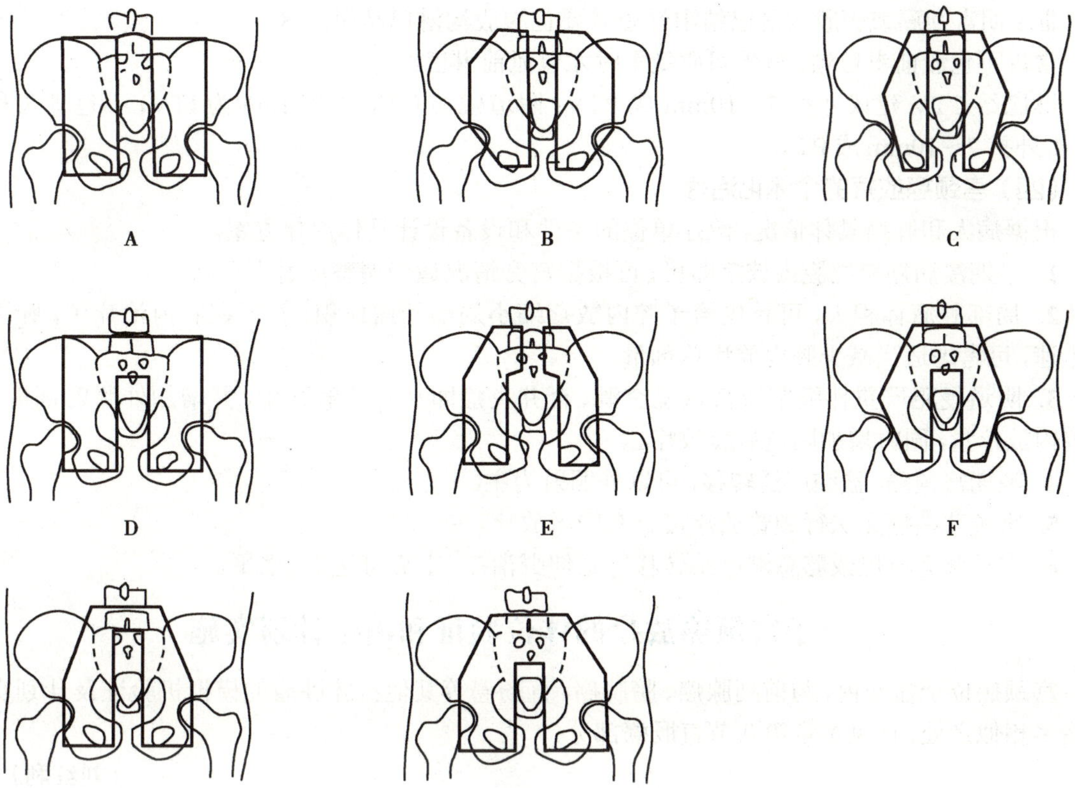

图 7-39 宫颈癌盆腔四野示意图

A：一般四野照射 B：减少四个角照射
C：减少四角照射以减少照射体积 D：一般四野照射加骶前照射
E：减少两上角照射 F：减少四角照射增加骶前照射
G：减少两角照射 H：减少两角照射增加骶前照射

（3）盆腔淋巴结引流区：包括髂总、髂内、髂外、闭孔、骶前淋巴结引流区，部分患者需包括腹主动脉旁和（或）腹股沟淋巴结引流区。

（4）RTOG 0418 宫颈癌术后 IMRT 放疗靶区共识：

1）髂总淋巴结：上界：L_4 下缘；下界：髂总血管分叉（L_5 下缘）；前界：髂总血管前 7mm；后界：椎体前缘；侧界：均匀外放 7mm。

2）髂外淋巴结：上界：髂总分叉；下界：股骨头上缘；侧界：均匀外放 7mm。

3）髂内淋巴结：上界：髂总分叉；下界：尾骨上缘、股骨头上缘；侧界：均匀外放 7mm；不可见层面，以梨状肌为界。

4）骶前淋巴结（$S_{1\sim2}$ 椎前淋巴结）：上界：S_1 上缘 / 腹主动脉分叉下 1.5～2cm；下界：梨状肌清晰可见水平 /S_2 下缘；前界：骶前 1.5cm；后界：骶椎前缘。

5）闭孔淋巴结：上界：骶髂关节的下界（接髂内区域）；下界：闭孔上缘；外侧界：闭孔内肌、髂肌、髂腰肌或髂骨；内侧界：膀胱、子宫或肠；前界：上、中部分连接到髂外，下部分至耻骨后缘；后界：上、中部分连接到髂内，下部分至闭孔内肌后缘。

6）阴道残端及阴道旁组织：上界：阴道残端标记上 0.5～2cm；下界：阴道残端标记下 3cm 或闭孔底上 1cm；前界：膀胱后壁；后界：直肠系膜筋膜前缘。

以上均为 CTV 靶区。靶区勾画 CTV 时注意不包括椎体、骶孔、肌肉、小肠、直肠、膀胱，包括可疑淋巴结，术后患者还要包括淋巴囊肿、手术银夹。

髂总淋巴结或腹主动脉旁淋巴结受累，采用延伸野和腹主动脉旁照射，上界达肾静脉水平。

ⅢA 期宫颈癌或腹股沟淋巴结阳性患者要包腹股沟淋巴结引流区。

常规不包骶前淋巴结，宫颈间质受累时才包骶前淋巴结。

淋巴结 CTV 建议外扩 7～10mm 成 PTV；阴道残端 CTV 外扩 1cm 为 ITV，不包骨头和肌肉，再外扩 7～10mm 成 PTV。

（四）宫颈癌放疗的个体化治疗

根据病人和肿瘤具体情况，治疗单位的条件和设备设计具体治疗方案。

1. 早期浸润癌单纯腔内放疗即可，可根据宫旁情况适当调整放射野形状。

2. 局部肿瘤体积大，可首先给予腔内放疗缩小局部肿瘤体积，若行在腔内治疗中，肿块退缩迅速，可考虑适当减少腔内放疗总剂量。

3. 阴道侵犯严重伴缩窄或宫颈呈空洞、合并炎症即从外照射开始，并增加外照射剂量，减少腔内放疗量，同时增加阴道后装放疗。

4. 晚期宫颈癌，盆腔广泛转移，可以外照射为主。

5. 宫颈残端癌无法行颈管放疗可补充阴道放疗。

6. 主动脉旁淋巴或髂总淋巴结转移行延伸野治疗，上界可达 T_{10} 水平。

三、子宫颈癌放疗的体位验证和治疗计划实施

宫颈癌位于盆腔内，与前列腺癌、膀胱癌、直肠癌等其他盆腔肿瘤的模拟机验证及计划实施有诸多相似之处，详见本章第八节直肠癌部分。

（刘红利）

第十一节　中枢神经系统肿瘤放射治疗技术

一、中枢神经系统肿瘤概述

中枢神经系统肿瘤是指发生在颅内和椎管内的肿瘤，包括原发性与继发性两大类。原发性颅内肿瘤指发生于颅内各种组织如脑膜、脑组织、脑神经等的肿瘤。原发性椎管内肿瘤指发生于椎管内组织如脊髓、神经根、硬脊膜等的肿瘤。继发性颅内、椎管内肿瘤指源于身体其他部位肿瘤转移至颅内、椎管内。

（一）流行病学

颅内肿瘤的年发病率（7.8～12.5）/10 万，占全身肿瘤的 2%。死亡率居 12 岁以下儿童的第 1 位，成人的第 10 位。颅内肿瘤可发生于任何年龄，以 20～50 岁为最多见，男性略多于女性。少儿以颅后窝及中线肿瘤较多见，主要为髓母细胞瘤、颅咽管瘤及室管膜瘤。成人以大脑半球胶质瘤为最多见，占脑瘤的 45%，如星形细胞瘤、胶质母细胞瘤、室管膜瘤等。老年人以胶质母细胞瘤、转移癌多见。垂体瘤发生于鞍区，听神经瘤发生于桥小脑角，血管网织细胞瘤发生于小脑半球较多，小脑蚓部好发髓母细胞瘤。

（二）发病原因

中枢神经系统肿瘤形成的病因不明，目前认为，诱发肿瘤发生的因素有：遗传因素、物理因素、化学因素和致瘤病毒。

（三）自然病程

1. 中枢神经系统肿瘤有浸润性生长和非浸润性生长的特点。浸润性生长的肿瘤多为恶性肿瘤，肿瘤与正常组织间无明显界限，肿瘤细胞通过周围水肿区浸润到远处或经脑脊液播散至其他部位；非浸润性生长的肿瘤多为良性，肿瘤与正常组织间有明显界限。

2. 原发肿瘤颅外转移少见，但高级别的胶质瘤、血管外皮细胞瘤、肉瘤、高级别星形细胞瘤

可见。血行转移多发生在肺。接受脑室腹腔分流以减少梗阻性脑积水的患者容易出现腹腔及腹膜转移。

3. 一些脑和脑膜高级别的肿瘤可以通过种植的方式进入蛛网膜下腔、脑室和椎管内，如胶质母细胞瘤、室管膜母细胞瘤、髓母细胞瘤、中枢神经系统淋巴瘤。

（四）临床表现

1. 颅内压增高症状与体征

（1）其表现为：头痛、呕吐、视力障碍。绝大多数患者均可出现，一般呈进行性加重，其出现早晚主要取决于肿瘤的部位、肿瘤生长速度、脑水肿程度和全身功能状态等因素。

（2）脑疝形成：脑疝是脑肿瘤或脑损伤引起颅内压力不断加剧的结果，有小脑幕切迹疝、小脑蚓部疝、枕骨大孔疝等。脑疝发生部位和时间不同，患者可出现严重头痛、恶心呕吐、意识障碍、瞳孔散大等症状，严重者可出现呼吸、循环衰竭等。

2. 神经系统定位症状及体征

（1）幕上区域肿瘤：额叶肿瘤表现为癫痫发作等精神症状；中央区肿瘤表现为偏瘫、偏身感觉障碍；顶叶肿瘤多为感觉障碍，发作前可有肢体麻木等异常感觉；颞叶肿瘤多为视野缺损；鞍区肿瘤除视野缺损外，还有内分泌功能紊乱表现。

（2）幕下区域肿瘤：小脑肿瘤主要表现为患侧肢体共济失调，还可出现患侧肌张力减弱或无张力，膝腱反射迟钝，眼球水平震颤，有时也可出现垂直或旋转性震颤。脑干肿瘤表现为交叉性麻痹。小脑桥脑角肿瘤表现为同侧Ⅶ、Ⅷ、Ⅸ、Ⅹ、Ⅺ、Ⅻ颅神经受损表现。

（五）病理

1. 神经上皮来源的肿瘤　神经上皮来源的肿瘤有：①星形细胞瘤；②少突胶质细胞瘤；③室管膜瘤；④混合性胶质瘤；⑤脉络丛肿瘤；⑥松果体肿瘤；⑦胚胎性肿瘤（PNET- 原始神经上皮性肿瘤）。

2. 颅神经和脊神经肿瘤　如神经鞘瘤、神经节胶质细胞瘤。

3. 脑膜肿瘤　如脑膜瘤。

4. 淋巴造血细胞的肿瘤　如原发性中枢神经系统恶性淋巴瘤。

5. 生殖细胞肿瘤。

6. 垂体肿瘤。

7. 转移癌。

（六）诊断

早期发现、早期诊断对提高中枢神经系统肿瘤的疗效十分重要，但往往是患者出现头痛、癫痫发作、晕厥等神经症状时才会就医。MRI 或 CT 等被视为中枢神经系统肿瘤有效的诊断措施。脑肿瘤的影像学三大特征为水肿、增强效应、坏死。CT 对于少突胶质瘤诊断有特异性，90% 病例以钙化为特征。脊髓磁共振对一些高级别的肿瘤十分重要，有助于临床分期的确定，指导治疗及评估预后。脑脊液细胞学检查对于判断脊髓内有无种植播散亦十分重要。PET-CT 在中枢神经系统良恶性肿瘤鉴别诊断中有一定的临床价值。

（七）治疗原则

1. 手术　一旦确诊颅内肿瘤，无手术禁忌证者首选手术。手术的目的是提供病理诊断，尽可能切除肿瘤，缓解颅高压症状。

2. 立体定向活检术　适用于因手术风险不宜手术者，可明确诊断，为下一步治疗提供依据。但需注意取材部位的风险性及与患者良好的沟通。

3. 放射治疗原则　遵从临床剂量学四原则，保证安全、有效、低毒，保证患者生活质量。符合这一原则的计划必须做到靶区定位精确，勾画准确，剂量恰当，布局合理，有二维技术、三维适形技术（3D-CRT）、调强适形技术（IMRT）和立体定向放射治疗技术（stereotactic radiotherapy，SRT）等。

全脑放疗的适应证：①中枢神经系统恶性淋巴瘤；②多发脑转移瘤；③大脑胶质瘤；④多灶性恶性胶质瘤；⑤软脑膜恶性播散癌。

全脑全脊髓放疗的适应证：主要用于某些经脑脊液播散的恶性肿瘤，如髓母细胞瘤、生殖细胞瘤、室管膜瘤、中枢神经系统恶性淋巴瘤、脉络丛乳头状癌，除髓母细胞瘤外，后四种选择地进行全脑全脊髓放疗。

4. 化疗 单纯化疗很少作为治疗颅内恶性肿瘤的方法，替莫唑胺广泛用于高级别胶质瘤的同期放化疗及辅助治疗，其他如司莫司汀、硝基脲类、长春新碱等可联合手术及放疗使用。

5. 分子靶向药物治疗 贝伐珠单抗在复发性高级别肿瘤治疗中有一定疗效，靶向治疗加入标准治疗可提高胶质瘤的生存期。

6. 影响预后的因素 影响中枢神经系统肿瘤预后的因素很多，年龄、病理类型、组织学分级、伴随症状、手术范围和照射剂量均是影响预后的主要因素。

（八）治疗的并发症

治疗的并发症包括颅内高压、放射性皮炎、脱发、记忆力减退、反应迟钝、视力下降、血细胞下降、恶心呕吐等。

二、常见颅内肿瘤介绍

（一）星形细胞瘤

星形细胞瘤（astrocytoma）是最常见的胶质瘤，占胶质瘤的40%，可生长在脑或脊髓内的任何地方。成人星形细胞瘤大多位于大脑，儿童星形细胞瘤常位于小脑及脑干。就肿瘤恶性程度而言，可分为四级。Ⅰ级：毛状星形细胞瘤（pilocytic astrocytoma）；Ⅱ级：星形细胞瘤（astrocytoma）属低恶性肿瘤；Ⅲ级：分化不良星形细胞瘤（anaplastic astrocytoma，AA）；Ⅳ级：多形性胶质母细胞瘤（glioblastoma multiform，GBM）属高度恶性肿瘤。

对于完全切除的Ⅰ级星形细胞瘤可不作术后放疗，次全切除术也可密切随诊，活检术后尽快开始放疗，若肿瘤进展应该接受术后放疗。恶性胶质瘤占原发性中枢神经系统肿瘤30%，对于这类肿瘤，术后放疗已成常规。对低度恶性星形细胞瘤应行小野照射，国外资料显示：手术加放疗5年生存率50%～79%，10年生存率30%～67%。高级别星形细胞瘤（Ⅲ～Ⅳ级）无论手术有无残留，术后均应辅以放射治疗；若不能手术或患者拒绝手术者，也可做单纯放疗；放疗也可作为复发的挽救性治疗措施。有研究显示，高级别星形细胞瘤术后放疗比单纯手术患者中位生存期可延长20周。

放射治疗技术：常规外放疗、三维适形和调强放射治疗。若采用三维适形或调强放疗计划，可减轻晚期放射性脑损伤。

1. 常规放射治疗 在不具备精确治疗条件的医院，常规放射治疗仍是首选。当病变广泛，累及两侧大脑时可选用左右平行对穿照射野，一般要保护一侧正常脑组织；根据病变部位可采用一侧野加顶野、一侧野加后野或一侧野加前野，加用楔形板补偿技术治疗一侧脑部病变，而三野照射技术常用于中线部位肿瘤。常规剂量60Gy/6周，2Gy/次，1次/日。小于5岁儿童剂量减到50Gy（图7-40）。

2. 三维适形放射治疗和调强放射治疗 头模固定，CT或MRI扫描。3D-CRT提供了较好的剂量均一性，更少的热点；调强放射治疗逆向计划对正常组织的保护更好，高剂量集中在靶区。CT和MRI（术前和术后的比较）帮助勾画靶区。靶区勾画：以ICRU-62报告为指南，GTV是临床或影像可见肿瘤病灶。CTV根据GTV和瘤灶周围组织水肿区域受累的危险程度不同，临床将CTV分为CTV1（高危区）和CTV2（低危区）。PTV包括了CTV，考虑了器官的移动和摆位误差。GTVtb是手术后的瘤床区域。PGTVtb考虑了瘤床的移动和摆位误差。具体的靶区设置及其定义见表7-15及表7-16。处方剂量的规定：临床医师在勾画好靶区及危及器官后，根据肿瘤低危及高危程度，给出 GTV、CTV 的处方剂量以及剂量分布要求，其中处方剂量的定义为 95% 的 PTV 所接受的最低吸收剂量。对于低级别及高级别胶质瘤，由于恶性程度不同，照射剂量亦不同，详见表 7-15 及表 7-16。三维适形和调强放射治疗计划一般要求：选用 6MV X 线照射，95% 的等剂量线涵盖 PTV。在肿瘤邻近脑干、垂体、视交叉等重要结构时，则依据重要器官耐受剂量的原则确定靶区。重要器官受量：脑干限量低于 54Gy，视交叉限量低于 54Gy，垂体限量低于 50Gy。适形及调强治疗的比较如图 7-41 和图 7-42 所示。

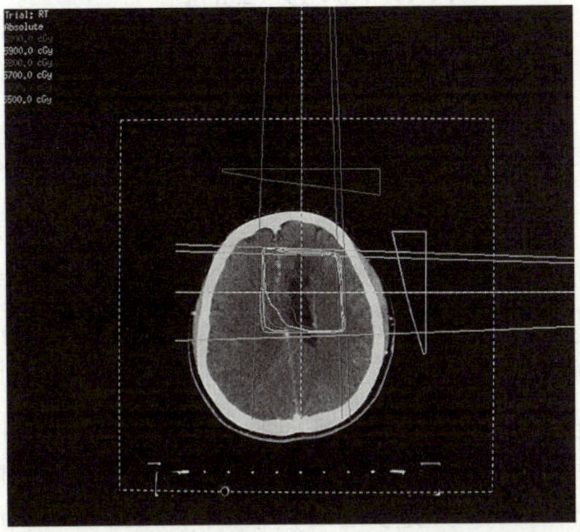

图 7-40 脑瘤常规放射治疗射野及剂量分布

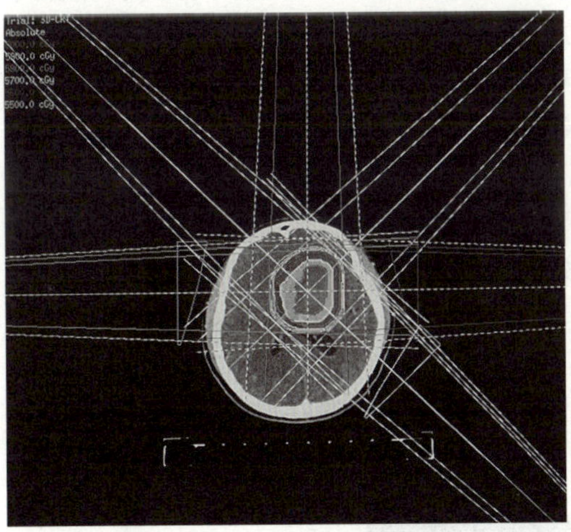

图 7-41 适形 3D-CRT 放射治疗射野及剂量分布

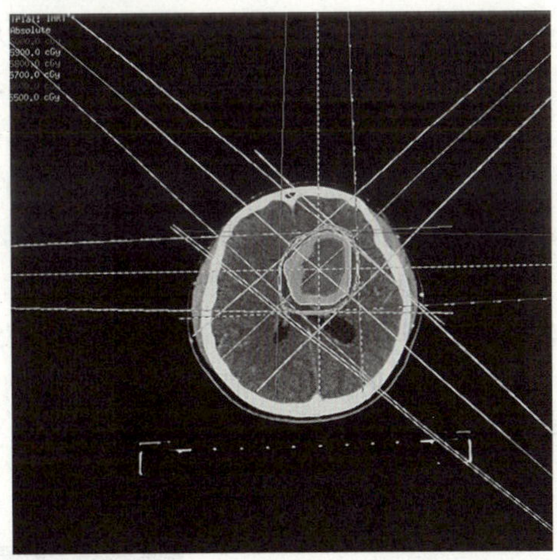

图 7-42 调强 IMRT 放射治疗射野及剂量分布

表 7-15 低级别脑胶质瘤靶区勾画及剂量处方

靶区	定义	总剂量 /Gy	分次剂量 /Gy
GTV（大体肿瘤）	可见肿瘤	55.64～59.92	2.14
PTV（计划靶体积）	GTV＋0.3～0.5cm		
GTVtb	瘤床 / 术腔	50～54	2
PGTVtb	GTVtb＋0.3～0.5cm		
CTV（亚临床病变）	GTV/GTVtb＋1～1.5cm	46.80～50.96	1.8
PTV（有肿瘤残存时）	CTV＋0.3～0.5cm	46.80～50.96	1.8
PTV（无肿瘤残存时）		45.00～48.60	1.8

表 7-16 高级别的胶质瘤靶区勾画及剂量处方

靶区	定义	总剂量 /Gy	分次剂量 /Gy
GTV（大体肿瘤）	残存肿瘤	64.2	2.14
PTV（计划靶体积）	GTV + 3～5mm		
GTVtb	瘤床 / 术腔	64.2	2.14
PGTVtb	GTVtb + 3～5mm		
CTV1（高危亚临床病变）	GTV/GTVtb + 15～20mm	60	2
PTV1	CTV1 + 3mm		
CTV2（低危亚临床病变）	GTV/GTVtb + 20～25mm		
PTV2	CTV2 + 3mm	54	1.8

（二）垂体瘤

垂体瘤占中枢神经系统原发肿瘤的 10%～15%，75% 的垂体瘤具有分泌激素的功能。男女发病比例为 1∶2.5。90% 以上为良性肿瘤。正常垂体位于颅底中央，蝶鞍上面的垂体窝内。垂体由腺垂体（相当于前叶）和神经垂体（相当于后叶）组成，垂体的前上方是视交叉。垂体瘤主要发生在垂体前叶，因此垂体瘤向上发展可压迫视交叉导致双颞侧偏盲，挤压丘脑下部而致视野缺损；向两侧侵袭可到海绵窦，其内有第Ⅱ、Ⅲ、Ⅳ、Ⅴ、Ⅵ脑神经，从而引起相应颅神经症状；向下至蝶窦，向上发展顶起垂体；少数病变蔓延可侵袭颞叶、第三脑室和后颅窝。

按肿瘤细胞内分泌功能分为：泌乳素腺瘤、生长激素腺瘤、促肾上腺皮质激素腺瘤、促甲状腺激素腺瘤、促性腺激素腺瘤、混合激素腺瘤和无内分泌功能腺瘤。按肿瘤大小分为：肿瘤小于 1cm 为微腺瘤；肿瘤大于 1cm 为大腺瘤；大于 4cm 为巨大腺瘤。

临床主要有肿瘤增大后引起的神经压迫症状和功能性腺瘤分泌过多激素所引起的内分泌功能紊乱的临床症状。主要可表现为视觉障碍、头痛及垂体功能低下等症状。

MRI 表现为鞍内、鞍上或两者兼有的团块状或结节状异常信号，肿瘤边界清楚，信号较均匀，T_1W_1 呈稍低信号，T_2W_1 呈稍高信号，动态增强扫描呈早期强化。

垂体细胞瘤治疗方法首选手术，手术目的是全切或大部分切除肿瘤。术后放射治疗已成常规，1.8～2.0Gy/ 次，总剂量 45.0～50.4Gy/5 周。

1. 常规放射治疗 常用方法：一前加两侧野的三野照射技术。两侧野加楔形板，使剂量分布更好。参考术前和术后 MRI。一般设 5cm × 5cm 野，少数大的肿瘤在肿瘤边界外放 1cm，如图 7-43 所示。

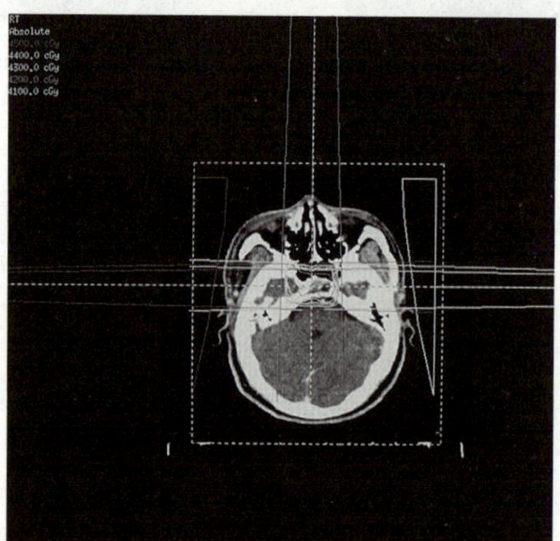

图 7-43 垂体瘤常规照射

定位体位：常用15°斜架面罩固定，将头置于眉弓下缘至外耳孔连线与床面垂直的位置，经前额、两侧颞叶入射，注意保护角膜，等中心照射，1.8～2.0Gy/次，总剂量45.0～50.4Gy/5周。

2. 三维适形或调强照射技术 对于较大的肿瘤，可采用多个固定野，每野使用整体适形挡块的技术照射，有条件者还可采用调强照射。95%剂量线定为参考线，1.8Gy/次，总剂量45.0～50.4Gy/5周。视交叉剂量限制在8Gy以内，如图7-44和图7-45所示。

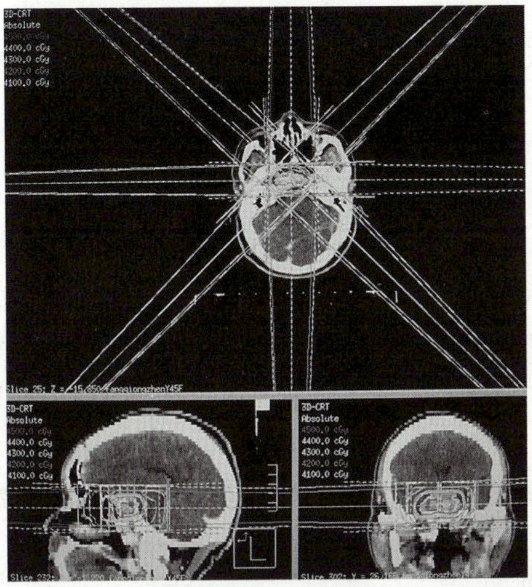

图7-44 垂体瘤三维适形射野及剂量分布

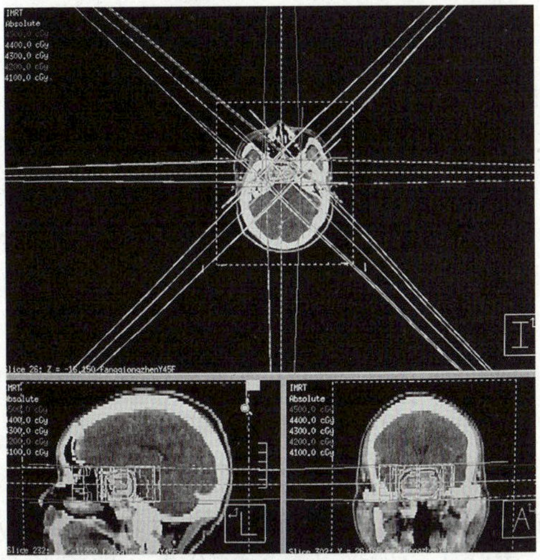

图7-45 垂体瘤调强射野及剂量分布

3. 立体定向放射治疗 立体定向放射治疗适应证：①垂体微腺瘤（有症状者），但肿瘤边缘距视通路至少5mm；②拒绝或禁忌开颅的患者；③蝶窦内残留，复发的肿瘤。禁忌证：①在CT、MRI上肿瘤显示不清，瘤内出血或囊性变者；②浸润性大腺瘤周围骨质结构破坏；③肿瘤压迫视交叉发生视力、视野损伤；④肿瘤侵及海绵窦者；⑤肿瘤压迫三脑室后部，有下视丘功能障碍者。

（1）立体定向放射治疗：根据肿瘤体积选择相应直径准直器，采用非共面多弧旋转照射技术。剂量仍为1.8～2.0Gy/次，在GTV外放2～3cm。90%剂量线作为参考线，总剂量45.0～50.4Gy/5周，从剂量曲线图来看，明显优于常规三野照射，适用于比较小的垂体瘤。由于SRT技术的优势——靶周剂量跌落快，有利于对靶周重要结构的保护。

（2）立体定向放射外科：对残留或复发的肿瘤可采用X刀、γ刀、赛博刀等治疗。此类技术治疗垂体腺瘤安全有效，尤其适合术后复发、术后残留海绵窦或蝶窦内的肿瘤。注意对靠近视交叉及视神经的肿瘤，要掌握照射剂量，警防引起放射性视神经损伤。

4. 药物治疗 溴隐亭治疗可以使70%～90%的患者获得较好疗效。

5. 预后 垂体瘤放疗后患者需终身随诊。每半年监测垂体激素水平及行增强核磁共振检查。国外学者长期随诊发现半数以上患者有垂体功能不全，1.5%～2.3%的患者出现继发性视力丧失。

（三）髓母细胞瘤

髓母细胞瘤（medulloblastoma，MB）是发生在小脑的原始神经外胚层瘤，发病原因不明。儿童多见，5～9岁高发，男∶女大致为1.3∶1，约占儿童肿瘤的20%。好发于后颅窝中线部位，75%以上源于小脑蚓部。预后不佳，5年生存率在50%～80%。手术加术后放化疗是MB治疗的重要手段。

1. 自然病程

（1）高度恶性，生长极其迅速，自发病至就诊平均在4个月左右，最短的10天，最长的1年左右。

(2) 浸润性生长，手术不易全部切除。

(3) 肿瘤细胞有沿脑脊液产生播散性种植的倾向。

2. 诊断

(1) 临床表现：主要为颅压增高、共济失调及转移引起的相关症状。

1) 颅内压增高：由于肿瘤易阻塞第四脑室产生脑积水及颅内压增高，出现头痛、呕吐、视乳头水肿等症状和体征。

2) 小脑症状：共济失调、复视、视力减退、展神经麻痹、面瘫等，亦可有强迫头位及颈部抵抗。

3) 转移症状：绝大多数转移患者是在脊髓的软膜产生种植，累及脑及脑室者约占半数。颅外转移多为血行播散，常见的部位是肺及骨骼。

(2) 影像学检查：脑部 MRI/CT 检查。MRI 检查可见髓母细胞瘤的实质部分表现为长 T_1 和长 T_2，信号强度上的特点不突出，发生坏死或囊变时，内部可见到比肿瘤更长 T_1、更长 T_2 的病灶区。Gd-DTPA 增强扫描可发现肿瘤的实质部分呈显著增强，正中矢状扫描图对诊断尤为重要。对于髓母细胞瘤沿脑脊液发生播散性种植的检查，MRI 矢状位或冠状扫描更有价值，种植病灶亦可被 Gd-DTPA 显著增强。

3. 病理 2007 年 WHO 关于中枢神经系统（CNS）肿瘤的分类把 MB 分为经典型、促结缔组织增生 / 结节型、广泛结节型、间变型、大细胞瘤型。

国际上习惯把儿童 MB 分为一般风险型和高风险型。

(1) 一般风险型指：①年龄大于 3 岁；②脑和脊髓 MRI 及脑脊液均无肿瘤转移证据；③无肿瘤远处转移证据；④术后 MRI 示残留小于 1.5cm^2。

(2) 高风险型：即不满足上述条件一项者或间变型者。年龄 <3 岁属于高危，但应单独被列出，不管 M 分期和手术切除情况。

4. 分期 通常采用的是 Chang 等的 TM 分期，见表 7-17。

表 7-17 髓母细胞瘤 TM 分期

大体肿瘤直径（T）	远处转移（M）
T_1 < 3cm	M_0 无明确蛛网膜下或血行转移
T_2 ≥ 3cm	M_1 脑脊液中找到肿瘤细胞
T_{3a} > 3cm	M_2 颅内肿瘤超出蛛网膜下腔或进入第三、第四脑室同时侵犯至脑水导管，或至第四脑室
T_{3b} > 3cm，同时有脑干浸润	M_3 大结节在蛛网膜下腔种植
T_4 > 3cm，向上侵犯超过脑水导管，向下侵犯超过枕骨大孔	M_4 中枢神经系统以外的转移

5. 治疗原则 髓母细胞瘤的治疗应该根据患儿的临床分期和风险分期，选择手术、放疗、化疗三种治疗手段，以提高肿瘤治愈率和降低正常组织的损伤，减少对生长发育和智力的影响。

(1) 手术：对于有显著颅内压增高的病人，应先解除颅内高压，可作肿瘤切除或脑脊液分流手术，手术尽量切除肿瘤。

(2) 放疗：术后病人接受放疗可延长病人的生存期。有研究证明，所有未经术后放疗的髓母细胞瘤均复发，且多在复发后 1 年内死亡。手术加放疗的 5 年生存率达 40%～60%，10 年生存率达 30%～40%。一般认为术后早期放疗有益，多在手术后 1～2 周内开始。基于髓母细胞瘤易转移的特点，应对全中枢神经系统进行放疗，并在此基础上病灶局部增加放疗剂量。美国儿童肿瘤组髓母细胞瘤治疗协调委员会（MPCPOG）推荐的方案是分三部分：全脑、全脊髓及后颅窝。全脑放疗应包括筛板、颈髓，脊髓放疗下界达骶 2 水平。剂量全脑 40Gy，后颅窝局部加 15Gy，脊髓35Gy，每次不超过2Gy，最好在1.5～1.8Gy。对于3岁以下幼儿的放疗，脊髓24Gy（全脑35.2Gy），后颅窝局部加量至总量为48Gy。

1）常规放射治疗：①体位：俯卧位，面膜及体膜或真空垫固定；②全脑照射：全脑照射野下界在第4颈椎水平，上界于颅骨外3cm处，每次缩野时（即每照射10Gy左右），全脑照射野在Y轴的上、下方向各缩小1cm（图7-46）。

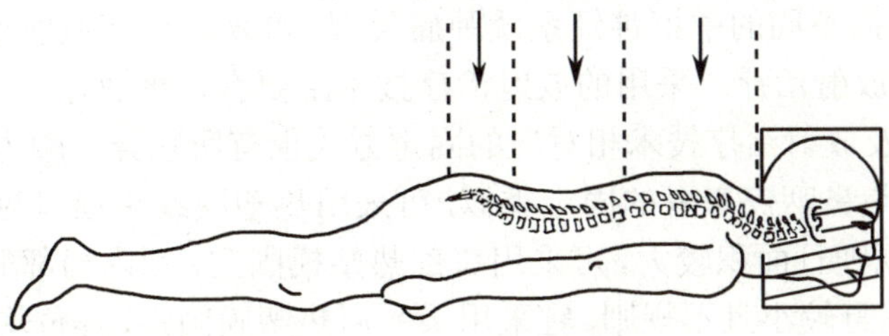

图7-46 全脑照射

全脊髓照射：单后野源皮距垂直照射，每周野同时向上移动1cm，并确保两个照射野之间始终有1cm左右的间隔。儿童全脊髓照射野采用电子线照射，根据患儿脊髓长度分为2～3段，每段之间保证1cm的间隔，全脊髓照射野的下界在第4骶椎水平（图7-47），剂量分布如图7-48所示；骶髓野宽4～5cm，L_5～S_4可增宽至8cm，为避开卵巢，可水平对穿照射（图7-49），骶髓侧野定位相。

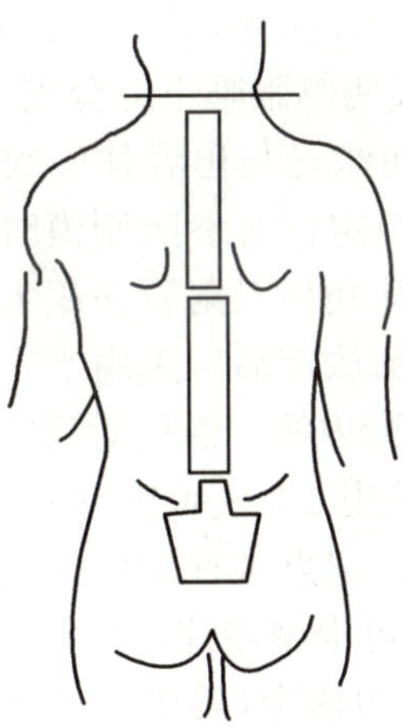

图7-47 全脊髓照射

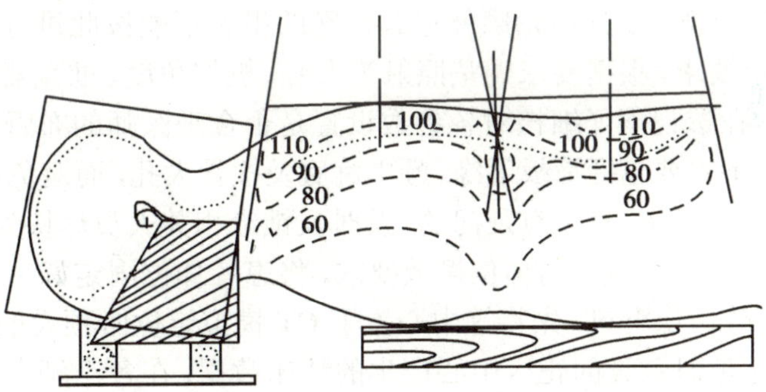

图7-48 全脊髓照射剂量分布

2）精确放疗：目前采用TomoTherapy照射技术可在一次计划内完成所有射野的设计及同步加量，剂量的均匀性及准确性更高，避免了逐步缩野及分野间的热点或冷点的产生（图7-50）。

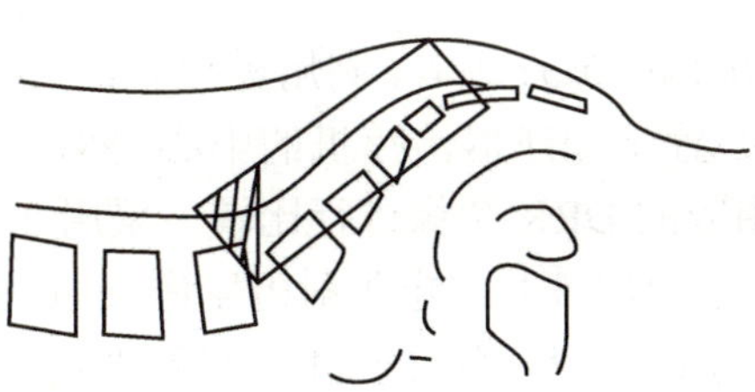

图7-49 骶髓侧野定位相

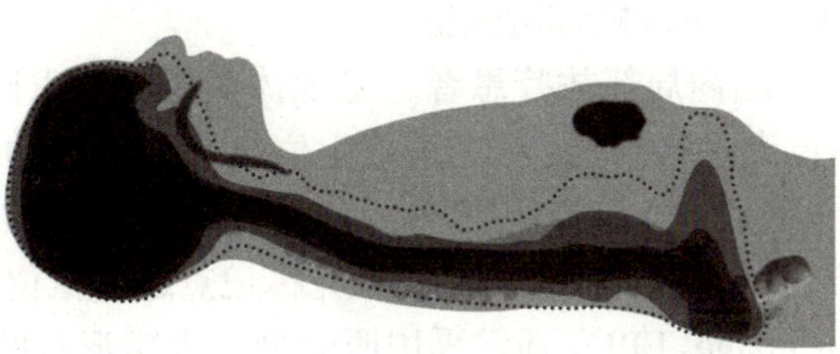

图7-50 TomoTherapy照射全脑全脊髓

(3)化疗：髓母细胞瘤术后单纯化疗未见明确疗效。

6. 预后 术后平均生存0.9年，成人的预后较儿童为好。目前多数统计5年存活率均在30%以上，最高统计达80%，个别的可生存达10年以上。

三、中枢神经系统肿瘤放疗的体位验证和治疗计划实施

(一)模拟机体位验证

1. 体位固定 根据不同的中枢神经系统肿瘤类型，可采取局部放射治疗、全脑放射治疗及全中枢(全脑全脊髓)放射治疗。采用的放射治疗技术主要有二维放疗、三维适形放疗及调强放疗等。不同肿瘤类型及放射治疗技术相对应的固定方式也有所差异。颅内局部放射治疗与全脑放射治疗患者的固定与鼻咽癌患者的固定类似，可采用热塑膜或头颈肩热塑膜固定。单纯全脑放疗时，因其射野较规则且面积较大，可采用头部热塑模固定；颅内局部病灶放疗时，多采用三维适形或调强放疗，其野较小且不规则，宜采用头颈肩热塑膜固定，体位均多采用仰卧位。全中枢(全脑全脊髓)放射治疗患者的固定可以选择俯卧位或仰卧位，仰卧位对使用麻醉或镇静剂的儿童患者更安全，可根据患者的具体情况采用热塑膜、真空垫或是发泡胶进行固定，不论选用这些固定方式中的哪一种，在使用时，必须考虑使患者头部和体部的固定整体性及体中线居中性(特别是全中枢放疗的患者)。儿童全中枢放疗患者的体位固定尤其值得重视，该人群结构特点为爱动、不易配合等，会加大体位固定设计的难度及体位固定效果的不确定性，故在对其进行体位固定时更应多方面考虑。采用仰卧位对全脑全脊髓放疗患者进行放疗时，射束是从治疗床板后面对患者进行照射，此时应该考虑固定体板、真空垫或是发泡胶、碳纤维治疗床板对射线的衰减，金属治疗床板对射线的遮挡及治疗床在各轴向上可调节的范围限度等因素。

2. 模拟验证 对于采用二维放疗技术的患者，在体位固定前，应使头颅水平并与体中线一致。判断患者体位是否水平，可通过侧位透视来观察：两侧外耳孔及两侧眼眶下缘分别重叠时，视为患者体位水平。患者体位居中与否，可利用模拟定位室的纵向激光与患者体中线的重合情况来观察(身体轮廓外形有特殊的患者不能按此进行)。二维模拟定位时参照制模时记录的摆位要求，根据要求调整照射等中心、机架角度、准直器角度、治疗床角度及射野面积大小等参数，在透视下仔细核对各参数设置是否合乎医师的布野意图，如全脑放疗后应采用水平对穿照射，下界要包括筛板下缘、颅中窝底及枕骨大孔，而避免晶体在照射野内等。经核对后符合要求的签字确认，对于有疑问的，及时反馈给相关人员尽快处理。对于采用CT模拟定位的患者，沿用二维放疗验证的体位摆放要求，将患者体位固定好后，利用激光标记点进行摆位。参考诊断CT等影像资料，先将等中心置于CT模拟定位时预设的靶区中心，再根据治疗计划相对CT模拟定位时预设的靶区中心产生的移床数据，在各个轴向上进行准确的移床(等中心未变者无须移床)，然后获取正位(机架0°)和侧位影像(机架270°)并与相应的DRR图像进行比较。验证中若等中心与相应DRR误差≥5mm的情况，应该仔细检查患者的体位是否有误、移床是否正确等。再次摆位中应让患者按体位固定及CT模拟时的体位进行摆位，切不可为减少误差而刻意让患者向某一方向移动，更不可随意改变等中心。验证完成之后，符合临床要求的需签字确认，不符合要求的及时联系主管医生处理。

(二)治疗机体位验证

1. 颅内局部放疗患者 患者体位摆放要求同前，采用调强放疗患者，利用模拟验证后的激光标记点进行摆位，将在模拟定位机上验证好的治疗中心置于加速器治疗机的中心，然后获取正位(机架0°)和侧位(机架270°)验证胶片/EPI，并与相应的DRR图像进行比较。采用2D或是3D放疗技术的患者，利用激光标记点进行摆位后，获取射野验证片或电子射野影像(electronic portal image，EPI)，通常采用照射野+大矩形野的双曝光方式，并与相应的DRR图像进行比较，结果判读同模拟验证。有CBCT影像设备的可获取CBCT影像与计划CT配准，配准范围包含

整个头颅，配准方式采用骨，避免出现较大的旋转误差（≥2°）。如出现较大的旋转误差，应该重新摆位纠正，如多次摆位仍不能纠正应请主管医生进行确认。

2. 全脑放射治疗及全中枢放疗患者 此类患者的治疗机验证较少采用 CBCT 验证，主要采用射野验证（一般采用验证胶片 /EPI 的双曝光方式，照射野 + 大矩形野），将获取的验证片与 DRR 图像进行比较，比较时应注意照射野边缘与颅底线的关系，避免晶体受到照射。全中枢放疗患者验证时应对全脑照射野及脊髓射野进行验证，验证时采用照射野 + 大矩形野的双曝光方式，重点观察两相邻野之间的衔接；衔接点移动后应再次进行验证。

（三）注意事项

1. 中枢神经系统肿瘤放疗会造成患者的头发脱落，应在体位固定前将患者的头发修剪为短发（最好全部剃除），以避免放疗过程中头部外轮廓的不一致对固定效果的影响。

2. 对全中枢放疗的患者，其固定方式应该个体化制订，如身体外轮廓有异常者应特殊处理；综合考虑仰卧位与俯卧位固定的优缺点，根据患者的实际情况，如年龄、身体耐受情况及投照要求等来选择。

3. 对全中枢放疗的患者，不论采用全野还是半野照射技术，可定期对衔接点进行移动，以避免在射野衔接处出现冷点或是热点。

4. 中枢神经系统肿瘤放疗会造成患者的颅内高压（主要表现为头痛、头昏、恶心、呕吐等症状），应在放疗过程中密切观察患者的反应，以免患者发生呕吐、窒息。

5. 部分中枢神经系统肿瘤（如多形性胶质母细胞瘤、星形细胞瘤等）可发生癫痫症状，在放疗中应加强固定，同时密切观察防止坠床发生。

6. 对全中枢放疗的患者，血液毒性反应比较严重，以白细胞下降最明显，应定期了解患者的血常规指标。

7. 对全中枢放疗的患者，胃肠道反应是主要反应之一，主要表现为恶心、呕吐、食欲、食量下降、腹痛、腹胀、腹部不适、大便性状改变等，应加强患者的营养支持治疗。

（吴星娆　钟仁明）

第十二节　儿童肿瘤放射治疗技术

儿童肿瘤包括实体肿瘤和血液系统肿瘤两大类。常见的实体肿瘤为神经母细胞瘤、肾母细胞瘤、肝母细胞瘤、生殖细胞瘤、横纹肌肉瘤等。常见的血液系统肿瘤主要是白血病，白血病位居我国儿童肿瘤发病和死亡首位。本节仅对神经母细胞瘤、肾母细胞瘤的放射治疗作简要介绍。

儿童肿瘤的病因有遗传因素、环境因素及遗传 - 环境因素的协同作用；与病毒感染、接触化学物质及放射性物质和免疫缺陷等因素有关。

一、神经母细胞瘤

（一）流行病学

神经母细胞瘤（neuroblastoma，NB）是起源于肾上腺髓质或椎旁交感神经系统的肿瘤，是儿童期最常见的颅外实体肿瘤，近 80% 的神经母细胞瘤发生在 5 岁以内的婴幼儿。男女发病率之比为 1.2∶1。其发病率为 1/10 万，但病死率高，占所有小儿恶性肿瘤死亡病死率的 15%，约 1% 有家族史。

（二）发病原因

目前关于神经母细胞瘤真正的病因尚不清楚。一些遗传易感因素被发现与神经母细胞瘤的发病相关。如家族型神经母细胞瘤被证明与间变淋巴瘤激酶（anaplastic lymphoma kinase，ALK）

的体细胞突变有关；*N-myc* 基因突变与肿瘤转移相关，是第一个被广为接受的判断神经母细胞瘤预后的标志物。

（三）自然病程

1. 不同神经母细胞瘤患者存在广泛的肿瘤异质性，其预后差别很大。有的不治可自然消退，有的却很早发生转移。以往常规治疗后 5 年生存率仅为 10%～20%。几乎占全部儿童癌症死亡的 15%。因此神经母细胞瘤被称为“儿童肿瘤之王”。

2. 根据危险因素不同，神经母细胞瘤可以分为低危组、中危组和高危组。对于低危组患者，单纯观察或手术治疗往往可以取得很好的效果；但是高危组神经母细胞瘤患者，即使综合治疗，预后仍然不理想。

（四）诊断

1. 临床表现 有肿块及肿块生长压迫引起的体征：如腹部肿块生长引起的脊髓压迫症；颈部肿块生长引起 Horner 综合征；胸部病变或位于肝顶部的转移病灶可以压迫膈肌引起呼吸困难；盆腔肿块会引起腹痛、小肠或膀胱功能障碍。最终的诊断依赖于术后的病理。

2. 血液学检查 近 90% 的神经母细胞瘤患者，其血液或尿液里儿茶酚胺及其代谢产物（多巴胺、高香草酸、香草扁桃酸）的浓度会显著升高。

3. 影像检查 包括 X 线、超声、CT和 MRI 检查，肾上腺原发神经母细胞瘤典型的表现是肾上腺软组织肿块中有钙化。胸腔内病变，X 线平片就可能发现后纵隔肿块，肿瘤钙化占 90%；但无论是胸腔还是腹腔内病变，采用 CT 或 MRI 都有助于判断是否有淋巴结转移或脊髓侵犯。有经济条件的患者可选择 PET-CT 检查，PET-CT 扫描根据肿瘤葡萄糖代谢水平全面评估病情，是其他检查的有利补充。

4. 骨髓穿刺活检 80%～90% 有转移的患者均有骨髓受侵，应常规进行骨髓穿刺检查。

（五）病理表现

显微镜下，神经母细胞瘤的肿瘤细胞围绕神经毡（neuropil）呈菊花形排列，为蓝染的小圆形细胞。

（六）肿瘤分期

国际神经母细胞瘤分期系统（International Neuroblastoma Staging System，INSS）于 1988 年进行修订。该系统基于肿瘤的原发器官及转移情况进行分期，见表 7-18。

表 7-18 国际神经母细胞瘤分期系统

分期	描述
1 期	肿瘤局限可完整切除
2A 期	不能完全切除的单侧肿瘤；同侧及对侧淋巴结无转移
2B 期	不能完全切除或者是全切除单侧肿瘤；同侧有淋巴结转移而对侧无淋巴结转移
3 期	肿瘤侵犯过中线，伴或不伴局部淋巴结转移；或是单侧肿瘤伴有对侧淋巴结转移；或是跨中线生长的肿瘤并伴有双侧淋巴结转移
4 期	肿瘤扩散到远处器官如骨髓、肝
4S 期	小于 1 岁患儿；肿瘤局限于原发器官；肿瘤扩散局限于肝、皮肤或骨髓（肿瘤细胞少于 10% 的骨髓有核细胞）

（七）治疗原则

根据发病年龄、肿瘤级别、N-myc 扩增状态、11q 染色体不均衡突变及多核型因素，将神经母细胞瘤患者分为低危组、中危组及高危组（表 7-19）。

1. 手术 手术是神经母细胞瘤重要的诊断和治疗手段之一。20%～40% 的神经母细胞瘤为局限性病变，原发病变的完整切除可有较高的治愈率。

表 7-19　神经母细胞瘤治疗分组及定义

分组及定义	治疗
低危组： 所有 1 期 <1 岁的所有 2 期 >1 岁，MYCN 未扩增 2 期 >1 岁，MYCN 虽扩增但 INPC 为预后良好型 2 期 MYCN 未扩增，INPC 为预后良好型且 DNA 为多倍体 4S 期	手术治疗
中危组： <1 岁，MYCN 未扩增 3 期 >1 岁，MYCN 未扩增且 INPC 为预后良好型 3 期 <1 岁半，MYCN 未扩增 4 期 MYCN 未扩增，DNA 为二倍体 4S 期 MYCN 未扩增且 INPC 为预后良好型 4S 期	行原发肿瘤切除及标准 4～8 个月化疗
高危组： >1 岁，MYCN 扩增 INPC 为预后不良型 2 期 <1 岁，MYCN 扩增 3 期 >1 岁，MYCN 未扩增但 INPC 为预后不良型 3 期 <1 岁，MYCN 扩增 4 期 >1 岁，MYCN 扩增 3 期 >1 岁半的所有 4 期；OMYCN 扩增的 4S 期	强化诱导治疗，清髓性治疗，微小残存病灶的治疗

2. 化疗　化疗在低危组患者中仅用于复发病变或有症状的、影响器官功能的患者。中危组患者接受 4～8 个月中等强度的化疗后，可获得长期生存。能获得完全缓解或部分缓解的最有效的诱导化疗方案为以顺铂为基础的方案。采用高剂量马法兰合并自体骨髓移植的清髓性治疗被认为是高危组神经母细胞瘤的标准治疗。

3. 放射治疗

（1）适应证

1）低危病变：当病变复发后可能影响其功能时，如脊髓压迫时可考虑放疗。

2）中危病变：放疗限于以下情况：病变进展、术后残存。

3）高危病变：高危的神经母细胞瘤患者接受清髓性化疗、全身放疗（TBI）及净化的自体骨髓移植可显著改善预后。移植前或后进行局部放疗均可降低这些部位的复发风险。

（2）靶区的确定：GTV 为可见肿瘤，CTV 为 GTV 外放 2.0cm，PTV 为 CTV 外放 0.5cm，如果照射野必须包括一部分椎体，则应将整个椎体包括在照射野内，这样会减少发生脊柱侧凸的可能，并保证能覆盖区域淋巴结。

（3）剂量：对于局限期病变 20Gy 足够，若有残留可局部加量；对于已经转移到骨和软组织的神经母细胞瘤针对转移灶放疗，较小的射野可给予 16～20Gy，分 4～5 次完成；较大的照射野可给予 20～30Gy，每次 2～3Gy。对于终末期的患者，采用放疗止痛，给予 6～8Gy/ 次可以达到止痛的效果。

（4）放疗技术：腹部和盆腔的病变多采用 4～6MV X 线，传统采用前后对穿野照射，目前多用三维适形放疗或调强放疗的精确放疗技术。该技术对局部的大肿块病变非常有效，而且更好地保护正常组织和器官。

（八）剂量限制

健侧肾：≥80% 的体积＜12Gy；肝脏：≥50% 的体积＜9Gy，≥2/3 的体积＜15Gy 或≥75% 的体积＜18Gy；肺脏：＞2/3 的体积＜15Gy。

（九）放疗并发症

在长期存活的神经母细胞瘤患者中脊柱畸形的发生率较高，最常见的是手术后或放疗后的脊柱后凸或侧凸，在生存 5 年以上的神经母细胞瘤患者中这些并发症的发生率为 25%～50%。除肌肉骨骼系统并发症以外，如果超过耐受剂量，放疗还会引起肺、肾、肝、小肠、膀胱、卵巢和睾丸等器官功能的损伤。

二、肾母细胞瘤

（一）流行病学

肾母细胞瘤是儿童中最常见的腹部肿瘤，又称 Wilms 瘤。占儿童肿瘤的 6%。75% 在 5 岁以前发病，中位诊断年龄 3～4 岁，发病率仅次于神经母细胞瘤而居儿童肿瘤发病率第二位。

（二）发病原因

与遗传相关，先天性畸形与肾母细胞瘤有关，占 10%，包括 WAGR 综合征（肾母细胞瘤，无虹膜，泌尿生殖器异常，11p13 和 WT1 基因缺失）、Denys-Drash 综合征（假两性畸形，肾小球系膜硬化，WT1 基因突变导致的肾功能衰竭）和 Beckwith-Wiedemann 症候群（偏身肥大、巨舌、消化系统异常等）。

（三）自然病程

1. 局部播散 局部在腹腔内播散是最早和最常见的方式。

2. 腹腔种植 肾母细胞瘤可以发生肿瘤破裂，从而引起腹腔的种植转移。

3. 淋巴转移 肾母细胞瘤最常见的淋巴结转移部位是肾门及主动脉旁淋巴结。

4. 血行转移 Wilms 瘤最常转移到肺，其次是肝。

（四）诊断

1. 临床表现 ①腹部肿块约占 80%，约 1/3 患儿表现为腹痛；②肉眼血尿发生率为 25%。亦可出现发热、乏力、高血压、精索静脉曲张、疝气、胸腔积液等表现；③肾母细胞瘤伴发畸形，包括虹膜缺失、偏身肥大、泌尿生殖系异常等。

2. 常规检查 血常规、尿常规、血清尿素氮、肌酐和肝功能是常规检查。

3. 腹部 X 线平片 可能发现钙化，这在神经母细胞瘤中占 90%，在 Wilms 瘤中占 10%。

4. B 超 B 超是发现肾母细胞瘤的最主要手段之一，可以了解肿瘤的大小、性质及肿瘤与相邻组织的关系。

5. 腹部 CT 腹部 CT 可以勾画出肾内肿瘤的轮廓，显示肉眼可见的肾外播散、淋巴结受累等，是肾母细胞瘤最主要的检查手段之一。

6. MRI MRI 对肾母细胞瘤的诊断价值优于 CT，尤其有三维断面，可更好地显示肿瘤和周围脏器、血管的关系，对评估手术可行性有重要参考价值。

（五）病理

美国国家 Wilms 瘤研究组（National Wilms Tumor Study，NWTS）根据肾母细胞瘤细胞分化程度将其分为良好组织学类型（favorable histology，FH）和不良组织学类型（unfavorable histology，UH）。良好组织学类型占 80% 以上，而且预后好。

（六）分期

应用最广泛的分期系统是 NWTS 设计的国际肾母细胞瘤分期系统（表 7-20）。

表 7-20 国际肾母细胞瘤分期系统

分期	描述
Ⅰ期	肿瘤局限于肾，可彻底被切除，肾被膜完整，切除前和过程中有破裂，切缘以外没有肉眼残留
Ⅱ期	肿瘤范围超出肾，但可彻底被切除，区域扩散（如穿透肾被膜外表面侵入肾周软组织），肾外血管受侵或含有瘤栓。切缘及以外没有肉眼残留
Ⅲ期	有非血行转移而来的肿瘤残余，且局限于腹部，可伴有： a. 肾门、腹主动脉链或更远的淋巴结转移 b. 弥漫的腹膜播散，如术前或术中肿瘤溢出于胁腹以外，或因肿瘤生长穿透腹膜表面 c. 腹膜表面种植 d. 肉眼或镜下范围超出手术切缘 e. 侵犯邻近重要结构，以致无法彻底切除
Ⅳ期	血行转移如肺、肝、骨、脑转移等；腹部和盆腔以外的淋巴结有转移
Ⅴ期	诊断时即有双肾受侵，应同时对每一侧病变按上述标准进行分期

（七）治疗原则

手术联合化疗和放疗是肾母细胞瘤治疗的基本原则，也是提高患儿生存率的基础。多数 FH 肿瘤对放化疗敏感。然而，研究显示Ⅰ、Ⅱ期患者，需联合长春新碱和放线菌素 D 的化疗，不需要接受放疗；对于Ⅱ～Ⅳ期间变型均需要长春新碱、放线菌素 D、阿霉素的化疗和腹部放疗，所有肺转移的患儿均需全肺照射。

1. 手术 一旦确诊，无手术禁忌证者首选手术。手术的目的是提供病理诊断，但需确保完整切除肿瘤，对于肿瘤切除不净的要置放银夹，便于术后放疗。

2. 放射治疗 肾母细胞瘤的患儿处于发育阶段，放疗在提高疗效的同时也不可避免地引起放疗的并发症，因此要严格掌握放疗的适应证。

（1）放疗的时机：开始放疗的时间不要超过术后第 9 天，早期放疗对切口愈合无明显影响。

（2）放疗的靶区：①局部放疗：只需包括瘤床，即病变肾和整个肿瘤所在的区域并外放 2～3cm。传统照射采用前后对穿野照射：上界位于肾上极水平，下界包括肿瘤的下界并外放 2cm，靶区要包括整个椎体，既要考虑到包括对侧的腹主动脉旁淋巴链同时又要保护正常的肾。射野的外侧界要包括腹壁。一般采用 4～6MV X 线。②全腹放疗：对于术前有腹腔内肿瘤破裂，术中肿瘤破裂并有广泛的肿瘤播散、种植或巨大的腹腔内病变时照射野要包括整个腹腔。靶区要包括所有腹膜面，上界到膈肌水平，下界到盆腔（一般在闭孔下缘），注意保护髋臼和股骨头。③转移病灶放疗：全肺照射对肺转移有益，要充分包括双侧肺尖和肺的后下部分。射野一般在锁骨上区域，下界到腰 1 水平。双侧肩部应在射野之外。特别注意下界勿将未受累的肾包括在射野内。肺部放疗多采用 1.5Gy/ 次，总剂量 12Gy/8 次。对残留病变可以加量至 30Gy。

脑转移行全脑放疗 30.6Gy/17 次全脑放疗后，局部病灶可予 10.8Gy/6 次调强或立体定向加量放疗。肝转移患者全肝 19.8Gy/11 次。骨转移患者行转移病灶部位 25.2Gy/14 次。

目前使用的三维适形放射治疗和调强放射治疗可进一步缩小正常组织的毒副作用。

（3）放疗剂量：建议腹部放疗剂量是 10.8Gy/6 次，对于残留病变较大，直径大于 3cm 的患儿剂量追加到 21.6Gy/12 次。

（4）剂量限制：对侧健肾 $<$ 14.4Gy；未累及肝的 1/2 接受 19.8Gy 照射，肝转移 75% $<$ 30.6Gy；双侧全肺限制在 9Gy 以内（年龄 $<$ 1.5 岁）或 12Gy 以内（年龄 $>$ 1.5 岁）。

3. 化学治疗 目前常用的化疗方案有：EE-4A 方案（脉冲式强化 ACTD+VCR 18 周）等。

（八）毒副作用

1. 骨骼生长发育畸形、脊柱侧弯。

2. 第二恶性肿瘤的15年累积发病率为1.5%，当剂量超过35Gy，且联合多柔比星时，此风险更高。

3. 女性肾母细胞瘤患者幸存者中，可出现先兆临产、胎儿胎位不正、妊娠期缩短等。

（九）预后

1. 良好组织学类型的5年生存率Ⅰ期为97.3%，Ⅱ期为95.1%，Ⅲ期为95.2%，Ⅳ期为78%。

2. 不良组织学类型的4年生存率为73.0%。

3. Ⅳ期肾母细胞瘤良好组织类型合并肺转移者的4年生存率是80%，Ⅳ期不良组织类型的4年生存率是55%。

4. 双侧肾母细胞瘤的2年、5年和10年生存率分别为83%、73%和70%。

三、儿童肿瘤放疗的体位验证和治疗计划实施

（一）模拟机体位验证

1. 体位固定 儿童患者的体位固定方式方法与成人相似，但是儿童患者的配合困难，体位固定存在更多的不确定性。因此，在实际工作中，需要提高儿童放疗患者对体位固定实施过程的依从性。对于儿童放疗患者，需要放疗工作人员在言语沟通、放疗环境、体位固定等多方面进行特殊处理。主要包括以下几个方面：①体位固定是放射治疗流程中的首要环节，应在此阶段加强对儿童的关注，使其能主动配合，为以后的治疗做好铺垫；②体位固定前与儿童进行充分的沟通，以图画或者视频的方式让儿童对放疗进行直观的认识，消除他们对放疗的恐惧；③治疗师可以与儿童进行互动游戏，让儿童直接参与体位固定相关模具的制作，让儿童对体位固定产生兴趣甚至想主动体验；④尽可能选择舒适的体位及固定方式，如仰卧位、真空垫（包括全中枢放疗的患者）；⑤制作过程中避免过热或者过冷的刺激，应尽可能使热塑模或真空垫的温度与体温接近。

2. 模拟验证 神经母细胞瘤与肾母细胞瘤的验证根据不同的放疗部位，参见相应放疗部位的模拟验证技术；髓母细胞瘤放疗的验证参见全中枢放疗模拟验证技术。

（二）治疗机体位验证

神经母细胞瘤与肾母细胞瘤的验证根据不同的放疗部位，参见相应放疗部位的治疗机验证技术；髓母细胞瘤放疗的验证参见全中枢放疗治疗机验证技术。

（三）注意事项

1. 儿童正处于生长和发育阶段，身心尚未成熟，对周围环境的适应能力相对较差，对家长的依赖性强，必须在放疗的全过程加强对儿童心理问题的关注；通过各种手段降低患儿的抵触心理，提高患儿的配合度，如设置专门的儿童接待室、儿童游戏区、治疗机房的局部美化、治疗机房整体环境布局、播放音乐及视频等。

2. 已经证实在放疗过程中连续使用镇静剂具有良好的安全性。因此，对于配合确实有困难的儿童，可以使用镇静剂（如水合氯醛），在儿童睡眠状态时进行体位固定及治疗。采用这种方式时，由于患儿处于睡眠状态，对实施过程可能对其带来的安全隐患应予以高度重视并密切监测。

3. 血液学毒性是儿童肿瘤放疗中最常见的毒性反应，应保证患儿充足的睡眠，注意个人及环境的卫生、避免感染，定期检查血液学指标。

4. 儿童患者的家属常因为儿童患病而存在不同程度的心理痛苦（distress），应在对患儿治疗的同时给家属更多的关心；减少家属的心理痛苦发生率，降低家属的心理痛苦水平，使其能在放疗过程中积极主动地配合。

5. 小儿正处于生长发育阶段，表达能力差，其临床表现与成人有一定差异。因此，在治疗过程中要严密观察病情变化（如中枢放疗的颅内高压症状、胃肠道症状、血液学指标下降引起的全身症状等）。

（吴星娆　钟仁明）

第十三节 恶性淋巴瘤放射治疗技术

一、恶性淋巴瘤概述

恶性淋巴瘤(malignant lymphoma，ML)是指发生于淋巴系统的一大类疾病，来源于B淋巴细胞、T淋巴细胞、自然杀伤细胞或组织细胞的恶变。2011年我国恶性淋巴瘤发病率为6.43/10万，占全部恶性肿瘤发病的2.34%，居各类恶性肿瘤发病的第8位。男性恶性淋巴瘤的发病率高于女性，在癌症死亡病例构成中排列第9位，男女死亡率之比为1.58∶1。ML分为霍奇金淋巴瘤(Hodgkin's lymphoma，HL)和非霍奇金淋巴瘤(non-Hodgkin's lymphoma，NHL)两大类。其病因目前尚未完全明确，流行病学调查提示主要与EB病毒感染、遗传因素、化学暴露、免疫抑制、艾滋病毒感染和环境因素有关。随着综合治疗技术的提高，霍奇金淋巴瘤患者的治疗效果明显提高，5年相对生存率约85%。非霍奇金淋巴瘤患者的治疗效果根据不同病理类型不同而有所差异。弥漫大B细胞淋巴瘤早期5年相对生存率为70%～80%，中晚期5年相对生存率为40%～50%。

(一)流行病学

1. 霍奇金淋巴瘤 霍奇金淋巴瘤是以累及淋巴结和淋巴系统为主的恶性肿瘤，也是年轻人最常见的恶性肿瘤。年发病率占恶性肿瘤发病率的1%，占我国淋巴瘤的10%～15%，远低于非霍奇金淋巴瘤。有两个发病高峰，第一个高峰在15～30岁，第二个高峰大于55岁。而国内发病双峰不明显。白人发病率最高，亚裔发病率最低，这种地域差异原因不明，可能与不同年龄或不同基因型患者感染EB病毒差异有关。

2. 非霍奇金淋巴瘤 非霍奇金淋巴瘤是主要发生在淋巴结、脾、胸腺等淋巴器官，也可发生在淋巴结外的组织和器官的淋巴造血系统恶性肿瘤。非霍奇金淋巴瘤占所有淋巴瘤的80%～90%，我国年龄曲线高峰为40岁左右，发病率城市高于农村，常见恶性肿瘤中排位在前10位以内。

(二)临床表现

1. 霍奇金淋巴瘤的特点 临床上，霍奇金淋巴瘤有以下特点：①病变多起源于淋巴结内，往往从一个淋巴结向邻近的淋巴结扩散，原发于淋巴结外的HL少见；②累及颈部淋巴结患者超过80%，同时超过50%患者有纵隔受侵；③瘤组织成分多种多样，含有一种独特的瘤巨细胞即里-施(Reed-Sternberg，R-S)细胞；④年轻人多见；⑤约半数有EBV感染；⑥预后比非霍奇金淋巴瘤好；⑦部分患者可有全身症状如“B”症状，包括原因不明的发热(体温≥38.0℃)、盗汗、瘙痒和体重减轻(半年内体重下降超过10%)。

2. 非霍奇金淋巴瘤的特点 非霍奇金淋巴瘤除淋巴结肿大外，也可有全身症状，除包括一般消耗性症状如贫血、消瘦、衰弱外，也可有特殊的“B”症状。一般来说，非霍奇金淋巴瘤的全身症状不及霍奇金淋巴瘤多见，且多见于疾病的较晚期。最常见的并发症为感染、发热、胸闷、胸痛、咳嗽、气短等相应脏器受损的表现。

(三)临床分期

AJCC分期第6版(2002)适用于霍奇金淋巴瘤和非霍奇金淋巴瘤，见表7-21。

表7-21 AJCC分期第6版(2002)

分期	定义
Ⅰ期	单一淋巴结区受侵(Ⅰ)；单一结外器官或部位的局限受侵且无任何淋巴结受侵(ⅠE)
Ⅱ期	横隔同侧的两个或多个淋巴结区受侵(Ⅱ)；横隔同侧的单一结外器官或部位的局限受侵伴有区域淋巴结受侵，可伴有或不伴有其他淋巴结区受侵(ⅡE)

续表

分期	定义
Ⅲ期	横隔两侧的淋巴结区受侵（Ⅲ）；可伴有受侵淋巴结邻近的结外侵犯（ⅢE），或伴有脾受侵（ⅢS），或两者均受侵（ⅢE，S）
Ⅳ期	弥漫性或播散性的一个或多个结外淋巴器官受侵，可伴有或不伴有相关淋巴结受侵；孤立的结外淋巴器官受侵而无邻近区域淋巴结受侵，但是伴有远处部位的侵犯；肝或骨髓的任何受侵，或肺的结节样受侵

淋巴受侵区域部位定义：①韦氏环；②耳前、枕后、颈部和锁骨上淋巴结；③锁骨下淋巴结；④纵隔淋巴结；⑤肺门淋巴结；⑥腋窝淋巴结；⑦滑车上淋巴结；⑧脾；⑨腹主动脉旁淋巴结；⑩肠系膜淋巴结；⑪盆腔淋巴结；⑫腹股沟和股三角淋巴结；⑬腘窝淋巴结。

（四）病理分类

1. HL病理分型 常见为淋巴细胞为主型、结节硬化型、混合细胞型，结节性淋巴细胞为主型、淋巴细胞衰竭型。

2. NHL病理分型 NHL病理分型非常复杂。依据细胞来源将其分为B细胞、T细胞和NK/T细胞三种基本类型。临床大多数NHL为弥漫大B细胞型，占总数的70%～85%。其次为滤泡型NHL、NK/T细胞淋巴瘤等。依据肿瘤的生物学行为不同，临床将NHL分为低度恶性、中度恶性和高度恶性。低度恶性淋巴瘤包括小细胞型淋巴瘤、滤泡性小裂细胞为主型淋巴瘤及滤泡性小裂细胞与大细胞混合性淋巴瘤；中度恶性淋巴瘤包括滤泡性大细胞淋巴瘤、弥漫性大细胞淋巴瘤等；高度恶性包括中心母细胞淋巴瘤、免疫母细胞淋巴瘤、大细胞间变性淋巴瘤、伯基特淋巴瘤等。

（五）诊断

结合病史、体格检查及实验室检查、影像诊断等，最终要依靠病理诊断。病理诊断包括组织形态学、免疫组化和细胞遗传学检查，必要时行分子生物学检查。骨髓穿刺行骨髓细胞学检查及骨髓活检对明确分期指导治疗很有帮助。

（六）治疗

1. 霍奇金淋巴瘤 单纯放疗和放化综合治疗是早期HL的有效治疗方法，综合治疗与单纯放疗比较，显著改善了无病生存率，但未改善总生存率。放疗后复发可以被化疗成功挽救。目前早期HL的治疗主要决定于预后因素，预后不良因素包括：①高龄；②男性；③混合细胞型；④“B”症状；⑤大纵隔；⑥淋巴结受累区域多；⑦血沉增高；⑧贫血和低蛋白血症。预后好的早期HL考虑综合治疗或单纯放疗，预后不良行化疗和放疗综合治疗。

早期HL联合化疗ABVD（阿霉素、博莱霉素、长春新碱、氮烯咪胺）2～4周期后，达完全缓解，照射受累野剂量20～30Gy即可；如果化疗后未达完全缓解或化疗前大肿块，照射受累野剂量36～40Gy。

晚期HL以化疗为主，放疗仅用于化疗后残留病灶的局部姑息治疗20～40Gy。

2. 非霍奇金淋巴瘤

（1）低度恶性

1）Ⅰ、Ⅱ期：单纯放疗基本可以治愈。

2）Ⅲ、Ⅳ期：化疗难以延长总生存期，一般情况下可以采取观察等待。但有下列情况时应考虑治疗：①有临床症状；②肿块影响脏器功能；③淋巴瘤导致的血细胞减少；④诊断时伴有巨大肿块；⑤病情持续进展；⑥有可参加的临床研究方案。

（2）中度恶性：联合化疗为主，争取首次治疗即获得完全缓解，必要时配合局部放疗。

（3）高度恶性

1）淋巴母细胞淋巴瘤：参照急性淋巴细胞白血病方案，包括诱导、强化、中枢预防、巩固、维持治疗。

2）伯基特淋巴瘤：采用短疗程高剂量的联合化疗，包括中枢预防。

自体造血干细胞移植：其本质是自体干细胞支持下的大剂量化疗，适应证包括：复发难治的霍奇金或非霍奇金淋巴瘤；一些晚期具有高危复发倾向的年轻侵袭性非霍奇金淋巴瘤；大部分晚期T细胞淋巴瘤一线治疗后的巩固治疗。

二、恶性淋巴瘤靶区勾画原则和计划设计

（一）传统照射野的设计

过去霍奇金淋巴瘤单纯放疗常采用“斗篷”野、“倒Y”野、全淋巴照射、次全淋巴照射等特殊照射野。治疗野包括多个淋巴区域（受累和未受累区域）。目前随着化疗疗效的提高，这些治疗野技术已很少用，化疗后放疗常用累及野照射。

1. 常用放射治疗野

（1）累及野（involved- field radiation therapy，IFRT）：累及野范围包括临床上受累及的淋巴结区域，结外病变如果没有淋巴结受累，累及野只包括受累器官的受累区域。目前累及野（IFRT）是放化综合治疗时的标准放疗野。同扩大野相比，IFRT不仅减小了照射野，更为重要的是降低了正常组织的受照体积。

（2）局部野（regional field，RF）：局部野范围是包括病变累及的淋巴结区加上至少一个相邻临床未受累淋巴结区。结外病变的局部野为受累器官加上周围临床未受累的淋巴引流区。

（3）扩大野（extended field，EF）：扩大野包括多个累及和未累及的淋巴结区域。常用的扩大野有“斗篷”野、“倒Y”野。如果照射膈上及膈下的淋巴区域，采用全淋巴照射（“斗篷”野+“倒Y”野）。如不照射盆腔淋巴区则采用次全淋巴照射（“斗篷”野+“锄形”野）。

2. 常用照射野的放疗 下面介绍几种常用照射野的放疗。

（1）单颈野

肿瘤侵犯范围：一侧颈部和（或）锁骨上淋巴结，但无耳前淋巴结。

靶区定义：一侧颈部和同侧锁骨上下区，未包括耳前区（图7-51）。

上界：下颌骨体中线和乳突尖或耳垂连线。

下界：锁骨头下缘下2cm。

外界：肱骨头内缘或包锁骨的内侧2/3。

内界：如果锁骨上淋巴结未受侵，则位于同侧横突；如果肿瘤位于中线，则包括对侧横突；如果锁骨上淋巴结受侵，也包括对侧横突。

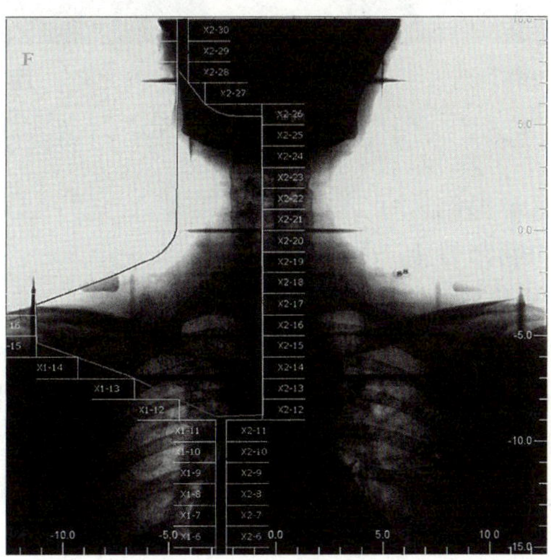

图7-51 单颈野

（2）全颈野

肿瘤侵犯范围：双侧颈部和（或）锁骨上淋巴结，但无耳前淋巴结。

靶区定义：双侧颈部和双侧锁骨上下区，未包括耳前区（图 7-52）。

上界：下颌骨体中线和乳突尖或耳垂连线。

下界：锁骨下缘下 2cm。

外界：肱骨头内缘。

中间：挡喉。

（3）纵隔野

肿瘤侵犯范围：纵隔和（或）肺门淋巴结。

靶区定义：纵隔、双侧肺门、双侧锁骨上下区和下颈部。即使无双锁骨上淋巴结受侵，锁骨上淋巴引流区也应常规包括在照射野内（图 7-53）。

上界：颈 6 椎体上缘或若锁骨上区域累及，则为喉的最上缘。或在化疗前肿瘤上至少 2cm。

下界：隆突下 5cm 或胸 8 椎体下缘，或者化疗前肿瘤下界下 2cm。

外界：体中线左右各旁开 4～5cm，双锁骨上外界为肱骨头内缘或原化疗前病灶旁开 1.5cm。

肺门：包括 1cm 边缘，若肺门受侵，包括 1.5cm 边缘。

HL 的主要表现为前上纵隔受侵，小纵隔时，为减少心脏照射，下界至胸 8 椎体下缘；大纵隔时，下界至胸 10 椎体下缘。

模拟定位时的体位为双手叉腰或放置于体侧。如腋下淋巴结累及，则模拟定位时患者的双臂上举过头，使腋窝及肺的距离加大，目的是减少肺的受量。

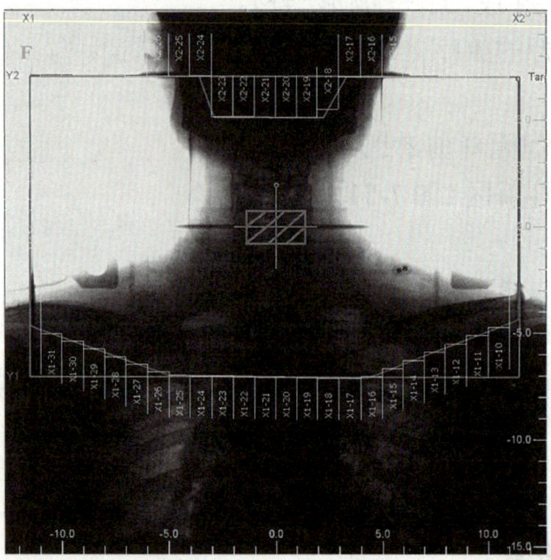

图 7-52　全颈野

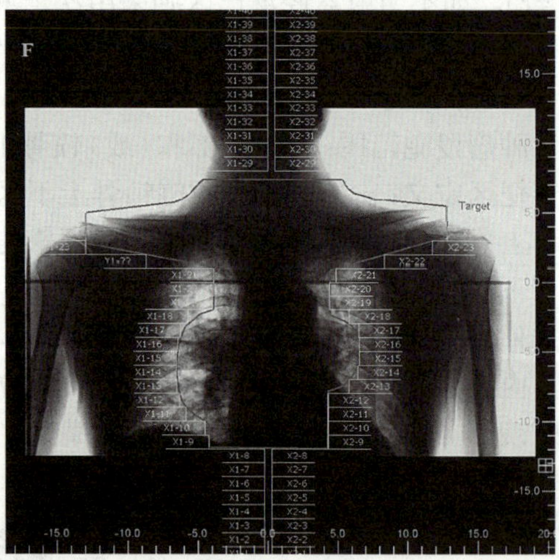

图 7-53　纵隔野

（4）腋窝野

肿瘤侵犯范围：一侧腋窝淋巴结。

靶区定义：一侧腋窝和同侧锁骨上下区（图 7-54）。

上界：颈 5～6 椎体水平或化疗前病灶上 2cm。

下界：胸 8 椎体下缘（肩胛骨下角）或最低腋窝淋巴结下缘下 2cm。

内界：颈部位于体中线同侧 1cm，向下达锁骨下缘下 2cm，然后沿胸壁包括约 1cm 肺组织。

外界：肱骨头内缘，沿肱骨内缘向下。

成年患者的体位固定选用热塑体模，推荐将双臂举至头顶，这样的体位固定可使腋下淋巴结远离胸壁，从而更好地保护肺。

成年患者手臂上举时肱骨头不需要铅挡，以免不恰当地挡住了腋下淋巴结引流区。儿童定位时推荐两手叉腰，避免肱骨头的照射，确保骺板的生长发育。

CT 模拟定位可确保准确勾画腋下淋巴结引流区及合适的铅挡范围，如计划采用适形放疗需行增强 CT 扫描以便准确勾画血管组织。RTOG 对于腋下淋巴结引流区的勾画指南可用于合理的铅挡设计和适形治疗，与标准的腋淋巴结累及野相比，RTOG 的勾画指南可缩小照射野的范围。

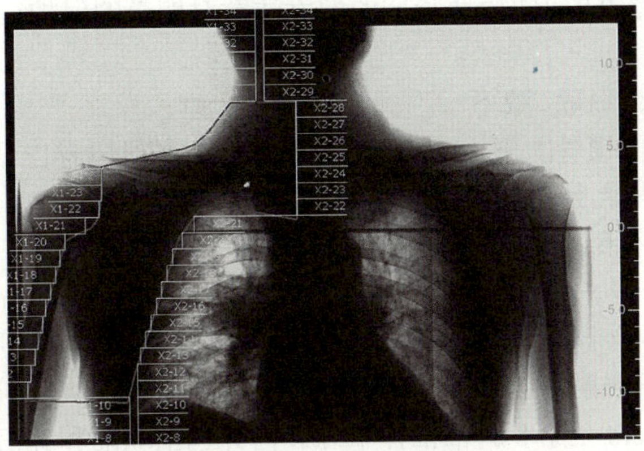

图 7-54 腋窝野

（5）腹主动脉旁野

肿瘤侵犯范围：腹主动脉旁淋巴结。

靶区定义：腹主动脉旁淋巴引流区（图 7-55）。

上界：胸 10 椎体下缘或化疗前病灶上至少 2cm。

下界：腰 4 椎体下缘或化疗前病灶下至少 2cm。

外界：体中线左右各旁开 4～5cm 或化疗前病灶旁开至少 2cm。

脾：只有脾受侵时才考虑；化疗后体积加 1.5cm 边界为治疗靶区；可采用 4D-CT 评价呼吸运动度；如患者已接受脾切除，治疗野可扩展至脾门区域，该区域可在手术时以放射显影的银夹标记，如无标记，则将野面扩至 T_{12}～L_1，脾门淋巴结在该区域内沿脾血管走形。

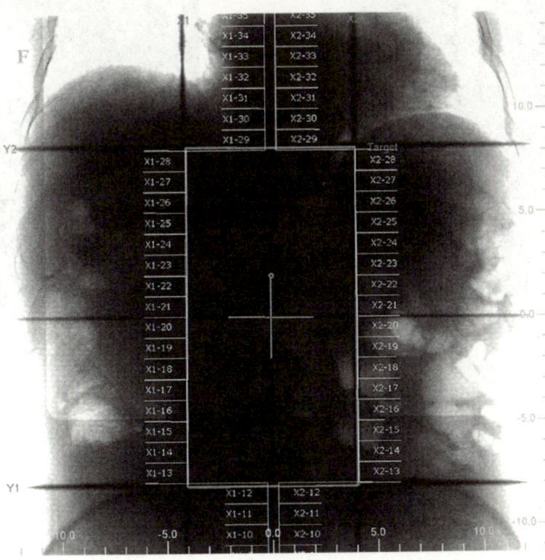

图 7-55 腹主动脉旁野

（6）单侧盆腔野

肿瘤侵犯范围：一侧腹股沟、股三角、髂外淋巴结，任何一组或多组淋巴结受侵时，均采用同一照射野。

靶区定义：一侧腹股沟、股三角和髂外淋巴结（图 7-56）。

上界：骶髂关节中部。如果髂总淋巴结受侵，放射野上界延伸至腰4～5椎体之间或受侵淋巴结上缘上2cm。

下界：股骨小转子下5cm或化疗前病灶下至少2cm。

外界：股骨大转子垂直向下或受侵淋巴结外缘外放2cm。

内界：闭孔内缘，耻骨联合上2cm，直至体中线或化疗前病灶向内旁开至少2cm。

男性患者需注意对睾丸的保护，育龄期的妇女注意对卵巢的保护。

(7)“斗篷”野

肿瘤侵犯范围：颈部、纵隔、腋下

靶区定义：颈部、双侧锁骨上下、双侧腋窝及双侧肺门和纵隔淋巴结，如图7-57所示。

上界：1/2下颌骨体与乳突尖或耳垂连线。

下界：第10胸椎椎体下缘。

外界：双侧肱骨头外缘。

肺：前野肺挡块上界位于锁骨下缘下2cm，以包括锁骨下或第3后肋下缘，未包括锁骨下淋巴引流区，以减少肺组织照射。当锁骨下野照射时可考虑前野电子线补量照射锁骨下淋巴结。肺挡块向外沿胸壁内0.5cm至第8胸椎椎体下缘。内界包括纵隔和肺门，宽度应有8～10cm，以完全包括纵隔淋巴结。

喉：前野照射时，以声带为中心3cm×3cm挡喉，如果上颈淋巴结明显受侵，可不挡喉。

小脑和颈段脊髓：如果肿块未达体中线，由于“斗篷”野内照射剂量的不均匀性，颈段脊髓剂量较高，在105%～110%，后野从开始即保护小脑和颈段脊髓。颈段脊髓挡铅2cm，下界至第7颈椎椎体下缘。如果颈部肿块较大，可不挡颈段脊髓。肱骨头：前后野都勾画出肱骨头，遮挡。

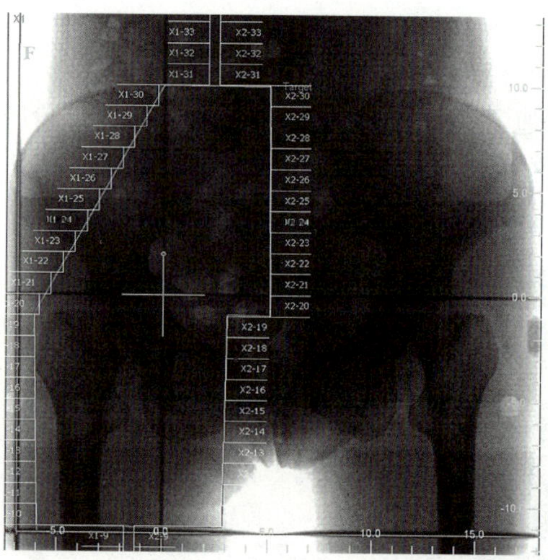

图7-56 单侧盆腔野

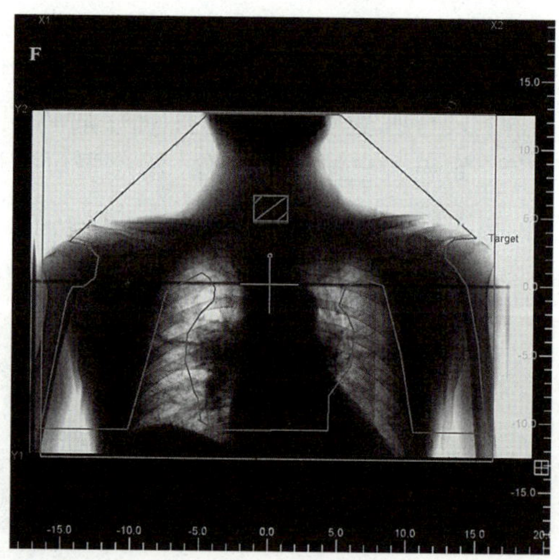

图7-57 “斗篷”野

(8)“锄形”野

靶区定义：腹主动脉旁淋巴结和脾。

上界：第10胸椎椎体下缘。

下界：第4腰椎椎体下缘。

两界：包括腹主动脉旁淋巴结，一般9～10cm宽。脾切除时术中应置银夹于脾蒂，射野包括脾蒂即可。未做脾切除时，照射野应包括脾。现已少用。

(二)照射剂量

早期经典型HL预后好的给予20Gy照射，分割剂量给予1.80～2.00Gy/次，预后不良的给予30Gy照射，早期淋巴细胞为主型给予30～35Gy照射，化疗后残存的给予36～40Gy照射，复发或难治的给予 30～40Gy 照射。

弥漫大 B 细胞淋巴瘤根治性照射剂量为 50Gy。非大肿块、化疗后达到缓解的患者照射剂量为 40Gy。早期Ⅰ～Ⅱ级滤泡型淋巴瘤可被治愈，受累野或扩大野照射 30～36Gy 为标准治疗。

（三）调强适形放射治疗

目前淋巴瘤患者大多数采用三维适形或调强适形放疗，优点是靶区剂量分布更加均匀；病变广泛时，也可以更好地保护正常组织。靶区范围的定义和常规放疗相同，具体射野随肿瘤具体情况的不同而有所不同，但不管采用何种技术，良好的体位重复性和准确的摆位是至关重要的。

（四）治疗的毒副作用

放射治疗的长期副作用包括肺损伤及心脏毒性，甲状腺功能低下，诱发第二肿瘤等。盆腔照射时对女性生殖系统会产生副作用，引起绝育和闭经。随着调强放射治疗技术的开展及化疗疗效的提高，放疗剂量越来越低，照射野面越来越小，随即产生的副作用亦越来越小。化疗所致的长期毒副作用为心脏毒性，生殖功能损害和第二原发肿瘤。

三、恶性淋巴瘤放疗的体位验证和治疗计划实施

由于淋巴瘤放疗的特殊性，根据病灶位置的不同，体位验证及治疗实施参考前面相关章节。

（吴星娆）

第八章 放射治疗的质量控制和质量保证

第一节 放射治疗设备的质量保证

一、放射治疗质量保证的目的

随着肿瘤放射治疗技术的不断发展，放射治疗的质量保证（quality assurance，QA）也日益受到肿瘤放射治疗学界专家的重视。放射治疗质量保证是指经过周密计划而采取的一系列必要的措施，保证放射治疗整个过程中的各个环节按国际标准准确和安全地执行。放射治疗的根本目标是准确、精确地将足够的治疗剂量给予到肿瘤区，保护周围正常组织和器官，提高肿瘤的局部控制率，减少正常组织并发症。QA 的目的是减少治疗计划、仪器性能、治疗验证的不确定度和错误，保证治疗的准确和设备精度，提高疗效。

二、放射治疗设备质量保证的内容

质量保证具有两个重要的内容：①质量评定，即按照一定标准度量和评价整个治疗过程中的服务质量和治疗疗效；②质量控制（quality control，QC）即采取必要措施以保证 QA 的顺利执行，并不断修改其服务过程中的某些环节，以达到新的 QA 水平。放射治疗设备的质量保证和质量控制包括治疗机和模拟机的机械参数、几何参数的检测与调整，治疗机剂量监测系统检测与校对，放射治疗设备的质量保证目的是维持设备在初装验收时的机械性能特征。定期和常规检查的所有数据必须记录留档，并监测观察机器运行状态的变化情况，即时分析比较。

三、放射治疗设备质量保证的作用

AAPM TG 142 号报告推荐了 3 种等级的干预行动，按照从低到高的等级排序对日常 QA 结果进行干预行动，来判断治疗是否继续。

1 级：检查干预行动　在重复执行 QA 程序时，使有些测量值在正常的操作条件下可得到预期的目标。当这些测量值突然明显偏离，但没有超过容许误差范围，这应该引起物理师的注意，也要尽量查明原因。这些偏离的测量值可能由于正常的直线加速器操作或测量之外的因素而引起的影响，例如，不同的操作人员、摆位方式或者机器的维护，都有可能导致测量值偏离，这种测量值的偏离有可能提示机器的问题。尽管没有超出容许的误差范围，治疗可以继续，但是要调查其原因所在。

2 级：计划干预行动　在 QA 过程中，连续测量的结果达到或接近容许误差值，或者其中某一次测量结果稍微超过容许误差值，但是1周内对临床影响不明显。治疗可以继续，但是都应该在 1～2 个工作日内进行检修。

3 级：立即执行干预或者停止治疗　测量结果明显超出容许误差值时，需要立即暂停治疗。如安全联锁失效或是剂量学参数严重错误。必须在问题得到解决后再继续治疗。

四、放射治疗设备质量保证的方法

随着放射治疗技术和治疗计划复杂性的增加，质量控制检测项目迅速增加，放射治疗需要使用科学有效的质量控制方法，理解放射治疗过程中各个环节可能的错误和潜在的临床影响，采取相应的控制措施。放射治疗全面质量控制是指以全员参与为基础，长期质控，包括质控制度和质控规划阶段、培训教育阶段、执行阶段、检查评估分析阶段和改进预防阶段。

1. 建立 QA 程序 整个治疗环节包括临床治疗方案、物理计划、治疗病历及各种治疗记录文件，确定检测参数、频率、方法及评价标准和评价制度。质量保证程序的执行过程中发现的问题及问题上报制度。

2. 质量控制检测 质量控制检测分为设备验收、临床测试、常规检测、设备稳定性检测、治疗设备和模拟定位设备的质量保证、治疗计划系统的质量保证、近距离后装治疗机的质量保证、网络传输系统的质量保证等。

3. 检测结果评价及处理 评价各检测结果应与相应的标准对比分析，验收检测结果应用国家标准进行评价，稳定性和状态检测结果应根据设备基本值评价。任一检测结果不符合相应标准时，应立即重复该项检测，重复检测结果仍不符合相应标准时，应认真检查检测设备及实验方法的可靠性，经验证确实不符合相应标准时，应立即采取校正措施。

4. 质量保证记录和资料 对于设备检测结果、发现的问题、采取的措施及其效果的记录，必须在设备使用期间长期保存。

5. 质量保证核查 应定期对质量保证程序的执行情况及其效果进行检查，包括各项技术措施是否按要求实施，各项工作制度、规范是否执行，各种记录是否完整等，质量控制检查周期及检查结果分析，纠正错误的措施等。

（李小波）

第二节　放射治疗流程中的质量管理

放射治疗的质量管理包括质量保证与质量控制。质量保证是利用各种管理手段确保放射治疗的质量，质量控制是利用具体的措施以达到提高放射治疗质量的目的。在放射治疗中，放射治疗设备的性能直接影响放射治疗的质量，而放射治疗流程中的每一个环节都会对放射质量产生影响（放射治疗前讨论、体位固定、模拟定位、靶区勾画、放疗处方、剂量计算、剂量实施、放疗随访等环节）。因此，放射治疗的质量管理应贯穿放射治疗全流程。

一、靶区勾画的质量保证

靶区勾画目前主要有两种方式：①经模拟机二维定位后在患者体表进行的射野勾画；②经CT 定位后在生成的患者影像资料上进行肿瘤靶区（gross tumor volume，GTV）、临床靶区（clinical target volume，CTV）、内靶区（internal target volume，ITV）、计划靶区（planning target volume，PTV）、危及器官（organ at risk，OR）及计划危及区（planning risk volume，PRV）的三维（3D）靶区勾画。不同医生之间，甚至相同医生不同时间勾画的靶区也会存在很大的差异。基于此，放射治疗医师必须接受靶区勾画的专业培训，在遵循靶区勾画指南的前提下利用各种影像手段进行综合分析以提高靶区勾画的正确性与准确性。近 10 多年来，作为 3D 靶区勾画的主要平台，CT 影像技术发展迅猛。靶区勾画相关研究及产品日新月异，使得靶区定位精度得到很大的提高，而功能成像与生物成像，如磁共振影像（magnetic resonance imaging，MRI）、正电子发射断层成像（PET）及 PET-CT 则可提供更多肿瘤位置信息，进一步提高勾画精确度。

CT 模拟定位图像为放射治疗提供了基准位置，并建立了三维空间坐标信息，能清楚地显示患者的解剖结构，误差变形小，同时提供了组织电子密度，为剂量计算提供基础。但是，CT影像中软组织对比度较低，缺乏组织功能信息，对小的散在肿瘤识别能力差。为提高对靶区定位的准确度，常常需要对比剂，但高原子序数材料的对比剂常引起较明显的伪影，必须进行校正。CT扫描参数，呼吸运动，CT显示的窗宽、窗位，医师的勾画习惯等也会影响靶区勾画的准确性。CT扫描的层厚越薄，包含的靶区信息越丰富，勾画的准确性越高。对于小的肿瘤，尤其是准备行立体定向放射治疗的患者，扫描的层厚可减少至1mm以减少勾画误差。对肺部、肝等受呼吸运动影响的部位，CT模拟时应采用相应的呼吸运动管理措施以减少呼吸运动对靶区影像的影响。如肺部肿瘤勾画中，CT图像显示的窗宽需要在选择肺窗的基础上进行手动调节，以获得最佳的肿瘤影像显示。

MR具有无辐射、组织的对比分辨率高、软组织分辨率高、不需要碘对比剂、同时能提供功能成像的优点。但是，MR影像不能提供组织的电子密度，存在一定程度的几何变形。因此，目前MR影像仍然主要用于辅助靶区的勾画，而利用MR图像进行直接计划设计的研究仍在进行中。对于MR影像的变形，必须利用相应的模体及软件定期进行测量及校正。通过MR图像与计划CT图像进行融合，可以明显的提高靶区勾画的准确性。在影像融合过程中，如果患者MR影像与定位CT影像位置差异较大，影像的融合欠佳，会对靶区的勾画产生不良影响。理想的融合条件是获取MR影像与定位CT影像的体位完全一致。因此，为了实现这个目的，MR模拟定位机应运而生。MR模拟定位机的主要特点有：平板床面能够与患者的固定装置连接、扫描线圈能够与患者的固定装置适配、检查孔径大（≥70cm）、磁场均匀性好等。为了提高肿瘤靶区定位的准确性，需对不同部位肿瘤采用特定的扫描序列。

PET能够反馈组织的代谢信号，从而分辨肿瘤组织内侵袭性的高低，为肿瘤的分期提供丰富的信息。PET常用的标记物是氟代脱氧葡萄糖（^{18}FDG），^{18}FDG会在肿瘤处浓聚。PET本身的空间分辨率低，为了提高对病理状态的解剖定位，需PET与CT结合（PET-CT），即在不改变患者检查位置的前提下同时获取PET与CT图像，同时可以利用CT影像对PET进行衰减校正。CT是一个瞬时影像，而获取PET影像需要几分钟，因此器官的生理运动（呼吸运动、心脏搏动、胃肠蠕动）对PET-CT影像造成伪影，这种伪影可以产生病变定位偏差，也会掩盖某些病理现象。在临床运用中，标准摄取值（SUV）常被作为肿瘤摄取氟代脱氧葡萄糖（^{18}FDG）的半定量。但是，SUV值受到许多技术手段及生物因素的影响，不同单位之间进行SUV值比较前必须进行数据标准化。利用PET-CT提供的信息，能够明显提高靶区勾画的准确性，目前PET-CT辅助靶区勾画已在多种肿瘤勾画中运用。此外，相比CT和MRI，PET-CT在患者肺不张情况下辅助确定靶区，以及确定肿瘤的乏氧区域等方面还有独特的优越性。

二、计划设计的质量保证

放射治疗计划设计是整个放疗过程中的重要环节之一。随着放疗技术的快速发展，各种复杂技术的出现，放疗计划的设计过程更为复杂和多样化。为了避免错误与医疗事故，保证患者治疗剂量的准确性，需对放疗计划设计过程采取适当的质量保证措施。计划设计过程的质量保证主要包括治疗计划系统的质量保证和患者治疗计划的质量保证这两方面的内容。

（一）治疗计划系统的质量保证

治疗计划系统的质量保证包括在临床使用前对购买的治疗计划系统的验收测试和临床测试，以及在临床使用过程中定期的质量保证工作。

1. 治疗计划系统的验收测试 治疗计划系统的验收测试是验证治疗计划系统的硬件配置和软件功能是否符合用户签订合同中描述的内容或厂家提交的文档内容。验收测试的过程必须由用户和厂家一起完成并将结果清晰地记录在文档中。验收测试的内容包括硬件配置、网络配置、数据传输、软件功能及帮助文档5个方面。

2. 治疗计划系统的临床测试 治疗计划系统的临床测试是整个治疗计划系统质量保证工作中最重要的部分之一，包括系统功能的测试和剂量计算算法性能的验证。临床测试的目的是为了提供治疗计划系统和计划过程的质量保证。治疗计划系统临床测试的内容可以分为非剂量信息测试和剂量信息测试两部分。

（1）非剂量信息测试包括：①显示患者解剖信息测试：主要有获取 CT 图像数据信息测试，CT 值 - 密度值校准，数字化仪校准，MRI、PET、SPE-CT、超声等其他影像形式导入功能及准确性测试，以及解剖模型功能测试等。②加速器参数验证：主要有射束控制要求，加速器读出信息及刻度，加速器参数限制，准直器设置、非对称射野、挡铅定义及形状、MLC 适形、自动射野适形、射野参数设置、机架角度、准直器角度、床角度、楔形板、电子限光筒、组织补偿块、三维显示、BEV 显示、DRR 显示等参数的检查。③计划输出和数据传输检测。

（2）剂量信息测试包括：①射野输出因子测试：主要有不同源皮距下各孔径的方野和矩形野、各角度的楔形野等输出因子测试。②光子束剂量测试：主要有各孔径的方野和矩形野、各角度的楔形野、各种形状的不规则野和斜入射野、MLC 叶片末端效应、MLC 叶片及钨门的透射、调强野等剂量学测试。③电子束剂量测试：主要包括方野、适形野、源皮距依赖性、组织补偿块、斜入射野等剂量学测试。④剂量计算检测：主要包括算法选择、非均匀密度修正、计算可靠性、计算几何分辨率和计算范围设置等检查。⑤绝对点剂量测试：包括单野、对穿野和三野计划，圆形、马蹄形等形状靶区的调强计划的绝对点剂量验证。⑥计划评估工具检测：包括剂量显示及剂量体积直方图的计算和显示。

3. 计划系统的定期质量保证 治疗计划系统在投入临床使用后，同样需要开展定期的质量保证工作。计划系统的定期检查内容包括硬件、软件和数据传输。人员培训、系统管理和安全等方面的质量保证工作也是非常重要的。根据检查周期的长短，可以将计划系统的定期质量保证工作分为周检、月检、季检和年检。周检内容主要是数字化仪的敏感性检查。月检内容包括检查 CPU、内存、文件系统和操作系统是否正常运行，检查已有的计划信息是否被更改，检查计划传输的数据是否正常。季检内容包括检查绘图仪缩放比例是否正常，确保备份数据可以正常恢复，检查 CT 值 - 密度值表和 CT 影像的几何信息是否正常。年检内容包括检查剂量计算和计划传输的稳定性。另外，每当计划系统软件或硬件升级后，必须对执行上述所有定期质量保证工作。

（二）患者治疗计划的质量保证

患者治疗计划的质量保证包括计划设计的一致性检查、治疗计划的独立核对、机器跳数验证、治疗计划的治疗前检查、疗程中治疗计划的周检等质量保证工作。

1. 计划设计的一致性检查 剂量师在计划设计过程中需要对治疗计划作自我一致性检查，主要是计划设计中各参数设置的常规检查，如影像和结构、射野几何参数（源皮距、楔形野、射野大小等）、等中心位置等。对于解剖部位和处方剂量要求相同的计划，这些计划参数设置应该也近似。

2. 治疗计划的独立核对 治疗计划独立核对是非计划设计人员采用尽可能独立的方式检查患者计划参数的正确性，独立核对必须由高年资物理师完成。核对的内容包括导入的影像和轮廓信息、靶区和危及器官轮廓、处方剂量、治疗计划合理性、参考标记点和等中心点、射野参数、计划剂量归一点、靶区和危及器官的处方剂量限制、挡铅或多叶准直器参数、楔形野参数、治疗计划单、记录验证系统中计划参数等。在独立核对过程中，应格外仔细检查采用非标准技术的治疗计划。

3. 机器跳数验证 对于复杂的治疗计划，尤其是调强放射治疗等，需要对每例计划单独进行机器跳数验证。验证方法可以是使用第三方软件或手工独立计算每个射野的机器跳数，并与治疗计划系统计算的机器跳数进行比较。独立机器跳数计算可以采用相对简单的计算方法，其目的主要是检测计划中每个射野的机器跳数是否在合理的范围内，以避免严重的错误发生。

4. 治疗计划的治疗前检查和疗程中周检 在患者第一次治疗前，治疗师需要检查计划的所有治疗参数是否正常。如果计划数据已经导入患者管理系统，则治疗计划中每个射野需做好排序，并且需要仔细核对所有参数与治疗计划单中的一致。对于疗程中要求改变治疗参数的计划还需要执行周检，以保证治疗计划整个在疗程中得到正确的执行。

三、治疗实施的质量保证

在放射治疗实施之前，已经对患者实施了放射治疗前讨论、放射治疗策略选择、体位固定、CT 模拟、靶区勾画、放射治疗处方、放射治疗计划设计、放射治疗计划 QA、放射治疗复位等流程。其中涉及的工作人员包括放射治疗医师、物理师、剂量师及治疗师，联系所有工作人员的是患者的放射治疗计划相关文件（纸质版或是电子版）和相关的影像资料。因此，有必要建立审查放射治疗计划相关文件（纸质版或是电子版）和相关的影像资料的临床流程。

审查放射治疗计划相关文件的流程包括：审查的具体内容、参与审查的人员、审查的时间和频率、发现误差应采取的措施等。放射治疗计划单的相关文件应包括：患者姓名，ID，照片，诊断，病理报告，分期，医嘱，体位固定时照片及参数，模拟定位参数，放疗处方（放射治疗部位、放射治疗总剂量、分次剂量、治疗时间间隔、剂量分布曲线、DVH 等），治疗射野，正侧位及射野 DRR 影像，计划 QA 记录，医生、物理师、剂量师、治疗师签名，复位记录，医师复诊时间安排等。相关的影像资料审查包括所有影像引导方式生成的影像，其中最为重要的是患者首次治疗之前的验证片（电子射野影像或验证胶片）。首次治疗的摆位应该由医生、物理师、剂量师、治疗师共同参与，获取的验证片经大家讨论后决定是否实施放射治疗。治疗疗程中获取的相关影像应定期进行审查，审查时最好由医生、物理师、剂量师、治疗师共同参与。对患者影像资料的审查是放射治疗过程中质量保证的重要手段，通过对影像资料的定期审查分析，可以发现患者治疗过程中分次间误差、分次内误差、放射治疗后肿瘤的退缩、正常组织的变化、患者外轮廓变化等，并根据这些变化制订相应的治疗措施[如自适应放射治疗（adaptive radiation therapy，IGART）]。

除了建立放射治疗计划相关文件和相关的影像资料的审查程序外，密切观察治疗过程中患者的反应也是质量保证的重要内容。放射治疗医生在放射治疗计划相关文件中应该明确注明患者门诊随访的时间，以及时了解患者治疗过程中的变化，并根据变化给予相关处理（如放射治疗的毒副作用、放射治疗的疗效）。在放射治疗过程中，虽然首次治疗的摆位应该由医生、物理师、剂量师、治疗师共同参与，但放射治疗师处于放射治疗流程的最终实施环节，与患者接触时间最长，是放射治疗质量终端的监督者，更是放射治疗患者治疗情况的密切观察者。故放射治疗师在实施放射治疗前仍需对患者的所有相关资料进行独立审查。放射治疗师不仅负责实施放射治疗，还能够在第一时间对放射治疗的情况（包括患者的治疗效果、治疗的副作用及患者的心理变化）进行观察，发现问题应及时与放射治疗师联系。因此，放射治疗师不仅是放射治疗的实施者，他在放射治疗方案设计、质量监督、技术操作、信息支持、患者心理干预等方面也起着提高治疗质量的作用。

第三节 影像引导放射治疗

一、影像引导放射治疗概述

从放射治疗技术出现，放射治疗就依赖于患者的各种影像资料及相关技术手段，如二维放射治疗的视诊与触诊，二维放射治疗的模拟定位机定位，三维放射治疗的 CT 模拟定位，应用 MRI、PET、PET-CT 等影像辅助靶区勾画的技术，治疗过程中的验证片技术等。因此，影像引导放射治疗（image guided radiotherapy，IGRT）不是一个新的概念，而是新型影像引导放射治疗设备出现后，放射治疗专家对影像引导放射治疗有了跨时代的认识和总结。本节讨论的影像引导放射治疗的概念是：在患者进行治疗前、治疗中或治疗后利用各种影像设备获取患者相关影像资料，对肿瘤、正常组织器官或患者体表轮廓进行定位，能根据其位置变化进行调整，以达到靶区精确放疗和减少正常组织受照为目的的放射治疗技术的总称。而利用各种影像资料帮助放射治疗师提高靶区勾画精度的内容不在本节讨论范围之内。一个最理想化的图像引导设备应该具备以下特点：容积成像，高空间分辨率，高时间分辨率，高保真，治疗轮廓和剂量信息能够在计划图像系统和治疗图像系统之间进行传输，及时响应，与治疗系统之间无干扰，非侵入性，无辐射剂量，能用于重新计划和实时评估，减少治疗时间、成本投入低等。目前较为常用的IGRT设备有验证胶片、电子射野影像设备（electronic portal image device，EPID）、锥形束CT（cone beam CT，CBCT）、kV级螺旋CT、MV级螺旋CT、数字化X线透视、平片系统、超声引导放射治疗系统、激光表面成像系统、电磁感应追踪系统、视频定位系统、红外线定位系统、MRI引导放射治疗系统等。

IGRT技术的发展得力于调强放射治疗技术的推动。IMRT技术能够得到与靶区适形的剂量分布，在肿瘤区得到高剂量的同时正常组织的照射剂量很低，靶区周围剂量跌落梯度较大。因此，IMRT技术对放疗实施过程中的位置偏移比3D-CRT放疗技术更为敏感，必须采用影像辅助手段提高放疗实施中的精度。而采用IGRT技术可以减少分次间误差和分次内误差。分次间误差与患者的形变（包括肿瘤位置、形状，患者体表轮廓的变化等）、设备误差等误差因素相关。分次内误差与患者治疗过程中的移动、器官的生理运动等因素相关。

根据IGRT技术对误差校正的方式可以分为在线校正及离线校正。在放射治疗前获取患者相关影像并与参考影像进行配准比较，根据配准比较结果进行纠正后再行放射治疗，此类方法称为在线校正法。在放射治疗过程中获取患者相关影像，根据相关影像与参考影像进行配准比较的结果，对以后治疗分次的校正提供参考，此类方法称为离线校正。离线校正一般是基于一定数量治疗分次中获取的影像资料进行分析，以减少单分次治疗的不确定性。在医师勾画肿瘤计划靶区（PTV）时，分别要考虑摆位误差边界（setup margin，SM）和内边界（internal margin，IM）的大小对临床靶区（CTV）的影响，以补偿摆位误差与分次内误差对剂量的影响。摆位误差与分次内误差受到不同的固定装置、不同的放射治疗相关设备、不同的患者人群及不同的放射治疗师群体等因素的影响。因此，每一个放射治疗单位应该利用本单位现有的影像引导放射治疗设备，对本单位放射治疗的分次间、分次内误差进行测量，根据不同的校正策略设置符合本单位实际的放射治疗外扩边界。

二、二维影像引导放射治疗

二维影像引导放射治疗的常见形式为EPID，验证胶片，数字化X线透视和平片系统。主要特点为获取的影像资料缺乏三维空间信息，对软组织的分辨率相对较低，通常以骨性标记作为参考与计划系统生成的DRR图像进行配准。

采用EPID获取电子射野验证片（electronic portal image，EPI）是治疗实施过程中最为直接、准确的验证方式。EPID设备获取的是治疗体位照射野的电子图像，与验证胶片类似，但较验证胶片具有方便、快捷、图像可调节、存储方便等优点。目前使用的EPID主要采用非晶硅探测器，其基本原理是闪烁体把X线转换为可见光，光电二极管把可见光转换为电子，电子激发非晶硅探测器的相应单元并发出信号，收集信号经处理后转换为影像资料（图8-1）。

获取EPI和验证胶片均采用MV级治疗射线源，根据不同的计划和要求，曝光方式可分为单曝光、双曝光与连续曝光。单曝光可分为射野单曝光和矩形野单曝光，射野单曝光是直接在照射条件下（加速器机架角度、准直器角度、治疗射野与计划完全一致），以小的治疗机跳数

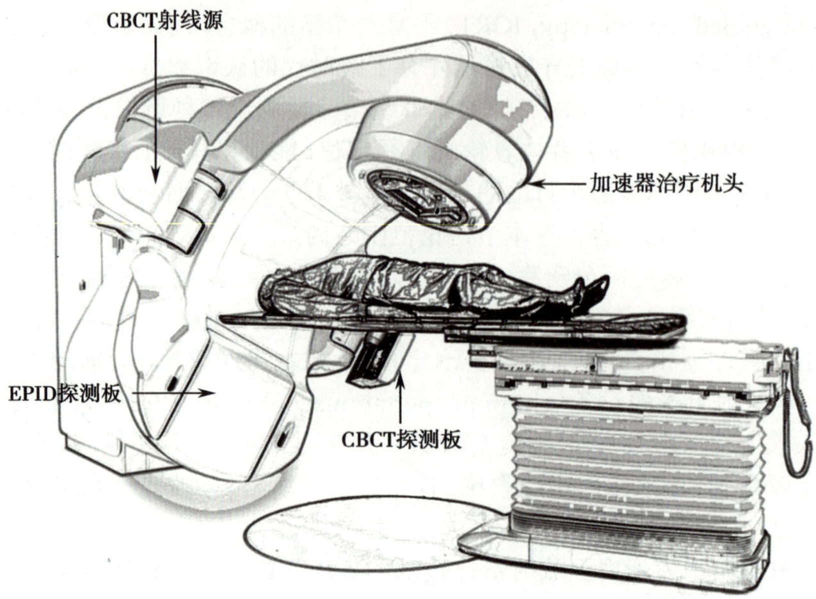

图 8-1 带 EPID 及 CBCT 扫描功能的加速器

(Monitor Unit，MU)(1～4MU)拍摄照射野形状。射野单曝光的主要缺点是照射野外的解剖结构无法显示，在与计划系统生成的 DRR 图像进行配准比较时较困难，甚至无法进行比较。矩形野单曝光主要用于 EPI，对 IMRT 计划的等中心点进行验证。矩形野单曝光用于胶片验证时要注意，因为胶片位置的放置必须要将矩形射野完全包含，否则很难确定射野中心点。双曝光也可分为两种：一种是治疗射野 + 大矩形野曝光，此种方法主要运用于 3D-CRT 治疗计划，优点是可以直观地比较照射野与周围器官组织的相互关系，利于与计划系统生成的 DRR 图像进行配准比较；另一种是小矩形野加大的矩形野曝光，主要用于验证胶片对 IMRT 计划的等中心点进行验证。连续曝光主要用于 EPI，对整个治疗射野进行照射曝光，可以对治疗的相对剂量进行验证，因对周围解剖结构显示不清楚，对治疗等中心的验证作用有限。利用拍摄的 EPI 或验证胶片与计划系统生成的 DRR 图像进行配准比较时必须先确定射野中心点。确定射野中心点的最简单办法是对矩形射野画两条对角线，以两对角线的交叉点作为中心点。虽然 EPID 系统可以默认生成射野中心点，但为避免 EPID 系统本身误差，仍需对拍摄的 EPI 画对角线以验证射野中心点。在 EPI 引导放射治疗的策略上分为两种：一种是在放射治疗前获取 EPI 以分析患者分次间的位置误差；另一种是在治疗实施过程中获取 EPI 以分析患者的分次内误差。放射治疗前的 EPI 只能分析患者某一次治疗前的位置，而患者在不同分次治疗之间的误差存在不确定性。因此，单次的 EPI 获取的患者误差信息非常有限。如果连续多次获取 EPI，应将患者额外增加的剂量计入患者的放射总剂量。同时，放射治疗前 EPI 是瞬时影像，无法获得治疗过程中（分次内）的误差。想利用 EPI 分析患者分次内误差，必须在放射治疗过程中获取患者所有的治疗射野图像。但是，很难利用这种重叠的 EPI 对患者的分次内误差进行分析，原因如下：获取的射野面积相对较小，缺乏周边的解剖结构信息，射野之间会重叠，影像的对比度差，治疗过程中患者会产生移动等。

相对于 EPI 和验证胶片，数字化 X 线透视、平片系统采用 kV 级射线，获取图像更清晰，甚至可以显示部分软组织影像，同时患者的额外辐射剂量明显减少。X 线透视可以在治疗前透视用，以引导摆位；也可以在治疗过程中透视，以对患者进行实时的监控。此类系统可以大致分为安装于治疗室或安装于加速器机架上两种。治疗室内的 2D 影像设备通常是在地板或天花板上安装两对 X 线球管或探测板（图 8-2），两对球管与探测器之间相互垂直。由于球管与探测板之间的距离较远，获取影像的效率较低。同时，获取图像时射线斜入射人体，增加了对影像进行判断的难度。安装于加速器机架上的2D影像设备通常是与3D（CBCT）影像设备功能相结合，正交于治疗射束等中心。对于刚性结构处的肿瘤，可以直接利用骨组织作为参考标记进行配准。而对于肺、肝、前列腺等软组织部位的肿瘤，可以植入金属标记点作为肿瘤的参考位置。植入标记点不仅可以提高摆位精度，同时可以监测分次内的移动或器官生理运动带来的误差。此验证方式中，由于X线源与加速器治疗射线源不同，不能直接代表治疗射野的情况，同时增加了误差来源。因此，采用此类方法不能代替EPI或验证胶片，同时必须定期对kV级射线和MV级射线影像系统的等中心一致性进行验证。

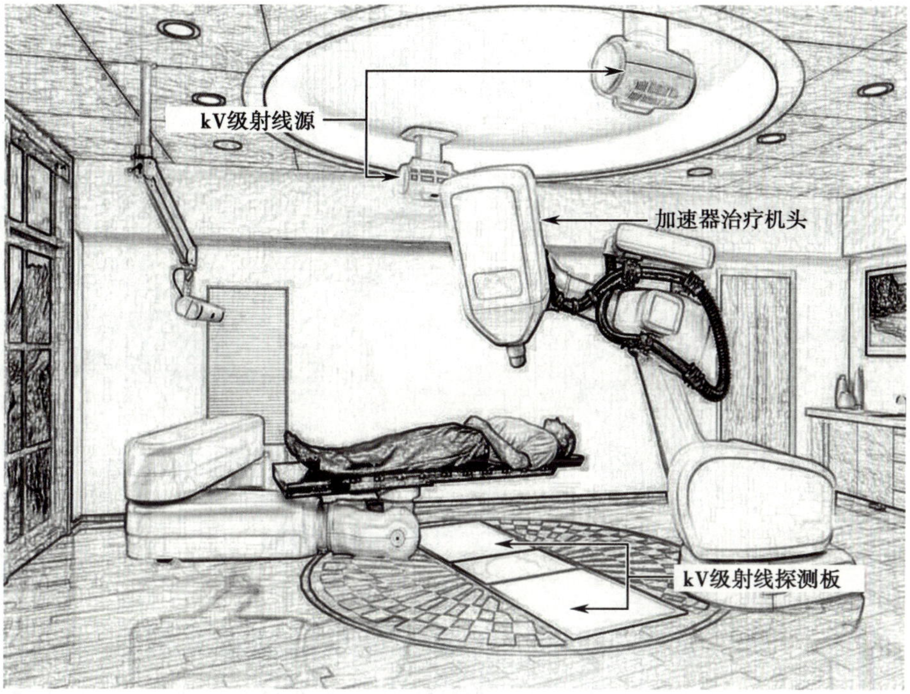

图 8-2 kV 级平片验证系统的加速器

三、三维影像引导放射治疗

kV级锥形束CT（CBCT）和MV级CT是目前常见的三维影像引导放射治疗设备。其他三维影像引导放射治疗设备如加速器机房可移动CT、C形臂CBCT、3D光学表面成像系统、MV级锥形束CT及MRI等。

kV级CBCT均安装于加速器机架上，与治疗射线束垂直并共等中心，由X线球管和对侧的非晶硅探测板组成。通过加速器机架旋转带动X线球管旋转，并获取一定的2D投影图像，然后进行3D图像重建。目前已经有两家加速器厂家拥有较成熟的CBCT技术，X线源到探测板的距离分别为150cm和153.6cm，分别采用风扇和油的方式对X线球管进行冷却。用户可以根据临床的需要选择适当的扫描参数：如kV、mA、扫描范围（field of view，FOV）、获取的2D图像投影帧数（frames）、机架旋转起始角度、机架旋转度数、图像重建的分辨率等。kV级CBCT图像因其软组织分辨率高、空间分辨率高、获取时间快速、配准方便、额外辐射剂量低等优点，已经成为目前影像引导放射治疗的主要方式。

MV级CT是将治疗和获取影像两个概念进行整合（图8-3），采用与诊断CT一样的滑环技术，将加速器机头和探测器阵列相对安装于滑环上。治疗用6MV射线，CT扫描时采用3.5MV射线，这样可以将CT扫描的剂量控制在0.03Gy以下。CT影像扫描时层厚4mm，FOV 40cm，可选择Pitch 1、2或3（即扫描长度24mm/min、48mm/min及72mm/min）。选择不同的Pitch可以影响扫描时间，影像的质量及额外的辐射剂量。选择的 Pitch 小扫描时间长，影像质量高，额外的辐射剂量大。相对 kV 级 CT，MV 级 CT 的对比度较低，但是可以减少高原子系数物质的伪影，如牙齿、假体或骨组织等造成的伪影。

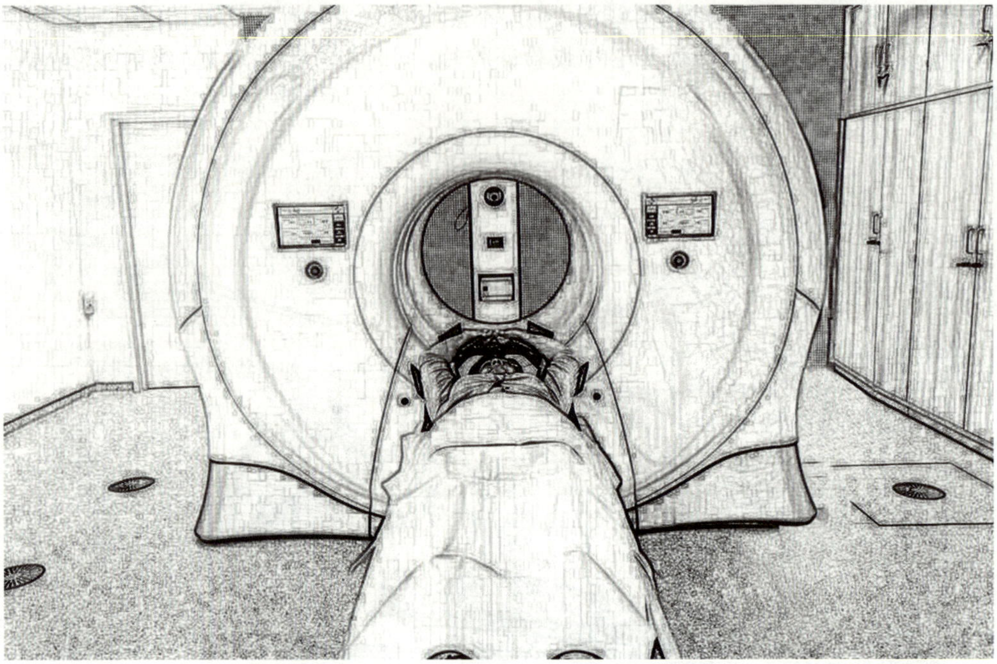

图 8-3 MV 级 CT 引导放疗的加速器

四、影响锥形束 CT 影像配准的因素分析

放射治疗中影像获取的目的是进行影像间的配准。影像配准的算法、影像的质量、影像的配准方式、影像的配准范围（region of interest，ROI）、纠正误差的参考点均对最终的配准结果产生影响。CBCT 影像配准采用斜面算法，是对整个配准区域内的误差进行平均，该算法会对整个配准的误差值产生低估。获取 CBCT 影像的基本原则是在不影响配准结果的前提下，尽可能地减少辐射剂量。目前许多研究已经证实：采用加速器旋转半圈扫描 CBCT 的方式就可以获取满足临床需要的影像。采用中分辨率重建方式与高分辨率重建方式对配准结果无差异，而采用低分辨率方式重建方式则会对配准结果产生明显影响。

配准的方式分为自动配准和手动配准，自动配准包含以下几种：①骨配准；②灰度配准；③勾画的轮廓配准；④骨加灰度配准等。配准结果可以包含旋转误差，也可以忽略旋转误差。同一组图像分别选择是否包含旋转误差的配准方式产生的配准结果差异较大。临床实践中，如果没有利用 6 维床对旋转误差进行纠正，配准时应只选择平移误差。其他配准方式还有标记点配准（mark）、外扩阴影配准（mask）等方式。骨配准主要以配准区域内高密度的骨作为配准计算目标，因此配准速度快。而灰度配准是对配准区域内所有灰度值进行配准，配准时间长。

影像的配准范围（ROI）决定了自动配准的计算量，相同配准方式下配准范围越大计算量越大，计算的时间越长（灰度配准时最明显）。配准范围应根据临床实际个体化制订，过小的配准范围可能会产生无法自动匹配或是匹配结果错误。如椎体骨匹配时，如果匹配范围只包含单个椎体，在摆位误差较大时可能会将该椎体与邻近的椎体进行错误的配准；过大的配准范围会低估局部的误差，如在鼻咽癌放疗中，配准范围包含整个 PTV，在配准结果较小的情况下仍有较大的局部误差。

纠正误差的参考点有计划等中心点、配准范围等中心点、勾画靶区的等中心点（如 GTV、CTV、PTV、OAR 等）。不同的影像配准方式、不同的配准区域与不同纠正误差参考点之间可以有多种组合，引起的配准结果也存在较明显的差异，临床实践中应该根据患者的实际情况个体化制订。在放射治疗软组织配准中一般采用灰度配准，如肺部孤立肿瘤；临近骨组织的肿瘤放疗中一般采用骨配准，如发生于骨本身的肿瘤、鼻咽癌等。各部位肿瘤配准区域与配准方式应在遵循两个原则：①放疗靶区配准精确；②避让重要危及器官。但即使在遵循这两个原则的前提下，也不能完全相信依赖系统配准结果，应对结果做认真分析判断，在自动配准的基础上根据临床实际进行手动修正。

五、超声引导放射治疗

超声引导放射治疗中 B 超引导是目前运用的主要方法。B 超在人体表面发射高频声波，声波在人体内传播，由于人体各种组织密度差异，声阻不同，部分声波被反射回来，回声信号被接收，加以检波等处理后形成图像。超声引导放射治疗的主要技术基础是建立 B 超图像坐标和加速器空间坐标的对应关系。坐标转换一般采用跟踪立体定位框架的位置或用红外线成像方法探测 B 超探头的位置。超声引导放射治疗的最大优势是非侵入式、无辐射、投入成本相对较低。但是，以下缺点也限制超声引导放射治疗在临床中的广泛运用：首先，超声引导放射治疗中的超声影像质量相对较低，可能会对靶区定位精确性产生影响；其次，超声引导放射治疗对操作者的依赖性较大，不同操作者之间的误差较大；再次，超声引导放射治疗中超声探头是接触式，不同的接触压力也会对靶区定位产生影响。

六、影像引导放射治疗技术的临床规范

为了保证影像引导放射治疗的质量，各放疗机构应建立完整的技术规范，包括执行影像引导放射治疗人员的资质、质量保证的标准。在开展 IGRT 技术之前，必须对医生、物理师、剂量师及治疗师进行专业的培训并确定各自的职责，其中放射治疗师的职责包括以下几个方面：①掌握正确的患者固定和复位系统，编写和掌握正确的 IGRT 使用方法；②在放疗医生和物理师的共同参与下，执行初始的患者模拟，生成合适的计划图像（模拟定位）；③在放疗医生和物理师的共同参与下实施 IGRT 治疗计划；④周期性地获取验证图像，供放疗医生审查；⑤周期性地对固定和复位系统的稳定性和重复性进行评估，并将异常情况及时报告给放疗医生和物理师。

IGRT 的最终目的是提高放射治疗的精度，实施该技术必须遵循相应的技术规范，技术规范的内容应包含所有涉及的放射治疗相关流程。流程中通常包含以下几个组成部分：

1. IGRT 系统安装后的验收 IGRT 系统安装完成后，放疗单位工作人员（物理师、剂量师及治疗师）应完成对该系统的验收。验收检查的内容包括硬件的连接、硬件与软件的精确度与准确性。具体有：IGRT 系统与计划系统的连接；与治疗系统的连接；IGRT 系统与治疗系统、患者坐标的转换；IGRT 系统的碰撞联锁；IGRT 系统扫描模体的机械精度、IGRT 系统图像质量、IGRT 图像与参考图像的配准精度、患者数据的存储和检索等。

2. 选择放射治疗技术以确定相应的 IGRT 措施 不同放射治疗技术对放射治疗精度的要求不同，因此，应该根据不同的放射治疗技术确定相应的 IGRT 措施。通常对于 2D、3D 的放射治疗技术，可以选择精度相对较低的 IGRT 措施，同时实施 IGRT 措施的频率也可以相对较低；而对于 IMRT、VMAT 及 SBRT 等放疗技术，其相应的 IGRT 措施要求精度高，同时实施 IGRT 措施的频率也应相应提高。例如，对于四肢骨转移肿瘤患者，如果治疗策略是姑息止痛，采用 2D 或 3D 放射治疗计划，在 IGRT 措施的选择上可以只选择初次治疗采用 EPID 或胶片进行验证。而对于椎体骨转移肿瘤患者，治疗策略为根治性放疗，采用 IMRT 放射治疗技术，其相应的 IGRT 措施要求治疗精度≤2mm，在治疗全疗程都应使用 IGRT 措施以保证治疗精度。

3. 确定是否植入基准点 当选择高治疗精度要求的放射治疗技术时，使用相应的IGRT措施通常需要对靶区能够进行很好的定位，当靶区不是很清晰或者骨性结构不能很好代表靶区位置时，植入基准标记点就显得十分重要。在小的肺、肝及前列腺肿瘤放疗中，用kV级X线平片或者EPI很难对肿瘤进行良好的定位。若外科介入植入金属粒子作为基准标记点，利用基准标记点可以实现对肿瘤的实时跟踪定位，提高放疗的准确性(在SBRT技术中显得尤其重要)。对于电磁跟踪技术，植入基准点的目的不是获取靶区的图像，而是获取靶区的运动信号引导实现门控技术或是追踪技术。对于3D IGRT设备，能较好地显示软组织影像，通常不需要植入基准点。

4. IGRT参考图像的获取 X线平片、胶片及EPI验证，参考图像是计划系统生成的包含治疗等中心位置信息的放大比率的DRR图像。DRR参考图像应该是两幅，两幅图像的角度相互垂直。可以是治疗等中心下的0°和270°，也可以是其他斜入射角度。CBCT、kV级CT及MV级CT等IGRT技术，参考图像是计划系统生成的包含治疗等中心位置信息的CT图像。超声引导放射治疗系统、激光表面成像系统、电磁感应追踪系统、视频定位系统、红外线定位系统、MRI引导放射治疗系统等则应获取治疗位置的相应影像作为参考图像。获取的参考图像是以后治疗过程的参照，患者的状态应该尽量与获取图像时患者的状态一致，如肺部及肝肿瘤的放疗应保持呼吸时相的一致；胃部肿瘤放疗应保持呼吸时相、胃的充盈度一致；盆腔肿瘤的放疗应保持直肠、膀胱的充盈度一致。

5. IGRT图像的获取 IGRT图像的获取可以根据不同的需要在放射治疗前、放射治疗中或放射治疗后获取。一般而言，放射治疗前获取IGRT图像是为了了解患者的分次间误差，并进行在线的治疗床位置的校正。放射治疗中获取IGRT图像是为了了解患者的分次内误差。而放射治疗后获取IGRT图像则可以了解患者治疗过程中的残余误差。对于无辐射的IGRT设备，如超声引导放射治疗系统、激光表面成像系统、电磁感应追踪系统、视频定位系统、红外线定位系统、MRI引导放射治疗系统等，从治疗精度的角度考虑，可以在放射治疗过程中全程进行监控，以精确量化分次内误差。

6. IGRT图像与参考图像的配准 自动配准时，选择的配准范围、配准方式、配准的算法等均会影响配准结果。而图像显示的方式(CT图像的窗宽和窗位、MR图像的灰度、DRR图像的角度、超声探头的角度等)对手动配准的结果也会产生影响。

7. 配准结果的确认 配准结果应由放射治疗医生、物理师、剂量师与治疗师一起共同讨论确认。第一，应对自动配准结果的有效性进行判断，因为在某些自动配准状态下进行配准的结果可能是错误的，如在摆位误差大于2cm的情况下采用自动骨配准椎体，可能会产生椎体骨错配。第二，应对自动配准结果的合理性进行判断，因为选择不同的自动配准方式的配准结果不同，应根据临床实际进行合理选择，如对于靠近椎体的肺癌采用骨自动进行配准的结果更可靠，而对于距离骨较远的外周性肺癌采用自动灰度配准的结果更可靠。第三，以手动配准的方式对自动配准结果进行修正。修正的内容包括：是否保留旋转误差(如治疗床无法对旋转误差进行纠正，应将旋转误差重置归零)，是否对临近危及器官处进行避让，是否对大配准范围内各部分进行综合考虑等。第四，根据配准结果确定是否需要再次摆位获取相关影像及后续的影像获取频率。

8. 根据配准结果确定合适的纠正误差范围(根据配准结果移动治疗床) 配准结果确认后应移动治疗床对误差结果进行纠正。在线影像引导放射治疗时应根据本单位设置的容许误差确定合适的移动治疗床长度(推荐对误差大于2mm的所有方向的误差进行纠正)。如采用离线影像引导方式，应对一定数量的影像配准结果进行统计分析，根据分析结果确定合适的移动治疗床长度。

9. IGRT系统定期QA QA程序应贯穿放射治疗的全流程，包括CT的模拟程序、治疗计划设计、IGRT 图像获取配准及治疗。也可以将 QA 分两步来做，第一步用 IGRT 系统来定位空间中的测试点，第二步必须是用治疗照射野来对这些测试点成像，两步的联系是治疗计划设计系统。一种简单的方法是：①用嵌入有一些基准标记点的塑料插条模型，在模拟 CT 时精确定位这些标记点；②在计划设计时设定一个小区域至少从两个正交方向包含每个标记点，且生成的 DDR 图像能在照射野中显示标记点的期望位置；③设置摆位误差将模型置于治疗床，IGRT 纠正模型的误差后，以照射野的射束投照，并生成带标记点的影像。监测到的标记点的位置误差就是量化了的该 IGRT 系统的全部误差。

10. IGRT 相关数据的存储管理　理想化的 IGRT 相关数据的存储模式是将其与肿瘤放射治疗网络管理系统进行整合，使得在任何一个网络管理系统端口都可以访问，方便放射治疗医生、物理师、剂量师及治疗师及时查看。但是，现有的肿瘤放射治疗网络管理系统很难将所有的 IGRT 数据进行整合。因此，必须建立 IGRT 数据存储管理的相应规章制度，由专人负责定期对 IGRT 数据进行维护，并进行分类备份以方便以后的数据恢复。

一旦 IGRT 设备经过验收程序测试，确定其机械和软件的精确度和准确性进入临床运用后，必须建立相应的操作流程和定期的 QA 规范。不同影像引导放射治疗技术之间各有其优缺点，各单位应在临床运用过程中根据自身的实践情况（如体位固定的效果、临床 PTV 边界、采用的放射治疗技术、治疗师水平高低等）建立自己的临床规范。影像引导放疗不仅是纠正摆位误差与分次间的器官位移，同时该技术也为自适应放射治疗（adaptive radiation therapy，ART）提供了可靠的依据。由于摆位误差、器官位移、变形、肿瘤治疗后反应、体表轮廓变化等误差因素会引起剂量的偏差，需要通过自适应放射治疗技术对剂量进行弥补。

第四节　放射治疗过程中的呼吸运动管理

一、呼吸运动对放射治疗的影响

呼吸运动是在头脚、前后、左右方向平移并且有小幅度旋转的一个复杂的 3D 运动。运动幅度最大的方向通常在头脚方向，其运动度可超过 3cm（图 8-4）。呼吸运动主要影响肺、肝、胃、胰腺等器官，不仅影响 CT 扫描影像的真实性，还影响靶区勾画和治疗时靶区准确性；同时，治疗实施时呼吸运动会对患者剂量分布产生影响，尤其对于调强放射治疗的影响更加明显。

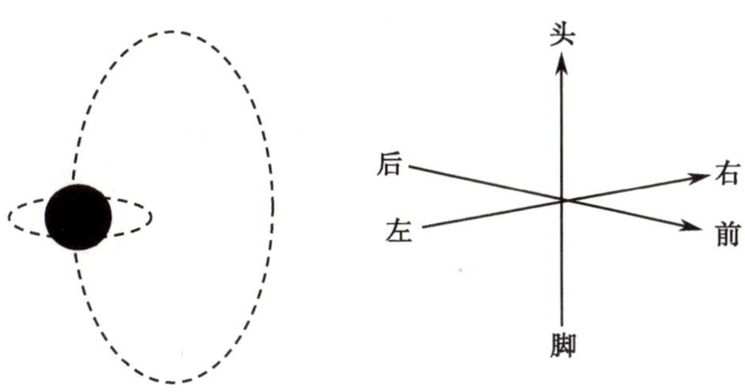

图 8-4　肺部肿瘤呼吸运动轨迹示意图

CT 扫描是一个瞬时图像，不同的扫描速度与不同的呼吸运动速度会产生不同的影响。CT 扫描速度通常远大于呼吸运动，随呼吸运动的肿瘤在任一时相的图像均被扫描，重建的肿瘤影像体积将会比实际静止状态下肿瘤体积大很多。CT 扫描速度如果与呼吸运动速度接近，扫描出的肿瘤影像位置会明显错位，形状会明显变形。如 CT 扫描速度较呼吸运动速度慢，扫描出的肿瘤影像会模糊。对于小体积的肿瘤，通常 CT 扫描时会漏掉肿瘤头脚方向边缘的影像。

二、呼吸运动管理的措施及设备

呼吸运动管理的目的是减少或消除呼吸运动的影响，确定合理的内靶区（ITV）。目前的研究表明，对呼吸运动度5mm以上的患者建议考虑使用呼吸管理措施，这些措施有以下几种。

1. 确定呼吸运动范围 如慢速CT扫描定位、浅吸气/呼气末屏气CT扫描定位、4D-CT扫描定位。慢速CT扫描定位扫描时间长，扫描呼吸周期存在不确定性。浅吸气/呼气末屏气CT扫描定位也可以确定呼吸运动范围，但是患者每次的浅吸气/呼气末所处呼吸周期存在不确定性。

4D-CT技术的核心是将患者的CT图像与对应的呼吸运动周期相关联，目的是减少或消除靶区勾画的误差，同时设置合理的内边界（internal margin，IM）。目前获取患者呼吸运动信号的方式有以下几种：①利用外置的腹压袋中接触式压力感受器获取患者的呼吸信号；②利用外置的伸缩式腹压袋压力感受器获取呼吸信号；③利用外置的红外反射球获取呼吸信号；④利用激光表面成像获取呼吸信号；⑤根据患者的呼吸空气流量变化获取呼吸信号；⑥根据胸腹体积或肺体积变化划分呼吸运动周期；⑦根据膈肌位置变化划分呼吸运动周期等。

临床运用4D-CT扫描时通常将呼吸周期分为8～10个呼吸周期（图8-5），扫描图像时分为前门控[也称前瞻式门控（perspective gating）]和后门控[也称回顾式门控（retrospective gating）]。

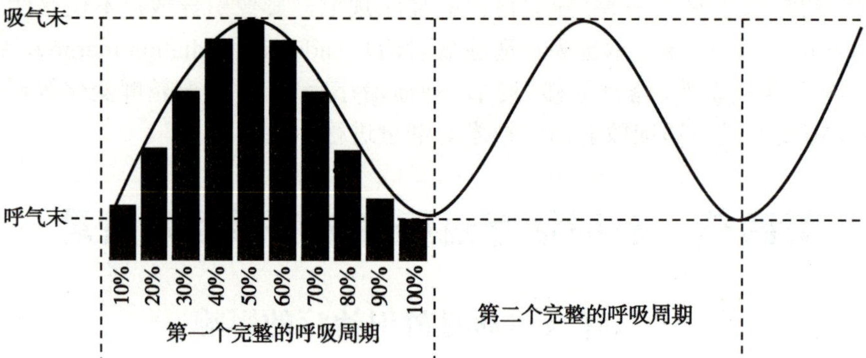

图8-5 正常呼吸周期及时相示意图

门控是指CT扫描或者放射治疗出束时，就像一扇门只在患者特定的呼吸时相出束扫描射线或者治疗射线（图8-6）。临床所说的门控技术通常是指在放射治疗出束时，只在患者特定的呼吸时相进行；而前门控和后门控特指4D-CT图像扫描时的概念。前门控只针对患者呼吸周期中的特定呼吸时相进行CT图像获取。后门控获取患者呼吸周期中所有呼吸时相的CT图像，然后根据呼吸信号进行CT图像重建。重建可以根据患者特定呼吸周期重建，也可以进行最大密度投影重建（maximum intensity projection，MIP）、平均密度投影重建（average intensity projection，AIP）等。目前临床研究中大都采用MIP影像作为参考图像进行计划设计。

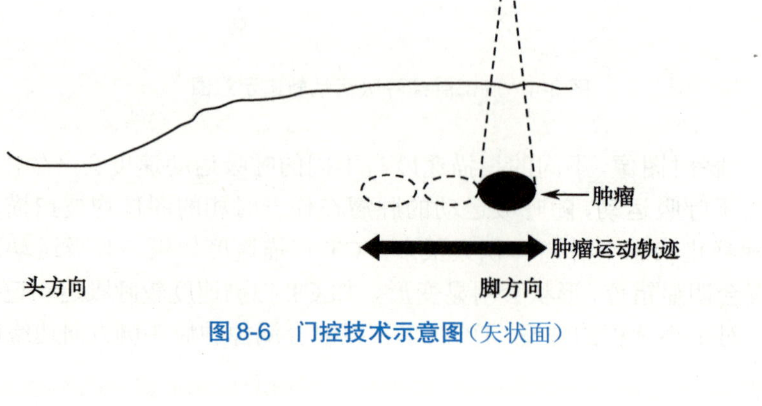

图8-6 门控技术示意图（矢状面）

2. 呼吸门控技术（gating）　由于在治疗实施时，患者的体位、呼吸状况、呼吸信号与肿瘤内在运动的一致性、加速器对呼吸信号相应的延迟等原因，呼吸门控技术实施的技术要求较4D-CT图像获取的技术要求更严格。具体可以分为使用外部信号的门控技术、使用内在基准点的门控技术、调强门控技术等。外部信号的门控技术获取患者呼吸信号的方式与4D-CT一致，其缺点是不能直接地观察肿瘤随呼吸的运动。使用内在基准点的门控技术是在肿瘤位置或附近植入金属标记点，通过对金属标记点位置的监测（X线透视或电磁感应）引导加速器出束治疗，该技术可以较直观地观察肿瘤的随呼吸的运动。但是，使用内在基准点是一项有创的技术，而且如果采用X线透视会增加患者的辐射剂量，同时部分植入到体内的基准点可能会发生位移。呼吸门控技术进行治疗时还应考虑呼吸运动信号与加速器响应的时间延迟效应，应在临床运用前用模体模拟患者的呼吸运动进行验证。运用呼吸门控技术应遵循严格的流程：①4D-CT扫描定位；②计划系统下确定呼吸门控的时相，并勾画靶区进行放疗计划；③治疗前运用IGRT技术进行位置验证；④治疗过程中的监控。

3. 腹压（abdomen compression）　腹压技术是在立体定向框架（stereotactic body frame，SBF）上利用特制的压腹板，给腹部施加一个固定压力以减少呼吸运动度。腹压技术可以减少患者的呼吸运动度，但是部分患者在腹部受到压力时会产生不舒适感。

4. 肿瘤追踪（tracking）　肿瘤追踪技术是在治疗时治疗射野与预照射靶区的运动同步（图8-7）。其实施要点是对肿瘤定位追踪，并根据外部信号对肿瘤位置做出准确的预测。目前可以通过以下几种方式实现追踪技术：①加速器治疗机架与呼吸运动同步；②利用加速器动态多叶准直器（MLC）的动态运动实现与呼吸运动同步；③利用治疗床的动态运动实现与呼吸运动同步。与门控技术类似，追踪技术受患者的体位、呼吸状况、呼吸信号与肿瘤内在运动的一致性、加速器、MLC、治疗床对呼吸信号相应的延迟等原因的影响。

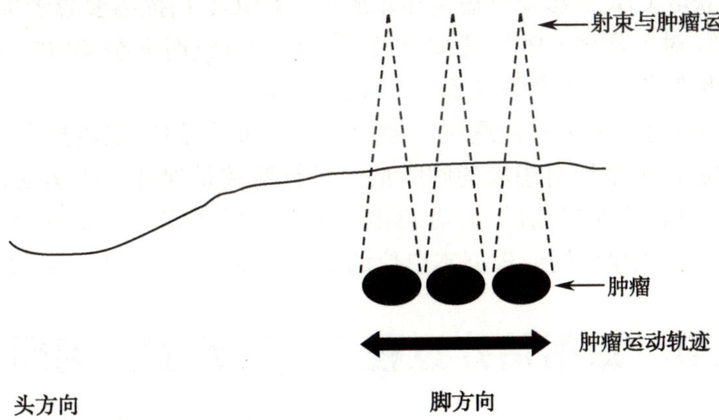

图8-7　肿瘤追踪技术示意图（矢状面）

5. 屏气（breath hold）　屏气包括自主屏气、深吸气屏气（deep inspiration breath hold，DIBH）、主动呼吸控制（active breathing control，ABC）等。屏气可以在任何一个呼吸时相进行，目前临床运用中不论采用何种设备进行屏气，其屏气时相大多采用深吸气屏气。深吸气屏气患者容易掌握，屏气时呼吸运动大部分能控制在2mm以内，同时可以增加肺的体积，减少正常肺组织的照射剂量。但是，以下问题限制了屏气技术的运用：①许多患者不能耐受屏气；②总的单次治疗时间增加；③多次屏气之间仍然存在一定误差，在肝中表现较明显。

三、呼吸运动管理中的患者呼吸训练

不论采用何种呼吸运动管理措施，在行CT模拟定位之前都应该对患者进行呼吸训练。对于4D-CT、呼吸门控、腹压、肿瘤追踪等技术，呼吸训练的目的是让患者在整个放射治疗过程中呼吸运动的幅度与频率保持相对一致。训练患者使用屏气技术的目的是让患者在整个放射治疗过程中屏气时的肺体积保持相对一致，同时延长患者的屏气时间。在训练患者使用屏气技术中，可以让患者吸入氧气进行屏气训练，以延长患者屏气时间，同时缓解患者屏气后疲劳。呼吸训练时患者应采用仰卧位（治疗体位），有条件者可使用相应的呼吸运动管理软件监测患者的呼吸流量。每一位患者至少训练 3～5 次，每次至少 30 分钟，直到患者的呼吸运动稳定方可进行 CT 模拟定位。对于经过严格的呼吸训练后仍然不能到达要求的患者，应该在放疗计划时考虑增加 ITV 的范围。

四、治疗实施过程中的验证与动态监控

不论采用何种呼吸运动管理措施，在治疗实施过程中均需要利用相关影像技术（IGRT）进行验证与监控以确保运动管理措施的有效性。在利用影像验证之前，必须对各呼吸运动管理措施的硬件连接进行检查，避免由于硬件连接不良引起的呼吸信号获取错误。常见的硬件连接问题包括：束缚压力感受器的压力过大或过小、红外反射小球放置位置不正确、红外反射小球表面污染、口含呼吸管连接松动等。采用 4D-CT 扫描技术的患者，根据呼吸时相勾画 ITV 后，应将相应时相的 CT 影像及 ITV 轮廓传至加速器机房的相关 IGRT 设备（以 CBCT 最常见）。目前大多采用 MIP 影像作为 CBCT 影像的参考图像，常用 CBCT 扫描的肿瘤影像配准勾画的 ITV，也可以采用 4D CBCT 扫描的肿瘤影像配准勾画的 ITV。采用腹压技术时，在治疗实施过程中可以获取 EPI、透视或是 CBCT 影像进行位置验证。采用呼吸门控技术、肿瘤追踪技术时，在治疗实施过程中应获取相应时相的 EPI 或透视图像，如果肿瘤影像显示不佳，应在确定使用该技术前在肿瘤位置植入金属标记点。如果肿瘤影像显示不佳，也没有植入相应的金属标记点，严禁用骨的影像代替肿瘤位置（尤其对于外周孤立性肺癌）。采用屏气方法在治疗前应获取 EPI 或透视图像，较为理想的是获取 CBCT 影像以清楚显示肿瘤。CBCT 扫描需要患者屏气 40 秒以上才能获取清晰的肿瘤影像，对于常规 CBCT 需要训练患者延长屏气时间至 40 秒，如果有多次扫描 CBCT 系统，可以让患者在多次屏气情况下获取 CBCT 影像。

治疗实施过程中监控的有效措施是透视监控，但是，长时间的透视监控会增加患者的额外辐射剂量。因此，治疗过程中全程对患者的呼吸信号进行监控是保证呼吸运动管理有效性的重要手段。患者呼吸信号的监控内容包括：患者自由呼吸运动的频率、范围、节律，各呼吸时相的时间，屏气时的阈值等。各放疗机构应根据本单位的实际情况，建立呼吸信号偏差的误差范围。

第五节　放射治疗过程中的医疗安全问题

放射治疗过程中的安全问题主要是指对工作人员、放射治疗患者、放射治疗设备及环境产生危害的行为。安全问题可以发生于放射治疗的任何阶段，与放射治疗师密切相关原因的主要包括以下两种：①未按规范的操作流程进行操作；②疏忽大意，缺乏安全责任意识。因此，每个放射治疗师一定要树立安全责任意识，把安全责任意识培养成为自己的一个临床工作习惯，并把这种习惯贯穿于职业生涯的始终。同时，放射治疗设备的使用必须建立相应的操作规范，对使用人员按操作规范进行培训，严格按操作规范进行相关操作，并由专人进行监督以保证操作的规范性。

一、工作人员的安全

放射治疗过程中工作人员的安全主要包括辐射防护安全和防止意外事故的发生。辐射防护安全有专门的课程进行介绍，不在本章节赘述。意外事故的发生不只针对患者，如果对放射治疗相关设备操作不当、缺乏安全责任意识，同样也可以对工作人员产生伤害。对工作人员产生伤害的情况有以下几种：

1. 旋转机架过程中机架碰撞致伤。
2. 旋转机架过程中托架上铅块滑落致伤。
3. 滑动治疗床的过程中发生的伤害。
4. 关闭治疗室门时的挤压伤。
5. 铅模具制作中铅尘吸入过量。

二、患者的安全

放射治疗过程中患者的安全主要是指意外辐射事故，它来源于放射源事故、单一的或一系列的设备故障或操作错误。目前对患者安全的研究主要集中在对不良事件及潜在不良事件的分析上。最常见的导致集体不良事件的原因是软件的错误和治疗设备校准的错误。个人不良事件的原因存在随机性，很难被发现并阻止。患者的安全事故可以发生在放射治疗流程的任何阶段。在放射治疗初期，许多不良事件与放射治疗相关人员对放射治疗设备及技术不熟悉密切相关。随着放射治疗技术及人员素质的提高，不良事件最常见于放射治疗计划阶段。其他原因包括：引入新的系统和设备、治疗实施、信息传送、多阶段重复错误等。潜在不良事件最常见于放射治疗的信息传送阶段，其他阶段包括：放射治疗计划设计、给定放射治疗处方、模拟定位、体位固定、多个环节的误差重叠等。对患者造成严重伤害甚至死亡的事件中，最常见的阶段也在放射治疗计划设计阶段。文献报道的放射治疗不良事件及潜在不良事件如下：钴-60衰变表不正确、治疗部位不正确、近距离治疗放射源滞留体内、放射治疗适应证不正确、靶区及危及器官不正确、计划参数不正确、数据传输不正确、附件安置不正确、处方不完整或不正确、记录及验证程序出错、剂量计算不正确、射野大小输出不正确、钴-60衰变验证不正确、输入到计划系统的数据不正确、计划系统验收不正确、加速器系统升级时出错、加速器维护出错、计划系统升级出错、补偿器运用不正确、铅块遮挡不正确、楔形板放置出错、人员之间沟通不充分出错等。因此，应根据不良事件及潜在不良事件的发生特点，建立现代放射治疗的患者安全指南。

放射治疗患者安全可发生于放射治疗的任何阶段，根据每阶段危险因素的原因，建立相应的预防措施。每个参与放射治疗的相关专业人员在独立操作前必须经过专业的培训，通过相应的能力测试，并在本单位获得相关操作的权限。在医师评估患者是否行放射治疗阶段，应根据患者的病史、病理报告、临床表现、辅助检查、影像检查结果等进行讨论，明确放射治疗的目的及放射治疗部位。在体位固定过程中至少应有两位治疗师进行操作，根据申请单确认需要固定的部位，固定完成后应验证固定模具的固定效果、重复性及患者的耐受性。让患者牢记相关注意事项，记录固定的各项参数并拍摄照片。在模拟定位阶段，必须定期对常规模拟机或CT模拟机进行QA，在模拟定位过程中密切观察患者是否移动。在给定放射治疗处方时应建立多级医师审核制度，再次核实放射治疗靶区的设置及危及器官的保护情况。放射治疗计划完成后，物理师应对各项计划参数进行验证，并在加速器上进行剂量验证。放射治疗前，治疗师需与患者进行较详尽的沟通，让患者牢记放射治疗过程中的注意事项：如患者进入治疗室后不要随意触摸开关、按键；上到治疗床体位固定后存在移动、双手抓握治疗床边缘的情况；治疗中患者不适，请举手示意；放射治疗过程中应保持固定参考线的清晰；放射治疗过程中放疗区域皮肤的保护等。同时，治疗师应在治疗前及治疗过程中对患者给予心理上的关怀，减轻或消除患者的紧张及焦虑情绪，避免患者因心理问题在治疗过程中出现意外情况。放疗实施前，治疗师、剂量师必须拍摄验证片，验证片经主管医生确认后方可实施治疗。治疗过程中至少应有两位治疗师进行操作，一位治疗师负责密切观察患者在治疗中的变化，患者如有不适或机器故障应及时终止治疗，将患者带出后做相应处理。另一位治疗师密切观察治疗机设备显示器，注意各项参数是否正常，有任何疑问及时终止治疗，必要时请物理师、主管医生进行讨论。

三、放射治疗设备的安全

设备的伤害包括直接的毁损、使用寿命缩短、各项性能指标降低等。放射治疗师在操作放射治疗设备前应经过专业的使用培训，并通过相应的考核。操作人员应熟悉所操作设备的性能，了解其基本原理及结构。设备的规范化操作流程应由放射治疗物理师、治疗师及工程师共同讨论制订。在操作设备时严格按照规范化操作流程进行操作，切不可图一时的方便而投机取巧。操作人员应意识到，不规范的操作不仅会对患者及操作人员造成伤害，同时也可能对设备造成损坏。对于模拟定位机及CT模拟机，治疗师每日开机时应作晨检，检查各应急开关的有效性，对球管进行预热训练以延长球管的寿命。对于加速器，治疗师应在每日开机后等待足够的预热时间，检查各应急开关的有效性、水压、气压及机房温湿度是否合适，并且按射线能量从低到高进行出束。连接放射治疗辅助装置时应按工程师推荐的流程操作：如安装托盘及电子线限光筒应在加速器机架零度进行，轻拿轻放，杜绝粗暴操作损害设备；加速器机架静止时方可进行CBCT及EPID探测板的展开及回缩操作，操作时机架应处于零位。各放疗中心应避免擅自改动放疗设备的硬件及性能参数：如加速器治疗头上的防碰撞环，有些医院治疗师因觉得其妨碍摆位操作、降低摆位效率，而擅自将其取下，让防碰撞功能形同虚设，结果将机头直接撞在了治疗床上，给医院和自己带来了巨大的损失。为了避免对机架旋转的误操作，设备厂家通常将机架旋转操作设置为两个控制按钮共同控制。但是有的单位觉得操作两个控制按钮麻烦，将机架旋转操作改为单个按钮进行控制，结果发生误操作。也有些单位为了提高效率，当治疗机头还在治疗床面以下就进行降床、摆位等操作，结果发生机头与治疗床相撞的悲剧。

四、应急情况的处理

应急情况是指患者出现紧急状况和放射治疗环境出现紧急事件的情况。患者的应急情况包括患者坠床、鼻咽大出血、大咯血、窒息、突发心脏病、昏迷及其他意外伤害等。放射治疗环境出现紧急事件包括停电、火灾、水灾、地震等。为了应对患者出现应急情况，在放射治疗室应配备抢救车及常用急救药品、氧气及负压吸引，由专人管理，定期检查。

患者治疗时意外坠床或其他外伤，科室应配备抢救药品、纱布、固定甲板绷带等。一位治疗师在现场做处理，安抚患者情绪；另一位治疗师通知放疗主管医生、急诊科医师到现场处理，必要时请外科医师到场。患者抢救完成后应填写不良事件记录，完整叙述事故原因、经过及处理情况。对于有可能发生坠床危险的患者，如儿童，有精神疾患、高度紧张、意识不清、瘫痪等患者，应在患者摆位时加安全带固定。当患者出现鼻咽大出血、大咯血等紧急情况时，应至少有一位治疗师在现场做处理，让患者头偏向一侧，避免窒息。如果可能，应给患者建立静脉通道并给予止血药物。另一位治疗师应立即通知放疗主管医生、急诊科医师到现场处理。患者窒息通常由于肿瘤压迫、喉头水肿、痰液阻塞、吸入呕吐物或血液等原因引起。对于有肿瘤压迫气管、喉部放疗、气管插管、颅内放疗等的患者，在治疗过程中要非常谨慎，一旦发现异常情况，应立刻终止放疗。患者一旦出现窒息，应快速高流量给氧，同时通知放疗主管医生、急诊科医师到现场处理。对气管插管、患者痰多引起的窒息，应立刻利用负压吸引进行吸痰。若患者发生呕吐，应将呕吐患者头偏向一侧，清理口腔呕吐物。若患者突发心脏、呼吸停止或者晕倒，应立刻判断患者有无意识及呼吸，对无反应、无呼吸或不能正常呼吸、无脉搏者立即启动心肺复苏程序。

放射治疗环境出现紧急事件包括停电、火灾、水灾、地震等情况时，应首先保证患者的安全。放射治疗室应配备应急照明设备，保持消防通道通畅，有专门的应急措施，并定期组织应急演练。放射治疗机房一旦发生火灾，现场人员遵循RACE国际通用的灭火程序，即救援、报警、限制、灭火或疏散。若火势不大，现场人员应及时灭火，控制初期火势，不用进行人员疏散；若火势过猛，现场人员应尽快组织撤离；撤离中与患者做好解释沟通工作，有序撤离；对于不能行走的患者，应采用抬、背、抱等方式转移；疏散时用湿毛巾捂住口鼻，沿墙边按疏散指示标志方向逃生；严禁使用电梯。火灾后，科室应将情况上报医务处及消防部门，与他们一起查明事故原因并做相应的处理。如遇地震，医务工作者应保持镇定，首先停止治疗，将正在治疗的患者从治疗床上放下带出机房；严禁医务人员不顾患者安全自行逃离；地震发生时，医务人员应紧急示警，关闭电源、水源；安抚患者情绪，维持患者秩序，避免因为慌乱而对患者生命财产造成损害；并向患者解释机房安全性，加速器机房主墙体厚度超过 2.5m，比地面大多数建筑坚固；严禁使用电梯；地震结束后，与设备厂家维修工程师一起对设备进行验证保养，发现问题立刻处理。

（钟仁明）

推荐阅读

[1] 胡逸民. 肿瘤放射物理学. 北京：原子能出版社，1999.

[2] 乔田奎. 放射治疗学. 北京：人民卫生出版社，2004.

[3] 徐向英，曲雅勤. 肿瘤放射治疗学. 北京：人民卫生出版社，2005.

[4] 李玉，徐慧军. 现代肿瘤放射物理学. 北京：中国原子能出版社，2015.

[5] 姚原. 放射治疗技术学. 北京：人民卫生出版社，2002.

[6] 于金明，殷蔚伯，李宝生. 肿瘤精确放射治疗学. 济南：山东科学技术出版社，2003.

[7] 夏廷毅，康静波. 体部肿瘤伽玛刀治疗学. 北京：人民卫生出版社，2010.

[8] 殷蔚伯，余子豪，徐国镇. 肿瘤放射治疗学. 4版. 北京：中国协和医科大学出版社，2005.

[9] 朱锡旭，李兵. Cyberknife立体定向放射治疗学. 南京：江苏科学技术出版社，2014.

[10] 胡逸民. 质子放射治疗的物理学基础 // 唐劲天，蔡伟明，曾逖闻. 肿瘤质子放射治疗学. 北京：中国医药科技出版社，2004：24-26.

[11] 胡立宽. 放射治疗技术学. 北京：人民军医出版社，2011.

[12] 崔念基，卢泰祥，邓小武. 实用临床放射肿瘤学. 广州：中山大学出版社，2005.

[13] 全国卫生专业技术资格考试专家委员会. 肿瘤放射治疗技术. 北京：人民卫生出版社，2015.

[14] 白人驹，张雪林. 医学影像诊断学. 3版. 北京：人民卫生出版社，2011.

[15] 邓小武. 放射治疗的物理质量控制与质量保证. 中国肿瘤，2008，17(8)：660-665.

[16] 宋世鹏，张晓峰. 伽玛刀的历史沿革与选购要点. 中国肿瘤，2005，14(3)：178-185.

[17] 张金葆，卢爱国. 螺旋断层放疗系统的验收与质量保证规范. 医疗卫生装备，2010，31(11)：124-126.

[18] 文婷，黎静，张晋建，余咏兰. 螺旋断层放疗的日常质量控制与质量保证. 中国医疗设备，2013，28(7)：50-52.

[19] 姚锦章，郭日开，陈勇. 旋转式伽玛刀的辐射剂量学. 原子能科学技术，1998，32(5)：427-432.

[20] 刘宗惠. 颅脑伽玛刀治疗学. 北京：人民卫生出版社，2006.

[21] 刘世耀. 质子治疗设备的现状和发展. 基础医学与临床，2005，25(2)：123-127.

[22] 蒋国梁. 质子重粒子放疗——一把"利刃"向肿瘤. 抗癌，2015，28(2)：1-3.

[23] 唐劲天. 肿瘤质子治疗技术研究进展. 基础医学与临床，2005，25(2)：97-101.

[24] 穆向魁，余子豪. 质子治疗的优越性与发展前景. 中华放射肿瘤学杂志，2007，16(1)：77-78.

[25] 李方明，聂青，夏延毅. 重粒子束高LET射线肿瘤放疗研究进展. 中国肿瘤，2008，17(6)：483-488.

中英文名词对照索引

W

X

Y

Z